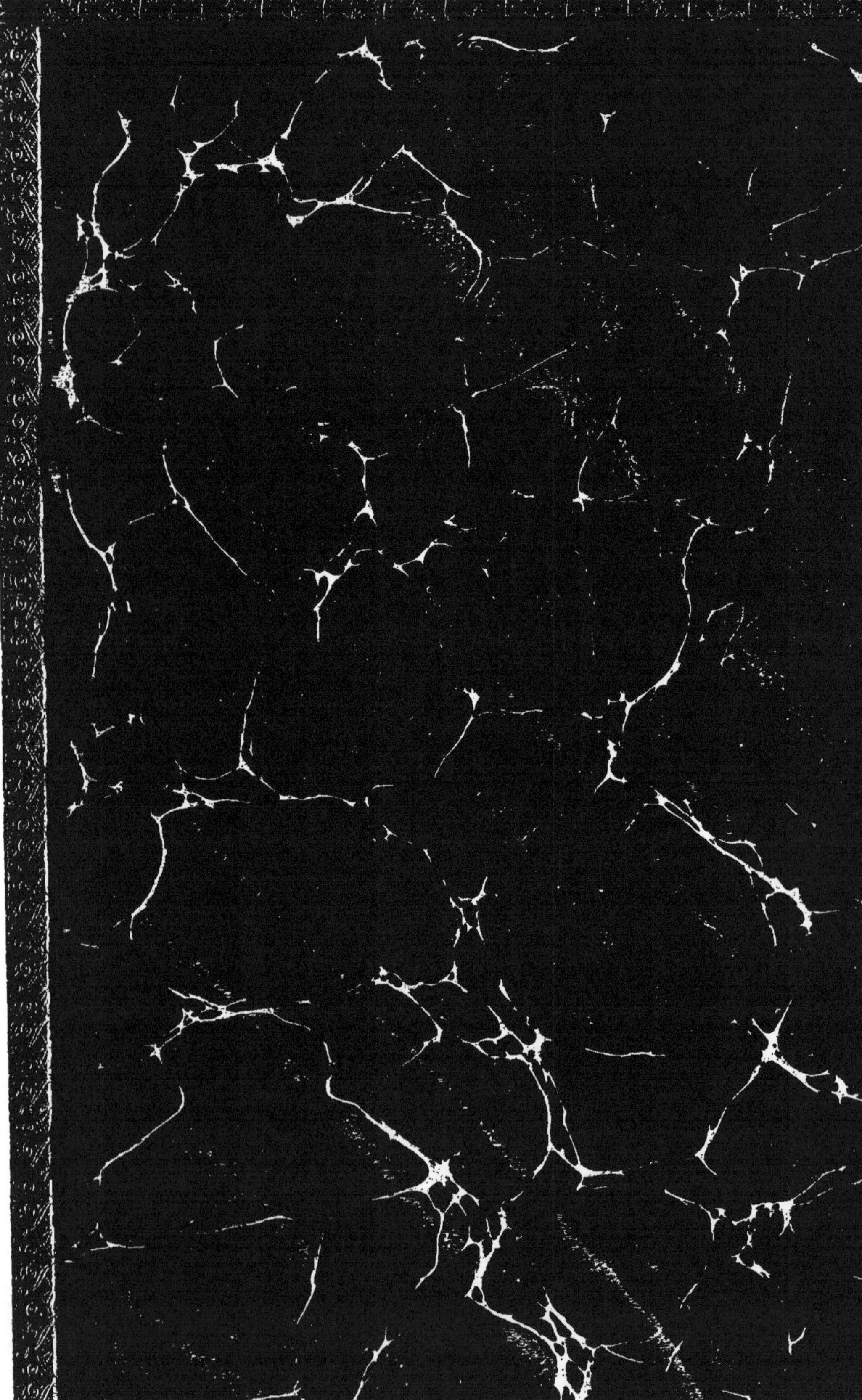

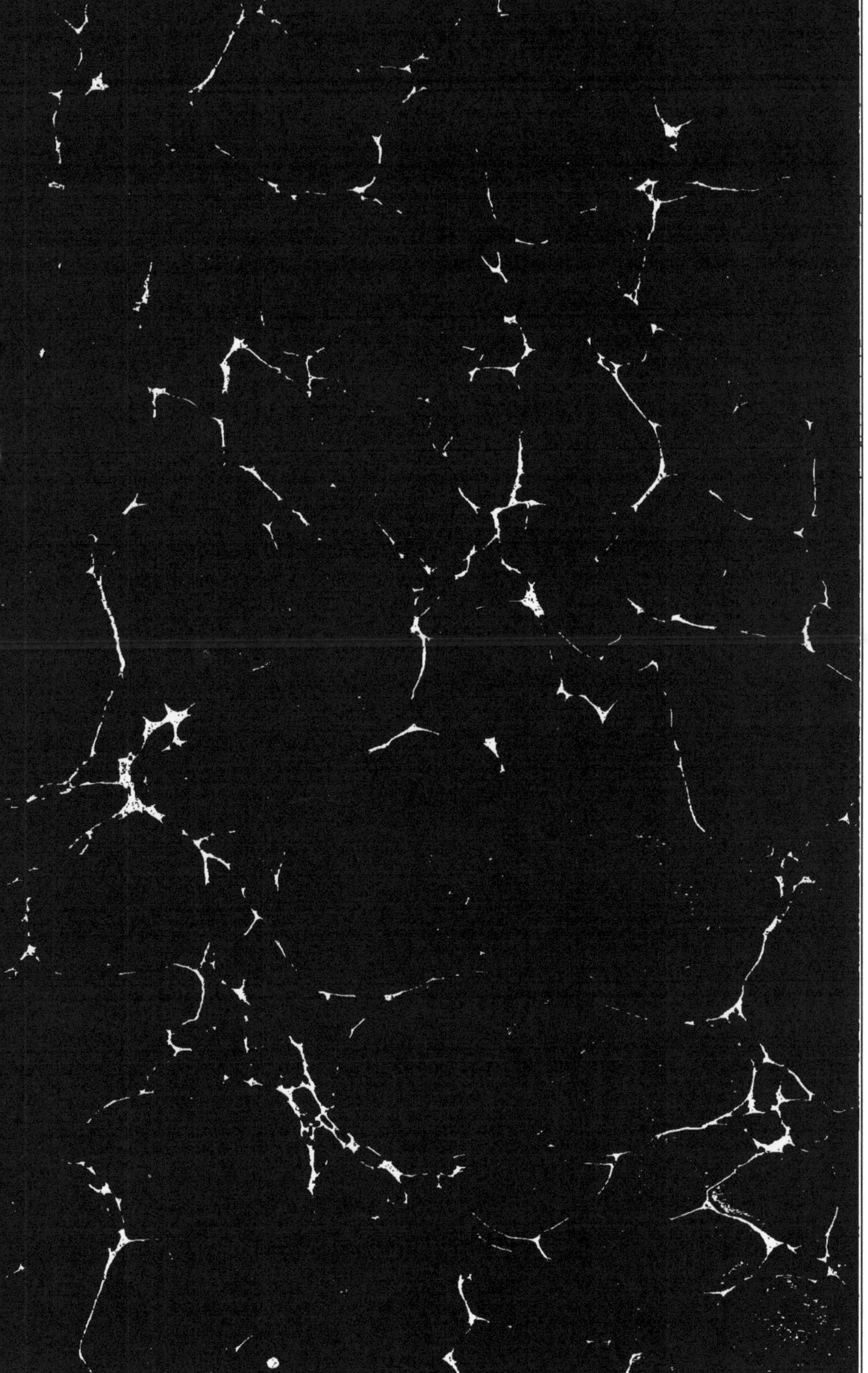

ANATOMIE
DESCRIPTIVE.

PARIS. — IMPRIMERIE DE FELIX LOCQUIN,
Rue Notre-Dame-des-Victoires, 16.

TRAITÉ

D'ANATOMIE

DESCRIPTIVE

PAR

J. CRUVEILHIER,

PROFESSEUR A LA FACULTÉ DE MÉDECINE DE PARIS, MÉDECIN DE L'HÔPITAL DE LA CHARITÉ, OFFICIER DE LA LÉGION D'HONNEUR, PRÉSIDENT PERPÉTUEL DE LA SOCIÉTÉ ANATOMIQUE, MEMBRE DE L'ACADÉMIE ROYALE DE MÉDECINE, DE L'ACADÉMIE ROYALE DES SCIENCES DE TURIN, ETC.

DEUXIÈME ÉDITION.

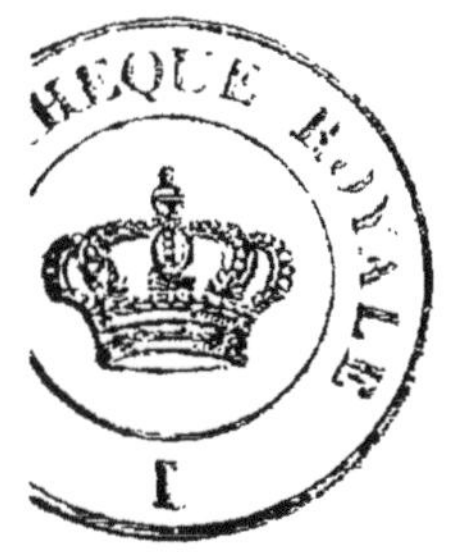

TOME TROISIÈME.

PARIS

ANCIENNE MAISON BÉCHET JEUNE,

LABÉ, success^{r}, LIBRAIRE DE LA FACULTÉ DE MÉDECINE,

Place de l'Ecole de Médecine 4.

1843

ANATOMIE DESCRIPTIVE.

SUITE DE L'ANGÉIOLOGIE.

DES VEINES.

On donne le nom de *veines* (φλέψ) aux vaisseaux sanguins qui rapportent le sang des extrémités au cœur. On les appelle encore *vaisseaux à sang noir* par opposition aux artères qu'on nomme *vaisseaux à sang rouge;* mais cette dénomination est impropre, car les veines pulmonaires charrient du sang rouge, et l'artère pulmonaire charrie du sang noir. Définition.

Il existe deux systèmes veineux correspondants aux deux systèmes artériels, savoir le *système veineux pulmonaire*, qui apporte le sang des poumons à l'oreillette gauche, et le *système veineux général* qui apporte le sang de toutes les parties du corps à l'oreillette droite. Il est un troisième système veineux, le *système de la veine-porte*, appendice du système veineux général, que nous verrons représenter à lui seul un arbre circulatoire tout entier. Enfin un quatrième système veineux, celui de la veine ombilicale, est particulier au fœtus. Il existe trois systèmes veineux. Un quatrième est particulier au fœtus.

Idée générale du système veineux.

Idée générale du système veineux.

Le système veineux général, de même que le système veineux pulmonaire, envisagé dans son ensemble, représente les racines d'un arbre dont le tronc répondrait à l'oreillette droite pour le premier, à l'oreillette gauche pour le second. Tandis que c'est d'un seul tronc artériel, de l'aorte, que procède le système artériel général; trois troncs veineux sont l'aboutissant de toutes les veines, savoir : les deux veines-caves et la veine coronaire ; de même dans le système veineux pulmonaire, à un tronc artériel unique répondent quatre veines, deux pour chaque poumon.

Des veines satellites des artères.

A chaque artère répondent ordinairement deux veines qu'on appelle ses *satellites* et qui portent le même nom que l'artère; en outre, il existe, pour un certain nombre de parties, des veines *superficielles* ou *sous-cutanées* qui forment un système tout à fait étranger aux artères, et qu'on peut considérer comme des veines supplémentaires.

Des veines superficielles.

Nombre des veines.

Le *nombre* des veines est donc beaucoup plus considérable que celui des artères. Cette règle souffre cependant quelques exceptions. Il n'existe, en effet, qu'une seule veine satellite pour les gros troncs artériels et même pour quelques artères d'un moyen calibre ; enfin, dans quelques cas exceptionnels, on rencontre deux artères pour une veine. Ainsi, il n'existe qu'une veine mésentérique, une veine rénale, une veine iliaque externe, qui correspondent aux artères du même nom : à la veine ombilicale, répondent deux artères ombilicales ; à la veine capsulaire, plusieurs artères capsulaires.

Impossibilité d'apprécier le diamètre des veines.

Le *diamètre* des veines est impossible à apprécier d'une manière rigoureuse, vu les variations de calibre dont les rend susceptibles leur excessive dilatabilité. — De là le défaut de concordance dans les résultats obtenus dans cette appréciation par les divers auteurs. Ainsi, d'après Haller, la capacité des veines serait à celle des artères comme 2 est à 1 ;

d'après Borelli, comme 4 est à 1 ; d'après Sauvages, comme 9 est à 4.

Considéré sous le rapport de sa *capacité*, le système veineux représente un cône tronqué, dont le sommet répondrait au cœur, et dont la base répondrait aux extrémités d'origine. Il résulte de cette disproportion entre la capacité des veines secondaires réunies et celle des troncs veineux, que, dans l'ordre de la circulation, le sang passe d'un espace plus considérable dans un espace plus étroit, circonstance favorable à la progression du liquide. Capacité du système veineux.

L'étude des veines présente à considérer leur origine, leur trajet, leurs anastomoses, leurs rapports, leur terminaison et leur texture.

Origine des veines.

Les veines se continuent avec les artères. Les injections même les plus grossières, qui passent avec une si grande facilité des artères dans les veines, établissent cette continuité que démontre d'ailleurs d'une manière péremptoire l'examen de la circulation dans le mésentère d'une grenouille vivante. Dans un certain nombre de parties, la continuité entre les artères et les veines, au lieu d'être directe, est établie à l'aide d'un réseau vasculaire ou d'un tissu spongieux qui est lui-même entièrement veineux : exemple, le corps caverneux. Enfin, la facilité avec laquelle les injections, poussées dans les veines des troncs vers les extrémités, s'échappent à travers la surface des muqueuses, semble établir l'origine des veines par des bouches ouvertes à la surface de ces membranes. Haller admettait des veines absorbantes qui naissaient de toutes les surfaces libres. Les veines se continuent avec les artères : Directement ; Par l'intermédiaire d'un tissu spongieux. Elles paraissent naître de la surface des muqueuses.

Trajet.

Immédiatement après leur origine, les veines forment des réseaux desquels partent des ramuscules qui s'anastomosent entre eux pour former des réseaux de plus en plus considéra- Disposition réticulée des veines à leur origine.

bles ; ces réseaux constituent des rameaux qui se réunissent successivement de la même manière que les artères se sont divisées ; c'est à dire que les ramuscules forment par leur réunion des rameaux, les rameaux des branches et les branches des troncs. Aux membres, les veines se partagent en deux ordres : *les veines superficielles et les veines profondes*.

Réunion en rameaux, en branches et en troncs.

1° Les *veines profondes,* satellites des artères, affectent les mêmes rapports que ces dernières avec les os, les muscles, les nerfs, les aponévroses et la peau. Les veines profondes sont toujours accolées aux artères et contenues dans les mêmes gaînes fibreuses que ces dernières. Vainement a-t-on voulu déterminer la loi qui préside aux rapports des artères avec les veines. La position relative de ces vaisseaux, quoique constante, ne paraît soumise à aucune règle générale. Les rapports intimes des artères et des veines, intéressants pour le chirurgien qui doit minutieusement séparer les veines de l'artère dans la ligature de ce dernier ordre de vaisseaux, ne le sont pas moins pour le physiologiste. Les secousses imprimées par les battements artériels au sang des veines satellites, doivent y favoriser la circulation. J'ai vu dans quelques circonstances, chez des individus dont le cœur était hypertrophié, le jet de la saignée saccadé comme s'il provenait d'une artère.

Veines profondes.

Elles sont toujours accolées aux artères.

Secousses imprimées par les artères aux veines profondes.

Lorsque les veines profondes n'accompagnent pas les artères, et il y a quelques exceptions à cet égard, il existe toujours une raison physiologique particulière que l'observation peut déterminer. Ainsi, les sinus cérébraux, qui sont réellement des veines, n'accompagnent pas les artères : les veines sus-hépatiques, la veine ophthalmique, la veine azygos, ne sont point satellites des artères correspondantes.

Les veines profondes n'accompagnent pas toujours les artères.

2° Les *veines superficielles* ne s'observent que dans les parties où la circulation des veines profondes peut être plus ou moins entravée par le fait de l'exercice des fonctions. Le sang veineux ne circulant pas en effet, comme le sang artériel, sous l'influence d'un agent d'impulsion immédiat, se ralentit par la

Veines superficielles.

cause la plus légère, d'où naît la nécessité d'une circulation supplémentaire.

Leur nécessité.

Les veines superficielles constituent donc, à l'égard des veines profondes, une voie collatérale qui est utilisée dans la contraction des membres supérieurs et inférieurs, ainsi qu'on le voit chez les individus qui exercent beaucoup ces membres. J'ai constaté que la langue présentait, ainsi que les membres, une circulation superficielle et une circulation profonde : il en est de même de la verge pour des raisons analogues. Du reste, les veines superficielles sont placées entre l'aponévrose contentive des muscles et la peau dont elles sont séparées par une lamelle aponévrotique fort mince ; elles sont accompagnées par les nerfs et par les vaisseaux lymphatiques sous-cutanés.

Elles constituent pour la circulation veineuse une voie collatérale.

Leur situation générale.

De ce qui précède, il résulte que les veines profondes, satellites des artères, ne méritent pas de description spéciale, puisqu'elles affectent la même distribution et les mêmes rapports que les artères : la description du système veineux sera donc limitée à celle des veines qui ont un trajet indépendant de celui des artères.

Anastomoses, plexus veineux.

Les *anastomoses* sont bien plus multipliées dans les veines que dans les artères : elles ont lieu par des vaisseaux bien plus considérables, disposition qui compense les inconvénients de l'absence d'un organe d'impulsion direct pour la circulation veineuse. Ainsi les anastomoses par inosculation, les anastomoses par communication latérale, transversale ou oblique, les anastomoses par convergence, s'observent dans tous les départements du système veineux et avec toutes les variétés imaginables. Les veines forment des réseaux losangiques par leurs rameaux ; les troncs et les branches communiquent largement entre eux ; savoir : les veines superficielles avec les veines profondes, les veines superficielles et les veines profondes entre elles, la veine-cave supérieure avec la veine-cave infé-

Multiplicité et utilité des anastomoses.

Le système veineux tout entier constitue un réseau vasculaire.

rieure ; en sorte qu'on pourrait dire que le système veineux tout entier forme un réseau vasculaire ; et c'est par là qu'il triomphe des obstacles qui ralentissent et même interceptent complètement le cours du sang dans telle ou telle partie du système veineux. Pour que l'interception du cours du sang veineux soit complète, il faut en effet qu'il y ait oblitération, non seulement du tronc principal, mais encore de toutes les voies collatérales. Un mode d'anastomose bien remarquable est celui-ci : Une veine collatérale naît de l'un des points d'une veine et se termine, dans la même veine, à une distance plus ou moins considérable, à la manière d'un canal destiné à réunir deux points éloignés d'un même fleuve. Ce canal collatéral est destiné à recueillir un certain nombre de veines qui, sans cette disposition, se rendraient dans le vaisseau principal. Une variété de cette anastomose est la suivante : Une veine se divise en deux veines égales en calibre, qui s'écartent, à angle très aigu, ou plutôt qui marchent parallèlement entre elles et viennent se réunir à une distance plus ou moins considérable. La saphène interne présente souvent cette disposition.

Anastomose à l'aide d'un canal veineux collatéral.

Les plexus veineux sont le maximum des anastomoses.

Les *plexus veineux,* espèce de réseau inextricable, ne sont autre chose que le degré le plus élevé des anastomoses ; ils se rencontrent autour des parties dont la circulation est susceptible de ralentissement, ou qui sont le siège de fonctions dont l'exercice nécessite une fluxion sanguine considérable : Exemple, plexus vésicaux, utérins, spermatiques, etc. Ces plexus veineux doivent être bien distingués des réseaux anastomotiques qui se voient à l'origine des veines.

Direction rectiligne des veines.

Les veines sont rarement flexueuses comme les artères ; elles sont au contraire rectilignes. L'absence presque complète de flexuosités est encore une circonstance qui atténue les inconvénients du défaut d'agent impulsif ; car les flexuosités, en multipliant les frottements, seraient une cause manifeste de ralentissement dans le cours du sang veineux. Les flexuosités sont en quelque sorte étrangères aux grosses veines ; elles sont extrêmement prononcées dans les dernières radicules et dans les plexus. Les flexuosités des veines doivent être considérées comme le résultat d'un développement considérable. C'est ainsi que les veines hypertrophiées, qu'elles soient variqueuses ou non variqueuses, décrivent des espèces de zig-zag aussi prononcés que possible (1).

Variétés.

Les variétés de calibre, d'anastomoses et de terminaison des veines sont innombrables.

Les variétés de calibre, d'anastomoses et de terminaison ou d'embouchure des veines sont tellement multipliées qu'il est impossible de les comprendre dans une description générale : il semble que ce soit une chose indifférente pour la régularité des fonctions, qu'une veine s'abouche avec telle ou telle partie du système veineux. On conçoit que les anastomoses veineuses étant très multipliées et se faisant par des branches considérables, il importe peu que ce soit telle ou telle branche anastomotique qui prédomine.

Terminaison.

Les deux veines-caves, s'anastomosent entre elles.

Lès veines de toute la partie sus-diaphragmatique du corps se rendent à la veine-cave supérieure; les veines de la partie sous-diaphragmatique se rendent à la veine-cave inférieure; les veines du cœur se rendent isolément dans l'oreillette droite; les deux veines-caves communiquent entre elles par la veine azygos et surtout par le système veineux rachidien, de telle façon qu'elles se suppléent dans le cas d'oblitération de l'une d'elles.

Valvules des veines.

La présence de replis membraneux ou *valvules* dans l'inté-

(1) J'ai coutume de diviser les varices en deux espèces bien distinctes, les *varices serpentines* et les *varices ampullaires;* les premières consistent dans un développement uniforme, *permanent,* qui triple, quadruple, décuple le calibre du vaisseau, et s'accompagne par conséquent de zigzags extrêmement prononcés; les varices ampullaires sont des dilatations, circonférentielles ou latérales, occupant tels ou tels points du vaisseau. Souvent, les varices serpentines et ampullaires se trouvent réunies sur le même vaisseau.

Valvules.

rieur des veines est un des traits les plus caractéristiques de l'organisation de cet ordre de vaisseaux. La présence des valvules se décèle à l'extérieur dans les veines injectées par des espèces de nœuds plus ou moins développés suivant les sujets.

Elles sont disposées par paires.

Si on ouvre sous l'eau une veine pourvue de valvules, on voit naître de sa surface interne des replis membraneux, espèces d'apophyses membraneuses (suivant l'expression de Charles-Etienne, qui paraît avoir découvert les valvules) ordinairement disposées par paires, rarement solitaires, même dans les plus petits vaisseaux, plus rarement encore au nombre de trois, ainsi que Haller et Morgagni disent l'avoir observé : toutes les valvules présentent une forme semi-lunaire comme les valvules sigmoïdes de l'aorte et de l'artère pulmonaire ; leur bord adhérent convexe regarde les extrémités, leur bord libre droit est dirigé vers le cœur.

Leur direction.

Sinus de la veine, au niveau de chaque valvule.

De leurs deux faces qui sont libres, l'une, c'est l'inférieure, regarde vers le centre du vaisseau ; l'autre répond aux parois mêmes du vaisseau, qui présentent presque toujours au niveau des valvules, une dilatation ou sinus qui donne aux veines distendues un aspect noueux : l'étranglement répondant au bord adhérent de la valvule, la dilatation répondant au corps de la valvule elle-même.

Conséquences de la direction des valvules.

Par une conséquence nécessaire de leur direction, les valvules permettent une circulation facile des extrémités vers le cœur, mais s'opposent, à la manière de soupapes mobiles, à la circulation du cœur vers les extrémités ; et c'est principalement sur le fait anatomique de la direction des valvules que Harvey a fondé la grande découverte de la circulation du sang. La longueur des valvules est telle, que par leur abaissement les deux valvules correspondantes oblitèrent presque complètement la lumière du vaisseau.

Résistance et ténuité des valvules.

Malgré leur ténuité, les valvules sont extrêmement résistantes, ce dont il est facile de se convaincre en essayant d'injecter les veines dans un sens opposé à celui de la circulation. La disposition aréolaire ou les découpures qu'on a quelquefois observées dans les valvules veineuses, me paraissent accidentelles. Il y a sous ce rapport une grande différence entre les diverses régions : ainsi les veines de la tête et du cou s'injectent très bien par l'oreillette droite du cœur, malgré la présence de quelques valvules, rares il est vrai, dans les veines jugulaires. Les valvules des membres opposent au contraire en général une résistance insurmontable.

Usages des valvules.

Les usages des valvules sont de prévenir dans le cours du sang les mouvements rétrogrades que tendent à déterminer une foule de causes.

Toutes les veines ne sont pas pourvues de valvules.

Toutes les veines ne sont pas pourvues de valvules, et celles qui en sont pourvues le sont d'une manière très inégale. On peut dire que leur présence et leur nombre, leur rapprochement ou leur éloignement sont en raison directe des obstacles qu'éprouve le sang veineux dans sa circulation. C'est ainsi que les valvules sont plus multipliées dans les veines des membres dans lesquelles le sang marche contre le sens de la pesanteur que dans celles des parties où la circulation veineuse se fait dans le sens de cette même pesanteur ; elles manquent complètement dans le système de la veine-porte. Elles sont généralement plus multipliées dans les veines profondes que dans les veines superficielles.

Loi qui préside à l'existence des valvules.

Constamment on rencontre une paire de valvules dans les veines au moment où elles se jettent dans le tronc qui leur sert d'aboutissant. Les très petites veines en sont dépourvues. J'aurai soin d'indiquer à l'occasion des veines principales le nombre et la disposition de leurs valvules.

Le nombre des valvules est sujet à beaucoup de variétés.

Il est des valvules qui interceptent complètement le cours du sang, il en est d'autres qui l'interceptent incomplètement.

Texture des veines.

Il n'y a que deux membranes dans la texture des veines.

Considérée sous le point de vue de la texture, une veine me paraît n'être autre chose qu'une artère, moins la tunique moyenne. L'examen le plus attentif ne permet en effet de dé-

Membrane externe. couvrir dans les parois d'une veine que deux tuniques : l'une *extérieure*, dite *celluleuse*, et que je regarde comme partageant

Membrane interne. la nature *dartoïde* de la tunique externe des artères ; l'autre *interne*, très mince, ayant beaucoup d'analogie avec la membrane interne des artères, et conséquemment avec les membranes séreuses. La membrane interne constitue essentiellement la veine;

La membrane externe peut être remplacée par un autre tissu. la membrane externe peut manquer ou être remplacée par un autre tissu : ainsi dans les sinus de la dure-mère, dans les cellules des corps caverneux, dans l'épaisseur des parois de l'utérus, dans les canaux veineux des os, la membrane externe est remplacée par la dure-mère, par les parois fibreuses des cellules du corps caverneux, par le tissu même de l'utérus, par le tissu propre de l'os.

Structure des valvules. Les valvules sont constituées par un repli de la membrane interne, repli dans l'épaisseur duquel se voient des filaments fibreux, sensibles surtout au niveau du bord adhérent des valvules.

Il n'existe pas de tunique moyenne dans l'épaisseur des parois veineuses. Les auteurs admettent dans la texture des veines une tunique moyenne composée de fibres longitudinales, suivant les uns, circulaires suivant les autres; mais ces fibres n'existent pas. Vésale raconte qu'ayant voulu les démontrer dans une leçon, il fut obligé d'avouer qu'il ne les avait jamais vues, et qu'il ne pouvait pas les découvrir.

Artérioles, veinules et nerfs Les parois veineuses reçoivent des *artérioles* et des *veinules* (*vasa vasorum*). On n'y a pas démontré de *nerfs*. Les irritations mécaniques ou chimiques exercées sur la membrane interne des veines, ne déterminent aucune douleur.

Une circonstance assez remarquable dans les rapports des veines avec les nerfs, c'est que jamais les plexus nerveux n'ont pour support les veines, dont ils semblent au contraire s'éloigner constamment. Il n'y a d'exception que pour le tronc de la veine-porte.

Préparation.

On peut étudier la plupart des veines d'un certain calibre

sans injection préalable. Les injections sont nécessaires pour leur étude plus approfondie. La disposition des valvules qui en général s'opposent à la transmission des liquides du cœur vers les extrémités, nécessite, pour un grand nombre de veines des injections partielles dirigées des extrémités vers le cœur. Il suit de là que, pour avoir une injection aussi complète que possible, il faut pousser simultanément l'injection par plusieurs points et dans plusieurs directions à la fois. Ainsi on placera des tubes, 1° dans la veine-cave supérieure, où l'injection sera poussée du cœur vers les extrémités; 2° dans la partie supérieure de la veine céphalique ou basilique du côté droit; 3° dans la veine dorsale du pouce du côté gauche; 4° dans la veine crurale à droite; 5° dans la veine saphène interne à gauche. Dans tous ces vaisseaux, à l'exception de la veine cave, l'injection sera poussée des extrémités vers le cœur.

Injection des veines.

L'injection doit être poussée par plusieurs points à la fois.

Quant à l'injection des veines par les artères, qui a été proposée par Jankius, elle a le double inconvénient : 1° d'entraîner une coloration identique pour les artères et pour les veines, coloration qui permet difficilement de les distinguer les unes des autres; 2° d'exiger une injection extrêmement ténue et très difficilement coagulable. Il est à remarquer que les matières colorantes non solubles, et qui sont seulement suspendues dans le liquide injecté, telles que le vermillon, ne traversent pas le système capillaire veineux, si bien que le véhicule, suif, gélatine, passe incolore dans les veines.

La matière la plus convenable pour l'injection des veines est une solution de gélatine colorée, à raison de la lenteur avec laquelle elle se coagule. Si on se sert de suif, il est nécessaire de plonger le sujet dans un bain chaud.

Matière à injection.

Quant à la dissection des veines, elle consiste comme celle des artères, à isoler les vaisseaux, en conservant autant que possible tous leurs rapports.

Ordre à suivre dans la description.

Deux ordres peuvent être suivis pour la description des

veines : 1° l'ordre de la circulation, et alors il faut conduire ces veines des extrémités vers le cœur ; 2° l'ordre opposé à la circulation, et alors il faut étudier les veines du cœur vers les extrémités. Je suivrai un ordre mixte , c'est à dire que je commencerai par les troncs, pour passer successivement aux branches et aux rameaux ; mais dans la description particulière de chaque veine, je considèrerai l'origine du côté des extrémités, et la terminaison du côté du cœur.

DES VEINES EN PARTICULIER.

DES VEINES PULMONAIRES.

Préparation. Ces veines peuvent être étudiées du cœur vers les extrémités. La facilité du passage de l'injection des artères dans les veines pulmonaires doit être prise en considération.

Les veines pulmonaires sont au nombre de quatre, deux pour chaque poumon, et vont se rendre isolément dans l'oreillette gauche. Il n'est pas rare de rencontrer cinq veines pulmonaires, trois pour le poumon droit, deux pour le poumon gauche. Quelquefois les deux veines pulmonaires gauches semblent se réunir immédiatement avant de s'ouvrir dans l'oreillette.

Elles sont au nombre de quatre.

Ces troncs dont chacun correspond à un lobe du poumon sortent de cet organe au devant de l'artère pulmonaire correspondante. Les deux veines supérieures du poumon droit se réunissent ordinairement en un seul tronc descendant pour gagner la racine du poumon, tandis que le tronc inférieur est horizontal.

Origine.

Les veines pulmonaires naissent, dans chaque lobule, des dernières divisions de l'artère pulmonaire, et se réunissent en un seul rameau, qui sort du lobule en s'accolant à l'artère correspondante. Ces rameaux veineux se réunissent successivement pour constituer un tronc veineux pour chaque lobe des poumons. Il y a donc trois troncs pour le poumon droit, et deux pour le poumon gauche; mais le tronc du lobe moyen du poumon droit se réunit bientôt à celui du lobe supérieur. Le tronc pulmonaire qui appartient au lobe supérieur, est antérieur à celui qui appartient au lobe inférieur; il est en outre oblique de haut en bas et de dehors en dedans, tandis

Trajet.

Direction.

Terminaison. que le tronc pulmonaire, qui appartient au lobe inférieur, est horizontal. Ces quatre troncs vont s'ouvrir aux quatre angles de l'oreillette gauche, après avoir traversé le péricarde, dans l'intérieur duquel ils décrivent un trajet extrêmement court.

Rapports. *Rapports*. Dans l'intérieur des poumons, les divisions veineuses sont en arrière, les artères en avant, les divisions bronchiques au milieu. Ces divers ordres de vaisseaux, qui sont dirigés parallèlement dans les dernières divisions, se croisent à angle aigu dans les rameaux plus considérables. A la racine du poumon, les veines sont en avant, l'artère au milieu, les bronches en arrière.

Disposition des veines dans le péricarde. Dans le péricarde, les veines sont enveloppées dans la moitié antérieure de leur circonférence par le feuillet séreux du péricarde : les veines pulmonaires droites répondent en devant à la veine-cave supérieure, qui les croise perpendiculairement ; les veines pulmonaires gauches à l'artère pulmonaire.

Calibre comparatif des veines et de l'artère pulmonaire. Quant au *calibre* de ces veines, comparé à celui de l'artère pulmonaire, on dit généralement que l'artère l'emporte sur les veines ; mais il m'a paru que les veines pulmonaires ne dérogeaient pas à la loi qui établit une prédominance de capacité des veines sur les artères.

Du reste, bien qu'il y ait deux veines pulmonaires pour chaque poumon, par une exception bien remarquable, il n'y a qu'une division veineuse pour chaque division artérielle.

Les veines pulmonaires sont dépourvues de valvules. Les veines pulmonaires sont complètement dépourvues de valvules, même à leur embouchure dans l'oreillette ; elles charrient du sang rouge à la manière des artères, d'où le nom de *arteriæ venosæ*, sous lequel elles ont été désignées par les anciens. On suit des fibres musculaires très évidentes sur la partie péricardique de ces veines. Ces fibres sont circulaires. Le feuillet séreux les enveloppe incomplètement. Il est douteux que le feuillet fibreux se prolonge sur elles.

VEINES CARDIAQUES OU CORONAIRES.

Les *veines cardiaques* ou *coronaires* sont divisées en grande et en petites.

Grande veine coronaire. Elle commence vers le sommet du cœur, à la partie inférieure du sillon ventriculaire antérieur, parcourt de bas en haut ce sillon, en augmentant graduellement de volume, et, parvenue à la base des ventricules, se dirige à gauche en abandonnant l'artère cardiaque correspondante, change brusquement de direction, se réfléchit sur elle-même à angle droit, contourne de droite à gauche, à la manière d'une couronne, le sillon auriculo-ventriculaire gauche, va en augmentant graduellement de volume, et vient s'ouvrir à la partie postérieure et inférieure de l'oreillette droite, à côté de la cloison interauriculaire.

Grande veine coronaire.

Son trajet réfléchi.

Son embouchure.

Le *calibre* très considérable de la portion de cette veine qui embrasse le sillon auriculo-ventriculaire gauche, lui a mérité le nom de *sinus veineux*. Presque toujours avant de s'ouvrir dans l'oreillette, la grande veine coronaire présente une dilatation en *ampoule* très remarquable. Chemin faisant, elle reçoit un grand nombre de branches.

Calibre.

Sinus veineux coronaire.

1° Dans sa portion verticale ou ascendante, elle reçoit des veines superficielles et profondes qui émanent de la partie voisine des deux ventricules et de la cloison.

2° Dans sa portion circulaire, elle reçoit de petites branches *descendantes* ou *auriculaires*, qui proviennent de l'oreillette gauche, des branches *ascendantes* ou *ventriculaires*, plus volumineuses, qui se jettent perpendiculairement dans cette portion circulaire, et parmi lesquelles on remarque : 1° la *veine du bord gauche du cœur*, laquelle commence vers la pointe du ventricule gauche, se porte d'avant en arrière en croisant à angle aigu l'artère correspondante, et vient s'ouvrir presque perpendiculairement dans la veine coronaire, derrière le bord gauche du cœur ; 2° deux ou trois branches nées de la

Veines auriculaires et ventriculaires.

Veine du bord gauche du cœur.

Branche interventriculaire postérieure.

face postérieure du ventricule gauche; 3° une *branche interventriculaire postérieure*, qui parcourt le sillon ventriculaire postérieur, et se termine dans l'ampoule de la veine coronaire au moment où elle va s'ouvrir dans l'oreillette. J'ai vu cette branche s'aboucher directement dans l'oreillette par un orifice distinct, recouvert ou protégé par la valvule de la veine coronaire : à l'ampoule de la veine coronaire se rend une petite veine qui parcourt la moitié postérieure du sillon auriculo-ventriculaire droit, et vient s'ouvrir directement dans l'oreillette droite : je ne sais si cette veine est constante. La grande veine coronaire est dépourvue de valvules, excepté à son embouchure dans l'oreillette droite. Il s'en faut de beaucoup que cette valvule s'oppose entièrement au reflux du sang, car on injecte toujours la grande veine coronaire en poussant l'injection par la veine-cave supérieure vers le cœur.

La grande veine coronaire est dépourvue de valvules.

Valvules de son origine.

Petites veines coronaires.

Petites veines coronaires ou *cardiaques*. On appelle *petites veines cardiaques*, *veines antérieures*, *veines innominées de Vieussens*, trois ou quatre petites veines qui rampent sur la face antérieure du ventricule droit, et viennent s'ouvrir à la partie inférieure de l'oreillette du même côté. Parmi elles, on distingue celle qui longe le bord droit du cœur, et qu'on appelle *veine de Galien*; une autre veine très petite, qui vient du prolongement infundibuliforme du ventricule droit, se place dans le sillon qui sépare ce ventricule de l'oreillette correspondante, et s'ouvre directement dans l'oreillette.

Les petites veines coronaires sont destinées à la partie antérieure du cœur droit.

D'après cela, on voit que les petites veines cardiaques sont destinées à la partie antérieure du ventricule droit et de l'oreillette droite, on pourrait même dire à la plus grande partie du cœur droit ; tandis que la grande veine coronaire est destinée au cœur gauche et à la partie voisine du cœur droit.

Les veines de Thebesius n'existent pas.

Quant *aux veines de Thebesius, venæ minimæ,* admises par Vieussens, Thebesius et Lancisi, et qui verseraient le sang dans toutes les cavités du cœur, j'ai déjà dit qu'elles n'existaient pas et que les prétendus orifices de ces veines ne

à droite, à l'aorte, à laquelle elle est seulement contiguë.

La veine-cave supérieure n'a pas de valvules.

La veine-cave supérieure n'offre de valvules ni dans les divers points de sa longueur ni à son embouchure : il suit de là, que chaque contraction de l'oreillette est accompagnée d'un reflux du sang dans la veine-cave supérieure et dans les branches qui la constituent par leur réunion. C'est ce reflux qui détermine le phénomène du pouls veineux.

Structure.

Structure. La veine-cave présente quelques conditions de structure qui méritent une mention spéciale. On a dit que les fibres musculaires de l'oreillette se prolongeaient sur elle ; je puis affirmer qu'il n'en est point ainsi. Le feuillet séreux du péricarde revêt la portion péricardique de cette veine, et le feuillet fibreux de ce même péricarde se prolonge sur la partie de la veine qui est extérieure à cette membrane.

Du reste, le rapport de longueur entre la portion de veine-cave contenue dans le péricarde, et la portion de veine-cave extérieure à cette membrane, varie beaucoup : tantôt la veine-cave pénètre dans le péricarde au niveau de la partie moyenne de son trajet; d'autresfois elle le pénètre à quelques lignes seulement de son embouchure dans l'oreillette.

Calibre.

Longueur.

Calibre. Il est moins considérable que celui des deux troncs veineux brachio-céphaliques pris ensemble ; moins considérable que celui de la veine-cave inférieure : sa longueur est de deux pouces et demi à trois pouces.

Veines collatérales.

Veines collatérales. La veine-cave supérieure ne reçoit aucune branche dans le péricarde ; elle reçoit immédiatement, à sa sortie du péricarde, la *veine azygos.* C'est le plus souvent à l'angle de réunion des deux troncs veineux brachio-céphaliques, et non point dans la veine-cave elle-même que viennent se rendre la *veine thyroïdienne inférieure droite,* la *veine mammaire interne du même côté,* et de petites veines connues sous le nom de *thymiques, péricardiques, médiastines et diaphragmatiques supérieures droites.*

La veine azygos faisant partie du système des veines du rachis, sera décrite à l'occasion de ces veines.

Les autres veines présentant la même distribution à gauche

qu'à droite, seront décrites en même temps que les veines homonymes du côté gauche.

Une anomalie bien remarquable de la veine-cave supérieure est celle dans laquelle cette veine est double : dans cette anomalie qui résulte du défaut de réunion des deux troncs veineux brachio-céphaliques, chaque veine-cave ou plutôt chaque tronc veineux brachio-céphalique va s'ouvrir isolément dans l'oreillette droite. Or, cette disposition dont j'ai vu plusieurs exemples, est normale chez un certain nombre d'animaux. Dans un cas qui m'a été présenté par M. Chassaignac, le tronc veineux brachio-céphalique droit s'ouvrait dans l'oreillette droite à la manière accoutumée, mais le tronc veineux brachio-céphalique gauche offrait une disposition toute particulière : il descendait verticalement au devant de la partie inférieure de la crosse aortique ; là il se coudait brusquement à angle droit, pour se porter horizontalement derrière l'oreillette gauche et se jeter à la partie inférieure et postérieure de l'oreillette droite (1).

La veine-cave supérieure est quelquefois double.

TRONCS VEINEUX BRACHIO-CÉPHALIQUES OU VEINES INNOMINÉES.

Généralement compris dans la description de la veine sous-clavière, les troncs *veineux brachio-céphaliques, troncs innominés* de Meckel, représentent le tronc artériel brachio-céphalique ou innominé ; car ils sont formés par la réunion de la veine jugulaire interne et de la veine sous-clavière propre-

Ils représentent le tronc artériel brachio-céphalique.

(1) Dans un excellent Mémoire *sur l'ectopie du cœur*, M. le professeur Breschet admet que, dans les premiers temps de la vie fœtale, il y a deux veines-caves supérieures, ou plutôt deux troncs veineux qui aboutissent dans l'oreillette droite, mais qu'à mesure que l'évolution des organes fait des progrès, on voit ces deux troncs veineux se réunir en un tronc unique qui n'est autre chose que la veine-cave supérieure. Cette disposition, qui ne serait que temporaire chez l'homme, est permanente chez beaucoup d'animaux, par exemple chez les grands mammifères, et principalement chez les ruminants. D'après cette doctrine, l'anomalie de la présence des deux veines-caves ne serait autre chose qu'un arrêt de développement.

ment dite, lesquelles représentent assez exactement la carotide primitive et l'artère sous-clavière.

Différences des deux troncs veineux brachio-céphaliques :

Il y a deux troncs veineux brachio-céphaliques : l'un pour le côté droit, l'autre pour le côté gauche. La disposition des veines de la moitié supérieure du corps présente donc plus de symétrie que celle des artères.

1° Par leur longueur ;

Ces troncs veineux diffèrent entre eux : 1° *Par leur longueur*. Leur limite externe étant marquée par le confluent de la veine jugulaire interne et de la veine sous-clavière, qui a lieu au niveau de l'extrémité sternale de la clavicule, et leur limite interne se trouvant à droite de la ligne médiane, à l'origine de la veine-cave, il en résulte que le tronc brachio-céphalique droit, beaucoup plus court, a de douze à quatorze lignes de longueur, et que celui du côté gauche a le double.

2° Par leur calibre ;

2° *Par leur calibre*. Le tronc brachio-céphalique gauche, recevant en général les veines mammaire et thyroïdienne inférieure gauches, a un calibre plus considérable que le tronc brachio-céphalique droit. Au reste, le calibre relatif de ces deux troncs veineux est en raison directe de celui des deux veines jugulaires internes. J'ai vu le tronc veineux brachio-céphalique droit n'avoir pas la moitié du calibre du tronc veineux brachio-céphalique gauche. Les deux veines jugulaires internes étaient dans la même proportion.

3° Par leur direction ;

3° *Par leur direction*. Le tronc veineux brachio-céphalique droit est presque vertical, un peu oblique en bas et à gauche, comme la veine-cave supérieure, qui paraît être sa continuation sous ce rapport ; le tronc veineux brachio-céphalique gauche est presque horizontal et décrit une courbure à concavité postérieure : il en résulte que ces deux troncs veineux se réunissent à angle droit, pour constituer la veine-cave.

4° Par leurs rapports.

4° *Par leurs rapports*. Le *tronc gauche* embrasse par sa concavité la partie plus élevée de la crosse aortique et les trois artères dont l'ensemble constitue l'aorte ascendante : il répond en avant à l'extrémité sternale de la clavicule, à l'articulation sterno-claviculaire, et longe le bord supérieur du sternum. Le *tronc droit* occupe la cavité droite du thorax : parallèle au tronc artériel brachio-céphalique qui est en dehors, il répond en arrière et à droite au feuillet droit du médiastin, qui le sépare du sommet du poumon, et au nerf pneumo-gastrique.

Conséquences de ces rapports.

Les rapports du tronc veineux brachio-céphalique gauche avec la crosse de l'aorte expliquent son oblitération dans l'anévrysme de cette crosse. Ses rapports avec la partie supérieure du sternum expliquent le pouls veineux, si remarquable au niveau de la fourchette sternale, dans les cas de dyspnée considérable.

Elles n'ont point de valvules.

Point de valvules dans l'intérieur de ces veines, et par conséquent possibilité d'un reflux veineux considérable.

Veines collatérales.

Veines collatérales. Le tronc veineux brachio-céphalique droit ne reçoit, dans quelques cas, aucune branche autre que la veine vertébrale et la veine jugulaire postérieure que je décrirai à l'occasion des veines du rachis; le plus souvent, il reçoit la veine mammaire interne et la veine thyroïdienne inférieure droites. Le tronc veineux brachio-céphalique gauche reçoit constamment les mêmes veines du côté gauche; il reçoit, en outre, la veine *diaphragmatique* ou *phrénique supérieure*, la *thymique*, la *péricardique* et souvent la *veine intercostale supérieure*. Cette dernière faisant partie du système des veines azygos, trouvera sa place ailleurs.

Veines thyroïdiennes inférieures.

Au nombre de deux : l'une *droite*, l'autre *gauche*. Il n'est pas rare de voir trois et même quatre veines thyroïdiennes inférieures.

Les veines thyroïdiennes inférieures représentent l'artère thyroïdienne de Neubauer.

Sous le rapport du trajet, les veines thyroïdiennes inférieures représentent parfaitement l'artère thyroïdienne inférieure de Neubauer, quand elle existe. Elles naissent des plexus veineux thyroïdiens, et quelquefois directement de la veine thyroïdienne supérieure, par une arcade anastomotique, se portent verticalement en bas, entre la trachée et les muscles de la région sous-hyoïdienne, et se terminent différemment à droite et à gauche : la veine thyroïdienne droite aboutit à l'angle de réunion des deux troncs veineux brachio-céphaliques ou même quelquefois à la partie antérieure et supérieure de la veine-cave supérieure, et la veine thyroïdienne gauche s'ouvre dans le tronc veineux brachio-céphalique gauche.

Variétés.

Dans un cas où il y avait trois veines thyroïdiennes inférieures, la thyroïdienne inférieure moyenne aboutissait à la veine cave, et les deux thyroïdiennes inférieures latérales aux troncs veineux brachio-céphaliques droit et gauche.

Du reste, les veines thyroïdiennes inférieures présentent, sous le rapport de leur nombre, de leur trajet, de leurs anastomoses et de leur embouchure, des variétés innombrables. Une des variétés les plus curieuses et les plus fréquentes, est celle dans laquelle les deux veines thyroïdiennes inférieures forment une arcade à laquelle viennent se rendre quatre à cinq branches parallèles, qui émanent de la glande thyroïde.

Branches qu'elles reçoivent.

Les veines thyroïdiennes inférieures reçoivent les veines trachéales et laryngiennes inférieures : aussi Winslow les a-t-il désignées sous le nom de veines gutturales ou trachéales. Elles forment au devant de la trachée un plexus considérable, qu'il est impossible d'éviter dans l'opération de la trachéotomie.

Veines mammaires internes.

Veines mammaires internes.

Les *veines mammaires internes* suivent le même trajet que les artères du même nom, et reçoivent des branches veineuses correspondantes aux branches artérielles ; il n'y a d'exception que pour la veine diaphragmatique supérieure, qui se jette bien rarement dans la veine mammaire interne correspondante.

Il y a deux veines pour chaque artère.

Ordinairement il y a deux veines de volume inégal pour chaque artère mammaire, celle-ci se trouvant au milieu : ces deux veines se réunissent presque toujours en un seul tronc qui vient s'ouvrir à gauche dans le tronc veineux brachio-céphalique gauche ; à droite, dans l'angle de réunion des deux troncs veineux brachio-céphaliques, ou à la partie supérieure et antérieure du tronc de la veine-cave supérieure.

Parmi les veines qui viennent s'ouvrir dans la mammaire

interne, je mentionnerai les veines propres du sternum qui forment un réseau veineux fort remarquable en avant et en arrière de l'os, autour de chaque pièce sternale ; ce réseau veineux est situé entre l'os et le périoste.

Veines propres du sternum.

Veines diaphragmatiques supérieures, thymiques, péricardiques, médiastines.

Ce sont de petites veines qui se réunissent en deux groupes, l'un *droit*, qui va s'ouvrir à l'angle de réunion des deux troncs veineux brachio-céphaliques, et quelquefois à la partie supérieure et antérieure de la veine-cave supérieure ; l'autre *gauche*, qui s'ouvre dans le tronc veineux brachio-céphalique gauche. Les veines *péricardiques* et *médiastines* naissent du médiastin antérieur et du péricarde. Les *thymiques*, très développées chez le *fœtus*, sont encore manifestes chez l'adulte et chez le vieillard, et émanent du tissu cellulaire qui remplace le thymus atrophié.

Toutes ces petites veines forment deux groupes, l'un droit, l'autre gauche.

Les veines *diaphragmatiques supérieures* sont remarquables par la longueur de leur trajet, non moins que par leur ténuité ; elles suivent rigoureusement le nerf phrénique et l'artère diaphragmatique supérieure : souvent la veine diaphragmatique gauche se jette dans la veine intercostale supérieure du même côté ; quelquefois encore elle s'abouche dans la veine mammaire interne.

Longueur du trajet des diaphragmatiques supérieures.

Veine vertébrale.

La *veine vertébrale* représente la portion cervicale de l'artère du même nom : elle est contenue comme cette artère dans le canal formé par la série des trous dont sont percées à leur base les apophyses transverses cervicales, et vient s'aboucher au tronc veineux brachio-céphalique, immédiatement derrière la veine jugulaire interne : on dirait même quelquefois qu'elle s'ouvre dans cette dernière veine. Il n'est pas rare, suivant la remarque d'Eustachi, de voir cette veine se partager près de son embouchure en deux branches, dont l'une sort avec l'artère entre la cinquième et la sixième vertèbre cer-

Veine vertébrale.

Elles s'abouchent dans la veine brachio-céphalique.

vicale, tandis que l'autre, soit seule, soit accompagnée par une artériole, sort par le trou de l'apophyse de la septième cervicale. J'ai vu ces deux branches sortir, l'une par le trou de la cinquième, l'autre par le trou de la sixième vertèbre cervicale.

Origine. La veine vertébrale commence dans l'épaisseur des muscles profonds de la région postérieure du cou, communique par une branche considérable avec la veine occipitale, reçoit quelquefois un petit rameau qui sort par le trou condylien postérieur, et pénètre dans le canal des apophyses transverses, entre l'occipital et l'atlas : dans ce canal, elle reçoit 1° des rameaux musculaires antérieurs qui viennent de la région prévertébrale ; 2° des rameaux postérieurs qui viennent des veines extérieures du rachis ; 3° des rameaux vertébro-spinaux qui viennent de l'intérieur du canal rachidien. Au moment où elle va s'ouvrir dans le tronc veineux brachio-céphalique, elle reçoit une branche volumineuse qui représente par son trajet l'artère cervicale ascendante ; elle reçoit en outre la veine cervicale profonde, qui affecte la même distribution que l'artère du même nom.

Branches qu'elle reçoit dans son cours.

Près de sa terminaison.

VEINES JUGULAIRES.

Veines jugulaires. Les *veines jugulaires* (de *jugulum*, la gorge) sont au nombre de *trois* de chaque côté (1), savoir : la veine jugulaire *interne* ou *profonde*, la *veine jugulaire externe*, la *veine jugulaire antérieure ;* ces deux dernières appartiennent au système des veines superficielles ou sous-cutanées. La veine jugulaire interne au contraire est la veine satellite de l'artère carotide primitive et de ses divisions. Je vais décrire successivement les trois veines jugulaires. Je ne parlerai des veines auxquelles elles font suite, ou de leurs branches d'origine, qu'après les avoir décrites toutes les trois, attendu que ces branches d'origine vont se rendre presque indifféremment dans chacune d'elles.

(1) Nous verrons, à l'occasion des veines rachidiennes, qu'il existe à la région postérieure du cou une veine qu'on peut appeler veine jugulaire postérieure.

Veine jugulaire externe.

La *veine jugulaire externe*, veine supplémentaire de la jugulaire interne, est une veine sous-cutanée du cou, dont elle occupe la partie latérale et antérieure. Elle est limitée supérieurement par l'angle de la mâchoire, suivant les uns, par le col du condyle, suivant les autres : je préfère la première délimitation : elle est limitée inférieurement par la clavicule, derrière laquelle elle s'abouche dans la veine sous-clavière, immédiatement en dehors de la veine jugulaire interne, et quelquefois au même niveau que cette veine, mais sur un plan antérieur.

Veine jugulaire externe.

Ses limites.

Ordinairement *unique*, la jugulaire externe est quelquefois *double*, et, dans ce cas, tantôt ce sont les branches d'origine de cette veine qui se réunissent seulement à la partie inférieure du cou ; tantôt c'est une petite branche collatérale qui, née de la partie supérieure de la jugulaire *externe*, longe le côté externe de cette veine, et vient s'ouvrir dans sa partie inférieure au dessus de son embouchure : d'autres fois c'est la veine jugulaire externe qui se bifurque avant de s'ouvrir dans la sous-clavière.

Nombre.

Variétés.

Le *calibre* de la veine jugulaire externe extrêmement variable, souvent inégal d'un côté à l'autre, n'est pas le même dans les divers points de la longueur de cette veine. Ainsi, la jugulaire externe présente presque toujours une ampoule ou dilatation ovoïde, plus ou moins considérable au voisinage de son embouchure. Le calibre de la jugulaire externe est en raison inverse de celui des autres veines jugulaires du même côté et de celles du côté opposé ; il peut être congénial ou acquis : les différences originelles tiennent à ce que la veine jugulaire externe reçoit un plus ou moins grand nombre de branches veineuses. Les différences acquises tiennent, soit à ce que les individus exercent une profession qui exige de grands efforts de respiration, soit à ce que la circulation veineuse a été gênée par une maladie.

Calibre.

Différences de calibre originelles ou acquises.

Direction.

Direction. La direction de la veine jugulaire externe est oblique de haut en bas, et d'avant en arrière, en sens inverse de celle des muscles sterno-cléido-mastoïdiens, qu'elle coupe à angle très aigu, et parallèlement aux fibres du muscle peaucier. Une ligne étendue de l'angle de la mâchoire à la partie moyenne de la clavicule, donne parfaitement cette direction. Arrivée à la clavicule, la jugulaire externe s'infléchit d'arrière en avant, et s'ouvre dans la veine sous-clavière, tantôt immédiatement, tantôt après un trajet horizontal de quelques lignes.

Rapports :

De sa face superficielle ;

Rapports. La veine jugulaire externe parcourt successivement les régions sterno-mastoïdienne et sus-claviculaire. Elle est, dans toute son étendue, recouverte par le peaucier qui la sépare de la peau : de là le précepte de diviser la jugulaire externe perpendiculairement aux fibres du peaucier, quand on veut ouvrir cette veine de manière à ce que la saignée reste béante, et soit favorablement disposée pour l'écoulement du sang.

De sa face profonde.

Par *sa face profonde*, elle répond au muscle sterno-mastoïdien qu'elle croise obliquement : de sorte qu'elle repose en haut sur le bord antérieur de ce muscle, et en bas sur sa face externe ; dans la région sus-claviculaire, elle répond au muscle omoplat-hyoïdien, au scalène antérieur et au plexus brachial. Elle est toutefois séparée de ces diverses parties par l'aponévrose cervicale qu'elle traverse au moment où elle se coude pour aller se jeter dans la veine sous-clavière.

Rapports avec les nerfs.

La veine jugulaire externe est comme enlacée dans les nerfs superficiels du plexus cervical, dont les uns passent au devant, tandis que les autres passent en arrière de cette veine. Le nerf auriculaire longe en arrière la partie supérieure de cette veine.

Ses valvules.

La veine jugulaire externe présente ordinairement deux valvules : l'une à sa partie moyenne, l'autre au voisinage de son embouchure dans la veine sous-clavière : quelquefois on ne trouve que la dernière valvule. Ces valvules ne paraissent, en général, opposer aucun obstacle notable à l'injection poussée du cœur vers les extrémités de la veine.

Branches collatérales antérieures.

Branches collatérales. La veine jugulaire externe reçoit : 1° *en avant*, des branches de communication, variables pour le nombre et pour le volume, avec la veine jugulaire antérieure, et des rameaux venant directement du muscle sterno-mastoïdien ; 2° *en arrière*, elle reçoit les veines *occipitales superficielles*, plusieurs branches superficielles de la région postérieure et latérale du cou ; inférieurement, elle reçoit en outre les veines *scapulaire supérieure* et *scapulaire postérieure*, qui répondent exactement aux artères du même nom. Un rameau constant qui passe sous la clavicule établit une communication entre la veine jugulaire externe et la partie supérieure des veines du bras.

Postérieures.

Branches d'origine.

Branches d'origine. Elles sont extrêmement variables ; le plus souvent la veine jugulaire externe fait suite à la *veine temporale* et à la *veine maxillaire interne* réunies : quelquefois elle est constituée par une branche de bifurcation du tronc commun à ces deux veines ; d'autres fois, par la réunion successive de la *temporale*, de la *maxillaire interne*, de la *faciale*, de la *linguale* et de la *laryngienne supérieure*.

Branche de communication entre la veine jugulaire externe et la veine jugulaire interne.

Dans tous les cas, la veine jugulaire externe communique, soit directement soit indirectement, avec la jugulaire interne, dans l'épaisseur de la parotide, par une branche quelquefois très considérable, *branche communicante*, qui peut être considérée comme une branche d'origine, et qui quelquefois constitue exclusivement cette origine.

Veine jugulaire antérieure.

Veine jugulaire antérieure.

Veine sous-cutanée, supplémentaire de la veine jugulaire externe, et même de la veine jugulaire interne, la *veine jugulaire antérieure* recueille le sang des parties qui occupent la région médiane de la face antérieure du cou.

Calibre.

Son *calibre* varie chez les différents sujets ; il est presque toujours en raison inverse de celui de la jugulaire externe, que la jugulaire antérieure surpasse souvent en volume. On rencontre assez ordinairement deux veines jugulaires anté-

Nombre. rieures, l'une droite, l'autre gauche; mais il est rare de les trouver égales en volume. Assez souvent on n'en rencontre qu'une, l'autre étant à l'état de vestige ; enfin quelquefois, à la place de ces veines, on ne voit que de petits rameaux qui méritent à peine d'être mentionnés.

Direction. *Direction*. De la région sus-hyoïdienne, où elle commence, cette veine se porte verticalement en bas, de chaque côté de la ligne médiane, en dedans du sterno-mastoïdien; parvenue au niveau de la fourchette sternale, elle se coude à angle droit, se porte horizontalement en dehors, derrière les deux faisceaux du sterno-mastoïdien, et vient se jeter dans la veine sous-clavière, en dedans de la jugulaire externe, quelquefois au niveau de la jugulaire interne, mais sur un plan antérieur; dans d'autres cas, enfin, elle s'ouvre par un orifice commun avec la jugulaire externe.

Elle se coude à angle droit.

Son embouchure.

Dans la portion verticale de son trajet, la veine jugulaire antérieure marche dans l'épaisseur de ce tissu fibreux médian que nous avons appelé ligne blanche cervicale, et reçoit plusieurs branches collatérales.

Branches collatérales. *Branches collatérales.* Les veines jugulaires antérieures communiquent par un ou deux rameaux plus ou moins volumineux avec les veines jugulaires externes; elles communiquent en outre largement avec les veines jugulaires internes; souvent ces branches de communication deviennent branches d'origine de ces veines jugulaires antérieures qui reçoivent des rameaux *laryngiens*, et quelquefois une *veine thyroïdienne inférieure.* Au moment où elles se coudent inférieurement, elles reçoivent un rameau sous-cutané qui vient de la partie supérieure du thorax, et qui passe par dessus la fourchette sternale. C'est dans ce même point que les veines jugulaires antérieures communiquent entre elles par une branche transversale, à laquelle aboutissent des rameaux provenant de la veine thyroïdienne inférieure, ou même des rameaux venant directement du tronc veineux brachio-céphalique gauche.

Leur communication avec les veines jugulaires externe et interne

Veine communicante des deux jugulaires antérieures.

Branche d'origine. La veine jugulaire antérieure naît souvent de rameaux sous-cutanés et musculaires, provenant de la région sus-hyoïdienne, et dont la distribution représente assez bien les divisions de l'artère sous-mentale ; je l'ai vue naître à l'une des extrémités d'une arcade dont l'autre extrémité se continuait avec la veine jugulaire externe ; d'autres fois elle naît d'un tronc commun aux veines faciale et linguale. Enfin, j'ai vu la veine jugulaire antérieure faire suite à la faciale.

Branches d'origine.

Variétés.

VEINE JUGULAIRE INTERNE.

Limites.

Veine principale de la tête, destinée à recueillir le sang de l'intérieur du crâne et de la plus grande partie de la face et du cou, *la veine jugulaire interne* commence au trou déchiré postérieur, et finit au tronc veineux brachio-céphalique, qu'elle concourt à former en se réunissant à la veine sous-clavière.

Direction.

Sa *direction* est verticale, sans la moindre déviation ou inflexion.

Calibre.

Son *calibre* considérable varie suivant les sujets : presque toujours inégal d'un côté à l'autre, il est en raison inverse du développement des veines jugulaires externes et antérieures ; il est énorme chez les individus morts à la suite de maladies chroniques qui ont rendu difficile l'accès du sang dans les cavités du cœur. J'ai vu quelquefois la veine jugulaire interne du côté gauche très grêle ; elle était alors remplacée, comme chez les animaux, par une veine jugulaire externe, extrêmement développée.

Ses variétés.

Du reste, le calibre de la jugulaire interne n'est pas identique dans les divers points de sa longueur. Elle commence au trou déchiré postérieur par une ampoule, qu'on appelle *golfe de la veine jugulaire interne,* conserve le même calibre jusqu'au niveau du larynx, où elle augmente considérablement de volume, en raison des branches qu'elle reçoit, et se termine inférieurement par une ampoule ovoïde, pour se rétrécir un peu à son embouchure dans le tronc veineux brachio-céphali-

Son calibre n'est pas identique dans tous les points de la longueur de la veine.

Golfe de la veine jugulaire interne.

Sinus de la veine jugulaire interne.

que. On pourrait appeler cette ampoule ovoïde si ble chez certains asthmatiques, *sinus de la vein interne.*

La veine jugulaire représente les artères carotide primitive, carotide interne et carotide externe.

La veine jugulaire interne représente l'artère car tive dans la portion de son trajet étendue de l'os hyoï brachio-céphalique; elle représente l'artère caroti dans la portion de son trajet étendue de l'os hyoïde chiré postérieur; enfin elle représente l'artère caroti par les branches qui viennent s'y rendre successive correspondent aux branches fournies par l'artère c terne; mais ces branches veineuses ne se réunissen tronc commun qui puisse représenter le tronc mêm carotide externe; en sorte que la veine jugulaire in assez bien cette anomalie de distribution de la caroti dans laquelle cette artère donne successivement le de la carotide externe, sans offrir de tronc carotid proprement dit, et se continue avec la carotide inte

Rapports :

De la portion qui répond à la carotide interne.

Rapports. Dans sa portion correspondante à l'a tide interne, la veine jugulaire interne offre à pe près les mêmes rapports que cette artère; comme nière, elle occupe l'espace triangulaire qui sépare de la branche de la mâchoire inférieure; ses ra l'artère sont tels, que celle-ci se trouve en dedans e de même que les nerfs pneumo-gastrique, grand-h glosso-pharyngien et accessoire de Willis : l'apophy son apophyse engaînante, et les muscles styliens, ment antérieurs à la jugulaire interne. Dans sa

De la portion qui répond à la carotide primitive.

Rapports de la jugulaire interne.

représente l'artère carotide primitive, la veine ju terne est placée en dehors de l'artère à laquelle elle accolée, excepté en bas, où l'artère carotide primiti un peu de dehors en dedans, pour gagner la crosse tandis que la veine jugulaire interne continue inv son trajet vertical, et par conséquent s'éloigne du v tériel. Dans son trajet, elle affecte les mêmes rappo tère carotide primitive, seulement il résulte de sa si t externe par rapport à ce vaisseau : 1° qu'elle n'est pas re-uverte par le peaucier dans une étendue aussi considérable le l'artère carotide primitive, et que par conséquent elle se ouve plus longtemps protégée par le sterno-mastoïdien ; qu'inférieurement elle tend à déborder en dehors le même uscle ; en sorte que chez les asthmatiques on voit à chaque piration la peau de la partie antérieure du creux sus-clavi-laire soulevée par l'ampoule veineuse dilatée. Le nerf pneu-o-gastrique est situé en arrière de la veine jugulaire interne et l'artère carotide primitive, entre l'artère et la veine. Un pport important de la veine jugulaire interne est celui qu'elle ecte avec l'artère sous-clavière, qui se trouve placée entre veine jugulaire interne qui est en avant de cette artère, et la ine vertébrale qui est en arrière.

Conséquences de ses rapports.

La veine jugulaire interne reçoit : 1° le sang de tout l'inté-eur du crâne, par le sinus latéral, qui peut être considéré mme son origine et comme le tronc commun de toutes les ines encéphaliques. Ses *veines collatérales*, dont plusieurs partiennent presque indifféremment tantôt à la jugulaire in-ne, tantôt à la jugulaire externe, sont la *faciale*, la *lin-tale*, la *pharyngienne inférieure*, la *thyroïdienne supé-ure* (toutes veines qui s'ouvrent souvent par un tronc com-un); la *veine thyroïdienne moyenne*, quelquefois aussi la *ine temporale*, la *veine maxillaire interne*, et la *veine cipitale profonde*. Nous allons décrire successivement les ines d'origine et les veines collatérales de la jugulaire in-rne.

Branches qu'elle reçoit :

1° Branches d'origine.

2° Branches collatérales.

DES VEINES ENCÉPHALIQUES ET DES SINUS DE LA DURE-MÈRE.

Les *veines encéphaliques*, semblables à toutes les autres eines par leurs radicules et par leurs rameaux, en diffèrent ssentiellement par leurs troncs, qui sont remplacés par des anaux fibreux, creusés en quelque sorte dans l'épaisseur de dure-mère, et qui n'appartiennent au tissu veineux que par

Veines encéphaliques.

leur membrane interne, la dure-mère faisant fonction de membrane externe. Ces canaux fibreux sont connus sous le nom de *sinus de la dure-mère*. Ils reçoivent le sang de l'encéphale, de l'œil et des os du crâne.

Sinus de la dure-mère.

Les *sinus de la dure-mère* présentent une situation commune. 1° Ils occupent la surface interne des os du crâne ; c'est pour eux qu'existent les diverses gouttières que nous avons décrites à la surface interne de cette boîte osseuse. Ils répondent en général aux grandes divisions de la masse encéphalique : ainsi, le sinus longitudinal supérieur occupe la scissure qui sépare les deux hémisphères du cerveau ; les sinus latéraux, la grande scissure qui sépare le cerveau du cervelet.

Leur situation générale.

Leur communication non interrompue.

2° Tous les sinus communiquent entre eux, et forment une série de canaux non interrompue : tous aboutissent aux sinus latéraux, qui sont, par rapport aux autres sinus, ce que les troncs sont aux branches et aux rameaux.

Nombre des sinus.

Ces sinus sont au nombre de *quatorze*, non compris le sinus longitudinal inférieur, qu'on peut considérer comme une veine. Cinq sont pairs, quatre sont impairs : ces derniers occupent la ligne médiane : ce sont le *sinus longitudinal supérieur*, le *sinus droit*, le *sinus coronaire*, les *sinus occipitaux transverses*. Les cinq sinus pairs occupent les parties latérales de la base du crâne : ce sont les *sinus pétreux supérieur* et *inférieur*, les *sinus occipitaux*, les *sinus latéraux* et les *sinus caverneux*.

Les sinus latéraux pouvant être considérés comme le tronc commun de tous les sinus de la dure-mère, c'est par eux que je commencerai cette description.

Sinus latéraux.

Direction.

Les *sinus latéraux* ou *transverses* occupent les gouttières latérales de la base du crâne : de même que ces gouttières, ils commencent à la protubérance occipitale interne, se portent horizontalement en dehors, jusqu'à la base du rocher ; là, ils se plongent obliquement de haut en bas et de dehors en dedans, dans la fosse occipitale inférieure, contournent la base du rocher, et se relèvent pour gagner le trou déchiré postérieur, où ils se terminent en se continuant avec la veine jugulaire interne. De même que les gouttières correspondantes des os du crâne, les sinus latéraux sont inégaux en capacité; presque toujours celui du côté droit est plus ample que celui du côté gauche. La capacité de ces conduits va en augmentant depuis leur extrémité postérieure, qu'on peut considérer comme leur origine, jusqu'à leur extrémité antérieure.

Inégalité de capacité de ce sinus.

Prismatiques et triangulaires dans leur portion horizontale où ils occupent l'épaisseur de la circonférence externe du cervelet, ils deviennent demi-cylindriques dans leur portion contournée ou verticale. Dans la première portion, ils débordent la gouttière qui leur est creusée sur l'occipital, et sont en partie reçus dans la scissure qui sépare le cerveau du cervelet. Dans la deuxième portion, ils ne font aucun relief dans l'intérieur du crâne, et ne dépassent pas la gouttière osseuse qui en mesure exactement les dimensions.

Leur forme.

La surface intérieure des sinus latéraux est lisse; elle n'est pas parcourue par les brides que présentent les autres sinus. J'ai rencontré une fois dans sa portion horizontale ces corpuscules blancs connus sous le nom de glandes de Pacchioni.

Surface intérieure des sinus latéraux.

On a vu l'un des sinus latéraux séparé, en devant, en deux parties égales, l'une supérieure, l'autre inférieure, par une cloison horizontale complète : il est extrêmement fréquent de voir une lame fibreuse être le vestige de cette division.

L'extrémité antérieure du sinus latéral se continue avec le golfe de la veine jugulaire interne. A cette même extrémité aboutissent les sinus pétreux inférieurs. Dans son trajet, le sinus latéral reçoit : 1° les *veines cérébrales latérales et inférieures*, 2° les *veines cérébelleuses latérales et inférieures*; 3° une grosse *veine mastoïdienne* ; 4° le *sinus pétreux supérieur*. C'est dans le lieu où d'horizontal qu'il était, il devient

Branches veineuses et sinus qui aboutissent au sinus latéral.

oblique, c'est à dire au niveau de la base du rocher, que le sinus latéral reçoit le ***sinus pétreux supérieur***. A son extrémité postérieure aboutissent le ***sinus longitudinal supérieur***, le ***sinus droit*** et les ***sinus occipitaux***.

Veines cérébrales latérales et inférieures.

1° ***Veines cérébrales latérales et inférieures***. Elles viennent : les unes des parties latérales et inférieures de la convexité, les autres de la base du cerveau, et se réunissent en trois, quatre ou cinq troncs, formant un groupe qui vient s'aboucher dans le sinus latéral, au niveau de la portion horizontale de ce sinus. Leur insertion se fait d'avant en arrière, c'est à dire en sens opposé de la direction du cours du sang dans le sinus latéral. On voit quelquefois l'une de ces veines s'accoler à la tente du cervelet, contre laquelle elle est maintenue par le feuillet pariétal de l'arachnoïde, et ne s'ouvrir dans le sinus latéral qu'après un pouce de trajet.

Veines cérébelleuses latérales et inférieures.

2° ***Veines cérébelleuses latérales*** et ***inférieures***. Très volumineuses, elles viennent de la face inférieure du cervelet, et se rendent à deux ou trois troncs qui occupent la grande circonférence de l'organe, et qui viennent aboutir à la portion horizontale du sinus latéral, en traversant la paroi inférieure de ce sinus.

Veine mastoïdienne.

3° Une ***grosse veine mastoïdienne***, qu'on doit considérer comme une des principales origines de la veine occipitale, vient également s'ouvrir dans le sinus latéral; par elle est établie une communication large et directe entre la circulation veineuse de l'intérieur et celle de l'extérieur du crâne.

Sinus longitudinal supérieur.

Sinus longitudinal supérieur.

Sinus médian occupant la gouttière longitudinale, et par conséquent étendu depuis la crête ethmoïdale jusqu'à la protubérance occipitale externe, le ***sinus longitudinal supérieur*** est comme creusé dans l'épaisseur du bord convexe de la faux du cerveau (***sinus falciformis***); sa forme est prismatique et triangulaire (***sinus triangularis***); sa coupe représente un triangle isocèle dont la base est en haut et le sommet en bas. Son calibre peu considérable à son extrémité antérieure, va progressivement croissant à mesure qu'il approche du confluent des sinus, où il se termine. Il n'est pas rare de le voir se bifurquer près de son extrémité postérieure; quelquefois il se continue directement avec le sinus latéral droit.

La surface interne de ce sinus est remarquable par les brides transversales qu'elle présente, surtout au voisinage de son angle inférieur. Ces brides, formées par du tissu fibreux revêtu de la membrane interne, masquent les orifices des veines qui y aboutissent; dans un certain nombre de points, ces brides se multipliant, constituent un véritable tissu érectile. Enfin, il est à peu près constant de voir un grand nombre de petites granulations blanches, connues sous le nom de *glandes de Pacchioni*, proéminer à la surface interne de ce sinus.

Brides transverses de ce sinus.

Glandes de Pacchioni.

Au sinus longitudinal supérieur aboutissent : 1° les veines de la surface plane de chaque hémisphère, ou *veines cérébrales internes ;* 2° les veines de la moitié supérieure de la face convexe du cerveau, ou *cérébrales externes* et *supérieures ;* 3° plusieurs veines provenant de la dure-mère et des os du crâne.

Veines qui aboutissent au sinus longitudinal supérieur.

1° Les *veines cérébrales internes*, au nombre de trois ou quatre de chaque côté, ramènent le sang de toutes les circonvolutions de la face plane de l'hémisphère correspondant, et vont se jeter dans les veines cérébrales supérieures, au moment où elles s'accolent à la faux.

Veines cérébrales internes.

2° *Veines cérébrales externes et supérieures.* En nombre variable : ordinairement on en trouve sept ou huit de chaque côté, divisées en antérieures ou en postérieures. Les veines cérébrales *antérieures* sont très petites ; les veines cérébrales *postérieures* sont beaucoup plus volumineuses : on en trouve presque toujours une plus considérable, qu'on peut nommer *grande veine cérébrale supérieure*. Elle semble naître de la scissure de Sylvius, dont elle suit la direction, se prolonge obliquement d'avant en arrière, puis se recourbe d'arrière en

Veines cérébrales supérieures.

Grande veine cérébrale supérieure.

avant sur la convexité du cerveau, en décrivant une courbure à concavité antérieure, s'accole à la faux du cerveau pour s'ouvrir dans le sinus longitudinal, après avoir parcouru un trajet d'un pouce environ dans l'épaisseur de ses parois. Chemin faisant, cette veine reçoit un grand nombre de branches, dont les unes sont antérieures et les autres postérieures : correspondantes, comme d'ailleurs toutes les veines cérébrales, aux artères cérébrales dans leur origine et dans une partie de leur trajet, elles s'en éloignent complètement dans leur terminaison. Les troncs communs des veines cérébrales supérieures se dirigent de dehors en dedans vers la grande scissure médiane du cerveau ; parvenues au voisinage du sinus, elles s'accollent à la dure-mère, contre laquelle elles sont maintenues par l'arachnoïde qui se réfléchit du cerveau sur cette membrane, changent de direction, se dirigent d'arrière en avant, dans l'épaisseur de la faux du cerveau, recouvertes qu'elles sont par une lamelle très mince de la dure-mère, et, après un trajet de six à dix lignes de long, se terminent dans le sinus par une ou plusieurs ouvertures. Le mode d'embouchure des veines cérébrales dans le sinus longitudinal varie : pour quelques unes, ce sont des ouvertures latérales, faites comme avec un emporte-pièce ; d'autres aboutissent à un tissu fibreux aréolaire, espèce de tissu érectile, que j'ai dit exister sur quelques uns des points des parois du sinus. Tous les orifices veineux sont cachés par des aréoles fibreuses : aucune veine ne s'ouvre directement dans le sinus. La plupart d'entre elles parcourent un certain trajet d'arrière en avant, c'est à dire en sens inverse du cours du sang, avant de se vider dans le sinus : il n'y a d'exception que pour les veines les plus antérieures qui se dirigent d'avant en arrière. Au reste, les replis ou brides que présentent les sinus ne font nullement l'office de valvules ; car ils permettent le passage des liquides du sinus dans les veines. Les inductions que les physiologistes ont tirées de la direction suivant laquelle les veines cérébrales s'ouvrent dans les sinus, me paraissent erronées, car cette direction favorise le reflux du sang

Direction des veines cérébrales supérieures.

Variétés du mode d'embouchure des veines dans le sinus longitudinal.

Trajet que décrivent les veines.

Les brides des sinus ne s'opposent pas au reflux du sang.

dans les veines, au lieu d'y mettre un obstacle. Je me suis assuré que les veines cérébrales n'offrent dans leur trajet aucune valvule.

Le sinus longitudinal supérieur reçoit encore des veines *propres de la dure-mère*, des veines *osseuses* ou *diploïques*, des veines qui viennent du péricrâne, et qui établissent une communication entre les veines de l'extérieur et les veines de l'intérieur du crâne. Parmi ces veines communicantes, on remarque celles qui passent par les trous pariétaux, et qu'on appelle *veines émissaires de Santorini*. Le nombre des veines qui traversent la suture longitudinale, pour s'ouvrir dans le sinus correspondant, est très considérable chez les jeunes sujets; la communication des veines diploïques avec les veines de la dure-mère d'une part, les veines cérébrales et les sinus d'autre part, peut être démontrée par une expérience très simple : il suffit de perforer, à l'aide d'une épingle, chez un jeune sujet, la table externe très mince et très fragile qui recouvre une des veines nombreuses du diploé, d'insinuer par cette ouverture l'extrémité capillaire du tube à injection des vaisseaux lymphatiques : le mercure remplira les veines diploïques, et passera dans les sinus, dans les veines de la dure-mère et dans les veines cérébrales.

Le sinus longitudinal reçoit des veines de la dure-mère et des os du crâne.

Veines de Santorini.

Injection des veines diploïques.

Sinus droit.

Le *sinus droit* occupe la base de la faux du cerveau dans toute sa longueur, au point précis d'intersection de cette faux avec la tente du cervelet.

Le sinus droit est donc médian, un peu obliquement dirigé d'avant en arrière, et de haut en bas, et s'ouvre dans le confluent des sinus par un orifice et quelquefois par deux orifices, lesquels sont déterminés par la présence d'une bride verticale. La forme du sinus droit est prismatique et triangulaire; sa coupe représente un triangle isocèle, dont la base est en bas. Ce sinus va en s'élargissant d'avant en arrière.

Situation.

Forme

Veines qu'il reçoit.

Le sinus droit reçoit par son extrémité antérieure : 1° la *veine longitudinale inférieure ;* 2° les deux *grandes veines ventriculaires* (*veines de Galien*)*;* 3° les *veines cérébrales inférieures et moyennes;* 4° la veine *cérébelleuse supérieure et moyenne.*

Veine longitudinale inférieure.

1° *Veine longitudinale inférieure.* Généralement décrite, mais à tort, sous le nom de *sinus longitudinal inférieur*, la *veine longitudinale inférieure* peut être considérée comme une veine ordinaire contenue dans l'épaisseur du bord libre de la faux du cerveau, dont elle occupe la moitié postérieure.

Calibre de la veine longitudinale inférieure.

Cette veine qui va en augmentant de calibre d'avant en arrière, se jette directement dans le sinus droit. Quelquefois cette veine se bifurque en arrière avant d'atteindre au sinus droit.

Sa bifurcation.

La branche inférieure de la bifurcation, s'ouvre à l'extrémité antérieure et la branche supérieure, qui décrit une courbure très prononcée, s'ouvre à la partie moyenne de ce sinus.

Elle reçoit les veines propres de la faux.

La veine longitudinale inférieure reçoit les veines *propres de la faux du cerveau.* Elle ne reçoit ordinairement aucune veine qui appartienne au cerveau proprement dit.

Veines ventriculaires.

2° *Veines ventriculaires.* Les veines ventriculaires (*veines de Galien*) sont au nombre de deux, et appartiennent, l'une au ventricule droit, l'autre au ventricule gauche. Chacune d'elles est constituée par deux veines, la *veine choroïdienne* et la *veine du corps strié.*

Veine choroïdienne.

1° La *veine choroïdienne* règne dans l'épaisseur du plexus choroïde dont elle suit le bord externe, parcourt d'arrière en avant toute la longueur de ce plexus, reçoit, chemin faisant, la veine de la corne d'Ammon, celle du trigone et celle du corps calleux, et parvenue à l'extrémité antérieure du plexus choroïde, se réfléchit d'avant en arrière dans l'épaisseur du plexus choroïde, où elle s'unit à la veine du corps strié.

2° La *veine du corps strié* est beaucoup plus petite que la précédente ; elle commence en arrière dans le sillon de séparation du corps strié et de la couche optique, sillon qu'elle parcourt dans toute son étendue, recouverte par la bandelette demi-circulaire, reçoit, chemin faisant, un grand nombre de petites veines qui émanent du corps strié et de la couche optique, et parvenue derrière le pilier antérieur de la voûte, se réunit à la veine choroïdienne, pour constituer la veine de Galien. Veine du corps strié.

Les *deux veines de Galien* marchent parallèlement et horizontalement d'avant en arrière sous la toile choroïdienne, sortent du cerveau sous le corps calleux, et pénètrent immédiatement dans le sinus droit au dessous de l'embouchure du sinus longitudinal inférieur, sans présenter l'entrecroisement admis par quelques anatomistes. Veines de Galien. Les veines de Galien ne s'entrecroisent pas.

Il n'est pas rare de voir une veine cérébelleuse antérieure et supérieure s'ouvrir dans les veines de Galien, au moment où celles-ci pénètrent dans le sinus droit

3° *Veines cérébrales médianes inférieures.* Elles sont très volumineuses. L'une, antérieure, vient de la partie antérieure de la base du cerveau, et contourne le pédoncule cérébral; l'autre, postérieure, vient des circonvolutions postérieures : toutes deux viennent se jeter dans l'extrémité antérieure du sinus droit, derrière les veines de Galien. Veines cérébrales médianes inférieures.

4° *Veine cérébelleuse médiane supérieure* : elle se porte de bas en haut, entre la valvule de Vieussens et le vermis superior du cervelet, et vient s'ouvrir dans l'extrémité antérieure du sinus droit. Veine cérébelleuse médiane supérieure.

Sinus pétreux supérieurs.

Situés le long du bord supérieur du rocher, en partie logés dans la petite gouttière que présente ce bord, les *sinus pétreux supérieurs* font suite, sous le rapport de la direction seulement, à la portion horizontale des sinus latéraux, et occupent la moitié antérieure de la grande circonférence de la tente cérébelleuse, dont le sinus latéral occupe la moitié postérieure. Ils font suite à la portion horizontale des sinus latéraux.

Leur calibre est extrêmement petit : leur forme prismatique et Calibre.

Forme. triangulaire, comme la partie du sinus latéral à laquelle ils font suite. Par leur extrémité antérieure, ils communiquent

Communications. avec le sinus caverneux; par leur extrémité postérieure, ils s'ouvrent dans le sinus latéral au moment où ce sinus abandonne la tente du cervelet, pour se contourner sur la base du rocher.

Les sinus pétreux supérieurs établissent donc une communication directe entre les sinus caverneux et les sinus laté-

Veines qui aboutissent aux sinus pétreux supérieurs. raux : ils reçoivent quelquefois une veine *cérébrale latérale inférieure*, mais toujours une veine *cérébelleuse latérale antérieure* qui se porte de bas en haut sous la petite circonférence de la tente du cervelet, derrière le nerf trijumeau. Les veines provenant des parties latérales de la protubérance annulaire vont aussi se jeter dans l'extrémité antérieure de ce sinus.

Sinus pétreux inférieurs.

Les ***sinus pétreux inférieurs*** occupent la suture pétro-occi-

Situation. pitale, sont reçus dans la gouttière creusée le long de cette suture, et mesurent l'intervalle qui sépare le trou déchiré postérieur du trou déchiré antérieur. Plus considérables que les sinus pétreux supérieurs, ils ont la forme demi-cylindri-

Forme demi-cylindrique. que, comme la partie antérieure du sinus latéral à laquelle ils font suite. Par leur extrémité antérieure, ils aboutissent au

Ils font communiquer les sinus antérieurs avec les sinus postérieurs. sinus occipital transverse et au sinus caverneux. Par leur extrémité postérieure, ils s'ouvrent dans l'extrémité antérieure du sinus latéral, au niveau du golfe de la veine jugulaire interne. Les sinus pétreux inférieurs établissent donc comme les sinus pétreux supérieurs une grande anastomose entre les sinus antérieurs et les sinus postérieurs de la base du crâne.

A l'exception d'une veine qui lui vient de la base du crâne, par le trou déchiré antérieur, le sinus pétreux inférieur ne reçoit aucune veine importante.

Sinus caverneux.

Ainsi nommés à cause de leur disposition réticulée et comme

spongieuse, les ***sinus caverneux*** occupent les côtés de la selle turcique, au niveau de la gouttière du corps du sphénoïde : ils sont limités en avant par la partie interne de la fente sphénoïdale, en arrière par le sommet du rocher : leur cavité plus considérable qu'elle ne le paraît au premier abord, est diminuée par la présence de la carotide interne qui s'infléchit deux fois sur elle-même dans son trajet à travers ce sinus, et par la présence du nerf moteur oculaire externe. C'est dans l'épaisseur de la paroi externe du sinus caverneux que sont situés les nerfs moteur oculaire commun, pathétique et ophthalmique de Willis. Ce sinus est traversé par des filaments rougeâtres, réticulés, dont la texture n'est pas déterminée. Les anciens anatomistes disaient que l'artère carotide interne et le nerf moteur externe baignaient dans le sang du sinus; mais on pense, depuis Bichat, qu'ils sont recouverts par la membrane interne des veines, bien qu'il soit difficile de la démontrer autrement que par induction. Le même auteur croyait que les filaments réticulés indiqués n'étaient autre chose que des replis de la membrane interne des veines. L'extrémité antérieure du sinus caverneux a reçu le nom de ***sinus ophthalmique***, sans doute parce qu'elle reçoit la veine ophthalmique qui se renfle au moment où elle s'abouche dans le sinus. Par son extrémité postérieure, il communique avec les sinus pétreux supérieur et inférieur et le sinus occipital transverse. Le sinus caverneux reçoit en dedans le sinus coronaire, qui établit une communication directe entre le sinus caverneux droit et le sinus caverneux gauche. Enfin, il reçoit par sa paroi inférieure plusieurs veines qui établissent une large communication, entre les veines intérieures et les veines extérieures de la base du crâne, et plus particulièrement avec le plexus veineux ptérygoïdien.

Situation.

Capacité.

Nerfs qui occupent l'épaisseur de la paroi externe du sinus caverneux.

Des filaments réticulés de ce sinus.

Sinus ophthalmique.

Sinus et veines qui y aboutissent.

Indépendamment de la veine ophthalmique, le sinus caverneux reçoit encore par son extrémité antérieure les ***veines cérébrales inférieure*** et ***antérieure*** qui émanent de la face inférieure du lobe antérieur du cerveau. La plus considérable

Il reçoit les veines cérébrales antérieure et inférieure.

de ces veines gagne la fente sphénoïdale, et se réfléchit d'avant en arrière sur la fosse latérale et moyenne de la base du crâne, pour aller se jeter dans les veines méningées moyennes. Plusieurs anatomistes disent avoir vu les veines méningées moyennes s'ouvrir dans le sinus caverneux.

La veine ophthalmique fait communiquer la veine frontale avec les sinus caverneux.

Veine ophthalmique. Très volumineuse, la *veine ophthalmique* commence à la partie interne et antérieure de l'orbite, en dedans de la poulie du grand oblique, où elle se continue avec la veine *frontale* ou *préparate*, et finit en s'ouvrant dans l'extrémité antérieure du sinus caverneux. Cette veine qui établit une si large communication entre l'intérieur et l'extérieur du crâne, parcourt, sans décrire aucune flexuosité, le même trajet que l'artère du même nom, et reçoit des rameaux veineux qui correspondent aux rameaux artériels que fournit l'artère ophthalmique. Parmi ces rameaux, je ferai remarquer les *veines ciliaires* longues et courtes, antérieures et postérieures, dont les radicules appartiennent à la membrane choroïde de l'œil : celles de ces veines qui correspondent aux artères ciliaires courtes postérieures, ont reçu le nom de *vasa verticosa*, *veines tourbillonnantes*, à raison de leur extrême flexuosité.

Veines ciliaires.

Vasa verticosa.

Sinus coronaire ou sinus circulaire de Ridley.

Le *sinus coronaire* ou *sinus circulaire de Ridley*, entoure circulairement le corps pituitaire. Sa moitié postérieure est beaucoup plus considérable que sa moitié antérieure. Chez les vieillards, il n'est pas rare de trouver la lame quadrilatère du sphénoïde usée et comme corrodée par le sang de ce sinus, en sorte qu'elle se brise avec la plus grande facilité. A cet âge de la vie, le sinus coronaire, plus considérable que chez les jeunes sujets, s'étend jusqu'au dessous du corps pituitaire lui-même.

Forme.

Veines que reçoit le sinus coronaire.

Le sinus coronaire ne reçoit que les veines osseuses du sphénoïde, quelques veines de la dure-mère et celles du corps pituitaire. Il s'ouvre largement de chaque côté dans les sinus caverneux qu'il fait communiquer entre eux.

Sinus occipital transverse antérieur ou sinus basilaire.

Médian, transversalement étendu d'un trou déchiré postérieur à l'autre, situé au niveau de la gouttière basilaire, d'une forme irrégulière, d'une capacité beaucoup plus considérable chez les vieillards que chez les adultes et chez les jeunes sujets, le *sinus occipital transverse* fait communiquer les sinus pétreux supérieur et inférieur et le sinus caverneux d'un côté, avec les mêmes sinus du côté opposé. Il n'est pas rare de rencontrer chez les vieillards la surface basilaire de l'occipital corrodée au niveau de ce sinus, dont la cavité offre souvent une disposition réticulée à la manière du sinus caverneux; quelquefois ce sinus est remplacé par un plexus veineux.

Direction.

Communications qu'il établit.

Sinus occipitaux postérieurs.

Ce sont les plus petits sinus de la dure-mère : ils commencent au trou déchiré postérieur, se portent de là sur les côtés du trou occipital, gagnent en convergeant la faux du cervelet, dans l'épaisseur et sur les côtés de laquelle ils sont placés, et viennent s'ouvrir isolément dans le confluent occipital des sinus : ils reçoivent des veines peu considérables, qui viennent des os du crâne et de la dure-mère : les sinus occipitaux postérieurs aboutissent, d'une part, par leur extrémité postérieure à l'extrémité postérieure du sinus latéral, d'une autre part, par leur extrémité antérieure, à l'extrémité antérieure du même sinus : on peut dire que chaque sinus occipital postérieur constitue la corde de l'arc que décrit le sinus latéral correspondant (1).

Direction.

Calibre.

Confluent des sinus.

D'après ce qui précède, on voit qu'il existe trois points cen-

(1) M. Breschet, dans son bel ouvrage sur les veines (liv. II, pl. 3), a figuré et décrit, sous le nom de *sinus sphéno-pariétal*, un sinus situé sur la limite de la portion antérieure et de la portion moyenne de la base du crâne, sinus qui occupe une gouttière transversalement dirigée de dehors en dedans et s'abouche

Il y a trois confluents pour les sinus de la dure-mère.

traux auxquels aboutissent tous les sinus, savoir : un médian postérieur et deux latéraux antérieurs. On peut donner à chacun de ces trois points centraux le nom de *confluent des sinus,* qui n'a été appliqué jusqu'ici qu'au point central médian postérieur ou confluent occipital. Tous les sinus aboutissent directement à l'un de ces trois confluents. Il n'y a d'exception que pour le sinus longitudinal inférieur, si l'on continue à l'admettre.

Confluent occipital ou pressoir d'Hérophile.

Confluent postérieur ou *occipital,* ou *pressoir d'Hérophile.* Si on ouvre par derrière la portion de dure-mère qui répond à la protubérance occipitale, on verra que dans ce point correspondent six orifices ; savoir : un supérieur, qui appartient au sinus longitudinal supérieur ; un antérieur, quelquefois divisé en deux par une bride verticale, qui appartient au sinus droit ; deux latéraux, qui appartiennent aux sinus latéraux ; deux inférieurs, aux sinus occipitaux : le confluent occipital s'appelle encore *pressoir d'Hérophile* (Torcular), parce qu'on supposait que les colonnes de sang correspondant aux divers sinus exerçaient une pression les unes contre les autres.

Des six orifices qu'il présente.

Confluent antérieur ou pétro-sphénoïdal.

Confluent antérieur ou *pétro-sphénoïdal.* Entre le sommet du rocher et le sphénoïde se voit de chaque côté un confluent où aboutissent cinq sinus. Dans cette cavité, s'ouvrent : 1° antérieurement, le sinus caverneux et le sinus coronaire ; 2° en dedans, le sinus occipital transverse ; 3° en arrière, les sinus pétreux supérieurs et inférieurs.

dans le sinus caverneux. Ce sinus reçoit plusieurs branches veineuses des os crâniens, de la dure-mère, et la veine diploïque du temporal.

Quelques anatomistes, et Weber en particulier, ont décrit sous le nom de *sinus circulaire du trou occipital,* un plexus veineux annulaire disposé circulairement autour de ce tronc.

DES VEINES D'ORIGINE DES JUGULAIRES.

Veine maxillaire externe ou faciale.

La veine *maxillaire externe* ou *faciale* représente à elle seule : 1° l'artère du même nom ; 2° les branches de terminaison de l'artère ophthalmique ; 3° enfin quelques branches de la maxillaire interne.

Quelles sont les artères que représente la veine faciale.

Elle commence à la région frontale où elle porte le nom de *frontale* ou *préparate*, prend ensuite le nom d'*angulaire* au grand angle de l'œil, puis celui de *faciale* qu'elle conserve jusqu'à sa terminaison.

Des noms divers que la veine faciale a reçus dans son trajet.

Veine frontale ou *préparate*. Veine sous-cutanée que les anciens soumettaient à la phlébotomie : elle est quelquefois unique et médiane, le plus souvent double, et dans ce dernier cas, les veines frontales sont unies entre elles par une anastomose transversale. Parmi les nombreuses variétés que présente cette veine, j'en noterai une dans laquelle les deux veines frontales se réunissent en un seul tronc, qui se bifurque au dessus de la racine du nez. Du reste, les veines frontales ne suivent pas rigoureusement le trajet des artères frontales ; elles descendent du vertex, où par leurs nombreuses anastomoses, soit entre elles, soit avec les veines temporales, elles forment ce lacis veineux si considérable qui recouvre la région du front. Elles aboutissent à une arcade veineuse transversale, *arcade nasale*, à concavité inférieure, quelquefois sinueuse, qui occupe la racine du nez. A cette arcade se rendent encore : 1° la *veine sus-orbitaire*, veine profonde qui marche transversalement le long de la paroi supérieure de l'orbite, reçoit la veine palpébrale supérieure interne, et vient aboutir à l'extrémité de l'arcade en dehors de la veine frontale ; 2° la *veine ophthalmique*, qui s'ouvre à plein canal dans la veine frontale, établissant ainsi une large communication entre les veines frontales et les sinus caverneux. Ainsi la région supérieure de la face, et plus parti-

Veine frontale ou préparate.

Variétés de nombre et de disposition.

Arcade nasale qui reçoit :

1° La veine sus-orbitaire ;

2° La veine ophthalmique.

culièrement l'œil et le cerveau, sont liés entre eux par la circulation veineuse, aussi bien que par la circulation artérielle. A la concavité de cette arcade nasale, viennent en outre aboutir les *veines dorsales du nez*, qui longent de chaque côté le bord antérieur de cet organe.

3° Veines dorsales du nez.

Veine angulaire.

Veine angulaire. Des extrémités de l'arcade nasale on voit partir les *veines angulaires*, qu'on peut considérer comme la continuation des veines frontales ou préparates, et qui occupent, ainsi que les artères correspondantes, le sillon de séparation du nez et de la joue. Aux veines angulaires viennent se rendre en dehors, la *veine palpébrale inférieure* et la *veine du sac et du canal nasal*, et en dedans les *veines de l'aile du nez*. Celles-ci méritent une description particulière.

Continuation de la frontale ou préparate.

Veines palpébrales.

Veine du sac et du canal nasal.

Veines de l'aile du nez.

Veines de l'aile du nez. Elles forment, d'une part, entre le cartilage et la peau, d'une autre part, entre le cartilage et la muqueuse, un lacis veineux très considérable, duquel partent deux branches : une supérieure qui longe le bord convexe ; une inférieure qui longe le bord inférieur du cartilage de l'aile du nez. Ces deux branches se réunissent en un tronc commun considérable, qui se porte de bas en haut et vient se jeter sous un angle, obtus en haut, aigu en bas, dans la veine angulaire.

Veine faciale.

Veine faciale. L'angulaire prend le nom de *faciale* aussitôt qu'elle a reçu les veines du nez, se porte très obliquement en bas et en dehors, passe sous le muscle grand zygomatique, pour gagner le bord antérieur du masseter, qu'elle longe, coupe perpendiculairement la base de la mâchoire, est reçue dans le sillon de la glande maxillaire, et se termine diversement suivant les sujets.

Continuation de l'angulaire.

Elle s'unit à la linguale.

Le plus ordinairement, elle s'unit avec la veine linguale en un tronc commun, qui va se jeter dans la veine jugulaire interne : c'est au tronc commun, formé par la faciale et la linguale, qu'aboutissent quelquefois la veine thyroïdienne supérieure, la veine pharyngienne, et le tronc des veines temporale et maxillaire interne. Dans d'autres cas, on voit la faciale cou-

Terminaisons diverses de la veine faciale.

per obliquement le sterno-cléido-mastoïdien, sur la face externe duquel elle est placée, pour aller se jeter dans la veine jugulaire externe, dans l'un ou dans l'autre point de sa longueur. Je l'ai vue se continuer directement, tantôt avec la veine jugulaire antérieure, tantôt avec la jugulaire externe du même côté ou du côté opposé, ou enfin se rendre à la convexité d'une arcade commune aux veines jugulaires externe et antérieure.

Branches veineuses collatérales. Chemin faisant, la veine faciale reçoit en dehors : 1° le *tronc veineux alvéolaire*, très volumineux, qu'on peut considérer comme la branche profonde d'origine de la veine faciale, qui, en effet, augmente beaucoup, et quelquefois même double de volume après l'avoir reçue. Ce tronc veineux alvéolaire part d'un plexus veineux très remarquable, *plexus alvéolaire*, situé sur la tubérosité maxillaire, dans lequel se rendent les veines *alvéolaires proprement dites,* les veines *sous-orbitaires, palatines supérieures*, *vidiennes* et *sphéno-palatines*, et qui communique avec le plexus ptérygoïdien. Toutes ces veines sont les satellites des branches artérielles du même nom, appartenant à la maxillaire interne. Né du plexus, le tronc alvéolaire se dirige en avant et en bas sous l'os malaire, et vient s'unir à angle aigu avec la faciale. La veine faciale reçoit en outre, *en dedans*, les *veines coronaires labiales supérieure* et *inférieure* qui se comportent comme les artères du même nom, à l'exception des flexuosités qui leur sont étrangères ; 2° la veine ou les veines *buccales ;* 3° les veines *massétérines antérieures.*

Tronc alvéolaire.

Plexus alvéolaire:

Veines coronaires,

Buccales,

Massétérines antérieures.

Au dessous de la base de la mâchoire, la faciale reçoit la veine *sous-mentale,* la veine *palatine inférieure,* si remarquable par le *plexus tonsillaire* qu'elle forme en presque totalité ; la veine ou les veines de la *glande sous-maxillaire,* et enfin quelquefois la veine *ranine.*

Sous-mentales.

Palatine inférieure.

Plexus tonsillaire.

Dans son trajet la veine faciale est en général plus superficielle que l'artère du même nom ; elle n'accompagne pas l'artère à la face, mais est située plus en dehors et ne décrit aucune flexuosité.

Veine ou tronc temporo maxillaire.

Branches artérielles auxquelles elle répond.

La veine ou le tronc *temporo-maxillaire* représente tout à la fois l'artère temporale, une partie de l'artère maxillaire interne, et la partie supérieure de la carotide externe; plusieurs auteurs l'ont nommée, avec Walther, *veine faciale postérieure*, par opposition à la veine faciale proprement dite, qu'ils appellent *veine faciale antérieure*. La veine temporo-maxillaire résulte de la réunion de la veine temporale et de la veine maxillaire interne : elle se continue le plus ordinairement avec la veine *jugulaire externe*.

A. *Veine temporale.*

Veine temporale.

Elle naît supérieurement par des branches superficielles, par des branches moyennes, et par des branches profondes.

Rameaux frontaux,

Pariétaux,

Occipitaux.

1° Les *veines temporales superficielles* commencent : 1° sur le sommet de la tête par des rameaux *antérieurs* ou *frontaux*, qui communiquent largement et à plein canal avec les rameaux d'origine de la veine frontale ou préparate ; 2° par des rameaux *moyens* ou *pariétaux*, qui communiquent avec les rameaux correspondants du côté opposé; 3° par des rameaux *postérieurs* ou *occipitaux*, qui communiquent avec les branches de la veine occipitale. Il en résulte un réseau à larges mailles, qui couvre la plus grande partie du crâne. De ce réseau partent des branches temporales antérieures et des branches temporales postérieures qui se réunissent au dessus ou au niveau de l'arcade zygomatique. Dans ce trajet, les veines ne suivent que très imparfaitement la direction des artères correspondantes. On pourrait dire que les veines du cuir chevelu participent à la fois et des veines satellites des artères et des veines sous-cutanées. Ces réseaux veineux occupent d'ailleurs l'épaisseur du cuir chevelu, et sont situées comme les artères entre la peau et la couche musculo-aponévrotique.

Les veines du cuir chevelu participent des veines satellites et des veines sous-cutanées.

2° *Veine temporale moyenne.* Sous l'aponévrose temporale, entre cette aponévrose et le muscle temporal, se voit une veine très volumineuse, souvent plus volumineuse que la branche superficielle, et qu'on peut appeler *veine temporale moyenne.* Elle est quelquefois formée en grande partie par la réunion des *veines palpébrales* et des *veines orbitaires externes*, lesquelles répondent aux artères du même nom, se réunissent en un tronc commun qui se porte d'avant en arrière, d'abord entre les deux lames de l'aponévrose temporale, puis entre le muscle temporal et l'aponévrose, se dirige en arrière et en bas, traverse de nouveau l'aponévrose, mais de dedans en dehors, au dessus de la racine antéro-postérieure de l'apophyse zygomatique, et vient s'unir à la temporale superficielle au devant du conduit auditif externe.

Veine temporale moyenne.

Elle est formée par les veines palpébrales et orbitaires externes.

Elle s'unit à la temporale superficielle.

Le tronc qui résulte de la réunion des veines temporales superficielles et de la veine temporale moyenne se porte verticalement en bas, entre le conduit auditif externe et l'articulation temporo-maxillaire, s'enfonce dans l'épaisseur de la glande parotide, et, parvenu derrière le col du condyle, reçoit la veine maxillaire interne, qui constitue la branche profonde d'origine du tronc temporo-maxillaire.

Trajet ultérieur de la veine temporale.

B. *Veine maxillaire interne.*

Branche profonde d'origine du tronc temporo-maxillaire, la *maxillaire interne* est appelée par Meckel veine *maxillaire interne* et *postérieure*, par opposition à l'alvéolaire, branche de la faciale, qu'il désigne sous le nom de veine *maxillaire interne* et *antérieure* : elle répond à toutes les branches artérielles que l'artère maxillaire interne fournit derrière le col du condyle et dans la fosse zygomato-maxillaire, tandis que la veine alvéolaire, branche profonde de la faciale, répond à toutes les branches que l'artère maxillaire interne fournit sur la tubérosité maxillaire, et dans la fosse ptérygo-maxillaire : ainsi elle reçoit :

Veine maxillaire interne.

Branches artérielles auxquelles elle répond.

1° Les *veines méningées moyennes,* dont on a à tort nié

Veines méningées moyennes.

l'existence, satellites de l'artère méningée moyenne, et qui sont au nombre de deux, situées l'une en avant, l'autre en arrière de l'artère. Ces veines méningées moyennes reçoivent souvent des veines cérébrales inférieures et antérieures, lesquelles viennent s'y jeter au voisinage du trou sphéno-épineux : en outre reçoivent constamment les veines des os du crâne et celles de la dure-mère, communiquent avec le sinus longitudinal supérieur, acquièrent quelquefois un volume si considérable, surtout dans leur branche antérieure, qu'elles impriment sur la fosse sphénoïdale une gouttière profonde, étendue depuis le trou sphéno-épineux jusqu'au sommet des apophyses d'Ingrassias (1). Du reste, leur distribution est la même que celle des artères correspondantes.

Indépendamment des veines méningées moyennes, la veine maxillaire interne reçoit en outre : 2° la *veine dentaire inférieure ;* 3° les *veines temporales profondes ;* 4° les *veines ptérygoïdiennes ;* 5° les *massétérines postérieures.* Toutes ces veines aboutissent à un plexus veineux très considérable, *plexus ptérygoïdien*, situé entre les muscles temporal et ptérygoïdien externe et se prolongeant entre les muscles ptérygoïdiens. De ce plexus, qui communique largement avec le plexus alvéolaire, tellement qu'on pourrait les considérer comme un seul et même plexus, part le tronc de la veine maxillaire interne, qui vient se jeter dans la veine temporale derrière le col du condyle.

Plexus ptérygoïdien.

Trajet du tronc veineux temporo-maxillaire dans la glande parotide.

Considérablement augmenté par le concours de la veine maxillaire interne, le tronc temporo-maxillaire continue son trajet dans l'épaisseur de la glande parotide, reçoit directement quelques *veines parotidiennes*, la *veine auriculaire antérieure*, et les *veines transversales de la face.* Celles-ci constituent entre la parotide et le masseter, entre le masseter et la branche de la mâchoire inférieure et autour de l'articulation temporo-

Plexus massétérin.

(1) Cette branche antérieure de la veine méningée moyenne veine et la gouttière correspondante sont si profondes chez quelques sujets qu'on serait tenté de les décrire comme constituant un sinus particulier.

maxillaire, un plexus très considérable, *plexus massétérin,* lequel communique assez largement par l'échancrure sigmoïde de l'os maxillaire inférieur avec le plexus ptérygoïdien.

Terminaison du tronc temporo-maxillaire. Le plus souvent la veine ou le tronc temporo-maxillaire se termine en se continuant directement avec la veine *jugulaire externe;* d'autres fois il se jette dans la jugulaire interne : dans ce dernier cas, la veine jugulaire externe, très grêle, est à l'état de vestige et constituée en grande partie par les branches superficielles de la veine occipitale, et par quelques rameaux qui communiquent avec la jugulaire antérieure. Dans quelques cas, le tronc veineux temporo-maxillaire se partage presque également entre ces deux veines ; enfin il n'est pas rare de le voir s'unir à la veine linguale et à la veine faciale : lorsqu'il se continue avec la veine jugulaire externe, il envoie à la jugulaire interne une branche volumineuse de communication qui passe au dessus du muscle digastrique.

Terminaison du tronc temporo-maxillaire.

Variétés de terminaison du tronc temporo-maxillaire.

Veine auriculaire postérieure.

La *veine auriculaire postérieure* affecte une distribution identique à celle de l'artère du même nom, reçoit une veine *stylo-mastoïdienne,* et se jette dans la veine jugulaire externe, ou plutôt dans la veine temporo-maxillaire, qui ne prend le nom de jugulaire externe qu'après l'avoir reçue.

Elle reçoit la veine stylo-mastoïdienne.

Veine occipitale.

La *veine occipitale* affecte absolument la même distribution que l'artère du même nom : elle naît de la région postérieure du crâne, passe sous le splénius, reçoit au niveau de l'apophyse mastoïde une ou plusieurs veines volumineuses, *veines mastoïdiennes,* qui viennent du sinus latéral, d'où résulte une communication directe et considérable entre la circulation veineuse de l'intérieur et celle de l'extérieur du crâne. C'était sur cette donnée anatomique que Morgagni fondait sa prédilection pour les saignées des veines occipitales dans l'apoplexie. La veine occipitale se jette dans la veine jugulaire interne et quelquefois dans la veine jugulaire externe.

Elle reçoit les veines mastoïdiennes.

Veines linguales.

Elles sont divisées en superficielles et en profondes.

Les *veines linguales* destinées à un organe contractile, dont la circulation doit subir de nombreuses variations à raison même de cette contractilité, se divisent, comme les veines des membres, en veines *superficielles* ou *sous-muqueuses*, et en veines *profondes*.

Veines superficielles du dos de la langue.

Les veines *superficielles du dos de la langue*, qui sont généralement désignées sous le nom de *linguales*, occupent la région dorsale de la langue, forment une couche très remarquable entre la muqueuse et les fibres musculaires de cet organe : toutes ces veines aboutissent à un *plexus dorsal* ou *lingual supérieur*, qui occupe la base de la langue, et auquel viennent se rendre un grand nombre de veines tonsillaires et de veines épiglottiques.

Plexus dorsal ou lingual supérieur.

Veine satellite du nerf lingual.

De ce plexus part une veine, *veine satellite du nerf lingual*, qui accompagne le nerf lingual, reçoit des branches qui viennent de la glande sublinguale et du tissu de la langue, et vient se jeter dans la faciale ou dans la pharyngienne, ou directement dans la jugulaire externe, et communique largement avec les veines ranines.

Veines ranines.

Les *veines ranines* sont les veines superficielles de la face inférieure de la langue. Elles se voient sur les côtés du frein, où elles soulèvent la muqueuse, suivent le trajet du nerf grand hypoglosse, entre les muscles génio-glosse et hyo-glosse, et vont se rendre au tronc commun de la linguale et de la faciale, ou directement à la veine faciale.

Plexus inférieur et latéral de la langue.

Les veines ranines communiquent avec un plexus très considérable, situé sur les côtés de la langue, plexus quelquefois pourvu de valvules, ce qui rend son injection impossible du cœur vers les extrémités, tandis que dans d'autres cas l'injection, faite dans un sens opposé au cours du sang, y arrive avec la plus grande facilité.

Enfin les *veines linguales proprement dites* sont extrêmement petites, au nombre de deux, et accompagnent l'artère linguale dans toute l'étendue de son trajet.

Veines linguales proprement dites.

Il n'est pas rare de voir les veines de la langue se rendre directement dans la jugulaire interne; je les ai vues aboutir à la veine jugulaire antérieure.

Veine pharyngienne et plexus pharyngien.

Plexus pharyngien.

Plexus pharyngien. Si on fait la coupe qui a été indiquée pour la préparation du pharynx, on voit autour de la partie postérieure de cet organe un plexus veineux considérable, formant des anses ou anneaux qui embrassent le pharynx; à ce plexus aboutissent plusieurs *rameaux méningiens* et plusieurs branches provenant des *veines vidiennes* et *sphéno-palatines :* de ce même plexus émanent des *rameaux pharyngiens*, en nombre plus ou moins considérable, qui vont se rendre, soit par un tronc unique, soit par plusieurs branches distinctes, à la veine linguale, quelquefois à la veine faciale, à la veine thyroïdienne inférieure, et souvent directement à la veine jugulaire interne.

Plexus de la muqueuse pharyngienne.

Indépendamment de ce plexus pharyngien que l'on pourrait appeler *superficiel*, il existe sous la muqueuse pharyngienne un réseau veineux à mailles extrêmement serrées, duquel émanent des branches qui vont s'unir à celles provenant du plexus pharyngien superficiel.

Veine thyroïdienne supérieure ou thyro-laryngienne.

Branches thyroïdiennes, Laryngiennes. Embouchures diverses de cette veine.

Elle naît, 1° du corps thyroïde par des branches qui correspondent exactement à celles de l'artère du même nom; 2° du larynx par des branches qui correspondent aux divisions de l'artère laryngée supérieure. Ces deux branches réunies viennent se rendre dans la jugulaire interne, au niveau de la partie supérieure du larynx; plus souvent peut-être elles aboutissent au tronc commun des veines faciale et linguale. Il n'est pas rare de voir la branche laryngée supérieure se rendre directement, soit à l'une ou à l'autre de ces veines, soit à la jugulaire antérieure.

Veine thyroïdienne moyenne.

La veine thyroïdienne moyenne rend raison d'une anomalie artérielle.

Elle naît de la partie inférieure du lobe latéral de la glande thyroïde ; à ces rameaux viennent se joindre quelques branches qui émanent du larynx et de la trachée. De cette réunion résulte un tronc qui va se rendre à la partie inférieure de la veine jugulaire interne. Cette veine, qui est constante, explique en quelque sorte une anomalie artérielle assez fréquente, savoir : l'existence d'une artère thyroïdienne moyenne venant de l'artère carotide primitive.

Il n'est pas rare de voir deux veines thyroïdiennes moyennes de chaque côté. Le calibre de ces veines, comme d'ailleurs celui de toutes les veines thyroïdiennes, est très considérable dans le goître.

Veines diploïques.

Leur découverte.

Pour terminer la description des veines de la tête, il me reste à parler des *veines diploïques* ou veines propres des os du crâne : décrites pour la première fois par Dupuytren, dans sa thèse inaugurale, sous le nom de *canaux veineux des os*, elles ont été figurées plus tard par Chaussier (*Traité de l'encéphale*), et représentées dans ces derniers temps avec une rare exactitude, et avec leurs principales variétés, par M. le professeur Breschet dans son bel ouvrage sur les veines.

Canaux veineux des os du crâne.

Il règne dans l'épaisseur des os du crâne des canaux veineux ramifiés, dans lesquels les veines sont réduites à leur membrane interne, la membrane externe se trouvant remplacée par les canaux osseux eux-mêmes. Ces canaux veineux ne sont pas exclusivement propres aux os du crâne ; ils existent dans tous les os spongieux et même dans les os compactes, avec cette différence que dans les os spongieux les canaux occupent l'épaisseur de l'os, tandis que dans la partie compacte des os longs, ils avoisinent le canal médullaire.

Variétés de calibre.

Les canaux veineux des os du crâne présentent beaucoup de variétés sous le rapport de leur calibre et sous celui de l'étendue de leur distribution : indépendants les uns des autres, tout le temps que les os du crâne restent distincts et séparables, ils communiquent presque toujours entre eux lorsque ces os sont soudés par les progrès de l'âge.

Ils communiquent entre eux chez les vieillards.

Leur calibre est en raison directe de l'âge et en raison inverse du nombre de leurs ramifications ; ils offrent quelquefois des ampoules ou dilatations, d'autres fois ils présentent des interruptions subites, et se terminent en cul-de-sac, pour reparaître plus bas ou pour cesser complètement : ces différences tiennent à ce que ces canaux s'ouvrent plus tôt ou plus tard dans les veines méningées moyennes. Du reste, ces canaux veineux communiquent par une foule de pertuis plus ou moins considérables, soit à l'intérieur du crâne avec les veines méningiennes et les sinus, soit à l'extérieur avec les veines qui sont appliquées contre les os du crâne.

Ils présentent des ampoules et des culs-de-sac.

Leurs communications avec les veines extérieures et les veines intérieures du crâne.

Sur certaines têtes de vieillards, on voit que ces conduits sont confondus en totalité ou en partie avec les sillons des artères méningiennes ; j'ai vu ces sillons méningiens eux-mêmes présenter des trous considérables qui perforaient le crâne de part en part.

Leur disposition chez les vieillards.

Chez les enfants nouveau-nés on ne rencontre pas de canaux veineux proprement dits ; mais toute l'épaisseur des os est parcourue par des aréoles veineuses, ainsi qu'on le voit lorsque ces os sont naturellement injectés par le sang, ainsi qu'on peut le voir encore par une injection au mercure, qui transforme le diploé en un réseau argenté, aussi délié que celui qu'on obtient dans les injections des parties molles. A cette époque, toutes les cellules des os sont remplies de sang veineux, et, comme je l'ai dit ailleurs, on peut considérer le tissu osseux comme un tissu caverneux à parois osseuses.

Chez les enfants nouveau-nés.

Du reste, on distingue les canaux diploïques de la voûte du crâne en *frontaux*, *temporaux*, *pariétaux* et *occipitaux*.

Les *canaux diploïques frontaux* sont au nombre de deux, l'un à droite, l'autre à gauche ; ils commencent par des ramifications à la partie supérieure du frontal, vont en grossissant, et

Canaux diploïques frontaux.

prennent un calibre plus considérable, à mesure qu'ils approchent de la partie inférieure ou voûte orbitaire; ils communiquent entre eux par des rameaux transverses : en outre ils communiquent incessamment soit avec les veines périostiques, soit avec les veines méningiennes, s'ouvrent à l'extérieur par des trous vasculaires, et se jettent dans les veines sus-orbitaires et dans les veines préparates.

Canaux diploïques temporo-pariétaux.

Les *canaux diploïques temporo-pariétaux* sont divisés en antérieur et en postérieur, répondent aux sillons qui logent les divisions de l'artère méningée moyenne, et s'ouvrent dans ces sillons par un grand nombre de pertuis qui deviennent extrêmement prononcés chez le vieillard; ils communiquent d'ailleurs à l'extérieur avec les veines temporales profondes.

Canaux diploïques occipitaux.

Les *canaux diploïques occipitaux*, au nombre de deux, l'un à droite, l'autre à gauche, communiquent entre eux par un grand nombre de rameaux, et viennent s'ouvrir en bas dans les veines occipitales.

Résumé sur la distribution des veines de la tête.

Dix veines ramènent le sang de la tête.

A. *Circulation du cerveau.* Tandis que quatre troncs artériels, les carotides primitives, portent le sang à la tête et au cou, dix veines ramènent au centre de la circulation le sang de ces mêmes parties : ce sont les jugulaires internes, les jugulaires externes, les jugulaires antérieures (1), les veines vertébrales et les veines jugulaires postérieures. Cette disposition a pour résultat d'assurer la circulation veineuse céphalique, que tant de causes tendent à troubler. Les veines jugulaires externes et antérieures qui appartiennent au système veineux sous-cutané, peuvent être considérées comme des veines supplémentaires qui n'ont point d'analogue dans le système artériel, et suffiraient à elles seules pour la circulation veineuse; d'une autre part, comme les veines du côté droit communiquent très largement entre elles, il en résulte qu'une seule de ces veines

Les veines jugulaires externes et antérieures appartiennent aux veines sous-cutanées.

(1) Voir, pour le complément du système veineux de la tête, les veines vertébrales et jugulaires postérieures, à l'article *veines du rachis*.

suffirait à la rigueur pour la circulation de la tête. Nous verrons plus bas, à l'occasion des veines du rachis, que l'oblitération des six veines jugulaires ne serait pas nécessairement suivie de l'interruption de la circulation veineuse dans le crâne. Enfin, il importe de remarquer que les jugulaires externe et antérieure s'ouvrent dans la veine sous-clavière à une certaine distance de son embouchure, tandis que la veine jugulaire interne s'abouche avec l'extrémité interne de la sous-clavière, pour constituer le tronc veineux brachio-céphalique.

Nous avons vu que la veine jugulaire interne représentait l'artère carotide primitive dans sa partie inférieure, et l'artère carotide interne dans sa portion supérieure, et que l'artère carotide externe était représentée par toutes les veines de la face et du cou, qui viennent s'ouvrir dans la veine jugulaire interne, tantôt par un tronc commun, tantôt par plusieurs branches isolées.

Remarques sur le système veineux cérébral.

Le système veineux cérébral est remarquable par l'excessive ténuité des parois des veines cérébrales, et par l'existence des sinus qui remplacent les troncs veineux, et qui offrent une disposition si différente de celle des artères correspondantes. Elles se divisent en *veines ventriculaires*, qui vont constituer les veines de Galien, et en *veines superficielles* du cerveau. Toutes gagnent les sinus, dans lesquels elles se terminent successivement à la manière des barbes d'une plume sur leur tige commune, sans jamais acquérir un volume très considérable. L'absence de valvules à l'embouchure des veines dans les sinus permet le reflux du sang des sinus dans les veines. Le tissu spongieux, comme érectile, qui se voit à l'embouchure de ces veines, joint à l'obliquité de leur trajet dans l'épaisseur des parois du sinus, doit diminuer les effets de ce reflux ; la communication des veines cérébrales entre elles, la continuité des sinus entre eux, expliquent les ressources de la circulation cérébrale qui parvient toujours à s'accomplir, à moins d'oblitération des sinus latéraux. Du reste, la situation des sinus principaux au niveau des grandes divisions de l'encéphale et l'inextensibilité de ces

Sinus.

Veines ventriculaires et profondes.

Veines superficielles.

Embouchure des veines dans les sinus.

Situation et inextensibilité des sinus.

sinus préviennent les effets funestes qui pourraient résulter de la compression du cerveau par un obstacle à la circulation veineuse.

Circulation des parois du crâne.

Anastomoses.

B. *Circulation des parois du crâne.* Pour les parois du crâne, nous trouvons, 1° la circulation veineuse de la dure-mère; 2° la circulation diploïque; 3° la circulation périostique; 4° la circulation du cuir chevelu. Les communications nombreuses qui existent entre ces quatre couches de sang veineux, les communications directes des sinus de la dure-mère avec les veines extérieures, sont dignes de fixer l'attention. Je ferai remarquer qu'il en est des veines principales du cuir chevelu comme des artères de la même partie, c'est à dire qu'elles sont situées entre la peau et l'aponévrose épicranienne. J'ai constaté l'existence de leurs larges et continuelles anastomoses.

Anastomoses entre les veines intérieures et les veines extérieures des parois du crâne.

De même qu'en arrière, la veine occipitale communique très largement avec le sinus latéral par l'intermédiaire d'une grosse veine; de même, au niveau de la gouttière longitudinale supérieure, au niveau des sutures de la base du crâne et par la plupart des trous de cette base, a lieu une communication non interrompue entre la circulation veineuse intérieure et la circulation veineuse extérieure de la cavité crânienne.

Toutes les veines de la face se rendent:

1° Dans la veine faciale.

Anastomose remarquable de la veine faciale.

C. *Circulation veineuse de la face.* Les veines de la face et celles du crâne se rendent toutes à deux grands troncs veineux principaux, la faciale et la temporale. La veine faciale représente une partie de l'artère ophthalmique, une partie de l'artère maxillaire interne, et l'artère faciale proprement dite. Une des dispositions les plus remarquables que présente la veine faciale, c'est l'existence, auprès du grand angle de l'œil, d'une communication entre cette veine et le sinus caverneux, au moyen de la veine ophthalmique, large anastomose qui établit une communication veineuse directe entre l'extérieur et l'intérieur du crâne (1).

(1) L'étude des anastomoses veineuses devrait conduire à réhabiliter l'usage des saignées locales, tombé en désuétude depuis la découverte de la circulation,

La veine temporale qui représente l'artère temporale, une partie de l'artère maxillaire interne, et la partie supérieure de l'artère carotide externe, reçoit le sang de toute la partie latérale de la tête.

2° Dans la veine temporale.

Relativement à la veine linguale, on doit remarquer la présence de deux veines sous-muqueuses, répondant aux veines sous-cutanées des membres, et destinées à suppléer à la circulation profonde de la langue pendant les contractions de cet organe.

Veines superficielles de la langue.

Le volume des veines thyroïdiennes supérieures, leur nombre plus considérable que celui des artères, leurs larges anastomoses avec les veines thyroïdiennes inférieures, font de ces veines un moyen puissant de circulation dans le cas d'obstacle au cours du sang de la tête, en même temps qu'un *diverticulum* dans les grandes gênes de la circulation.

Anastomoses des veines thyroïdiennes.

L'irrégularité qui paraît présider au volume relatif des veines jugulaires interne, externe et antérieure, ainsi qu'à la répartition des veines de la tête entre ces trois troncs, prouve que, pour le système veineux aussi bien que pour le système artériel, la question d'origine des vaisseaux est peu importante, et que le système veineux d'une partie étant une fois formé, son point de connexion avec les gros troncs vasculaires est une chose indifférente de sa nature.

Irrégularité dans le volume des veines jugulaires,

Dans la répartition des veines de la tête entre le tronc.

Du reste, les larges communications qui ont lieu entre toutes ces veines établissent assez le peu d'intérêt qu'il faut attacher à l'abouchement de ces veines dans tel ou tel tronc principal.

et permettrait de régler, d'après des données anatomiques, les points où ces saignées devraient être pratiquées : ainsi, la saignée de la veine angulaire pour les maladies de l'œil ; celle de la région mastoïdienne, et celle de la région qui répond à la jonction de la suture bi-pariétale avec la lambdoïde pour les affections cérébrales ; la saignée de la veine ranine dans les maladies du pharynx, me paraissent devoir être introduites de nouveau avec avantage dans la pratique médicale.

VEINES DU MEMBRE THORACIQUE.

Les *veines du membre thoracique* se divisent en profondes et en superficielles ou cutanées.

A. VEINES PROFONDES.

Elles sont généralement en nombre double des artères.

Les *veines profondes du membre thoracique* suivent rigoureusement le trajet des artères, auxquelles elles servent de satellites, et dont elles prennent le nom ; elles sont presque toujours en nombre double de celui des artères auxquelles elles sont accolées. Il n'y a d'exception, sous ce rapport, que pour les veines volumineuses. Ainsi, il y a deux arcades veineuses palmaires superficielles, deux arcades veineuses palmaires profondes, deux veines radiales, deux veines cubitales profondes : on trouve encore deux humérales ; mais il n'y a qu'une veine axillaire et qu'une veine sous-clavière. Toutes ces veines satellites reçoivent des branches et des rameaux qui sont également satellites des branches et des rameaux fournis par les artères, et qui sont en nombre double. Il n'y a d'exception que pour la veine sous-clavière, qui ne reçoit pas, à beaucoup près, toutes les branches veineuses correspondantes aux branches artérielles fournies par l'artère sous-clavière, et qui en reçoit quelques unes qui sont complètement étrangères à la distribution de cette artère. Je dois signaler ici un mode de terminaison des veines collatérales qui s'observe fréquemment, surtout à la veine humérale. Les veines circonflexes, par exemple, au lieu de se rendre directement dans la veine humérale, se terminent à une branche collatérale, qui, à la manière d'un canal longeant une rivière, communique en haut et en bas avec la veine humérale, et marche parallèlement à cette

Canal veineux collatéral.

veine. Plusieurs grosses veines présentent ces canaux collatéraux qui établissent une large communication entre les divers points de leur longueur. Ainsi, j'ai vu un tronc veineux partir de la veine jugulaire externe, et se rendre à travers le plexus brachial à la partie inférieure de la veine axillaire.

Communication des veines profondes avec les veines superficielles.

Les veines profondes offrent, en outre, des communications larges et multipliées avec les veines superficielles.

Les veines profondes ont un grand nombre de valvules.

Du reste, les veines profondes sont pourvues de valvules comme les veines superficielles; il est même constant qu'elles en possèdent un plus grand nombre : l'injection poussée du cœur vers les extrémités ne pénètre pas plus dans les unes que dans les autres. On observe toujours une paire de valvules dans les petites veines au moment de leur embouchure; et, chose bien remarquable, tandis que la résistance des valvules situées dans la continuité des veines est quelquefois vaincue par l'injection, les valvules d'embouchure des petites veines ne le sont presque jamais.

VEINE SOUS-CLAVIÈRE.

Limites.

On donne généralement le nom de *veine sous-clavière* à toute la partie du tronc veineux brachial étendue depuis la veine-cave supérieure jusqu'aux muscles scalènes; mais les limites vraiment naturelles de cette veine sont : 1° en dedans, le tronc veineux brachio-céphalique, ou mieux l'angle de réunion de la veine jugulaire interne avec le tronc brachial; 2° en dehors, la clavicule, ou mieux l'aponévrose sous-claviculaire. De cette manière de délimiter les veines sous-clavières, il résulte, 1° que ces deux veines ont la même longueur des deux côtés; 2° que la longueur de la veine sous-clavière gauche, et même que celle de la veine sous-clavière droite, est moindre que celle de l'artère correspondante.

Direction.

La *direction* des veines sous-clavières diffère aussi beaucoup de celle des artères du même nom : nous avons vu les artères sous-clavières décrire sur le sommet du poumon une courbe à concavité inférieure : les veines sous-clavières marchent au contraire directement en dehors jusqu'à la première côte, sur laquelle elles se coudent, en sorte qu'elles représentent la corde de l'arc que décrit l'artère sous-clavière.

Rapports de la sous-clavière.

1° En avant,

Rapports. 1° *En avant*, la veine sous-clavière répond à la clavicule, dont elle n'est séparée que par le muscle sous-clavier, en sorte que dans les fractures de la clavicule cette veine pourrait être lésée : une gaîne fibreuse très dense l'applique contre le muscle sous-clavier ; elle perfore l'aponévrose sous-claviculaire qui lui adhère et la maintient béante lorsqu'elle

2° En arrière,

est divisée ; 2° *en arrière*, elle répond à l'artère sous-clavière, dont elle est séparée en dedans par le muscle scalène antérieur;

3° En bas,

3° *en bas*, elle est en rapport avec la plèvre et avec la première côte, qui présente une dépression légère dans le lieu de son

4° En haut.

passage ; 4° *en haut,* à l'aponévrose cervicale, dont la seule épaisseur la sépare de la peau : aussi remarque-t-on un gonflement considérable dans cette région, dans les cas d'embarras de la circulation veineuse.

Veines qui se rendent dans la sous-clavière.

Nous avons vu que la veine thyroïdienne inférieure, la veine mammaire interne, la veine vertébrale, les veines scapulaires supérieure et postérieure, la veine cervicale profonde, la veine intercostale supérieure gauche, se rendaient, soit dans la veine-cave supérieure, soit dans le tronc veineux brachio-céphalique. La veine intercostale supérieure droite, quand elle existe, c'est à dire quand les branches qui doivent la former ne vont pas se jeter isolément dans la veine azygos, est la seule branche veineuse correspondante aux branches de l'artère sous-clavière qui aille s'ouvrir dans la veine sous-clavière.

A la veine sous-clavière aboutissent les veines jugulaires externes et antérieures.

A la veine sous-clavière aboutissent encore la veine jugulaire externe, la veine jugulaire antérieure et une petite branche émanée de la céphalique. Il aurait donc été rationnel, sous quelques rapports, de décrire les veines jugulaires externe et antérieure à l'occasion de la veine sous-clavière, au lieu d'en réunir l'histoire à celle de la jugulaire interne. Je ferai remarquer que souvent ces veines jugulaires externes et antérieures se jettent, non dans la veine sous-clavière, mais sur la limite de la sous-clavière et du tronc brachio-céphalique, au devant de la jugulaire interne.

B. VEINES SUPERFICIELLES OU SOUS-CUTANÉES DU MEMBRE THORACIQUE.

Les *veines sous-cutanées du membre thoracique* appartiennent essentiellement à la peau et au tissu adipeux subjacent, toutes les veines musculaires allant se rendre dans les veines profondes. Leur volume est en général plus considérable que celui de ces dernières, avec lesquelles elles communiquent largement et dans un grand nombre de points ; et dans tous les cas leur développement est en raison inverse de celui de ces dernières.

Nous allons les étudier successivement à la main, à l'avant-bras et au bras.

1° Veines superficielles de la main.

Toutes les veines de la main qui ont un certain calibre occupent la face dorsale de cette partie ; il est digne de remarque que, par opposition, les artères les plus volumineuses occupent la région palmaire. La présence des veines superficielles à la région palmaire aurait compromis la circulation veineuse dans les fonctions de préhension de la main. **Elles occupent la face dorsale de la main.**

Du réseau cutané, qui est si développé à la face dorsale de la main, émanent des branches qui pour chaque doigt vont constituer les *veines collatérales interne et externe superficielles*, lesquelles occupent l'un et l'autre bord de la face dorsale des doigts, et communiquent fréquemment entre elles au niveau de la face dorsale de chaque phalange, et autour des articulations phalangiennes, mais non sur les articulations elles-mêmes. **Veines collatérales des doigts.**

Ces collatérales, parvenues à la partie inférieure de chaque espace interosseux, se réunissent à angle aigu, d'après les mêmes lois que celles qui président à la bifurcation des artères digitales. **Leur réunion.**

Toutes ces veines digitales superficielles se portent verticalement en haut entre les articulations métacarpo-phalangien-

Arcade dorsale. nes, qu'elles semblent éviter, pour aboutir à la convexité d'une arcade veineuse dorsale plus ou moins complète, découpée à angles, comme festonnée, et recevant une veine par la pointe de chaque dentelure.

Rameaux ascendants. De la concavité de cette arcade, qui est dirigée en haut, part un nombre plus ou moins considérable de rameaux ascendants, qui quelquefois sont directement fournis par la réunion des veines digitales, sans l'intermédiaire d'une arcade. Parmi ces rameaux, nous devons mentionner d'une manière spéciale le rameau le plus externe qui répond au premier métacarpien, et qui porte le nom de *céphalique du pouce;* et le rameau le plus interne, qui répond au cinquième métacarpien, et qui porte, on ne sait trop pourquoi, le nom de *salvatelle.*

Céphalique du pouce.

Salvatelle.

2° Des veines superficielles de l'avant-bras.

A l'avant-bras, les veines superficielles sont beaucoup plus multipliées à la région antérieure qu'à la région postérieure. On y trouve : 1° la veine ou les veines radiales, 2° les cubitales, 3° la veine médiane.

Veine radiale superficielle. 1° La *veine radiale superficielle* est la continuation de la veine céphalique du pouce : située le long du côté externe du carpe et du côté externe du radius, elle s'unit bientôt à des branches émanées de la salvatelle ou à la salvatelle elle-même.

Direction. La veine radiale superficielle se divise souvent en plusieurs branches auxquelles viennent s'ajouter d'autres rameaux veineux de l'arcade dorsale de la main. Quelquefois il existe deux veines radiales superficielles. La veine ou les veines radiales superficielles, parvenues à la partie moyenne de l'avant-bras, se contournent d'arrière en avant sur le bord externe du radius, en continuant leur trajet ascendant pour se porter verticalement en haut, et occuper le côté externe de la face antérieure de l'avant-bras jusqu'au pli du coude.

Trajet.

2° La *veine cubitale* naît en partie de la salvatelle et d'une autre veine de la région dorsale de l'avant-bras, en partie de branches nées de la région antérieure et inférieure de l'avant-bras, et même de petites veines qui proviennent des éminences thénar et hypothénar.

Les branches émanées de la salvatelle et de la région dorsale du poignet se portent en dedans et en avant ; d'autres branches se portent en arrière et en dehors : le tronc ou les troncs communs qui en résultent, se dirigent d'abord verticalement en haut, parallèlement à la radiale superficielle, puis un peu obliquement d'arrière en avant, pour venir s'anastomoser avec la veine médiane basilique, au dessus du pli du coude. Lorsqu'il existe une *veine cubitale postérieure*, elle se jette plus haut dans la basilique elle-même, ou bien elle s'anastomose avec la veine cubitale antérieure.

Direction.

Anastomoses.

Veine cubitale postérieure.

3° Entre la radiale et la cubitale antérieures se voit la *veine médiane commune* ou *veine médiane*, formée par les veines antérieures du carpe et de l'avant-bras. Cette veine est quelquefois multiple ; elle manque assez souvent ; elle est alors remplacée par un réseau dont les divisions vont se jeter séparément dans les veines radiales et cubitales. Dans certains cas, elle est remplacée par une veine radiale, et d'autres fois par les veines profondes.

Veine médiane commune.

3° Des veines superficielles au coude.

Au coude, toutes les veines occupent la région antérieure. Dans l'état le plus régulier, leur disposition est la suivante : 1° en dehors se voit la partie supérieure de la radiale ou des radiales ; 2° en dedans, la partie supérieure de la cubitale ou des cubitales, qui se portent au-devant de l'épitrochlée ; 3° entre ces deux veines, la médiane commune, qui se divise en deux branches : l'une externe, qui va s'unir à la radiale pour constituer la veine céphalique : c'est la *veine médiane céphalique* ; l'autre interne, ordinairement plus petite, mais plus superficielle que la précédente, qui va s'unir à la cubitale, pour constituer la veine basilique : c'est la *veine médiane basilique*.

Des veines superficielles au coude.

Médiane céphalique.

Médiane basilique.

De nombreuses variétés s'observent dans la disposition des

Variétés des veines du coude. veines du coude : quelquefois la veine médiane commune manque ; mais alors ses deux divisions sont fournies par la radiale, et presque toujours alors la céphalique est à l'état de vestige. Dans d'autres cas, on ne trouve au pli du coude que deux veines, la radiale et la cubitale, qui se continuent sans ligne de démarcation avec la céphalique et la basilique. J'ai vu dans un cas la veine médiane commune remplacée par la veine radiale antérieure et par une veine émanée de la cubitale profonde.

4° Des veines superficielles au bras.

Au bras, il n'y a que deux veines superficielles, l'une externe, c'est la *veine céphalique* ; l'autre interne, c'est la *veine basilique*.

Veine céphalique. 1° La *céphalique* résulte de la réunion de la veine radiale et de la médiane céphalique, réunion qui se fait à une hauteur variable. Sa direction. Elle se porte verticalement en haut, le long du bord externe du biceps ; puis, se dirigeant un peu de dehors en dedans, elle gagne le sillon de séparation des muscles deltoïde et grand pectoral, passe sur le sommet de l'apophyse coracoïde, au dessus ou au devant de laquelle elle se recourbe pour se jeter dans l'axillaire, immédiatement au dessous de la clavicule. Son trajet. Au moment où elle se recourbe, la veine céphalique donne une branche qui passe au devant de la clavicule, qu'elle croise perpendiculairement vers sa partie moyenne, pour aller se jeter dans la veine sous-clavière. Il n'est pas rare de trouver à la place de la céphalique une petite branche très grêle.

Veine basilique. 2° La veine interne du bras, qui porte le nom de *basilique*, est généralement plus volumineuse que la céphalique. Formée par la réunion des veines cubitales et de la médiane basilique, elle se dirige d'abord obliquement d'avant en arrière, puis verticalement en haut, au devant de l'aponévrose inter-musculaire interne, et va se jeter tantôt dans la veine brachiale immédiatement au dessous du creux axillaire, tantôt dans la veine axillaire.

Considérations générales sur les veines superficielles du membre supérieur.

De ce qui précède, il résulte que la veine céphalique fait suite à la veine radiale, qui est elle-même la continuation de la dorsale ou céphalique du pouce, et que la veine basilique fait suite à la veine cubitale, qui elle-même est la continuation de la salvatelle. Quant à la médiane commune, intermédiaire par sa position aux veines radiale et cubitale, elle se partage entre ces deux veines par une espèce de bifurcation qui constitue une anastomose considérable. Résumé des veines superficielles.

Les anastomoses des veines sous-cutanées entre elles sont extrêmement multipliées, et leur permettent de se suppléer mutuellement. Les anastomoses des veines sous-cutanées avec les veines profondes ne sont pas moins nombreuses. Anastomoses.

Ainsi, les veines collatérales superficielles des doigts communiquent avec les veines collatérales profondes; on trouve une communication entre les veines superficielles et les veines profondes du carpe : les communications entre ces deux ordres de veines sont extrêmement considérables au pli du coude, en sorte qu'il y a continuité entre les unes et les autres : on voit quelquefois la veine radiale superficielle se continuer avec la veine radiale profonde, la veine médiane commune au moment de sa division en médiane basilique et en médiane céphalique, envoyer un rameau très volumineux à l'humérale. J'ai vu, dans un cas où la médiane manquait, les veines cubitales interosseuses et radiales profondes former un plexus d'où partaient deux veines, l'une externe, qui allait à la céphalique, l'autre interne, qui constituait la veine humérale profonde. Souvent les veines cubitales superficielles communiquent largement avec les profondes, sous l'épais faisceau des muscles qui s'insèrent à l'épitrochlée. 1° Des veines digitales. 2° Des veines du pli du coude. Variétés d'anastomoses.

Le long du bras, la basilique communique avec l'humérale profonde par plusieurs branches transversales. Il n'est pas rare de voir la basilique communiquer avec la radiale par une Anastomoses des veines superficielles le long du bras.

branche très déliée, qui fait l'office d'un canal latéral. La basilique communique d'ailleurs constamment avec la céphalique.

Valvules des veines sous-cutanées.

Valvules. Les valvules sont plus nombreuses dans les veines profondes que dans les veines superficielles, d'autant plus nombreuses qu'on s'approche davantage de la partie supérieure du bras, beaucoup plus multipliées dans la veine basilique que dans la veine céphalique. Il y en a trois dans la partie de la céphalique qui répond au sillon de séparation du deltoïde et du grand pectoral. Il y en a une à l'embouchure de la veine céphalique dans l'axillaire; une autre à l'embouchure de la basilique dans la veine humérale; toutes les petites veines qui s'abouchent dans la céphalique et dans la basilique, de même que dans les veines profondes, sont également pourvues de valvules à leur embouchure; disposition qui ne permet pas la rétrogradation du sang, et qui s'oppose au succès des injections poussées du cœur vers les extrémités.

Rapports généraux.

Rapports généraux. Les veines sous-cutanées sont séparées de la peau par une lame aponévrotique, ou *fascia superficialis*, et par la couche de graisse qui sépare ce fascia superficialis de la peau. Il n'y a d'exception que pour la veine médiane basilique, qui est accolée à la peau, au moins chez un grand nombre de sujets.

Distinction entre les veines cutanées et les veines sous-cutanées.

Les veines *sous-cutanées* du membre superieur, comme d'ailleurs celles de toutes les parties du corps, doivent être bien distinguées des *veines cutanées* proprement dites, lesquelles sont accolées au derme, marchent même dans son épaisseur, et sont très volumineuses chez certains sujets où elles semblent suppléer en partie les veines sous-cutanées. Ces veines cutanées deviennent énormes dans l'ascite, dans l'hydropisie enkystée de l'ovaire, au voisinage de certaines tumeurs des membres ou du tronc.

Conséquences des rapports de la veine médiane basilique avec l'artère humérale.

Du rapport de la veine médiane basilique avec l'artère brachiale, qu'elle croise à angle très aigu, et dont elle n'est séparée que par l'expansion aponévrotique du tendon du biceps, il résulte que, chez les sujets amaigris, cette veine est comme accolée à l'artère ; en sorte que, dans la saignée de la médiane basilique, quand celle-ci est percée de part en part, l'artère est quelquefois ouverte. Les conséquences pratiques à déduire de cette circonstance anatomique sont d'abord d'éviter autant que possible de pratiquer la saignée sur la veine médiane basilique, et, quand on y a recours, d'ouvrir la veine, soit au dessus, soit au dessous du lieu où elle croise l'artère.

Ce n'est qu'après avoir décrit les vaisseaux lymphatiques et les nerfs du bras, que j'indiquerai les rapports de ces parties avec les veines superficielles. Je puis dire cependant ici que le nerf musculo-cutané passe derrière la veine médiane céphalique, et que le nerf brachial cutané interne se divise en plusieurs rameaux, dont les uns passent devant et les autres derrière la veine médiane basilique.

VEINE-CAVE INFÉRIEURE

OU

ASCENDANTE.

La *veine-cave inférieure* ou *ascendante* (*veine-cave abdominale*, Chauss.) est ce gros tronc veineux qui ramène au cœur le sang de toutes les parties situées au dessous du diaphragme.

Origine. Formée inférieurement par la réunion des deux veines iliaques primitives au niveau du disque intermédiaire à la quatrième et à la cinquième vertèbre lombaire, la veine-cave inférieure se dirige verticalement en haut; parvenue au niveau de la face inférieure du foie, elle s'infléchit un peu à droite pour gagner le sillon que lui présente le bord postérieur de cet organe. Dans le point où finit ce sillon, la veine-cave traverse l'ouverture aponévrotique du diaphragme, ainsi que la lame fibreuse du péricarde, qui est, pour ainsi dire, confondue avec le centre aponévrotique dans ce point; elle se coude ensuite brusquement à angle droit, se dirige de droite à gauche, et vient s'ouvrir dans une direction horizontale à la partie postérieure et inférieure de l'oreillette droite.

Trajet.

Inflexion.

Elle se coude près de son embouchure.

Calibre. Son *calibre*, plus considérable que celui de la veine-cave supérieure, n'est point uniforme dans toute sa longueur; il augmente, par exemple, d'une manière très prononcée immédiatement au dessus des veines rénales. La veine-cave offre un second renflement encore plus considérable au niveau du foie, dans le lieu où viennent aboutir les veines hépatiques; comparativement à ce dernier point, la veine-cave est un peu rétrécie au moment où elle traverse le diaphragme.

Ses deux renflements.

Renflement rénal.

Renflement hépatique.

Rapports. Appliquée contre la partie antérieure de la colonne vertébrale, à droite de l'aorte qu'elle cotoie dans toute sa longueur, la veine-cave inférieure se dirige un peu obliquement à droite, au moment où elle va traverser le foie. En avant, elle est recouverte par le péritoine, par la troisième portion du duodénum, par le pancréas, par la veine-porte qui la croise à angle très aigu, et tout à fait en haut, par le foie qui lui forme un demi-canal, et quelquefois un canal complet.

Rapports :

Elle adhère intimement et s'unit en quelque sorte par fusion de tissu avec l'ouverture aponévrotique du diaphragme et avec celle du feuillet fibreux du péricarde.

Avec le diaphragme ;

Le feuillet séreux du péricarde revêt la veine. Le feuillet fibreux ne lui forme point de gaîne. Les rapports de la veine-cave avec le foie expliquent l'erreur des anciens anatomistes qui regardaient le foie comme le point de départ de toutes les veines du corps.

Avec les feuillets du péricarde.

Aucune valvule ne se rencontre dans la veine-cave, excepté à son embouchure, où l'on voit la valvule d'Eustachi, que nous avons décrite avec le cœur.

La veine-cave est dépourvue de valvules.

Sur une femme âgée de soixante ans, j'ai trouvé une anomalie bien remarquable, savoir, une transposition à gauche de la partie inférieure de la veine-cave. La veine iliaque primitive droite venait s'unir à la veine iliaque primitive gauche, à gauche de l'aorte abdominale, continuait son trajet vertical, à gauche de cette artère, jusqu'au niveau de l'insertion des veines rénales, et croisait ensuite obliquement l'aorte, *au devant* de laquelle elle était située pour venir se placer à droite de cette artère et gagner le sillon du foie qui lui est destiné. Cette situation insolite de la veine-cave était d'ailleurs la seule transposition qui existât sur ce sujet : le croisement de l'aorte et de la veine-cave avait lieu immédiatement au dessous de l'artère mésentérique supérieure.

Anomalie remarquable.

Branches d'origine. Nous avons indiqué la réunion des veines iliaques primitives, comme constituant l'origine de la veine-cave inférieure. Il est très rare de voir s'opérer la réunion

Branches d'origine.

de ces veines au dessus du disque intermédiaire aux quatrième et cinquième vertèbres lombaires. Toutefois, on a trouvé des cas dans lesquels cette réunion n'avait lieu qu'au niveau des veines rénales. J'ai rencontré plusieurs fois cette variété anatomique : dans un cas qui avait pour sujet un jeune homme de vingt-trois ans, la veine iliaque primitive droite continuait son trajet accoutumé à droite de l'aorte dans les mêmes rapports que le tronc de la veine-cave, et ce n'était qu'au niveau du point où elle recevait la veine rénale droite que la veine iliaque primitive gauche venait faire sa jonction. Cette veine iliaque primitive gauche, après avoir croisé comme de coutume l'artère iliaque primitive gauche en arrière de laquelle elle était placée, se portait verticalement en haut, parallèlement à l'aorte abdominale et à droite de cette artère : elle recevait en haut la veine rénale gauche qui augmentait son calibre, puis croisait obliquement l'artère aorte en passant *au devant* de cette artère pour se réunir à la veine iliaque primitive droite. Ainsi la veine iliaque primitive gauche, placée en bas derrière l'artère iliaque primitive du même côté, était placée en haut au devant de l'aorte abdominale.

Variétés dans le lieu de conjugaison des veines iliaques primitives.

L'anomalie la plus remarquable que j'aie rencontrée relativement à la veine-cave inférieure est la suivante.

Anomalie remarquable de la veine-cave inférieure.

La veine-cave inférieure était située *à droite* de l'aorte, et dans les mêmes rapports que de coutume avec cette dernière. Elle pénétrait de l'abdomen dans la poitrine, non par l'ouverture accoutumée entre le foliole droit et le foliole moyen du trèfle aponévrotique du diaphragme, mais bien par l'ouverture aortique du diaphragme, entre les deux piliers de ce muscle.

Les veines du foie ne se rendaient pas dans la veine-cave inférieure, mais se réunissaient en un tronc unique qui traversait le diaphragme par l'ouverture accoutumée de la veine cave abdominale, et se jetait dans l'oreillette droite à la manière du tronc de cette veine : quant au tronc de la veine-cave abdominale, après avoir traversé le diaphragme, en passant entre les deux piliers du muscle, il se plaçait derrière l'aorte et l'œsophage; au niveau de la sixième vertèbre dorsale, il se portait presque horizontalement à droite, recevait la veine azygos qui était très courte, ou plutôt qui était réduite à sa partie inférieure, redevenait ensuite vertical ascendant, contournait la bronche gauche à la manière du tronc de la veine azygos, en décrivant une courbe en crosse tout à fait semblable à celle de cette veine, recevait par la convexité de cette crosse les deux troncs veineux brachio-céphaliques, se portait ensuite verticalement en bas pour aller se jeter dans la partie supérieure de l'oreillette droite à la manière de la veine-cave supérieure; ainsi, dans ce cas, il y avait une volumineuse crosse veineuse *à droite*, comme il y a une volumineuse crosse artérielle à gauche : la première, au dessus de la bronche droite, la deuxième, au dessus de la bronche gauche, et le parallèle qu'on a établi entre la disposition de la crosse de la veine azygos et celle de la crosse de l'aorte se trouvait ainsi justifié.

La veine-cave supérieure était la continuation de la veine-cave inférieure.

Dans ce cas bien remarquable, la veine-cave descendante ou supérieure était donc la continuation directe de la veine-cave ascendante ou inférieure. La veine-cave ascendante était, à partir du foie, exclusivement représentée par les veines sus-hépatiques, lesquelles se réunissaient en un tronc commun qui traversait le diaphragme pour aller se jeter dans l'oreillette droite de la manière accoutumée.

Branches collatérales.

Branches collatérales. La veine-cave inférieure reçoit les veines correspondantes aux artères que donne l'aorte abdominale; il faut en excepter les veines du canal alimentaire et de ses dépendances : or, par une disposition bien digne d'être notée, de tous les annexes du canal alimentaire, le foie est le seul organe dont les veines, *veines sus-hépatiques*, aillent s'ouvrir dans la veine-cave. Toutes les veines abdominales qui n'aboutissent pas directement à la veine-cave inférieure forment, par leur réunion, un tronc veineux considérable qui constitue la *veine-porte*. Ainsi, à la veine-cave aboutissent : les veines rénales, les spermatiques ou utéro-ovariques, les lombaires, les capsulaires, les diaphragmatiques inférieures, les veines sus-hépatiques; tandis que les veines mésentériques supérieure et inférieure, la splénique, les pancréatiques et les veines gastriques, vont s'ouvrir dans la veine-porte. On peut dire cependant que la veine-cave supérieure reçoit toutes les veines abdominales, car, en définitive, le système de la veine-porte lui-même aboutit à cette veine par l'entremise des veines sus-hépatiques. Le système de la veine-porte est donc une annexe de la veine-cave inférieure. C'est pour ce motif, non moins que dans la vue d'économiser les sujets, que je ne décrirai la veine-porte qu'après avoir parlé des veines collatérales de la veine-cave inférieure.

La veine-cave reçoit immédiatement ou médiatement toutes les veines abdominales.

Veines lombaires ou vertébro-lombaires.

Les veines lombaires naissent par deux branches, l'une lombaire, l'autre dorso-spinale.

Les *veines vertébro-lombaires*, au nombre de trois à quatre paires correspondantes aux artères du même nom, offrent deux branches d'origine : 1° une *antérieure* ou *abdominale*, qui représente les veines intercostales ; 2° une *postérieure* ou *dorso-spinale*, qui provient elle-même de deux origines; l'une *musculo-cutanée* naissant dans les muscles et dans les téguments ; l'autre *spinale* proprement dite, laquelle est une dépendance du système veineux rachidien, qui sera décrit plus tard. De la réunion de ces deux branches d'origine, résulte un tronc qui se porte d'arrière en avant et de dehors en dedans dans la gouttière que présente le corps de chaque vertèbre lombaire, et vient se jeter à angle droit dans la veine-cave. Les veines lombaires gauches sont plus longues que celles du côté droit, à raison de la situation de la veine-cave inférieure à droite de la colonne vertébrale : elles passent derrière l'aorte.

Les veines lombaires du côté gauche sont plus longues que celles du côté droit.

Veines rénales ou émulgentes.

Volume.

Les *veines rénales* sont remarquables par leur calibre et par l'accroissement de diamètre que présente la veine-cave, au dessus de leur embouchure; inégales en calibre d'un côté à l'autre, inégales en longueur à raison de la situation de la veine-cave, qui, étant placée à la droite de la colonne, se trouve

Les veines rénales sont inégales en calibre,

plus rapprochée du rein droit que du rein gauche, elles offrent une obliquité plus prononcée à droite, à raison de la situation généralement plus déclive du rein droit (1).

En longueur, Et en obliquité.

Ces veines naissent dans l'épaisseur du rein par une multitude de divisions qui se réunissent en rameaux, puis en branches, lesquelles gagnent la surface de l'organe, se réunissent en un seul tronc, soit dans la scissure, soit à une certaine distance de cette scissure. Le tronc de chaque veine rénale est constamment placé au devant de l'artère correspondante. La veine rénale gauche passe au devant de l'aorte. On trouve quelquefois une division de la rénale gauche au devant de l'aorte, tandis qu'une autre division passe en arrière.

Origine. Trajet. La veine rénale gauche passe au devant de l'aorte.

Les cas de pluralité des vaisseaux du rein sont beaucoup moins fréquents pour les veines que pour les artères.

Les veines rénales reçoivent les *capsulaires inférieures* et plusieurs *veines adipeuses ;* la veine rénale gauche reçoit presque constamment la *veine spermatique* ou la *veine ovarique* du même côté, tandis que la veine rénale droite ne la reçoit jamais.

Veines qui s'ouvrent dans les rénales.

On a rencontré dans certains cas plusieurs branches de communication entre la veine rénale gauche et la mésentérique supérieure, branche de la veine-porte.

Communication avec la veine-porte.

J'ai rencontré une fois une branche de communication très remarquable entre la veine rénale gauche et la veine iliaque primitive gauche. Voici la description de ce cas : Une branche aussi volumineuse que la veine rénale naissait de la veine iliaque primitive gauche, se portait verticalement en haut, à gauche de l'aorte, parallèlement à la veine-cave ascendante avec laquelle elle communiquait directement par une petite branche très grêle, transversalement dirigée, se réunissait à angle droit avec la veine rénale gauche, à quelques lignes de la scissure du rein, pour constituer un tronc commun très volu-

Variété anatomique.

(1) J'ai vu la veine rénale droite s'ouvrir dans la veine-cave, sous un angle de 45° ouvert en bas.

mineux qui se jetait perpendiculairement dans la veine-cave.

Autre variété anatomique des veines rénales.

La variété anatomique suivante mérite une mention toute particulière : la veine iliaque primitive gauche, parvenue à gauche de l'artère iliaque primitive correspondante, se divisait en deux branches d'un calibre égal : l'une, qui se portait transversalement comme de coutume derrière les deux artères iliaques primitives pour s'unir à la veine iliaque primitive droite ; l'autre, ascendante, qui marchait parallèlement à l'aorte, à gauche de cette artère ; parvenue au niveau du rein, elle recevait deux veines rénales et les veines capsulaires gauches : considérablement renforcée par ces vaisseaux, elle se portait transversalement à droite au devant de l'aorte pour se jeter dans la veine-cave, au niveau de l'insertion de la veine rénale droite.

Lorsque la veine iliaque primitive gauche ne se réunit pas avec la veine iliaque primitive droite dans le lieu accoutumé, cette réunion a lieu au niveau des veines rénales dont la droite se jette dans la veine iliaque primitive droite, et la gauche dans la veine rénale primitive gauche.

Veines capsulaires moyennes.

Volume de ces veines.

Souvent multiples et remarquables par leur calibre, les *veines capsulaires moyennes* occupent la surface de la capsule surrénale, tandis que les artères pénètrent dans son tissu par tous les points de la circonférence. Les troncs veineux rampent dans des sillons creusés à la surface de l'organe. La veine capsulaire moyenne gauche se rend presque toujours dans la veine rénale de son côté ; la capsulaire moyenne droite se rend plus souvent dans la veine-cave.

Veines testiculaires et utéro-ovariques.

Leur origine.

A. *Veines testiculaires*. Elles naissent de l'intérieur du testicule ; elles y forment un grand nombre de ces filaments qui traversent la substance propre de l'organe ; toutes viennent se rendre à des rameaux appliqués sur la surface interne de la membrane albuginée, contre laquelle ils sont maintenus par une lame fibreuse très mince ; en sorte que cette disposition se rapproche de celle des sinus de la dure-mère ; les veines testiculaires traversent la tunique albuginée en dedans de l'épididyme, et non au niveau de ce corps. A ces *veines testiculaires* viennent bientôt se joindre les veines *épididymaires*, pour constituer un plexus veineux, lequel communique avec les veines dorsales de la verge et les honteuses externes et internes. Bientôt réunies au nombre de cinq ou de six, les veines testiculaires se portent de bas en haut au devant du conduit déférent, pour constituer avec ce canal et l'artère testiculaire le cordon des vaisseaux spermatiques. Ces veines décrivent des flexuosités, se divisent, s'anastomosent, et forment un plexus, *plexus veineux spermatique*, qui est souvent le siège de dilatations variqueuses. Ensuite elles gagnent l'anneau lingual ; parvenues dans l'intérieur du bassin, elles abandonnent le canal déférent pour suivre le trajet de l'artère spermatique le long du psoas, et vont s'ouvrir à gauche et à droite, tantôt dans la veine rénale, tantôt dans la veine-cave inférieure. La veine spermatique gauche s'ouvre presque toujours dans la veine rénale gauche.

Veines testiculaires et veines épididymaires.

Leur nombre.

Elles font partie du cordon testiculaire.

Plexus veineux spermatique.

Variétés d'embouchure de ces veines.

On voit dans certains cas la veine spermatique droite s'ouvrir à la fois dans la veine rénale et dans la veine-cave. Quand il existe deux troncs veineux pour un seul côté, ils communiquent entre eux par un grand nombre de rameaux transverses, et se réunissent enfin en un seul tronc avant leur terminaison.

On a appelé *plexus pampiniforme* un plexus que présentent ordinairement les veines spermatiques avant leur terminaison ; ce plexus se voit plus souvent à gauche qu'à droite, d'après l'observation de Meckel.

Plexus pampiniforme.

Les veines spermatiques communiquent quelquefois avec des divisions de la veine-porte.

La veine spermatique gauche passe sous l'S iliaque du colon, disposition qui peut rendre compte de la plus grande fréquence du varicocèle à gauche (1).

La veine spermatique gauche passe sous l'S iliaque du colon.

(1) Si la veine spermatique appartenait à la veine hypogastrique, les varices

Les veines utéro-ovariques ont quatre origines.

B. *Veines utéro-ovariques.* Satellites des artères du même nom, elles ont plusieurs racines : 1° des *racines utérines,* qui communiquent très largement avec les sinus utérins ; ces racines sont les principales, d'où le grand développement que présentent les veines utéro-ovariques dans la grossesse, de même que dans les maladies organiques de l'utérus qui ont appelé sur cet organe une fluxion considérable (1) ; 2° des *racines ovariques* proprement dites : d'autres branches d'origine viennent encore ; 3° des *ligaments ronds ;* 4° des *trompes utérines.* Toutes ces branches se réunissent dans l'épaisseur du ligament large, et se portent verticalement en haut sans décrire aucune flexuosité : dans certains cas, elles forment un plexus qu'on a appelé le *plexus pampiniforme.*

Les veines utéro-ovariques participent dans la grossesse au développement des veines utérines, branches de l'hypogastrique.

Veines diaphragmatiques inférieures.

Elles suivent absolument le trajet des artères du même nom. Il y en a deux pour chaque artère. Elles s'abouchent dans la veine-cave, immédiatement au dessus des veines sus-hépatiques, au moment précis où la veine-cave va traverser le diaphragme.

Quant aux veines *sus-hépatiques,* elles ne correspondent en aucune façon à l'artère du même nom ; elles forment un système à part, ou plutôt elles sont liées au système de la veine-porte, dont on peut les considérer comme une dépendance et avec lequel nous allons les décrire.

du cordon testiculaire seraient encore plus fréquentes. On conçoit d'ailleurs que le testicule reçoive ses vaisseaux de l'abdomen, car il constitue un viscère primordialement abdominal, qui se trouve pour ainsi dire accidentellement à l'extérieur, et probablement dans le but d'attester la différence sexuelle.

Les connexions des fonctions de l'appareil urinaire et de l'appareil génital sont telles, qu'il n'est pas étonnant qu'il y ait entre ces deux appareils communauté de vaisseaux, et, comme nous le verrons plus tard, communauté de nerfs.

(1) Les veines utéro-ovariques étaient énormes chez une femme morte à la suite d'un cancer utérin avec hypertrophie.

SYSTÈME DE LA VEINE-PORTE.

Le *système de la veine-porte* (*vena portarum*) (1) constitue un appareil veineux particulier, appendice du système veineux général, et représentant à lui seul un arbre circulatoire tout entier, dont la première moitié, qui se comporte comme les veines des autres parties du corps (*portion veineuse de la veine-porte*), a ses racines dans la rate, le pancréas et la portion sous-diaphragmatique du canal alimentaire, et dont la seconde moitié (*portion artérieuse*) se ramifie dans l'intérieur du foie, à la manière des artères.

Le système de la veine-porte représente un arbre circulatoire tout entier.

Les veines sus-hépatiques, qui s'anastomosent largement par leurs branches d'origine avec les branches de terminaison de la veine-porte, et qui vont se jeter dans la veine-cave inférieure, remplissent, à l'égard de cette deuxième moitié du système de la veine-porte, les fonctions des veines et établissent ainsi une large communication entre le système de la veine-porte et le système veineux général.

Des veines qui servent d'origine à la veine-porte.

Les veines d'origine de la veine-porte sont toutes celles qui rapportent le sang de la portion sous-diaphragmatique du canal alimentaire, en y joignant la rate et le pancréas. Elles correspondent aux artères qui proviennent du tronc cœliaque, moins l'artère hépatique, et aux artères mésentériques su-

Veines d'origine de la veine-porte.

(1) M. Theill (*Encyclopédie anatomique*, t. III, p. 650) appelle le système de la veine-porte *branches indirectes de la veine-cave inférieure*.

périeure et inférieure, et se réunissent en trois troncs, la *grande veine mésentérique*, la *petite veine mésentérique* et la *veine splénique*.

Ces veines, toujours plus considérables que les artères, sont disposées à la manière de satellites, eu égard aux artères auxquelles elles correspondent.

Grande et petite veines mésentériques ou *mésaraïques*. Ainsi, les *veines intestinales* ou *mésentériques* présentent à leur origine dans l'épaisseur des parois de l'intestin, comme les artères à leur terminaison, deux ordres de rameaux : rameaux sous-péritonéaux qui rampent au-dessous du péritoine, et rameaux profonds qui rampent dans l'épaisseur des tuniques. Ces veines se réunissent en aréoles anastomotiques, toujours subjacentes aux réseaux artériels par leur réunion, et qui aboutissent à des branches, lesquelles forment des troncs correspondants aux artères de l'intestin. Les *veines coliques droites* et les *veines de l'intestin grêle* viennent se rendre, les unes à droite, les autres à gauche de la *veine mésentérique supérieure* ou *grande mésaraïque*, qui, dans les premiers temps de la vie intra-utérine, reçoit encore la *veine omphalo-mésentérique* (1), correspondante à l'artère du même nom, laquelle revient de la vésicule ombilicale, avec laquelle les vaisseaux omphalo-mésentériques disparaissent vers le troisième mois de la grossesse. D'une autre part, les *veines coliques gauches* viennent se rendre dans la *veine mésentérique* ou *mésaraïque inférieure*, ou *petite mésaraïque*, qui fait suite elle-même aux *veines hémorrhoïdales supérieures*, lesquelles communiquent très largement avec les veines hémorrhoïdales moyennes et inférieures, branches de l'hypogastrique.

Veine mésentérique supérieure.

Veine omphalo-mésentérique.

Veine mésentérique inférieure.

Veine splénique.

La *veine splénique*, plus volumineuse proportionnellement que l'artère du même nom, prend naissance dans les cellules de

(1) On cite un exemple de persistance de la veine omphalo-mésentérique chez un adulte. (*Journal complém. des Sciences méd.*, t. VI, p. 375.)

la rate par un grand nombre de radicules qui se réunissent successivement dans la scissure de cet organe, formant un nombre de branches égal à celui des branches artérielles, et provenant chacune d'un département bien déterminé de l'organe : toutes ces branches se réunissent bientôt en un seul tronc qui se porte transversalement de gauche à droite derrière le pancréas, et par conséquent derrière l'artère splénique, qu'il accompagne sans décrire aucune flexuosité, et vient concourir directement à la formation de la veine-porte; chemin faisant, la veine splénique reçoit les *veines courtes* (*vasa breviora*). On a vu les branches d'origine de la splénique se rendre par deux troncs dans la veine-porte, et, dans ce cas, on a dit que la veine splénique était double.

Son trajet derrière le pancréas.

C'est dans la veine splénique que vient s'aboucher le plus ordinairement la veine mésentérique inférieure; ce qui réduit à deux le nombre des troncs veineux qui, par leur réunion, constituent la veine-porte, savoir, la veine splénique et la grande mésentérique.

Veine-porte.

Le tronc de la *veine-porte* est formé par la veine splénique et par la veine mésentérique supérieure, qui se réunissent à angle aigu, derrière l'extrémité droite du pancréas, au devant de la colonne vertébrale, à gauche de la veine-cave inférieure. La veine-porte, dont le calibre est supérieur à celui de ses veines d'origine, prises isolément, est moins considérable que la somme des calibres de ces deux veines. Elle se porte obliquement de bas en haut et de gauche à droite, et, après un trajet d'environ quatre pouces, elle atteint l'extrémité gauche du sillon transverse du foie, où elle se termine en se bifurquant. Voici quels sont ses rapports pendant son trajet : *en avant*, elle est recouverte par la tête du pancréas, par la seconde portion du duodénum, par l'artère hépatique, les canaux biliaires et les lymphatiques du foie, ainsi que par quelques branches des plexus nerveux hépatiques. *En arrière*, elle est revêtue par la

Tronc de la veine-porte.

Direction de la veine-porte.

Ses rapports :

1° En avant.

2° En arrière.

portion de péritoine qui s'enfonce dans l'hiatus de Winslow, derrière les vaisseaux du foie, pour aller tapisser l'arrière-cavité des épiploons. Cet hiatus la sépare de la veine-cave inférieure, dont elle croise la direction à angle très-aigu (1).

Sinus de la veine-porte, ou veine-porte hépatique.

Les deux divisions de la veine-porte qui occupent le sillon transverse du foie se séparent à angle droit, et semblent constituer un tronc, sur lequel tombe perpendiculairement le tronc de la veine-porte lui-même. Quelques anatomistes ont appelé *sinus de la veine-porte* la portion de cette veine qui occupe le sillon transverse. On lui donne plus généralement le nom de *veine-porte hépatique*, pour distinguer cette portion de veine adhérente au foie de celle qui est libre et flottante, et qu'on appelle *veine-porte ventrale*. A partir du sillon transverse du foie, la veine-porte se comporte à la manière d'une artère, d'où le nom de *porte artérieuse*, qui lui est donné par quelques modernes.

Division de la veine-porte hépatique.

Les deux divisions de la veine-porte se dirigent horizontalement chacune vers le lobe du foie qui lui correspond ; bientôt elles se divisent et se subdivisent par rayons divergents, à la manière des branches d'un éventail, et fournissent des ramifications à tous les grains glanduleux du foie. Les ramifications de l'artère hépatique et des canaux biliaires les accompagnent. La capsule de Glisson, ou membrane fibreuse du foie, se réfléchit sur eux, pour leur former une gaîne commune. (*Voy.* FOIE.)

Veine ombilicale.

Avant la naissance, la veine-porte hépatique reçoit, indépendamment de la veine-porte ventrale, la *veine ombilicale*, qui s'oblitère immédiatement après la naissance. J'ai rencontré chez l'adulte un cas dans lequel cette veine avait conservé toute sa perméabilité (2).

(1) J'ai vu la veine pylorique se rendre à la partie moyenne de la veine-porte ventrale. On a vu la veine gastro-épiploïque droite, qui s'unit souvent à la veine colique droite supérieure, s'ouvrir directement dans le tronc même de la veine-porte.

(2) J'ai décrit et fait représenter (*Anatomie pathologique*, XVIe livraison,

C'est de cette même veine-porte hépatique qu'on voit, avant la naissance, partir le *canal veineux* qui établit une communication directe entre la veine-porte et la veine-cave inférieure. On pourrait donc appeler la veine-porte hépatique le confluent des veines du foie. Canal veineux.

pl. V) un cas de persistance de la veine ombilicale chez un adulte, veine ombilicale qui avait conservé le calibre qu'elle présente chez le fœtus, et qui communiquait, d'une part, avec la veine-porte, d'une autre part, avec la veine crurale, par l'intermédiaire des veines sous-cutanées abdominales, prodigieusement dilatées : le foie était très petit. — M. Ménière (*Archives de Médecine*, 1826) a publié un fait de communication de la veine-porte avec la veine iliaque externe, sur un sujet de vingt-cinq ans. Une veine du volume de l'index se détachait de la partie inférieure et interne de la veine iliaque externe, derrière l'arcade crurale, suivait la direction du bord supérieur du pubis, jusqu'à la symphyse; de là, elle se portait verticalement en haut, derrière la ligne blanche. Arrivée à l'ombilic, elle gagnait le bord postérieur du ligament falciforme du foie, pour s'ouvrir dans le sinus de la veine-porte hépatique. — Un autre fait publié par M. Manec (*Recherches anatomico-pathologiques sur la hernie crurale*, 1826) présente des particularités remarquables. Une veine naissant par une double origine de la partie inférieure et interne de la veine iliaque externe, se dirigeait vers l'ombilic et décrivait quelques flexuosités; là, elle sortait de l'abdomen par un éraillement de la ligne blanche, formant sous la peau une anse de trois à quatre pouces de longueur, pour rentrer dans la cavité abdominale par la même ouverture. Là elle se plaçait au côté gauche du cordon fibreux, qui est le vestige de la veine ombilicale, s'identifiant avec ce cordon, dans le sillon horizontal du foie, pour s'ouvrir dans le sinus de la veine-porte.

Cette communication du système de la veine-porte avec le système veineux général représente, ainsi que l'a fait observer judicieusement M. Ménière, une disposition veineuse décrite par M. Jacobson, dans les ophidiens, les sauriens et les batraciens (*Bulletins de la Société philomathique*, janvier 1813), chez lesquels les veines des extrémités postérieures, les veines caudales et rénales se réunissent en un seul tronc, qui va se jeter dans la veine-porte hépatique.

S'il est excessivement rare de rencontrer chez l'homme une connexion entre les gros troncs veineux appartenant au système veineux général et au système veineux de la veine-porte, il ne l'est nullement de rencontrer de nombreuses anastomoses entre les petites branches veineuses appartenant à ces deux systèmes. Ainsi, les veines hémorrhoïdales s'anastomosent largement avec les veines honteuses internes, obturatrices et fessières.

Veines hépatiques ou sus-hépatiques.

Origine.

Des dernières divisions de la veine-porte naissent les radicules des *veines sus-hépatiques*, qui, réunies successivement en rameaux de divers ordres, convergent toutes vers le bord postérieur du foie, ou plutôt vers le sillon de la veine-cave inférieure, où ils se terminent, 1° par un nombre indéterminé de petites branches, *petites veines sus-hépatiques*, qui s'ouvrent tout le long de la gouttière, ou sillon de la veine-cave; 2° par deux troncs principaux, *grandes veines sus-hépatiques*, s'ouvrant immédiatement au dessous de l'ouverture carrée du diaphragme. Le tronc du côté droit appartient au lobe droit; le tronc du côté gauche appartient au lobe gauche du foie.

Trajet des veines sus-hépatiques.

Petites et grandes veines sus-hépatiques.

Souvent le tronc du côté gauche, recevant un grand nombre de branches qui appartiennent au lobe droit du foie, est plus volumineux que le tronc du côté droit.

Ampoule de la veine-cave au niveau des veines sus-hépatiques.

Constamment la veine-cave présente au niveau de l'embouchure des veines hépatiques, une dilatation ou ampoule considérable (1), qu'on peut appeler *Grande ampoule de la veine-cave*.

Différences entre les divisions de la veine porte et celles de la veine sus-hépatique :

1° Sous le rapport de la direction ;

Il résulte de ce qui précède, 1° que les divisions des veines sus-hépatiques et celles de la veine-porte sont réciproquement perpendiculaires, puisque celles-ci vont en divergeant du centre du foie vers ses extrémités droite et gauche, tandis que

(1) Chez le phoque, animal amphibie, les veines sus-hépatiques présentent des ampoules ou sinus considérables, qui sont en rapport avec la faculté qu'a cet animal de suspendre sa respiration.

On a vu deux grosses veines hépatiques s'ouvrir dans la veine-cave, au dessus du diaphragme. On a même vu une veine hépatique qui s'ouvrait dans le cœur, séparément de la veine-cave. (*Encyclopédie anatomique*, t. III, p. 650.) Dans le cas que j'ai rapporté plus haut, à l'occasion des variétés anatomiques de la veine-cave inférieure (*voy.* p. 73), les veines sus-hépatiques se réunissaient en un tronc commun indépendant de la veine-cave inférieure, lequel traversait le diaphragme pour s'ouvrir dans l'oreillette droite, à la manière de la veine-cave inférieure, qui, par une anomalie bien remarquable, remplissait les fonctions de veine-cave supérieure et de veine-cave inférieure.

les divisions des veines sus-hépatiques convergent du bord antérieur vers le bord postérieur de cet organe.

2° De la manière dont elles se comportent par rapport au tissu du foie;

2° Que les divisions des veines sus-hépatiques sont accolées au tissu du foie, tandis que celles de la veine-porte en sont séparées par la capsule de Glisson, et sont accompagnées par les divisions de l'artère, des nerfs et des conduits hépatiques.

3° Du mode de réunion de ces veines.

3° Je ferai remarquer en outre que, bien que les veines sus-hépatiques aillent en se réunissant successivement à la manière des veines, en rameaux de moins en moins nombreux et de plus en plus volumineux, cependant elles reçoivent dans leur cours une foule de vaisseaux capillaires émanés des grains glanduleux les plus voisins; en sorte que leur face interne est comme criblée de trous.

Disposition cribleuse de la surface interne des veines sus-hépatiques.

La disposition cribleuse de leur surface interne est donc le caractère propre des veines sus-hépatiques, et permettra toujours de les distinguer des divisions de la veine-porte.

Du reste, la communication entre les radicules des veines hépatiques et les radicules de la veine-porte est extrêmement facile, ainsi que le démontrent les injections les plus grossières.

Absence de valvules.

Le système de la veine-porte tout entier est dépourvu de valvules (1); aussi peut-on injecter avec la plus grande facilité ce système du tronc vers les extrémités. L'injection poussée du côté de l'intestin pénètre avec la plus grande facilité dans l'intérieur du canal alimentaire; en sorte que les radicules de la veine-porte paraissent s'ouvrir au sommet de chaque villosité. On rend cette disposition manifeste en injectant du mercure dans le système de la veine-porte et en poussant par dessus le mercure une injection ordinaire : on voit alors des gouttelettes argentées engagées dans l'orifice béant de chaque villosité.

Les radicules de la veine-porte semblent s'ouvrir au sommet des villosités.

Le système de la veine-porte n'est pas aussi complètement

(1) M. Bauer dit avoir vu des valvules dans les vaisseaux courts de l'estomac; je n'ai pu les y découvrir.

isolé du système veineux général qu'on le dit communément. Il communique constamment par les veines hémorrhoïdales moyennes avec les branches de l'hypogastrique. On a vu des branches de communication avec les veines rénales; ces communications expliquent pourquoi les injections de la veine-cave inférieure pénètrent toujours plus ou moins dans le système de la veine-porte.

Le système de la veine-porte n'est pas complètement isolé du système veineux général.

VEINES ILIAQUES PRIMITIVES.

Limites.

Les *veines iliaques primitives* répondent exactement aux artères du même nom; elles naissent au niveau de l'articulation sacro-vertébrale, par la réunion des veines iliaques interne et externe, et finissent en se réunissant à angle aigu pour constituer la veine-cave inférieure ou ascendante. Cette réunion a lieu au niveau de l'articulation de la quatrième avec la cinquième vertèbre lombaire, à droite de l'angle de bifurcation de l'aorte, un peu au dessous de cet angle.

Parallèle entre les veines iliaques primitives et les troncs veineux brachio-céphaliques.

Les veines iliaques primitives sont aux membres pelviens ce que sont aux membres thoraciques les troncs veineux brachio-céphaliques, et, de même que nous avons vu le tronc brachio-céphalique droit plus court et plus vertical que le gauche, de même la veine iliaque primitive du côté droit est plus courte et plus verticale que celle du côté gauche.

Rapports avec les artères.

Les rapports des veines iliaques primitives avec les artères du même nom ont cela de remarquable qu'elles sont placées entre ces vaisseaux et la colonne vertébrale. La veine iliaque primitive *droite* est située en dehors et en arrière de l'artère correspondante, à laquelle elle est parallèle, tandis que la veine iliaque primitive *gauche* est placée en dedans et en arrière de l'artère iliaque primitive correspondante, qui la recouvre inférieurement : cette même veine iliaque primitive gauche, au moment où elle se continue avec la veine-cave inférieure, est en outre obliquement coupée par l'artère iliaque primitive droite. Il suit de là que la veine iliaque primitive gauche est recouverte et peut être comprimée par les deux artères ilia-

Différences de rapports entre la veine iliaque primitive gauche et la veine iliaque primitive droite.

ques primitives, tandis que la veine iliaque primitive droite ne peut être comprimée par aucun de ces vaisseaux, et c'est probablement à cette circonstance qu'est due en partie la tendance plus grande à l'infiltration du membre inférieur gauche dans les maladies chroniques.

La veine iliaque primitive droite ne reçoit aucune branche; la veine iliaque primitive gauche reçoit la veine sacrée moyenne.

La veine iliaque primitive gauche reçoit la veine sacrée moyenne.

Veine sacrée moyenne. Médiane, d'un volume proportionnel à celui de l'artère du même nom, elle appartient au système des veines rachidiennes, sur lequel nous reviendrons.

VEINE ILIAQUE INTERNE OU HYPOGASTRIQUE.

La *veine iliaque interne* ou *hypogastrique* représente exactement l'artère hypogastrique, en dedans de laquelle elle est située, et dont elle est séparée par une lame aponévrotique très mince qui la maintient appliquée contre les parois du bassin.

Elle répond à l'artère du même nom.

La veine iliaque interne reçoit les veines satellites des branches artérielles qui naissent de l'artère hypogastrique; il n'y a d'exception que pour les artères ombilicales, dont la veine satellite est la veine ombilicale, veine propre au fœtus, qui vient se rendre dans la veine-porte hépatique.

Elle reçoit:

La veine iliaque interne reçoit donc : 1° le sang qui revient des parois du bassin; 2° celui qui revient des organes contenus dans la cavité pelvienne et des parties génitales externes. Il y a toujours deux veines pour une artère; mais ces deux veines se réunissent en un tronc commun au moment où elles s'ouvrent dans le tronc principal.

1° Les veines des parois pelviennes,

1° Les veines destinées aux parois pelviennes, savoir, les *fessières*, les *obturatrices* et les *ischiatiques*, présentent identiquement la même disposition que les artères correspondantes. Les *veines iléo-lombaires* et *sacrées latérales* font partie du système des veines rachidiennes qui seront l'objet d'un article spécial.

2° Les veines des organes génito-urinaires.

2° Les veines destinées aux organes génito-urinaires présentent dans leurs troncs, ainsi que dans leurs racines, une disposition plexiforme, qui mérite de fixer toute l'attention.

Certains plexus veineux du bassin sont communs à l'homme et à la femme : ce sont les *plexus hémorrhoïdaux* ; d'autres appartiennent en propre à chaque sexe : ce sont, pour l'homme, les *plexus vésico-prostatiques* et les *plexus de la verge ;* pour la femme, le *plexus vaginal* et le *plexus utérin.*

Veines hémorrhoïdales et plexus hémorrhoïdaux.

Veines et plexus hémorrhoïdaux.

Les *veines hémorrhoïdales et plexus hémorrohïdaux* sont un lacis veineux qui entoure l'extrémité inférieure du rectum, et sont constitués par les *veines hémorrhoïdales supérieures*, terminaison de la veine mésentérique inférieure, par les *veines hémorrhoïdales moyennes* et par les *veines hémorrhoïdales inférieures*, branches de l'hypogastrique. Nous devons appeler l'attention sur les radicules veineuses sous-muqueuses, qui correspondent à l'anus. Le plexus qu'elles forment, et qui se retrouve d'ailleurs dans toutes les membranes muqueuses, est susceptible d'un développement variqueux, qui constitue le plus grand nombre des tumeurs hémorrhoïdales.

A. Veines et plexus veineux pelviens propres à l'homme.

Préparation. Introduire deux tubes à injection, l'un dans l'épaisseur du corps caverneux, l'autre dans l'épaisseur du gland ; pousser l'injection en même temps par ces deux voies et en outre par la veine crurale.

Veines scrotales superficielles

Les *veines scrotales superficielles* aboutissent en partie dans les veines superficielles du périnée, en partie dans les veines honteuses externes provenant de la fémorale ; elles communiquent avec les veines superficielles qui occupent la face inférieure de la verge.

Veines vésicales et plexus vésico-prostatique.

Veines vésicales ou *plexus vésico-prostatiques.* La prostate et le col de la vessie sont enveloppés d'un plexus veineux très complexe, qui acquiert un grand développement dans les inflammations chroniques de la vessie (1), et qui est l'aboutissant des veines superficielles de la verge, et le point de départ des veines vésicales. Ce plexus, qui communique en arrière avec le plexus hémorrhoïdal, est soutenu par une lame fibreuse très épaisse qui se continue avec l'aponévrose pelvienne : cette lame fibreuse a pour effet de limiter la dilatation de ce lacis veineux de la même manière que la lame fibreuse de la dure-mère est une limite à la dilatation des sinus que contient cette membrane.

Le plexus vésico-prostatique communique avec le plexus hémorrhoïdal.

Des veines et plexus de la verge. Les *veines* de la verge se divisent en *superficielles* et en *profondes ;* les veines superficielles représentent les veines sous-cutanées des membres. Naissant dans l'épaisseur de la peau du prépuce, elles se dirigent d'avant en arrière, en suivant la face supérieure et la face inférieure de l'organe ; les veines supérieures prennent le nom de *dorsales de la verge*, elles communiquent largement entre elles par des branches volumineuses ; le plus grand nombre se dirigent sous l'arcade du pubis, entre cette arcade et le corps caverneux, passent par des ouvertures ou canaux fibreux que présente le ligament sous-pubien, et qui maintiennent ces veines toujours béantes, et viennent concourir à la formation du plexus veineux prostatique. Ces veines communiquent largement avec les veines profondes, surtout au niveau de la réunion des racines du corps caverneux ; c'est ce que démontre l'injection de ces dernières, qui pénètre constamment dans les veines superficielles.

Veines et plexus de la verge.

Veines superficielles dorsales de la verge.

Leur passage à travers le ligament sous-pubien.

Nous pouvons considérer le tissu spongieux du corps caverneux, et celui du canal de l'urèthre, comme constituant un lacis

Veines du corps caverneux et du canal de l'urèthre.

(1) Ce grand développement explique pourquoi le plexus vésico-prostatique a pu, dans l'opération de la taille par la méthode latéralisée, fournir une hémorrhagie considérable. On a même dit que cette hémorrhagie pouvait être mortelle, ce qui mérite confirmation. Il est bien plus probable que les cas d'hémorrhagie mortelle appartenaient au système artériel.

veineux, un plexus au maximum de développement. De ce plexus partent des branches veineuses qui sont les analogues des branches artérielles de la honteuse interne, et qui suivent le même trajet.

Ces veines et plexus vésico-prostatiques sont susceptibles de dilatation variqueuse; on y rencontre aussi fréquemment ces concrétions osseuses sphénoïdales qui sont connues sous le nom de phlébolites.

B. Plexus pelviens propres à la femme.

Le plexus vésical est moins développé chez la femme que chez l'homme.

Le *plexus vésical*, ou *vésico-uréthral* de la femme, est moins développé que celui de l'homme, par suite de l'absence de veines analogues aux veines superficielles de la verge, lesquelles ne sont représentées chez la femme que par quelques rameaux venus des grandes lèvres; ce plexus communique d'ailleurs avec les veines du clitoris; il communique très largement en arrière avec le plexus vaginal.

Plexus vaginal.

Plexus vaginal. Lacis vasculaire extrêmement développé, surtout à l'orifice vulvaire, qu'il entoure de toutes parts de plusieurs séries d'anneaux anastomotiques; il communique en avant avec le plexus vésical, en arrière avec le plexus hémorrhoïdal; de telle manière que tous les plexus pelviens sont associés dans l'espèce de turgescence qui accompagne le phénomène de l'érection. Les racines de ce plexus vaginal sont dans la muqueuse du vagin, et surtout dans le tissu érectile qui entoure l'orifice de ce conduit; de grosses veines naissent en particulier du bulbe du vagin, véritable appareil d'érection sur lequel nous insisterons dans la Splanchnologie.

Plexus utérin.

Plexus utérin. Les veines contenues dans l'épaisseur des parois utérines ne présentent aucune trace de la disposition flexueuse des artères correspondantes. Pour en avoir une idée satisfaisante, il faut les étudier sur un utérus développé par l'état de gestation. On voit alors les troncs veineux utérins occuper, comme les artères, les bords latéraux et les angles supérieurs de l'organe ; on voit aboutir à ces troncs de grosses veines, qui parcourent de droite à gauche l'épaisseur des parois de l'utérus, en s'anastomosant fréquemment entre elles. Ces veines, qu'on a appelées *sinus utérins* à raison de leur développement considérable pendant la gestation et des ampoules qu'elles présentent au confluent de plusieurs veines secondaires, ces veines, dis-je, méritent encore ce nom par leur structure, qui a beaucoup d'analogie avec celle des sinus de la dure-mère, en ce sens que la membrane interne des veines se prolonge seule dans leur épaisseur, et que la membrane externe est remplacée par le tissu propre de l'utérus : d'où il résulte que les parois de ces veines sont contractiles. J'ai dit ailleurs qu'en envisageant l'utérus sous le point de vue des veines qui le traversent, on peut le considérer comme un tissu érectile à parois musculaires ; il est superflu d'ajouter que ces sinus veineux sont inégalement développés dans les divers points de l'utérus, et qu'on reconnaît les points qui correspondent à l'insertion du placenta au développement plus considérable qu'y présentent les sinus utérins.

Sinus utérins.

Les sinus utérins représentent les sinus de la dure-mère.

Les veines contenues dans l'épaisseur des parois de l'utérus ne s'ouvrent pas seulement dans les veines utérines, branches de l'hypogastrique ; un bon nombre, et plus particulièrement celles qui correspondent aux rameaux utérins de l'artère utéro-ovarique, c'est à dire les veines du corps de l'utérus, vont s'ouvrir dans les veines utéro-ovariques, qui communiquent largement avec les veines utérines, et qui pourraient au besoin y suppléer.

Les veines utérines communiquent avec les veines ovariques.

Le grand développement qu'acquièrent pendant la grossesse les veines de l'utérus, soit dans l'épaisseur, soit hors de cet organe, prouve la part importante que prend l'appareil veineux au développement interstitiel des organes.

Preuves de l'importance des veines déduites de leur développement considérable.

Le développement de veines et des plexus veineux qui appartiennent aux organes génito-urinaires, la structure essentiellement veineuse des organes susceptibles d'érection, prouvent aussi la grande part que prend le système veineux aux phénomènes essentiellement actifs de l'érection. C'est en partie sur ces preuves anatomiques et physiologiques que j'ai cherché à établir le rôle actif des veines dans tous les grands phénomènes de l'économie, tels que la nutrition, la sécrétion, l'inflammation.

Valvules des veines pelviennes.

Les veines pelviennes sont pourvues d'un grand nombre de valvules qui s'opposent à l'injection, quand elle est poussée du cœur vers les extrémités : nous devons considérer les plexus pelviens comme établissant une communication très importante et très considérable entre les veines de la moitié droite et celles de la moitié gauche du corps.

VEINES DES MEMBRES ABDOMINAUX

OU

TRONCS VEINEUX CRURAUX.

Les *veines des membres abdominaux* se divisent, comme celles des membres thoraciques, en veines profondes ou satellites des artères, et en veines superficielles.

A. VEINES PROFONDES DU MEMBRE ABDOMINAL.

Veines plantaires externe et interne.

Veines du pied et de la jambe. Les veines *plantaires externe* et *interne*, satellites des artères du même nom, se réunissent pour constituer la veine *tibiale postérieure*, qui suit la même direction que l'artère de ce nom, et se réunit bientôt à la veine *péronière*, pour former le tronc veineux *tibio-péronier*; d'une autre part, la veine *tibiale antérieure*, qui a commencé par la veine *pédieuse*, traverse en même temps que l'artère de son nom la partie supérieure du ligament interosseux, pour s'unir au tronc veineux tibio-péronier, et constituer avec lui la veine *poplitée*. Jusque là les veines satellites sont au nombre de deux pour chaque artère, celle-ci étant placée entre les deux veines. Les deux veines satellites de chaque artère communiquent entre elles un grand nombre de fois. Les veines péronières sont en général plus volumineuses que les veines tibiales postérieures, et reçoivent toutes les veines musculaires qui viennent des régions postérieure et externe de la jambe.

Tibiale.

Péronière.

A partir de la veine poplitée, un seul tronc veineux répond au tronc artériel; quant aux veines du second et du troisième ordre, elles sont toujours disposées par paires.

Veine poplitée.

Veine poplitée. Elle occupe le creux poplité situé derrière l'artère à laquelle elle est accolée. Elle est remarquable par l'épaisseur de ses parois, qui est tellement considérable que cette veine reste béante après avoir été ouverte, en sorte que sur le cadavre on la confond quelquefois avec l'artère. Les rapports de la veine avec l'artère sont tels qu'au dessous de l'articulation, et à son niveau, la veine est placée immédiatement derrière l'artère, et qu'au dessus elle est située en arrière, et un peu en dehors. J'ai vu deux fois la veine poplitée accompagner le nerf sciatique jusqu'à la partie supérieure de la cuisse et ne traverser les adducteurs pour devenir fémorale qu'au niveau du point où les muscles sont traversés par l'artère et la veine fémorales profondes.

Dans un des cas, la division du nerf sciatique en poplité interne et en poplité externe était prématurée, la veine poplitée, située sur un plan antérieur, leur était intermédiaire. Il importe de remarquer que, dans ce cas, l'artère poplitée était accompagnée par une veine d'un assez petit calibre, et que cette veine était antérieure à l'artère.

Veines qui aboutissent à la poplitée.

A la veine poplitée aboutissent, 1° les faisceaux volumineux des veines *jumelles*, remarquables par le nombre de leurs valvules; 2° les veines *articulaires;* 3° la veine *saphène externe;* j'ai vu une petite veine anastomotique très valvuleuse, analogue aux canaux veineux collatéraux dont j'ai déjà parlé, et qui s'étendait de la partie la plus élevée de la veine tibiale antérieure à la partie moyenne de la veine poplitée.

Veine fémorale.

Limites.

Limitée, comme l'artère du même nom, en bas, par l'anneau du troisième adducteur, en haut, par l'arcade crurale, la *veine fémorale* affecte avec l'artère correspondante des rapports qui ne sont pas les mêmes dans les diverses parties de sa longueur : ainsi, en bas, elle est externe à l'artère; plus haut, elle est située en arrière de ce vaisseau; enfin, depuis l'embouchure de la saphène interne jusqu'à l'arcade crurale, elle est placée en dedans de l'artère et sur un plan postérieur, et répond non à la

Rapports.

partie postérieure, mais bien à la partie interne de l'anneau crural; en sorte que c'est en dedans de la veine, et non pas au devant de cette veine, qu'ont lieu les déplacements dans les hernies (1).

Elle est unique dans son tiers supérieur, multiple dans les deux tiers inférieurs.

La veine fémorale est unique comme l'artère; cependant il existe, pour la moitié ou les deux tiers inférieurs de cette veine, un ou deux canaux veineux collatéraux, qui marchent parallèlement à sa direction; à ces canaux veineux, qui sont toujours très valvuleux, se rendent et des branches de communication venues de la veine saphène interne, et des branches musculaires.

Branches que reçoit la veine fémorale.

La veine fémorale reçoit toutes les branches qui correspondent aux divisions de l'artère fémorale, à l'exception des veines honteuses externes et tégumenteuses de l'abdomen, qui vont se jeter dans la saphène interne; au niveau du lieu où elle reçoit cette veine saphène, la veine fémorale présente une ampoule ou dilatation quelquefois assez considérable pour simuler une hernie.

Ampoule de la veine fémorale.

La grande veine profonde s'ouvre dans la veine fémorale à dix ou douze lignes au dessous de l'arcade fémorale.

Veine iliaque externe.

Limites.

Limitée en bas par l'arcade fémorale, *la veine iliaque externe* finit en haut à la partie supérieure de la symphyse sacro-iliaque, par sa réunion avec la veine iliaque interne ou hypogastrique, pour constituer la veine iliaque primitive : elle présente les mêmes rapports que l'artère iliaque externe, en dedans et en arrière de laquelle elle est située, pour lui devenir tout à fait interne sur le pubis. J'ai vu dans un cas la veine iliaque primitive gauche recevoir la veine iliaque in-

Rapports.

(1) Les rapports de l'artère et de la veine fémorales avec l'anneau crural sont les suivants : l'artère et la veine fémorale sont contenues dans une gaîne aponévrotique propre, située en dehors de l'anneau crural, qui représente une espèce d'entonnoir; en sorte que la hernie crurale se fait en dedans de la veine, dont elle est séparée par les gaînes propres à l'artère et à la veine fémorales.

terne droite, en sorte que la veine iliaque externe droite se prolongeait jusqu'à la veine-cave où elle s'ouvrait directement.

Branches qu'elle reçoit. La veine iliaque externe reçoit la veine *épigastrique* et la veine *circonflexe iliaque*. Ces deux veines sont doubles, mais chaque paire de veines se réunit en un seul tronc, au moment où elle va s'ouvrir dans la veine iliaque externe. La veine épigastrique communique toujours avec la veine obturatrice par une branche anastomotique.

Valvules. Toutes les veines profondes du membre abdominal, à l'exception de la veine iliaque externe, sont pourvues de valvules. Il y en a quatre pour la veine fémorale profonde, autant pour la poplitée, et un nombre bien plus considérable pour les veines tibiales et péronières : toutes les petites veines qui viennent s'y ouvrir sont pourvues d'une paire de valvules immédiatement avant leur embouchure.

B. VEINES SUPERFICIELLES DU MEMBRE ABDOMINAL.

Beaucoup moins nombreuses que celles du membre thoracique, les veines superficielles du membre abdominal aboutissent toutes à deux troncs veineux qui sont, 1° la *saphène interne* ; 2° la *saphène externe*.

Veines superficielles du pied.

Elles occupent la face dorsale du pied. De même que pour la main, elles occupent la région dorsale du pied. Les veines *collatérales* des orteils, distinguées en *interne* et en *externe*, viennent toutes se rendre à la convexité d'une arcade plus régulière et plus constante qu'à la main, partie qui occupe la région antérieure du métatarse, *arcade dorsale du pied*.

Veines dorsales du pied. De l'extrémité interne de cette arcade part une branche volumineuse, veine *dorsale interne du pied*, qui est l'origine de la veine *saphène interne* ; de l'extrémité externe part une autre branche, *dorsale externe* du pied, un peu moins volumineuse, qui est l'origine de la veine *saphène externe*. C'est également aux extrémités interne et externe de l'arcade dorsale du pied que viennent se rendre les veines peu considérables émanées du réseau plantaire superficiel (1).

Veine saphène interne.

La *veine saphène interne, grande saphène, tibio malléolaire* (Chauss.), dépendance de la fémorale, est la continuation de la veine *dorsale interne du pied*; celle-ci naît de l'extrémité interne de l'arcade veineuse dorsale du pied, à laquelle aboutissent les collatérales du gros orteil ; longe la face dorsale du premier métatarsien et la partie correspondante du tarse, et reçoit, chemin faisant : 1° une branche profonde venue de la veine plantaire interne ; 2° toutes les veines superficielles qui émanent de la région plantaire interne, et en particulier la veine *calcanéenne interne*, quelquefois volumineuse, et qui, dans certains cas, ne vient s'aboucher dans la veine saphène qu'au dessus de la malléole interne dont elle a contourné le bord postérieur.

Elle est la continuation de la dorsale du pied.

Veine calcanéenne interne.

A la veine dorsale interne du pied succède la *veine saphène interne*, qui se réfléchit de bas en haut au devant de la malléole interne, continue son trajet ascendant sur la face interne, puis, le long du bord postérieur du tibia, sur la partie postérieure de la tubérosité interne de cet os et du condyle interne du fémur. Là, elle se trouve au côté interne des tendons des muscles demi-tendineux, droit interne et couturier, se réfléchit d'arrière en avant, en décrivant une légère courbure à concavité antérieure, se dirige en haut, le long du bord antérieur du couturier, et croise obliquement le deuxième adducteur superficiel ; parvenue à l'ouverture que lui présente l'aponévrose fémorale, à huit ou dix lignes de l'arcade crurale, quelquefois un peu plus bas, elle se recourbe immédiatement, et s'ouvre dans la veine fémorale à la manière de la veine azygos dans la veine-cave supérieure, c'est à dire en décrivant une anse à concavité inférieure. Plusieurs ganglions lymphatiques se voient au voisinage de cette courbure.

Trajet de la veine saphène interne.

Sa terminaison dans la veine crurale.

(1) On conçoit que le système veineux superficiel du pied, de même que celui de la main, a du être transporté à la région dorsale, vu les usages du pied et de la main et la pression à laquelle les faces plantaire du pied et palmaire de la main sont incessamment soumises.

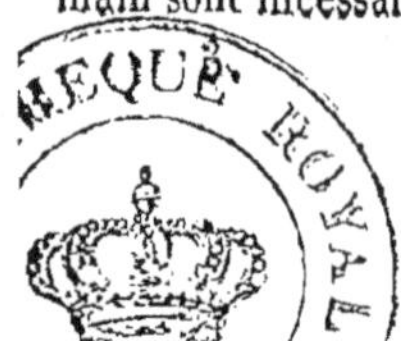

Rapports.

Rapports. Séparée de la peau et de la couche adipeuse sous-cutanée par une lame aponévrotique fort mince (*fascia superficialis*), la veine saphène interne est en rapport avec la malléole interne, le tibia, les insertions tibiales du soléaire, les trois tendons de la patte d'oie, le corps du couturier et le deuxième adducteur superficiel.

La veine saphène interne est accompagnée par le nerf du même nom depuis l'articulation du genou jusqu'à la malléole interne.

Branches qu'elle reçoit.

Dans son trajet, la saphène interne reçoit toutes les veines sous-cutanées de la cuisse, le plus grand nombre des veines sous-cutanées de la jambe, les veines sous-cutanées de l'abdomen, les veines honteuses externes, et plusieurs branches de communication avec les veines profondes.

Seconde et troisième saphènes internes.

Les *veines sous-cutanées fémorales* qui viennent de la partie postérieure de la cuisse se réunissent quelquefois en un tronc veineux assez considérable pour représenter une *seconde saphène interne*, laquelle marche parallèlement au tronc de la saphène interne, dans laquelle elle vient se jeter à une distance plus ou moins grande de son embouchure. J'ai rencontré une veine superficielle antérieure qui naissait autour de la rotule, se portait verticalement en haut le long de la région antérieure de la cuisse, et pouvait être considérée comme une troisième saphène. Dans un cas de ce genre, ces trois saphènes, une antérieure, une postérieure, une interne, se rendaient isolément dans la veine fémorale, ou plutôt dans une espèce de lac ou de renflement qui termine ordinairement la veine saphène interne.

Variétés de la veine saphène interne.

La saphène interne présente fréquemment la disposition suivante : à la partie inférieure de la jambe, ou à la partie inférieure de la cuisse, elle se divise en deux rameaux égaux qui se portent de bas en haut, communiquent entre eux par des rameaux transverses, et se réunissent après un trajet plus ou moins long ; en sorte que ces deux rameaux représentent une ellipse très allongée. J'ai observé chez un même sujet cette disposition à la cuisse et à la jambe, c'est à dire que la saphène se divisait à la jambe en deux branches qui se réunissaient au niveau de la tubérosité interne du tibia et qui se séparaient de nouveau à la cuisse pour se réunir à une certaine distance de son embouchure.

Il n'est pas rare de voir la saphène interne remplacée à la jambe par un réseau veineux.

Les *veines sous-cutanées abdominales* doivent être rangées parmi les veines superficielles et supplémentaires, bien qu'il existe une petite artère, l'artère sous-cutanée abdominale, qui leur corresponde. Ces veines, au nombre de trois ou quatre, auxquelles s'ajoute une veine de la région fessière, s'ouvrent tantôt par un tronc commun, tantôt par trois ou quatre troncs distincts dans la veine saphène interne, au moment où cette veine traverse l'aponévrose fémorale. Dans un cas d'oblitération de la veine-cave inférieure, j'ai vu ces veines, devenues très considérables, se continuer jusque sur le thorax et dans le creux de l'aisselle, où elles s'anastomosaient avec les branches cutanées des intercostales et des thoraciques. Dans le cas de persistance de la veine ombilicale, cité page 83, ces veines extrêmement flexueuses avaient le volume du petit doigt. (*Voyez* Anat. pathol., avec fig., 16e livrais.) **Veines sous-cutanées abdominales.**

La veine saphène interne reçoit encore les *veines honteuses externes*. Je l'ai vue, dans un cas, recevoir la veine obturatrice qui naissait d'un tronc commun avec la veine épigastrique.

Branches de communication avec les veines profondes. Elles sont très multipliées, et doivent être étudiées au pied, à la jambe et à la cuisse. **Communication de la saphène avec les veines profondes.**

1° A l'origine de la saphène, il existe une anastomose constante qui fait communiquer cette veine avec la plantaire interne. **1° Avec la plantaire interne.**

2° Plusieurs autres branches existent le long de la jambe, et font communiquer la saphène avec la tibiale postérieure; celles-ci traversent les insertions tibiales du soléaire. **2° Avec la tibiale postérieure.**

3° Une communication remarquable entre la tibiale antérieure et la saphène interne a lieu au tiers moyen de la jambe par une branche qui sort de la veine tibiale antérieure au de- **3° Avec la tibiale antérieure.**

vant du péroné, devient sous-cutanée, se réfléchit de dehors en dedans et de bas en haut, entre l'aponévrose jambière et la peau, et vient se rendre à la saphène.

4° Avec les articulaires.

4° Une veine articulaire inférieure interne va se jeter dans la saphène interne.

5° Anastomoses entre les veines superficielles et les veines profondes de la cuisse.

5° A la cuisse, les anastomoses entre les veines profondes et les veines superficielles sont moins nombreuses qu'à la jambe ; on en trouve tout au plus deux qui décrivent des anses à concavité supérieure.

Valvules de la saphène interne.

Valvules. Leur nombre m'a paru variable : j'en ai compté jusqu'à six le long de la saphène ; d'autres fois je n'en ai trouvé que quatre, que deux. Il y a en général un plus grand nombre de valvules dans le trajet que parcourt la saphène à la cuisse que dans celui qu'elle parcourt à la jambe.

Veine saphène externe ou postérieure.

Elle fait suite à la veine dorsale externe du pied.

La *veine saphène externe, petite saphène, péronéo-malléolaire* (Chauss.), plus petite et beaucoup plus courte que l'interne, est une dépendance de la veine poplitée, de même que la saphène interne est une dépendance de la veine fémorale ; elle fait suite à la *veine dorsale externe du pied*, qui naît elle-même de l'extrémité externe de l'arcade veineuse dorsale du métatarse : elle se porte au devant de l'articulation péronéo-tibiale, qu'elle croise d'avant en arrière, reçoit, chemin faisant, en dedans et en dehors, un grand nombre de rameaux, dont les principaux viennent de la région plantaire externe ; reçoit une *veine calcanéenne externe* qui vient du côté externe du calcanéum, et qui est quelquefois très considérable, longe le côté externe du tendon d'Achille qu'elle croise à angle très aigu, pour gagner la ligne médiane de la région postérieure de la jambe. A partir de ce point, elle se porte directement en haut, croise le nerf sciatique poplité interne, et vient s'ouvrir, dans la veine poplitée, entre ce nerf et le sciatique poplité externe, entre les insertions supérieures des jumeaux, à côté de la veine articulaire inférieure interne.

Trajet de la veine saphène externe.

Chez quelques sujets, la veine saphène externe s'ouvre à la partie la plus élevée de la poplitée; chez d'autres, au moment où la saphène externe s'infléchit pour s'enfoncer dans le creux poplité, il s'en détache une veine ascendante plus ou moins volumineuse qui peut être considérée comme une branche de bifurcation de cette veine : cette veine ascendante longe le bord postérieur du muscle demi-membraneux jusqu'au tiers supérieur de la cuisse, où elle se dirige d'arrière en avant, pour aller s'ouvrir dans la saphène interne ou dans une des divisions de cette saphène, immédiatement au dessous de son embouchure dans la fémorale. Ainsi, lorsqu'existe cette anomalie qui est très fréquente, la veine saphène externe s'ouvre à la fois et dans la veine poplitée et dans la veine fémorale par l'intermédiaire de la saphène interne.

Branches de communication entre les deux saphènes.

Rapports. La veine saphène externe, recouverte par le *fascia superficiel*, qui la sépare de la peau et du tissu adipeux sous-cutané, recouvre le nerf saphène externe, dont elle est séparée par une lame aponévrotique; elle croise deux fois ce nerf : d'abord située en dedans de ce nerf, elle lui devient externe, pour redevenir interne supérieurement.

Rapports de la veine saphène externe.

La communication de la veine saphène externe avec les veines profondes n'a lieu que derrière la malléole externe et sur le dos du pied.

Branches de communication entre la saphène externe et les veines profondes.

La saphène externe n'est pourvue que de deux valvules, dont une précède immédiatement son embouchure dans la veine poplitée.

Telles sont les veines des membres inférieurs. L'analogie qui existe entre le rameau dorsal interne du pied et la céphalique du pouce, entre le rameau dorsal externe du pied et la salvatelle du petit doigt; entre la saphène externe, d'une part, et les radiale et céphalique, d'autre part; entre la saphène interne, d'une part, et les cubitale et basilique, d'une autre part, ne saurait être révoquée en doute. Nous ne retrouvons au membre inférieur aucune branche analogue à la veine médiane.

Parallèle entre les veines superficielles des membres supérieurs et celles des membres inférieurs.

VEINES DU RACHIS.

Les *veines rachidiennes* constituent un département très important du système veineux, qui n'a été bien étudié que dans ces derniers temps.

Considérations générales sur les veines du rachis. Ces veines diffèrent, à beaucoup d'égards, des artères correspondantes, en sorte que leur description est à peine éclairée par l'étude de ces artères ; cependant, j'aurai plusieurs fois occasion, dans le cours de cet article, de signaler quelques analogies remarquables entre ces deux ordres de vaisseaux.

Les veines rachidiennes peuvent être distinguées comme les veines des membres en veines satellites des artères et en veines supplémentaires. Nous les diviserons en *extérieures au rachis* ou *superficielles*, et en *intérieures* ou *profondes*.

§ 1. VEINES RACHIDIENNES SUPERFICIELLES.

Les veines rachidiennes superficielles peuvent être subdivisées en *antérieures* et en *postérieures*.

A. *Veines rachidiennes superficielles antérieures.*

Division des veines rachidiennes superficielles. Les *veines rachidiennes superficielles antérieures* comprennent la grande veine azygos, la petite veine azygos, le tronc commun des intercostales supérieures droites, celui des intercostales supérieures gauches, les veines vertébro-lombaires et iléo-lombaires, les sacrées latérales et les sacrées moyennes; en outre, au cou, les veines cervicales ascendantes, et les veines vertébrales.

Grande veine azygos.

On a donné ce nom à une veine considérable, impaire, d'où le nom d'*azygos* (*αζυγος*, *vena sine pari*), couchée le long de la colonne vertébrale, veine qui commence à la région lombaire, et se termine à la partie supérieure du thorax, en s'ouvrant dans la veine-cave supérieure (veine *prélombo-thoracique*, Chaus.) Situation.

Son *origine* présente beaucoup de variétés : elle naît très rarement du tronc même de la veine-cave inférieure, avec laquelle elle communique d'ailleurs presque toujours par de petits rameaux. Ordinairement elle fait suite à cette série d'anastomoses qui embrassent la base des apophyses transverses lombaires et qu'on peut appeler avec quelques auteurs *veine lombaire ascendante*; quelquefois elle naît du tronc de la dernière veine vertébro-costale, ou de la première vertébro-lombaire ; on voit rarement une branche d'origine venir de la rénale ou de la capsulaire. Souvent elle naît à la fois de la lombaire ascendante, et de la première vertébro-lombaire ou de la dernière vertébro-costale. La veine azygos passe, presque immédiatement après son origine, de la cavité abdominale dans la cavité thoracique, non à travers l'ouverture aortique du diaphragme, comme on le dit généralement, mais par une ouverture qui lui est commune avec le cordon nerveux du grand sympathique, qui est étendu du dernier ganglion thoracique au premier ganglion lombaire du côté droit (1) : parvenue dans le thorax, elle se place sur la partie latérale droite du corps des vertèbres thoraciques, et, lorsqu'elle a atteint le niveau du troisième espace intercostal, c'est à dire entre la troisième et la quatrième côte, elle se recourbe en crochet, à la manière de la crosse aortique, au dessus de la bronche droite qu'elle embrasse, et vient s'ouvrir à la partie postérieure de la veine-cave supérieure, au moment où cette veine va pénétrer dans le péricarde. Origine. Variétés d'origine. Veine lombaire ascendante. Trajet. Terminaison de l'azygos.

(1) Il arrive souvent que la veine azygos ne commence qu'au niveau de la douzième vertèbre dorsale. Il est évident que, dans ce cas, elle n'est pas obligée de traverser le diaphragme.

Rapports.

Dans ce trajet, la veine azygos est accolée à la colonne vertébrale, et située dans le médiastin postérieur, à droite de l'aorte et du canal thoracique qui marche parallèlement à cette veine, au devant des artères intercostales droites, qu'elle coupe à angle droit. Son calibre, variable suivant le nombre des branches qu'elle reçoit, va croissant progressivement de bas en haut.

Valvules.

De grandes discussions ont eu lieu relativement à la question de savoir s'il existe ou non des valvules dans la veine azygos. Cette question me paraît résolue négativement.

Branches qu'elle reçoit.

La veine azygos reçoit, en avant, la *bronchique droite*, quelques veines *œsophagiennes* et *médiastines;* à droite, les huit dernières veines *vertébro-costales droites;* à gauche, la *demi-azygos* et le tronc commun des veines *intercostales supérieures gauches*, qu'on peut appeler *petite veine azygos supérieure gauche*.

La veine azygos reçoit souvent les vertébro-costales supérieures droites.

La veine azygos s'ouvrant dans la veine-cave supérieure à la hauteur du troisième espace intercostal, reçoit souvent au niveau de sa courbure, tantôt par un tronc commun, tantôt par deux ou trois branches isolées, les trois veines vertébro-costales supérieures droites, lesquelles vont quelquefois se jeter dans le tronc veineux brachio-céphalique droit, ou dans la veine-cave supérieure, au dessus de l'embouchure de l'azygos. Dans ce dernier cas, elles se dirigent verticalement en haut; dans le second, elles se dirigent presque verticalement en bas.

Des veines intercostales ou *vertébro-costales droites.*—Les veines *intercostales* ou *vertébro-costales droites* correspondent aux artères dites intercostales ou vertébro-costales, dont il importe de rappeler la disposition; nous avons vu chacune de ces artères se diviser en deux branches, 1° la branche intercostale proprement dite, destinée aux espaces intercostaux; 2° la branche spinale, qui, par un rameau dorsal, se distribue aux muscles spinaux et à la peau, par un rameau vertébral ou intra-rachidien se distribue aux vertèbres, à la moelle et à ses enveloppes. De même, les veines *vertébro-costales* sont for-

Analogie entre la distribution de ces veines et celle des artères correspondantes.

nées par la réunion des veines *spinales*, sur lesquelles nous allons revenir, et des veines intercostales. Ces deux ordres de veines se réunissent en un tronc commun, tronc vertébro-costal, qui se porte transversalement dans la gouttière que présente le corps de chaque vertèbre, reçoit pendant son trajet dans cette gouttière des veines émanées du corps des vertèbres, et se jette à angle droit dans la veine azygos.

Origine.

De la demi-azygos ou *petite azygos.* — La *petite veine azygos* (*azygos sinistra*) doit être considérée comme le tronc commun des trois, quatre ou cinq dernières veines vertébro-costales gauches : elle s'ouvre dans la grande veine azygos.

Son *origine* inférieure est aussi variable que celle de la grande veine azygos; il y a toutefois cette différence que ses communications avec la veine rénale sont beaucoup plus fréquentes. Elle se porte de bas en haut sur la partie latérale gauche de la colonne vertébrale, se rapproche de la ligne médiane, et va s'ouvrir dans la grande veine azygos à une hauteur variable suivant les sujets. Cette réunion se fait, soit dans une direction perpendiculaire, soit dans une direction oblique, derrière le canal thoracique. La petite veine azygos peut être considérée comme la branche gauche d'origine de la grande veine azygos : quelquefois cette branche gauche est extrêmement volumineuse; dans ce cas, la grande azygos se continue directement avec elle, et alors la branche droite, c'est à dire la partie inférieure de la grande veine azygos, présente un très petit calibre.

Trajet.

Branches qu'elle reçoit.

La demi-azygos reçoit à gauche les quatre ou cinq dernières veines vertébro-costales du même côté. Elle reçoit assez souvent le tronc commun des veines vertébro-costales supérieures, tronc qui mériterait le nom de *petite azygos supérieure.*

Des veines intercostales ou *vertébro-costales gauches supérieures.* — On pourrait appeler *petite azygos supérieure gauche* le tronc commun de ces veines, car il est, pour les veines intercostales supérieures de ce côté, ce qu'est la petite azygos pour les veines intercostales inférieures du même côté. Il se porte de haut en bas sur la partie latérale gauche de la co-

Tronc commun des veines vertébro-costales supérieures gauches.

lonne vertébrale, et va grossissant à mesure qu'il approche de sa terminaison, qui a lieu soit dans la demi-azygos près de son embouchure, soit directement dans la grande veine azygos. Il n'est pas rare de voir le tronc commun des veines intercostales supérieures gauches s'ouvrir à la fois par une bifurcation et dans la veine azygos et dans le tronc veineux brachio-céphalique du même côté. Dans quelques cas, il s'ouvre exclusivement dans le tronc veineux brachio-céphalique; j'ai rencontré cette dernière disposition. La petite veine azygos supérieure reçoit en outre le plus ordinairement la *veine bronchique gauche*. J'ai vu les veines diaphragmatiques supérieures gauches et les médiastines se rendre dans le tronc comme des intercostales supérieures gauches, immédiatement avant son embouchure.

Variétés anatomiques. Du reste, le nombre des veines intercostales ou vertébro-costales gauches qui concourent à la formation de la petite azygos supérieure varie depuis trois jusqu'à sept; lorsque les trois ou quatre dernières veines vertébro-costales gauches concourent seules à la former, deux ou trois veines vertébro-costales gauches vont se rendre directement dans la grande veine azygos.

Usage de la veine azygos. La grande veine azygos est destinée à recueillir le sang des veines vertébro-costales droites et gauches; sa présence est nécessitée, 1° par la disposition de la veine-cave inférieure, qui ne pouvait recevoir de veines depuis le point où elle est logée dans la gouttière du foie jusqu'à l'oreillette droite; 2° par celle de la veine-cave supérieure, qui ne pouvait non plus en recevoir dans la portion de son trajet qui est contenue dans le péricarde. **La grande azygos est une veine supplémentaire.** La grande veine azygos est donc une veine supplémentaire, analogue à quelques égards aux veines sous-cutanées des membres, un véritable canal collatéral qui supplée aux veines-caves, et reçoit toutes les veines correspondantes aux artères que fournit l'aorte dans ce long trajet. Ces réflexions s'appliquent, pour la plupart, à toutes les veines azygos (1).

(1) La veine azygos est en outre un grand moyen d'anastomose entre la veine-cave supérieure et la veine-cave inférieure.

Variétés anatomiques des veines azygos. Il serait inutile et fastidieux tout à la fois de rapporter ici toutes les variétés que présentent les veines azygos dans leur distribution. M. le professeur Breschet (1) en a décrit six. On pourrait en décrire un nombre bien plus considérable encore. Une variété très curieuse est celle-ci : la grande veine azygos occupe la ligne médiane de la colonne dorsale, et se bifurque inférieurement en deux branches égales, l'une droite et l'autre gauche, qui reçoivent les trois dernières vertébro-costales ; toutes les autres veines vertébro-costales se rendent directement au tronc de la grande azygos.

Variétés anatomiques de la grande veine azygos.

Une autre variété non moins curieuse est la suivante : il existe deux veines azygos égales et parallèles : l'une droite, qui reçoit toutes les veines intercostales droites ; l'autre gauche, qui reçoit toutes les veines intercostales gauches. Ces deux veines communiquent entre elles au niveau de la septième ou huitième vertèbre dorsale par une branche transversale très considérable.

Veines lombaires ou vertébro-lombaires.

A la région lombaire, les veines azygos ont cessé d'exister, et chaque veine vertébro-lombaire vient se rendre isolément ou par un tronc commun avec la veine vertébro-lombaire du côté opposé à la partie postérieure de la veine-cave inférieure. Il n'est pas rare de voir deux veines vertébro-lombaires d'un même côté aboutir à un tronc commun. Il n'est pas rare non plus de voir la première veine vertébro-lombaire gauche se jeter dans la veine rénale du même côté.

Veines lombaires ou vertébro-lombaires.

Les veines vertébro-lombaires présentent une disposition tout à fait étrangère à celle des artères correspondantes. C'est une série d'arcades au niveau de la base des apophyses transverses, série d'arcades qui constitue une branche ascendante désignée sous le nom de *veine lombaire ascendante*, laquelle communique en haut avec les veines azygos, en bas avec les

La veine lombaire ascendante est constituée par une série d'arcades veineuses.

(1) Voyez le bel ouvrage de ce professeur sur les veines, ouvrage que tous les anatomistes regrettent de voir inachevé.

veines iléo-lombaires : on pourrait considérer cette veine comme une ***veine azygos*** lombaire. C'est de cette série d'arcades que partent les troncs des veines vertébro-lombaires; c'est à la même série qu'aboutissent toutes les veines intrarachidiennes et les veines dorsales du rachis.

Veine azygos lombaire.

Veines iléo-lombaires, veines sacrées moyennes et sacrées latérales.

La veine iléo-lombaire représente l'artère du même nom.

La ***veine iléo-lombaire***, qui s'ouvre dans la veine iliaque primitive, présente une distribution analogue à celle de l'artère du même nom ; elle reçoit quelquefois la dernière veine vertébro-lombaire; à cette veine aboutissent constamment, 1° les grosses veines qui sortent par les deux derniers trous de conjugaison des vertèbres lombaires; 2° le rameau qui continue au devant de la 5e vertèbre lombaire la série d'arcades qu'on peut appeler ***azygos lombaire***; 3° un rameau de communication avec les veines sacrées latérales.

Les veines sacrées latérale et moyenne sont des azygos sacrées.

Les ***veines sacrée moyenne*** et ***sacrée latérale*** sont des veines ***azygos sacrées***, destinées à recevoir concurremment toutes les branches dorso-rachidiennes qui leur arrivent par les trous de conjugaison, et à les transmettre aux veines iliaques primitives.

Veine sacrée moyenne.

1° ***Veine sacrée moyenne.*** La veine sacrée moyenne naît souvent en bas par trois branches, une médiane au devant du coccyx et deux latérales et antérieures, dont la première se rend dans le plexus vésical, et les deux autres communiquent avec les veines hémorrhoïdales, et établissent par conséquent une communication remarquable entre le système veineux général et le système de la veine-porte.

Son trajet.

La veine sacrée moyenne se porte verticalement en haut, plus ou moins rapprochée de la ligne médiane, et vient s'aboucher dans la veine iliaque primitive gauche à une distance plus ou moins grande de la jonction de cette veine avec la veine iliaque primitive droite. Je l'ai vue se bifurquer supérieurement pour se rendre aux deux veines iliaques primitives.

Sa terminaison.

Chemin faisant, elle reçoit au niveau de chaque vertèbre sacrée des branches transversalement dirigées, plexiformes, qui établissent une large communication entre cette veine et les veines sacrées latérales, et qui reçoivent de grosses branches émanées du corps des vertèbres sacrées. Ces branches transversales remplacent les troncs des vertébro-costales et des vertébro-lombaires, et reçoivent comme eux les veines osseuses qui émanent du corps des vertèbres sacrées par les trous dont la face antérieure de ces os est criblée.

Branches collatérales de la veine sacrée moyenne.

2° *Veines sacrées latérales.* Les veines sacrées latérales, toujours multiples, font suite aux veines dorso-rachidiennes qui sortent par les trous de conjugaison antérieurs ; elles sont au nombre de deux de chaque côté : la supérieure, qui se rend à la veine iliaque primitive ; l'inférieure, qui forme un plexus très remarquable au niveau de la grande échancrure sciatique, et va se rendre au tronc même de la veine hypogastrique ou aux branches fessières et ischiatiques.

Veines sacrées latérales.

Veines rachidiennes superficielles de la région cervicale antérieure.

A la région cervicale antérieure, nous trouvons au niveau de chaque vertèbre des branches plexiformes transversales, remarquables surtout au niveau des première et seconde vertèbres ; ces plexus vont aboutir : 1° en partie à la veine cervicale ascendante, laquelle correspond à l'artère du même nom ; 2° surtout à la veine vertébrale qui est contenue dans le canal formé par la série des trous des apophyses transverses cervicales. Ces branches plexiformes, qui recouvrent les parties latérales des corps de toutes les vertèbres cervicales, reçoivent les veines des muscles prévertébraux, les veines articulaires et les veines osseuses antérieures du corps des vertèbres correspondantes.

Disposition plexiforme des veines cervicales.

Les veines vertébrales et les veines cervicales ascendantes peuvent donc être considérées comme les *veines azygos de la région cervicale.*

B. *Veines rachidiennes postérieures superficielles.*

Branches musculaires cutanées analogues à la distribution des artères.

Les *veines rachidiennes postérieures superficielles* naissent de la peau et des muscles des gouttières vertébrales : les unes suivent rigoureusement la direction des artères : ce sont les veines qui passent entre les muscles des gouttières vertébrales ; les autres, qui ont une disposition propre, méritent une description particulière.

Branches dorsi-spinales.

Ces veines, désignées sous le nom de *dorsi-spinales*, par Dupuytren et M. Breschet, se présentent sous l'aspect d'un réseau presque inextricable qui enlace dans ses mailles, d'autant plus multipliées que l'injection est plus parfaite, les apophyses épineuses, les lames et les apophyses transverses et articulaires des vertèbres.

Veines longitudinales médianes.

Disposition générale des branches dorsi-spinales :

Quand l'injection a bien réussi, on trouve quelquefois le long du sommet des apophyses épineuses, surtout aux régions dorsale et cervicale, des veines *longitudinales médianes*, desquelles partent les rameaux interépineux. Ceux-ci sont dirigés d'arrière en avant, de chaque côté des ligaments interépineux, qu'ils cotoient. Arrivés à la base des apophyses épineuses, ils se dirigent en dehors, au niveau de l'intervalle des lames des vertèbres, jusqu'à la base des apophyses transverses, où ils se bifurquent : l'une des branches de bifurcation est ascendante, et s'anastomose avec la branche de bifurcation descendante de la veine qui est au dessus ; l'autre branche de bifurcation est descendante, et s'anastomose de même avec la branche de bifurcation ascendante qui est au dessous. Il suit de là qu'il existe autour des apophyses transverses et des lames vertébrales, une série d'arcades qui communiquent au niveau de chaque trou de conjugaison avec les veines contenues dans l'intérieur du rachis.

A la région cervicale.

Les veines rachidiennes postérieures superficielles qui répondent à la région cervicale présentent une disposition beaucoup plus compliquée, et tout à fait plexiforme. En outre, on y remarque le plus ordinairement deux veines longitudinales ituées entre le grand complexus et le transversaire épineux, et ui me paraissent mériter une description particulière, sous le itre de *veines jugulaires postérieures*.

Veines jugulaires postérieures.

Les *veines jugulaires postérieures* naissent entre l'atlas et occipital, sortent flexueuses de l'intervalle de ces os, se portent très obliquement en bas et en dedans, et, parvenues au iveau du sommet de l'apophyse épineuse de l'axis, s'anastomosent entre elles par une branche transversale. Là, elles hangent de direction, se portent obliquement en bas et en deors, c'est à dire en sens inverse de leur direction première, mais eaucoup moins obliquement ; parvenues à la partie inférieure e la région cervicale, elles s'insinuent d'arrière en avant, ntre la septième vertèbre cervicale et la première côte, our venir s'ouvrir à la partie postérieure du tronc veineux brachio-céphalique, derrière la veine vertébrale. Les eux veines jugulaires postérieures représentent donc la forme l'un *x*.

Son développement est en raison inverse de celui de la vertébrale.

La veine jugulaire postérieure, veine qui n'existe pas toujours, parce que les branches qui la constituent restent quelquefois isolées, présente un développement qui m'a paru en aison inverse de celui de la veine vertébrale, avec laquelle elle communique, au niveau de chaque espace intertransversaire. Elle communique en haut avec les veines occipitales rofondes et mastoïdiennes, avec les veines contenues dans 'intérieur du rachis, et avec la jugulaire interne. Dans tout son trajet, elle communique largement, au niveau de chaque rou de conjugaison, et avec les veines contenues dans l'intérieur du rachis, et avec la veine vertébrale.

VEINES RACHIDIENNES PROFONDES OU VEINES INTRA-RACHIDIENNES.

Division des veines de l'intérieur du rachis.

Les *veines de l'intérieur du rachis* comprennent, 1° les veines propres de la moelle épinière ; 2° les veines intermédiaires au canal vertébral et à la dure-mère spinale, divisées en *veines* ou *plexus longitudinaux antérieurs, veines* ou *plexus longitudinaux postérieurs*, *veines* ou *plexus trans-*

verses : ces derniers établissent une communication non interrompue au niveau de chaque vertèbre, entre les veines et plexus longitudinaux antérieurs et les veines et plexus longitudinaux postérieurs.

A. Des veines intermédiaires au canal vertébral et à la dure-mère.

Avant de décrire ces veines, je crois devoir rappeler en peu de mots la disposition des artères propres aux vertèbres.

Résumé de la disposition des artères propres aux vertèbres.

Artères propres aux vertèbres. Les branches rachidiennes émanées de l'artère vertébrale au cou, des artères intercostales au dos, des artères lombaires aux lombes, des sacrées latérales à la région sacrée, pénètrent dans le canal vertébral par le trou de conjugaison correspondant, et se divisent en deux branches, l'une ascendante, l'autre descendante; la branche ascendante monte sur la partie latérale du corps de la vertèbre qui est au dessus, et s'anastomose par arcade avec la branche descendante de l'artère rachidienne qui lui est supérieure, tandis que la branche descendante s'anastomose avec la branche ascendante de l'artère qui est au dessous. Il résulte de cette anastomose une arcade à concavité dirigée en dehors, en sorte qu'il existe derrière le corps de chaque vertèbre, et sur les parties latérales de ce corps, une succession d'arcades artérielles réunies à angle. De la convexité de ces arcades, partent deux branches transversales, l'une au dessus et l'autre au dessous des trous dont est criblée la face postérieure du corps de la vertèbre. Ces branches cernent en quelque sorte cette portion cribleuse de l'os, et de tous les points du polygone artériel qu'elles représentent partent des rameaux qui pénètrent dans l'épaisseur de la vertèbre, et qui vont s'anastomoser avec les rameaux artériels qui ont pénétré le corps des vertèbres par la surface antérieure.

Les troncs de la face postérieure du corps des vertèbres donnent passage à des rameaux artériels.

La disposition des artères que je viens de rappeler donne une idée parfaite de celle des veines connues sous le nom de *veines* ou *plexus longitudinaux antérieurs*, et des *plexus transverses* qui vont de l'une à l'autre.

Veines ou *plexus longitudinaux antérieurs*, *plexus transverses*, et *veines propres du corps des vertèbres.*

Préparation. Enlever les arcs postérieurs des vertèbres, la moelle et ses enveloppes. On peut encore voir ces plexus par leur face antérieure, en enlevant avec précaution le corps des vertèbres, à l'aide d'une section faite sur leur pédicule.

Les plexus longitudinaux antérieurs, bien décrits par Chaussier, mieux décrits encore par M. Breschet, se présentent sous l'aspect de deux veines, *grandes veines longitudinales antérieures*, étendues du trou occipital à la base du coccyx, situées sur les côtés du ligament vertébral commun postérieur, et par conséquent sur les côtés de la face postérieure du corps des vertèbres, en dedans de leur pédicule. Ces veines, improprement nommées *sinus vertébraux*, communiquent entre elles au niveau de chaque vertèbre par un *plexus transverse*, situé entre le corps des vertèbres et le ligament vertébral postérieur. La partie la moins développée de ces plexus longitudinaux correspond à la région cervicale et à la région sacrée. Il est probable qu'à la région cervicale ils sont remplacés par les veines vertébrales.

Plexus longitudinaux antérieurs.

Plexus transverses.

Vainement voudrait-on considérer ces plexus longitudinaux antérieurs comme des veines ayant une origine, un trajet et une terminaison ; la disposition des artères du rachis précédemment exposée leur est applicable de tous points, c'est à dire que ces plexus sont constitués par une succession d'arcades plexiformes, embrassant les pédicules de chaque vertèbre, arcades dont la concavité est en dehors, la convexité en dedans, dont les extrémités anastomotiques sont au niveau des trous de conjugaison, où elles communiquent avec les branches de l'extérieur du rachis, et vont concourir à la formation des veines vertébro-lombaires, vertébro-dorsales, et par conséquent des veines azygos. De la convexité de chaque arcade plexiforme part un plexus transverse qui va de l'arcade droite à l'arcade gauche, et de même que nous avons vu les artères transverses étendues d'une arcade

Ce ne sont point des veines.

C'est une succession d'arcades plexiformes.

Rapports entre la distribution des artères et celle des veines du rachis.

artérielle à l'autre et fournir des vaisseaux au corps des vertèbres, de même les plexus transverses reçoivent les veines qui émanent du corps de chaque vertèbre.

On comprend, d'après cette disposition, pourquoi les veines ou plexus longitudinaux antérieurs présentent ici des renflements, là des rétrécissements. Quant aux interruptions rares, représentées par M. Breschet, je pense qu'elles sont du fait de l'injection, dont les résultats sont si variables suivant les sujets.

Les plexus longitudinaux ne sont pas des sinus.

Les veines ou plexus longitudinaux antérieurs ne méritent pas le nom de sinus, car elles ne sont point contenues dans une gaîne fibreuse, comme les veines de la dure-mère : en outre, ces veines ne sont pas réduites à la membrane interne. Malgré leur extrême ténuité, on peut y reconnaître une membrane externe, et le ligament vertébral commun postérieur ne les recouvre pas en arrière. La dénomination de sinus ne doit pas mieux s'appliquer aux plexus transverses, bien qu'ils soient situés entre le corps des vertèbres et le ligament vertébral commun postérieur, car ce ligament ne fait que les recouvrir sans leur fournir de gaîne.

Les plexus transverses ne sont pas des sinus.

Veines propres du corps des vertèbres.

Des veines propres du corps des vertèbres. Les trous qui existent à la face postérieure du corps de chaque vertèbre, et dont le calibre est généralement en rapport avec le volume de la vertèbre, sont en grande partie destinés aux veines propres du corps de ces os : les artères beaucoup plus ténues, qui pénètrent par les mêmes trous, n'occupent qu'une très petite partie du calibre de ces trous. Ces veines appartiennent au système des canaux veineux des os dont nous avons déjà parlé à l'occasion des os du crâne. Elles ont été parfaitement figurées et décrites dans leurs principales variétés par M. Breschet. Les canaux veineux, plus développés chez les vieillards que chez les jeunes sujets, occupent la partie moyenne du corps de la vertèbre : ils marchent toujours parallèlement aux faces supérieure et inférieure de l'os ; ils naissent de tous les points de la circonférence de la vertèbre, communiquent

Description des canaux veineux du corps des vertèbres.

avec les veines qui ont pénétré par les trous de la face antérieure de l'os, et convergent vers le trou principal ou vers les trous de la face postérieure. Souvent, ces canaux se rendent à un canal demi-circulaire creusé au centre de la vertèbre, à convexité antérieure, de la concavité duquel part un canal veineux, qui s'ouvre directement dans le plexus transverse. C'est à l'extrémité du canal demi-circulaire que viennent aboutir les veines latérales de la vertèbre. Les veines contenues dans les canaux veineux des vertèbres sont réduites à la membrane interne, comme les canaux veineux du crâne.

Variétés dans la disposition des canaux veineux.

L'office des plexus transverses est donc de recueillir le sang qui émane des corps des vertères, et de le transmettre aux plexus longitudinaux antérieurs.

Des veines ou *plexus rachidiens postérieurs, des plexus transverses postérieurs et des plexus transverses latéraux.*

Situation des plexus rachidiens postérieurs.

Beaucoup moins considérables que les antérieurs, les *plexus rachidiens postérieurs* sont placés de chaque côté entre les lames des vertèbres et les ligaments jaunes d'une part, et la dure-mère spinale d'autre part. Il est rare que les injections les pénètrent dans toute la longueur du rachis; et c'est pour cela qu'ils paraissent quelquefois limités à la région dorsale. Ces plexus communiquent entre eux au niveau de chaque vertèbre à l'aide de *plexus transverses postérieurs* ou de simples veines transverses. Ils communiquent avec les plexus longitudinaux antérieurs par de petits *plexus transverses latéraux*, dirigés d'arrière en avant. Il suit de là que les veines de l'intérieur du rachis, qui sont extérieures aux enveloppes de la moelle, sont constituées par quatre plexus longitudinaux, coupés au niveau de chaque vertèbre par un plexus circulaire.

Plexus transverses qui font communiquer ces plexus entre eux et avec les plexus longitudinaux antérieurs.

On pourrait, à la rigueur, admettre quelque analogie entre les sinus du crâne et les plexus rachidiens; analogie qui n'avait point échappé à l'esprit investigateur des anciens, comme semble l'indiquer la dénomination de sinus, qu'ils avaient appliquée à la fois aux veines du crâne et à celles du rachis.

Analogie entre les sinus du crâne et les plexus rachidiens.

Ainsi, au crâne nous trouvons des *sinus longitudinaux*, c'est à dire dirigés d'avant en arrière. Ce sont, d'une part, le sinus longitudinal supérieur, le sinus droit, les sinus occipitaux ; d'une autre part, les sinus pétreux supérieurs et inférieurs, les sinus caverneux et les sinus latéraux. Les premiers représentent les plexus rachidiens postérieurs ; les derniers représentent les plexus rachidiens antérieurs.

Au crâne, nous trouvons des *sinus transverses*, savoir les sinus transverses, les sinus occipitaux transverses, les sinus coronaires, lesquels représentent parfaitement les plexus transverses étendus d'un plexus rachidien antérieur à l'autre. On trouve quelquefois dans la gouttière basilaire de l'occipital deux ou trois plexus veineux transverses.

Enfin, ne pourrait-on pas comparer aux veines extérieures du rachis les veines occipitales, frontales, temporales : le trou déchiré postérieur et la fente sphénoïdale que nous avons considérés (*Voyez* OSTÉOLOGIE) comme les représentants des trous de conjugaison, n'établissent-ils pas entre les veines intérieures et les veines extérieures du crâne une communication analogue à celle qu'établissent les trous de conjugaison rachidiens entre les veines extérieures et les veines intérieures du rachis.

Communication entre les veines intra-rachidiennes et les veines extra-rachidiennes.

Les veines rachidiennes profondes antérieures et postérieures communiquent au niveau des trous de conjugaison par des voies si larges avec les veines extérieures du rachis que la circulation ne saurait y être troublée par suite d'un obstacle même considérable. J'ai dit ailleurs (*Voyez* OSTÉOLOGIE, VERTÈBRES) que le diamètre des trous de conjugaison était en rapport, non avec le volume des ganglions des nerfs spinaux, mais bien avec le développement des veines qui établissent une communication entre l'extérieur et l'intérieur du rachis.

B. Des veines propres à la moelle, ou des veines médullaires.

Veines médullaires.

Si l'on étudie la pie-mère rachidienne, même en l'absence de toute injection, chez un individu qui a péri de mort violente, par exemple chez un enfant nouveau-né frappé d'asphyxie ou d'apoplexie, on voit toute la surface de la pie-mère recouverte de veines extrêmement flexueuses, lesquelles sortent de la moelle par le sillon médian postérieur. De ce réseau veineux, qui est disséminé sur toute la surface de la moelle, partent, au niveau de chaque paire de nerfs, de petites veines qui marchent directement entre ces nerfs, gagnent avec eux les trous de conjugaison, sont reçues dans le canal fibreux que leur fournit la dure-mère, et au sortir de ce canal vont se jeter dans les veines considérables qui occupent les trous de conjugaison.

Elles émargent de la moelle par le sillon médian postérieur.

Trajet de ces veines.

Il y a donc entre les veines et les artères propres de la moelle cette différence que les veines sont aussi multipliées que les paires de nerfs rachidiens, tandis que les artères, moins nombreuses, pénètrent dans le rachis de distance en distance par les canaux fibreux de la dure-mère, au fur et à mesure que s'épuisent les artères précédentes. Du reste, de même que pour les artères, les veines connues sous le nom de *spinales antérieures et postérieures* peuvent être considérées comme les veines de la partie supérieure de la moelle, et non point comme les vaisseaux destinés à fournir à toute la longueur de l'organe.

Différences entre les veines et les artères de la moelle.

Considérations générales sur les veines du rachis.

Telles sont les veines du rachis, qu'on peut considérer, par rapport à la circulation générale, comme établissant une communication non interrompue entre les veines de toutes les parties du tronc : en sorte qu'on peut supposer l'une des veines-caves oblitérée, sans que pour cela la circulation veineuse soit interceptée. La grande veine azygos elle-même, qui est généralement regardée comme étant la principale voie de communication entre les deux veines-caves, n'est pas nécessaire, vu la présence des plexus rachidiens antérieurs et postérieurs. C'est ainsi que j'ai vu tantôt la veine-cave inférieure, tantôt la veine-cave supérieure oblitérées sans augmentation visible de calibre de la veine azygos, et, ce qui surprendra peut-être,

Les veines du rachis établissent une communication entre les veines de toutes les parties du tronc.

sans œdème, soit des membres supérieurs, soit des membres inférieurs.

Ce qui se passe dans l'oblitération de la veine cave ascendante.

Supposons un obstacle dans la veine-cave ascendante, depuis l'insertion des veines hépatiques jusqu'aux veines rénales. Le sang reflue par les veines vertébro-lombaires dans les plexus du canal rachidien ; par ces plexus, il remonte dans les veines vertébro-costales, par ces veines dans les veines azygos, et par ces dernières dans la veine-cave supérieure.

Des veines jugulaires.

Si toutes les veines jugulaires étaient oblitérées, la circulation veineuse de la tête n'en persisterait pas moins, et cela par l'entremise de la colonne rachidienne. Chez un chien, j'ai lié les deux veines jugulaires externes. L'animal n'a donné aucun signe de congestion cérébrale ; à l'ouverture, je n'ai pas trouvé que les veinules qui accompagnent les artères carotides, et qui sont, chez ces animaux, à l'état rudimentaire, eussent augmenté de volume. Evidemment, dans ce cas, la circulation s'était maintenue à l'aide des veines du rachis.

VAISSEAUX LYMPHATIQUES.

CONSIDÉRATIONS GÉNÉRALES.

On donne le nom de *lymphatiques* à des vaisseaux transparents, valvuleux, charriant en général de la lymphe ou du chyle, traversant de petits corps arrondis, glanduliformes, qu'on appelle *ganglions lymphatiques*, et aboutissant tous au système veineux, dont ils peuvent être considérés comme une dépendance. **Définition.**

Ces vaisseaux ont longtemps échappé, par leur ténuité et par leur transparence, aux investigations des anatomistes. Le canal thoracique, entrevu par les anciens, fut découvert en 1565 par Eustachi. Un heureux hasard fit découvrir en 1622 les vaisseaux chylifères, à Gaspard Azelli, qui, en cherchant toute autre chose, rencontra des vaisseaux pleins de chyle. Pecquet découvrit, en 1641, le réservoir du chyle, et montra que les vaisseaux lactés se rendaient, non pas au foie, comme le croyait Azelli avec tous les anatomistes de son temps, mais au canal thoracique. **Découverte : 1° Des vaisseaux lactés;**

Rudbeck, Thomas Bartholin et Jolyff se disputent la gloire d'avoir découvert les vaisseaux lympathiques autres que les chylifères. **2° Des vaisseaux lymphatiques proprement dits.**

Mascagni a consacré une grande partie de sa vie à l'étude de ce système, et son ouvrage, orné de planches magnifiques, est un monument scientifique qui doit servir de modèle à tous ceux qui s'occupent de travaux d'anatomie. Enfin, dans ces derniers temps, MM. Fohman, Lauth, Lippi, Panizza, Rossi, ont éclairé des points importants de l'anatomie de ce système.

Identité des vaisseaux lactés et des vaisseaux lymphatiques.

On a longtemps séparé dans la description les vaisseaux lactés, c'est à dire les vaisseaux lymphatiques qui contiennent du chyle, des vaisseaux lymphatiques proprement dits, c'est à dire des vaisseaux qui contiennent de la lymphe. Cette distinction ne saurait être maintenue sous le point de vue anatomique, à raison de l'identité parfaite qui existe sous ce rapport entre ces deux ordres de vaisseaux.

Analogies entre les veines et les lymphatiques.

Le système lymphatique présente de nombreuses analogies avec le système veineux ; il présente aussi des différences non moins remarquables.

De même que le système veineux, il consiste dans un ensemble de vaisseaux afférents ou convergents, vaisseaux centripètes qui naissent de toutes les parties du corps, et qui se rendent de la périphérie au centre.

De même que les veines, les vaisseaux lymphatiques se divisent en deux couches : l'une *sous-cutanée*, qui accompagne en général les veines superficielles des membres ; l'autre *profonde*, qui accompagne les artères et les veines profondes : de même que les veines, les vaisseaux lymphatiques sont pourvus de valvules.

Différences.

Les vaisseaux lymphatiques diffèrent des veines : 1° par leur abord à des ganglions qui coupent le trajet de ces vaisseaux d'espace en espace ; 2° par la coordination de ces vaisseaux, qui ne se réunissent pas successivement en branches, en troncs, qui n'augmentent nullement de calibre depuis leur origine jusqu'à leur terminaison, et qui, tout en communiquant les uns avec les autres par de nombreuses anastomoses, marchent, pour ainsi dire, d'une manière indépendante ; 3° enfin, le sang qui circule dans les veines est encore, quoique d'une manière éloignée, sous l'influence du cœur ; tandis que la circulation de la lymphe est exclusivement sous l'influence des parois des vaisseaux lymphatiques.

Nous ferons précéder la description des vaisseaux lymphatiques en particulier de quelques considérations générales sur l'origine, sur le trajet et sur la terminaison de ces vaisseaux.

Origine des vaisseaux lymphatiques.

L'*origine* des vaisseaux lymphatiques, comme tout ce qui tient à la constitution intime de nos tissus, est encore une question anatomique entièrement neuve (1).

Origine des vaisseaux lymphatiques.

On a dit que les vaisseaux lymphatiques se continuaient avec les artères, en sorte que, dans cette supposition, les artères se continueraient avec deux ordres de vaisseaux : d'une part, avec les lymphatiques qui ramèneraient le sérum ; d'une autre part, avec les veines qui ramèneraient le cruor. La continuité des artères avec les vaisseaux lymphatiques a été admise d'après cette observation, que les matières injectées dans les artères passaient quelquefois dans les lymphatiques. J'ai vu plusieurs fois ce passage s'effectuer dans des injections pratiquées dans la rate et le foie ; mais c'était dans des cas où la matière à injection était poussée avec une très grande force et d'une manière continue ; en sorte qu'il serait possible, comme le pensent Hunter, Monro et Meckel, que, dans ces cas, il y ait eu rupture de quelques vaisseaux et épanchement de la matière injectée ; à moins qu'on admette, ce qui est plus probable, une transsudation par les pores des tissus. Les observations microscopiques démontrent de la manière la plus positive la continuité des artères avec les veines : aucun fait positif n'a démontré la continuité des artères avec les vaisseaux lymphatiques.

Hypothèses à ce sujet.

Ce qu'il faut penser de l'injection des lymphatiques par les artères et par les veines.

L'origine des vaisseaux lymphatiques ne peut être démontrée anatomiquement que sur les surfaces libres, sur les muqueuses, la peau, les séreuses, les synoviales, la membrane

L'origine des vaisseaux lymphatiques ne peut être démontrée anatomiquement que sur les surfaces libres.

(1) Les vaisseaux lymphatiques naissent-ils dans toutes les parties du corps ? L'absorption s'exerce, il est vrai, dans toutes les parties du corps, car elle est un élément du mouvement nutritif ; mais les expériences des physiologistes modernes, et plus particulièrement celles de M. Magendie, ayant réhabilité les veines dans leurs fonctions absorbantes, qui leur avaient été déniées depuis la découverte des vaisseaux lymphatiques, l'existence de l'absorption dans un point n'y prouve pas nécessairement la présence de ce genre de vaisseaux.

interne des veines et des artères, en sorte que, dans l'état actuel de la science, on pourrait soutenir cette proposition, que *les vaisseaux lymphatiques appartiennent exclusivement à toutes les surfaces libres.*

Tous les vaisseaux lymphatiques naissent par un réseau d'une excessive ténuité.

Tous les vaisseaux lymphatiques naissent par un réseau d'une ténuité telle que la surface injectée à l'aide du mercure est convertie en une lamelle argentée.

Preuves de l'existence du réseau lymphatique sur toutes les surfaces libres.

Il y a dix-sept ans environ (en 1826), qu'ayant piqué au hasard avec un tube à injection lymphatique rempli de mercure la membrane pituitaire d'un veau, je vis avec étonnement cette surface se recouvrir d'une pellicule argentée; je répétai cette expérience un grand nombre de fois, et je constatai, 1° que cette pellicule n'était pas une extravasation, car le mercure filait suivant des lignes bien déterminées en formant des réseaux de divers ordres; 2° que pour réussir dans cette expérience, il fallait piquer la membrane très superficiellement, faute de quoi le mercure filait dans les réseaux veineux adjacents; 3° qu'il n'y avait aucune communication entre ce réseau veineux et le réseau plus superficiel que je soupçonnais de nature lymphatique: car il représentait exactement le réseau du péritoine injecté au niveau du foie. Je constatai la même disposition pour la peau, les muqueuses linguale, buccale, vaginale, pour la conjonctive, et enfin pour la membrane muqueuse utérine d'une truie qui venait de mettre bas; je montrai ce réseau lymphatique de la pituitaire à plusieurs de mes leçons, et lorsque j'ai, dans ces derniers temps, repris mes travaux pour cet ouvrage, j'ai pu constater: 1° l'existence de ce réseau sur toutes les surfaces libres; 2° sa communication avec les vaisseaux lymphatiques, et la possibilité d'injecter ces vaisseaux et les ganglions par la piqûre très superficielle des surfaces membraneuses (1). Qu'il me soit permis de dire que

(1) Ces préparations ont été faites sous ma direction avec un rare talent et un zèle au dessus de tout éloge, par M. Bonamy, mon préparateur particulier. C'est d'après le même procédé que, dans le dernier concours pour la place de chef des

je ne connais que depuis peu de temps et postérieurement à mes recherches le bel ouvrage de M. Panizza, de Pavie, sur les vaisseaux lymphatiques du testicule, *Osservazioni antropo-zootomi, fisiologiche,* 1830, et le dernier mémoire très important de M. Fohman, *Mémoire sur les vaisseaux lymphatiques de la peau, des membranes muqueuses, séreuses, du tissu nerveux et des muscles,* 1833.

Origine des vaisseaux lymphatiques des membranes muqueuses.

Origine des vaisseaux lymphatiques des membranes muqueuses. Les villosités intestinales sont creusées à leur centre d'une cavité (*ampoule de Lieberkuhn*) que j'ai vue remplie de matière tuberculeuse dans un cas particulier (1). Cependant je n'ai pas pu découvrir d'orifice béant au sommet de cette villosité. Indépendamment de ces cavités villeuses, qui sont propres au système des vaisseaux lactés, la pellicule mince, non injectable, des membranes muqueuses, piquée avec précaution et très superficiellement, avec un tube à injection mercurielle, se transforme en une pellicule argentée. M. Panizza et M. Fohman ont constaté que la membrane qui revêt le gland présente deux ordres de réseaux lymphatiques, l'un superficiel, l'autre profond ; M. Fohman a fait représenter dans de très bonnes planches le réseau lymphatique muqueux du gland, de la vessie, du canal de l'urèthre, de la trachée, des bronches, de l'œsophage, de l'estomac, de l'iléon et du colon. Ce réseau est tellement superficiel qu'il semble que le mercure soit à nu : il ne communique nullement avec les artères et les veines ; mais il communique très bien avec les vaisseaux lymphatiques. Il a été parfaitement figuré par Mascagni : il recouvre, suivant cet anatomiste, toutes les villosités intestinales qu'il enveloppe, comme dans une gaîne, et ne paraît avoir aucune embouchure à l'extérieur.

Le réseau lymphatique muqueux ne communique nullement avec les veines.

Origine des vaisseaux lymphatiques de la peau. Les ou-

travaux anotomiques, messieurs les compétiteurs sont parvenus à injecter admirablement les vaisseaux lymphatiques de la tête et du cou.

(1) *Anat pathol. du corps humain* avec planches, liv. II.

Origine des vaisseaux lymphatiques de la peau.

vertures ou pores, si faciles à apercevoir à la loupe, dont est criblée la surface de la peau, et par lesquels on voit suinter les gouttelettes de la sueur, sont-elles en même temps affectées à la perspiration et à l'absorption? ou bien y a-t-il des ouvertures distinctes pour l'une et pour l'autre de ces fonctions? ou bien enfin ces ouvertures sont-elles étrangères aux vaisseaux absorbants?

Réseau lymphatique de la peau.

Par ce réseau, on injecte les vaisseaux lymphatiques et les ganglions auxquels ils se rendent.

Si on pique très superficiellement la peau, de manière que le tube à injection soit enfoncé immédiatement au dessous de l'épiderme, on voit le mercure filer avec la plus grande rapidité dans de très petits vaisseaux, qui constituent bientôt une trame aréolaire argentée, identiquement la même que celle que nous avons décrite pour les membranes muqueuses; de cette trame partent des vaisseaux lymphatiques cutanés, qui s'injectent jusqu'aux ganglions voisins, et même au delà de ces ganglions. Pour le succès de cette expérience, il importe que la peau qu'on veut injecter soit plongée dans l'eau tiède. Cette injection réussit beaucoup plus complètement chez l'enfant nouveau-né qu'à tout autre âge de la vie. En injectant le réseau lymphatique de la plante du pied chez un enfant nouveau-né, on peut très facilement injecter le plus grand nombre des vaisseaux lymphatiques du membre inférieur; le mercure traverse sans déchirure les ganglions lymphatiques de l'aine et du bassin, remplit les vaisseaux lymphatiques qui émergent de ces ganglions, arrive jusqu'au canal thoracique qu'il remplit complètement, et tombe dans les veines sous-clavières.

Inutilité des expériences sur les animaux vivants.

J'ai voulu surprendre, en quelque sorte, dans les vaisseaux lymphatiques de la peau, le mercure absorbé à la suite de frictions mercurielles: pour cela, j'ai soumis à des frictions de ce genre deux chiens que je faisais graisser d'onguent mercuriel matin et soir, et dont, pour rendre l'absorption plus complète, j'enveloppais le tronc d'une espèce de chemise de peau. Ces animaux succombèrent au bout de huit jours avec une gangrène des gencives; mais je n'ai trouvé nulle part le moindre vestige de mercure, bien que des frictions aient été pratiquées jusqu'au moment de leur mort.

Réseau lymphatique des séreuses.

Origine des vaisseaux lymphatiques des membranes séreuses et synoviales. Les mêmes résultats sont obtenus par l'injection des membranes séreuses et synoviales. On a coutume de piquer la partie du péritoine qui revêt le foie, pour donner un exemple du réseau lymphatique séreux, parce que sur cet organe la membrane séreuse est dans un état de tension et d'adhérence qui rend l'injection plus facile. On peut obtenir le même résultat sur la plèvre costale et pulmonaire, sur la tunique vaginale, sur l'arachnoïde pariétale, difficilement et partiellement sur l'arachnoïde viscérale qui n'est pas dans les mêmes conditions de tension et de résistance, etc.

Des synoviales.

Les *synoviales* s'injectent avec la même facilité, soit au voisinage des cartilages, où elles sont plus tendues que dans les autres points, soit sur les ligaments auxquels elles adhèrent.

Réseau lymphatique de la membrane interne des veines et des artères.

Origine des vaisseaux lymphatiques de la membrane interne des veines et des artères. Nous n'avons encore pu obtenir que partiellement le réseau lymphatique de la membrane interne des veines et des artères, mais l'analogie entre les membranes séreuses et la membrane interne de ces vaisseaux est telle, que je ne doute nullement de l'identité des résultats sous le rapport du réseau lymphatique. J'ai d'ailleurs rencontré les vaisseaux lymphatiques propres de l'aorte injectés de sang dans plusieurs cas d'altération des parois de cette artère.

L'origine des vaisseaux lymphatiques du tissu cellulaire libre n'a pas pu être démontrée.

Origine des vaisseaux lymphatiques dans le tissu cellulaire libre. Pour rendre cette origine manifeste, j'ai injecté des liquides colorés, tels que de l'encre, dans le tissu cellulaire sous-cutané et inter-musculaire de plusieurs animaux, et j'ai trouvé les vaisseaux lymphatiques et les ganglions correspondants colorés d'un noir de jais. J'ai fait un grand nombre d'expériences pour provoquer l'absorption du mercure en l'injectant, soit dans le tissu cellulaire, soit dans une cavité séreuse; mais le mercure métallique a toujours agi comme un corps étranger qui a déterminé mécaniquement une inflammation plus ou moins considérable, et jamais comme un corps susceptible d'absorption.

La présence du pus dans les vaisseaux lymphatiques n'est pas une preuve de l'absorption de ce liquide.

J'ai trouvé du pus dans les vaisseaux lymphatiques superficiels et profonds, et dans les ganglions lymphatiques de l'aine, à la suite d'érysipèles phlegmoneux, et de phlegmons érysipélateux de la jambe; j'en ai plus fréquemment encore trouvé dans les vaisseaux lymphatiques de l'utérus et des ovaires; mais il n'est nullement démontré que la présence de ce pus soit le résultat de l'absorption : il est plus probable qu'elle est le produit de l'inflammation de ces vaisseaux lymphatiques eux-mêmes.

Bien qu'il soit impossible de démontrer anatomiquement la présence des vaisseaux lymphatiques dans le tissu cellulaire libre, il est vraisemblable que ce tissu, comme d'ailleurs les membranes séreuses avec lesquelles le tissu cellulaire a tant d'analogie, est formé par ce genre de vaisseaux. Mascagni disait que tous les tissus blancs étaient constitués par des vaisseaux lymphatiques, que le système lymphatique était la trame du corps des animaux.

D'après ce qui précède, on peut établir qu'à l'exception des vaisseaux lactés qui s'ouvrent probablement au sommet des villosités, les vaisseaux lymphatiques des surfaces libres naissent partout à l'aide de réseaux excessivement déliés; M. Fohman pense que tous les vaisseaux lymphatiques naissent par des plexus sans orifice, et, s'il en était ainsi, l'absorption devrait s'effectuer par une sorte de porosité capillaire.

Quant aux réseaux lymphatiques qui existeraient dans le tissu nerveux, le tissu musculaire, les glandes, les tissus fibreux, cartilagineux et osseux, je n'ai pu les découvrir.

Trajet des vaisseaux lymphatiques.

Radicules lymphatiques.

Division des vaisseaux lymphatiques en superficiels et en profonds.

Du réseau qui constitue l'origine des vaisseaux lymphatiques partent les *radicules lymphatiques*, qui se divisent pour tous les organes en deux ordres distincts : les vaisseaux *profonds* et les vaisseaux *superficiels*. Les premiers s'accolent dans leur trajet aux vaisseaux profonds de l'organe; les autres suivent les veines superficielles dans les parties qui en sont pourvues. Dans ceux des organes qui sont pourvus de membranes séreuses, les premières radicules des vaisseaux lymphatiques superficiels paraissent contenues dans l'épaisseur de ces membranes, dont elles se détachent pour leur devenir subjacentes lorsqu'elles ont acquis un certain calibre. Ces vaisseaux lymphatiques marchent parallèlement, communiquent entre eux assez fréquemment par des bifurcations dont les branches se réunissent à angle aigu avec les vaisseaux voisins, mais ne convergent point les uns vers les autres, et ne se réunissent pas successivement, à la manière des veines, en rameaux de moins en moins nombreux et de plus en plus volumineux; aussi leur augmentation de calibre n'est-elle pas progressive; on pourrait même dire qu'ils parcourent leur trajet sans accroissement ni diminution notable de calibre. Il n'est pas rare de voir un vaisseau lymphatique se diviser en deux branches qui marchent ensuite indépendantes l'une de l'autre et vont chacune en particulier à leur destination (1).

Communication des vaisseaux lymphatiques entre eux.

Les vaisseaux lymphatiques n'augmentent pas de calibre.

Leur *direction* est très légèrement flexueuse, mais toujours verticale.

Direction.

Anastomoses. On ne trouve point, pour les vaisseaux lymphatiques, ces anastomoses si nombreuses, si importantes, qui jouent un si grand rôle dans l'histoire des artères et des veines. On ne rencontre ici qu'un seul mode d'anastomose; il a lieu de la manière suivante : un vaisseau lymphatique, après un certain trajet, se bifurque en deux branches égales qui se séparent à angle très aigu : chacune de ces branches de bifurcation s'anastomose avec un vaisseau lymphatique du voisinage, lequel communique lui-même, soit par bifurcation, soit directement, avec tel ou tel des vaisseaux lymphatiques qui marchent à côté de lui. C'est au moyen de cette dis-

Anastomoses.

Uniformité des anastomoses.

(1) Bien que les vaisseaux lymphatiques décrivent généralement un trajet vertical, il n'est pas rare de les voir décrire des inflexions très prononcées. J'ai vu un vaisseau lymphatique du membre supérieur naître d'un autre vaisseau lymphatique, se porter de bas en haut d'abord, puis de haut en bas, et enfin de bas en haut, de manière à décrire un *S* italique très considérable.

position qu'on explique comment, par l'injection d'un seul vaisseau lymphatique, on remplit un certain groupe de ces vaisseaux. Il n'est pas rare de voir un vaisseau lymphatique se diviser en deux branches qui se réunissent entre elles après un certain trajet.

Ganglions lymphatiques.

Les vaisseaux lymphatiques rencontrent, dans leur trajet, de petits *corps gangliformes, glandes conglobées* des anciens, appelés aujourd'hui *ganglions lymphatiques* d'après l'analogie que Sœmmering a établie entre ces renflements et les ganglions nerveux : ces ganglions sont des espèces de confluents où se portent un certain nombre de vaisseaux, et où ils se perdent en quelque sorte, pour se reconstituer ensuite. On appelle *vaisseaux lymphatiques afférents* les vaisseaux lymphatiques qui abordent à un ganglion, et *vaisseaux lymphatiques efférents* ceux qui en sortent.

Vaisseaux lymphatiques afférents et efférents.

Tous les vaisseaux lymphatiques traversent-ils des ganglions?

Tous les vaisseaux lymphatiques traversent-ils nécessairement un ou plusieurs ganglions lymphatiques? Mascagni a soutenu avec avantage cette opinion contre Hewson et autres, qui prétendaient avoir trouvé des vaisseaux lymphatiques se rendant directement au canal thoracique. Il affirme avoir toujours vu des vaisseaux lymphatiques traverser un ou plusieurs ganglions. Quant à la preuve tirée du défaut d'hydropisie dans les engorgements des ganglions lymphatiques, Mascagni l'explique par les fréquentes anastomoses des vaisseaux lymphatiques entre eux, anastomoses d'où il résulte que ces vaisseaux communiquent avec plusieurs séries de ganglions dont quelques uns sont situés à de très grandes distances.

C'est dans l'épaisseur des ganglions qu'ont lieu les anastomoses les plus multipliées des vaisseaux lymphatiques : ainsi en injectant les vaisseaux afférents d'un ganglion, on voit le mercure sortir par les vaisseaux efférents du même ganglion. Il arrive souvent que pendant l'injection d'un ganglion lymphatique le mercure passe non seulement dans les vaisseaux efférents, mais même dans les vaisseaux afférents qui se portent au même ganglion. Il n'est même pas rare de voir le mercure remplir, soit les vaisseaux afférents, soit les vaisseaux efférents qui se rendent aux ganglions voisins, en sorte qu'il suffit d'injecter un vaisseau lymphatique pour voir se remplir un nombre plus ou moins considérable de vaisseaux lymphatiques et de ganglions du voisinage (1).

Capacité des vaisseaux lymphatiques.

Capacité des vaisseaux lymphatiques. Les vaisseaux lymphatiques, ordinairement si ténus qu'ils échappent à l'œil de l'observateur, sont remarquables par le développement qu'ils peuvent acquérir. Ainsi, dans une pièce que m'a présentée M. Amussat, j'ai vu des vaisseaux lymphatiques de l'aine gros comme le pouce; chez les femmes mortes à la suite de péritonite puerpérale, j'ai trouvé, 1° les vaisseaux lymphatiques qui rampent sous le péritoine de l'utérus et dans l'épaisseur des couches superficielles de cet organe; 2° les vaisseaux lymphatiques ovariens, ceux qui occupent l'épaisseur des ligaments larges du volume d'une plume d'oie, et même plus considérables encore, avec des renflements et des rétrécissements alternatifs, en sorte qu'au premier abord on aurait pu croire que chacune de ces ampoules purulentes constituait un véritable abcès (2). On a cherché à établir un rapport entre la capacité totale du système lymphatique et la capacité totale du sytème veineux et du système artériel; mais tout ce qu'on a dit sur ces rapports de capacité n'est fondé sur aucun fait positif. Je ferai d'ailleurs observer que nous ne connaissons probablement qu'une partie des vaisseaux lymphatiques.

Terminaison des vaisseaux lymphatiques.

Suivant les idées généralement reçues, tous les vaisseaux lymphatiques se rendent en définitive à deux troncs, le *canal thoracique* et la *grande veine lymphatique droite*; celle-ci

(1) Il y a beaucoup de variétés à cet égard, ce qui tient peut-être moins à des variétés anatomiques qu'à un état morbide des ganglions lymphatiques. Règle générale, tout ganglion induré est impropre à l'injection.

(2) Voyez *Anatomie pathologique du corps humain*, avec planches, liv. XIII

Terminaison des vaisseaux lymphatiques dans le canal thoracique et dans la grande veine lymphatique droite.

recevant la lymphe du membre supérieur droit, de la moitié droite de la tête, du cou et du thorax; le canal thoracique étant l'aboutissant des vaisseaux lymphatiques de toutes les autres parties du corps. A ces deux troncs viennent se rendre successivement les vaisseaux lymphatiques à la manière des barbes d'une plume sur leur tige commune : ces deux troncs s'ouvrent eux-mêmes, savoir, le canal thoracique dans la veine sous-clavière gauche, à l'angle de réunion de cette veine avec la jugulaire interne, la grande veine lymphatique dans la sous-clavière droite; d'où il résulte que le système lymphatique peut être considéré comme un appendice du système veineux.

Mais le canal thoracique et la grande veine thoracique droite sont-ils, malgré leur petit calibre, les seules terminaisons de tout système lymphatique? Cette question est liée à cette autre question : les vaisseaux lymphatiques sont-ils les agents exclusifs de l'absorption, ou bien partagent-ils cette fonction avec les veines ?

Mascagni semblait avoir établi sur des fondements inébranlables le fait de l'absorption par les vaisseaux lymphatiques à l'exclusion des veines, lorsque MM. Magendie (1) et Delille, en France, Tiedemann et Gmelin, en Allemagne, Flandrin et Emmert, en Angleterre, appuyés sur des expériences ingénieuses, ont réhabilité les veines dans leurs fonctions absorbantes, et ont provoqué de nouvelles recherches de la part des anatomistes.

M. Fohman, en 1820 et en 1821, M. Lauth, en 1824, M. Lippi, en 1825, ont répondu à cet appel : ils revendiquent exclusivement les phénomènes de l'absorption en faveur des vaisseaux lymphatiques, en s'appuyant sur des raisonnements et sur des faits.

(1) Il est démontré, dit M. Magendie, que les vaisseaux lactés absorbent le chyle; il est démontré que les veines intestinales absorbent les autres substances. Il est démontré que les veines sont les organes absorbants dans les autres parties du corps. Il n'est pas démontré que les vaisseaux lymphatiques absorbent. D'une autre part, quelques auteurs ont dit que les veines n'absorbent que lorsque le système lymphatique est malade.

MM. Fohman et Lauth admettent, indépendamment du mode de terminaison généralement indiqué, deux autres modes de terminaison pour le système lymphatique : 1° une terminaison directe des radicules lymphatiques dans les radicules veineuses : cette terminaison aurait lieu dans l'épaisseur même des organes ; 2° une communication des vaisseaux lymphatiques avec les veines dans l'épaisseur des ganglions lymphatiques.

MM. Fohman et Lauth admettent deux modes de terminaison autres que celui généralement indiqué.

Cette opinion, qui semble concilier tous les faits, savoir : 1° le petit calibre du canal thoracique et de la grande veine lymphatique comparativement à la masse des vaisseaux lymphatiques et surtout à l'étendue du phénomène de l'absorption ; 2° l'unité d'organes correspondants à l'unité de fonctions ; cette opinion, dis-je, examinée *a priori*, semble réunir en sa faveur un grand nombre de probabilités.

Mais pour admettre un fait anatomique, il faut qu'il soit démontré anatomiquement. Or, 1° aucun fait ne démontre la communication des radicules lymphatiques avec les radicules veineuses. M. Fohman s'appuie sur des inductions plus ou moins ingénieuses, mais nullement sur des faits directs, sur des faits anatomiques. Je suis donc forcé de me renfermer dans le doute à cet égard, et de ranger ces communications à côté des vaisseaux séreux ou veines séreuses de Haller.

Aucun fait ne démontre la communication des radicules lymphatiques avec les radicules veineuses.

2° La communication des vaisseaux lymphatiques avec les veines dans l'épaisseur des ganglions lymphatiques avait été entrevue par plusieurs anatomistes ; déjà Meckel l'ancien avait vu passer dans les veines abdominales le mercure injecté dans les vaisseaux lymphatiques lombaires ; mais ce fait fut attribué à une rupture opérée dans l'épaisseur des ganglions. (Hewson, Cruikshank.) C'était également à une rupture que Mascagni rapportait cette communication qu'il avait observée plusieurs fois.

Communication des vaisseaux lymphatiques avec les veines dans l'épaisseur des ganglions.

M. Fohman objecte que cette communication s'effectue sous l'influence de pressions trop peu considérables pour qu'elle puisse être rapportée à une rupture ; que les extravasations sont faciles à reconnaître, et qu'alors le mercure s'infiltre dans le tissu cellulaire bien plus aisément qu'il ne pénètre dans les veines. Pourquoi, dans l'hypothèse d'une rupture, le mercure ne passerait-il jamais des lymphatiques dans les artères? Il rapporte, d'ailleurs, à l'appui de son opinion, un nombre considérable de faits qui établissent que l'injection poussée dans les ganglions lymphatiques sort tantôt par les vaisseaux lymphatiques seulement, tantôt par les veines seules, tantôt à la fois par les vaisseaux lymphatiques et par les veines. Il dit avoir vidé, sur un cheval qu'il venait de sacrifier pendant la digestion, les veines qui sortaient d'un ganglion mésentérique; ayant replacé les intestins dans l'abdomen, il trouva des stries de chyle dans les veines. Enfin, il a vu, chez les oiseaux, les vaisseaux lymphatiques rénaux, qui, chez les animaux, remplacent les ganglions, s'ouvrir directement dans les veines rénales et sacrées. M. Lauth a répété les mêmes expériences, et a obtenu les mêmes résultats. Quelque imposante que soit l'autorité des auteurs que je viens de citer, je dois avouer que je suis loin d'être convaincu, et que les faits allégués par eux ne me paraissent nullement concluants. J'ai pratiqué un grand nombre d'injections lymphatiques, et dans l'immense majorité des cas, le mercure a passé des vaisseaux lymphatiques afférents dans les vaisseaux lymphatiques efférents, et nullement dans les veines. Dans quelques cas, il a passé des ganglions lymphatiques dans les veines; mais alors les ganglions lymphatiques avaient subi une altération dans leur texture, et plus particulièrement le ramollissement rouge, si éminemment favorable à leur rupture (1).

Faits et raisonnements invoqués à l'appui de cette communication.

Faits contraires à cette communication.

Il n'est donc pas démontré que les vaisseaux lymphatiques communiquent avec les veines dans l'épaisseur des ganglions lymphatiques.

(1) On ne peut injecter les ganglions lymphatiques que de deux manières : ou directement en piquant le ganglion lymphatique lui-même, et alors le mercure file presque toujours en même temps dans les vaisseaux lymphatiques et dans les veines, ou indirectement par les vaisseaux lymphatiques afférents, et alors le mercure file dans les vaisseaux lymphatiqnes efférents, et non dans les veines.

Lippi, de Florence, rejetant les communications des lymphatiques avec les veines dans l'épaisseur des ganglions, établit qu'indépendamment de la communication généralement admise entre les vaisseaux lymphatiques et le système veineux par le canal thoracique et par la grande veine lymphatique gauche, il existe une foule de communications directes entre les vaisseaux lymphatiques et la veine-porte, la veine honteuse interne, les veines rénales, la veine-cave ascendante et l'azygos.

Troisième mode de communication des vaisseaux lymphatiques avec le système veineux.

Déjà plusieurs anatomistes avaient rencontré des vaisseaux lymphatiques qui s'abouchaient directement dans le système veineux ; tels étaient Walœus, Wepfer, Abraham Kaw, Hebenstreit, Meckel l'ancien, Caldani, Vrolyk ; mais ces faits isolés avaient été considérés par Haller, Mascagni, Sœmmering, comme des anomalies, ou comme le résultat de déchirures.

Le mémoire de M. Lippi provoqua de toutes parts de nouvelles recherches. J'étais d'autant plus porté à abonder dans le sens de l'observateur, qu'en 1825 j'avais vu de la manière la plus manifeste un gros tronc lymphatique s'aboucher directement dans la veine iliaque externe ; qu'il me paraissait rationnel d'admettre que les communications entre le système lymphatique et le système veineux ne devaient pas être restreintes à la veine jugulaire interne et à la veine sous-clavière; que les communications admises par MM. Fohman et Lauth n'étaient pas démontrées ; que la ligature du canal thoracique ne fait pas mourir tous les animaux auxquels on pratique cette ligature, lors même que ce canal n'est pas bifurqué ; qu'enfin on a trouvé ce canal oblitéré chez plusieurs individus. Comment admettre, d'ailleurs, que le canal thoracique et la grande veine lymphatique droite répondent à la totalité des vaisseaux lymphatiques? Enfin, il répugne d'admettre que deux ordres d'organes soient chargés de la même fonction ; car si les veines absorbent, il semble que le système lymphatique soit un hors-d'œuvre dans l'économie.

Mémoire de M. Lippi.

Probabilités en faveur de l'opinion de M. Lippi.

Toutefois, je dois à la vérité de dire que les recherches les plus minutieuses et les plus répétées que j'aie pu faire à cet

Il n'est pas démontré que les vaisseaux

lymphatiques communiquent directement avec les veines dans diverses parties du corps.

égard ne m'ont conduit à aucun résultat confirmatif des travaux de M. Lippi ; que, ses planches sous les yeux, j'ai cherché des communications dans tous les points qu'il a indiqués, et que je n'en ai trouvé aucune. Je suis donc forcé de conclure avec MM. Rossi, Fohman et autres, que les vaisseaux que M. Lippi a admis comme des vaisseaux lymphatiques s'ouvrant dans différents points du système veineux, ne sont autre chose que des veines.

Structure des vaisseaux lymphatiques.

Deux membranes constituent les parois des vaisseaux lymphatiques.

Deux membranes entrent dans la structure des vaisseaux lymphatiques comme dans celle des veines. On démontre très bien cette structure sur le canal thoracique de l'homme, et mieux encore sur celui du cheval ; on peut encore prouver l'existence de deux membranes par l'expérience de Cruikshank, qui consiste à renverser le canal thoracique et à y introduire forcément un tube ; la membrane interne, devenue superficielle, étant moins extensible que l'externe, se déchire immédiatement.

On a admis des fibres musculaires.

La *tunique externe* est regardée comme fibreuse par les uns, et comme musculeuse par les autres. Shelder dit avoir manifestement vu sur le canal thoracique du cheval des fibres musculaires disposées circulairement. Il m'a paru que cette membrane externe devait appartenir au tissu dartoïde comme la membrane externe des veines. Il n'est pas sans intérêt de remarquer que la surface externe des vaisseaux lymphatiques est souvent couverte d'une couche mince de tissu adipeux qui en a imposé à plusieurs anatomistes.

La tunique interne est séreuse.

La *tunique interne* des vaisseaux lymphatiques paraît de nature séreuse comme celle des veines. Des vaisseaux artériels et veineux se distribuent dans les parois des vaisseaux lymphatiques ; on n'y a pas démontré de nerfs. Des vaisseaux lymphatiques d'une excessive ténuité, analogues aux vasa-vasorum des artères et des veines, naissent probablement des parois de ces vaisseaux. Mascagni croit que la membrane interne de ces vaisseaux est entièrement lymphatique.

Résistance, extensibilité, élasticité des vaisseaux lymphatiques.

Malgré l'excessive ténuité de leurs parois, les vaisseaux lymphatiques sont assez résistants, moins cependant qu'on ne le dit généralement, car ils se déchirent assez souvent sous la pression d'une assez faible colonne de mercure. Leur résistance ne m'a pas paru supérieure à celle des veines. Ils sont beaucoup moins extensibles. Lorsque le canal thoracique ou un autre vaisseau lymphatique, distendu par la présence d'un liquide, est piqué, il revient immédiatement sur lui-même, et chasse le liquide qui s'échappe quelquefois en jet. On y a admis la contractilité musculaire. Le mouvement vermiculaire que leur imprime leur tunique dartoïde peut expliquer les phénomènes de contraction que présentent les vaisseaux.

Des valvules.

Les vaisseaux lymphatiques sont pourvus de valvules bien plus multipliées que celles des veines. Ces valvules paraboliques, disposées par paires, offrent un bord adhérent du côté des extrémités, un bord libre du côté du cœur : elles sont généralement très rapprochées, comme l'indique la forme noueuse de ces vaisseaux, et présentent quelquefois une disposition circulaire ou annulaire qui les a fait regarder par quelques anatomistes comme de véritables sphincters.

Elles s'opposent à l'injection dans un sens opposé à celui de la circulation.

En général, ces valvules sont assez fortes pour s'opposer au cours rétrograde de la lymphe, et par conséquent aux injections. Cependant Hunter a insufflé tous les vaisseaux lactés par le canal thoracique. Haller a rempli tous les vaisseaux lymphatiques du poumon par la partie supérieure de ce même canal. Marchettis dit avoir injecté la totalité des lymphatiques par le réservoir de Pecquet. Il ne serait pas sans intérêt de faire des essais d'ingestion rétrograde dans le but de triompher de la résistance des valvules, non par la force, mais par la dilatation graduelle des vaisseaux lymphatiques.

Les valvules sont extrêmement multipliées dans les vaisseaux lymphatiques ; elles m'ont paru manquer dans le canal thoracique. Les valvules lymphatiques, comme les valvules veineuses, paraissent formées par un repli de la membrane interne.

Des ganglions lymphatiques.

Ganglions lymphatiques.

Sylvius a, le premier, séparé ces ganglions, sous le nom de *glandes conglobées*, des organes glanduleux proprement dits qu'il appelle *glandes conglomérées*. Chaussier a désigné ces petits corps ou renflements sous le nom de *ganglions lymphatiques*, d'après Sœmmering, qui avait signalé l'analogie qui existe entre les ganglions nerveux et les ganglions lymphatiques.

Leur situation.

Situés sur le trajet des vaisseaux lymphatiques, à l'égard desquels nous devons les considérer comme des espèces de centres auxquels aboutissent un certain nombre de vaisseaux dits *afférents*, et desquels partent un nombre à peu près égal de vaisseaux *efférents*, les ganglions des membres occupent surtout la partie supérieure de ces membres dans le sens de la flexion (pli de l'aine, creux de l'aisselle) : les ganglions du thorax, de l'abdomen, de la tête et du cou, sont couchés le long de la colonne vertébrale et des gros vaisseaux ; ils occupent l'épaisseur du mésentère, des médiastins, la racine des poumons, etc.

Volume.

Couleur.

Forme

Texture celluleuse.

Leur *volume* varie depuis celui d'un grain de millet jusqu'à celui d'une grosse aveline. Les plus petits occupent l'épiploon; les plus gros, la racine des poumons. Les maladies les développent prodigieusement. Leur *couleur*, généralement d'un gris rougeâtre, est noire à la racine des poumons; leur *forme* est irrégulièrement sphéroïdale ; leur *texture* celluleuse a été parfaitement établie par Malpighi. Si on examine à la loupe un ganglion lymphatique, distendu par un liquide, on voit qu'il est constitué par une multitude de *cellules* que l'injection des ganglions par le mercure met d'ailleurs dans tout leur jour, en même temps qu'elle démontre la communication facile des cellules entre elles. Il est cependant douteux que toutes les cellules communiquent les unes avec les autres. Les recherches auxquelles je me suis livré à ce sujet sembleraient démontrer que chaque vaisseau lymphatique a dans le ganglion son département bien distinct. Les maladies des ganglions lymphatiques viennent à l'appui de ce point d'anatomie normale, en montrant qu'une partie seulement du ganglion peut

Chaque vaisseau lymphatique paraît avoir dans les ganglions un département distinct.

être affectée, le reste du ganglion étant parfaitement intact.

Manière dont se comportent les vaisseaux lymphatiques à leur entrée et à leur sortie dans le ganglion.

Plusieurs vaisseaux lymphatiques se rendent dans le même ganglion ; plusieurs en partent. Or, au moment où il atteint la circonférence du ganglion, chaque vaisseau lymphatique se divise ou s'épanouit en un nombre considérable de rameaux qui rampent en divergeant à la surface de ce ganglion, dans l'épaisseur duquel ils pénètrent ensuite. Le vaisseau lymphatique efférent commence absolument de la même manière que finit le vaisseau lymphatique afférent, c'est à dire qu'il résulte de la réunion de plusieurs radicules convergentes qui émergent du ganglion.

Texture des ganglions démontrée sur les grands animaux.

Les vaisseaux lymphatiques des grands animaux paraissent propres à lever toute incertitude relativement à la texture des ganglions. Abernethy, ayant injecté les artères et les veines mésentériques d'une baleine, vit la matière de l'injection s'épancher dans des poches de la grosseur d'une orange; il injecta de mercure les vaisseaux lactés, et il vit le liquide s'épancher dans les mêmes cavités : il en conclut que les artères, les veines et les lactés avaient des orifices dans les mêmes cavités. Ce fait vient à l'appui de ceux cités par MM. Fohman, Lauth, relativement aux communications des vaisseaux lymphatiques avec les veines dans l'épaisseur des ganglions. Les mêmes objections lui sont applicables.

Membrane fibreuse d'enveloppe.

Du reste, les ganglions lymphatiques sont enveloppés par une membrane fibreuse ; on y cherche en vain la tunique charnue admise par Malpighi, et qu'il supposait envoyer des prolongements dans l'épaisseur des ganglions.

Artères.

Veines.

Les ganglions lymphatiques reçoivent des vaisseaux artériels très considérables, eu égard à leur volume ; ils fournissent des vaisseaux veineux plus considérables encore : un tissu propre, inconnu dans sa nature, paraît entrer dans leur composition.

Les ganglions lymphatiques peuvent être considérés comme formés par un entrelacement inextricable de vaisseaux lymphatiques, et leur texture a quelque chose d'analogue à celle du corps caverneux de la verge et de la rate. Cette opinion est confirmée par l'anatomie comparée des oiseaux, chez lesquels les ganglions lymphatiques proprement dits n'existent qu'au cou, et sont remplacés ailleurs par des plexus.

Préparation des vaisseaux lymphatiques.

Injection du réseau lymphatique.

J'ai déjà dit que, pour injecter le réseau lymphatique, il fallait piquer très superficiellement les surfaces libres cutanées, séreuses ou muqueuses. Lorsque l'injection réussit, le mercure passe de ce réseau dans les vaisseaux qui en émanent, arrive jusqu'aux ganglions lymphatiques, et pénètre même dans plusieurs séries de ganglions, et quelquefois arrive jusqu'au canal thoracique.

Obstacles apportés par les valvules.

La multiplicité et la disposition des valvules ne permet pas d'injecter les vaisseaux lymphatiques du centre vers la périphérie; j'ai vainement tenté un grand nombre de fois cette injection, en introduisant le tube à injection dans le canal thoracique, et cependant il paraît que les valvules finissent quelquefois par céder à une pression un peu forte, puisque Haase et Lauth sont parvenus à démontrer le réseau lymphatique de la peau en poussant la matière à injection du cœur vers les extrémités.

Tubes capillaires.

La ténuité des vaisseaux lymphatiques oblige à se servir d'un tube capillaire pour ces injections. Le mercure, malgré l'inconvénient de sa liquidité et son défaut de concrescibilité, est la matière à injection la plus convenable; le poids d'une colonne de mercure haute de quinze à dix-huit pouces est une puissance assez considérable pour cette injection. La seringue d'Anel convient pour le canal thoracique : on peut injecter ce canal avec une solution d'ichthyocolle, ou bien encore avec du lait, qu'on fera se concréter par l'alcool. Le meilleur tube à injection lymphatique est un cylindre de verre, à la partie inférieure duquel est adapté un tube de gomme élastique flexible terminé par un ajutage de métal, armé d'un robinet, et qui soutient un tube capillaire de verre, de beaucoup préférable aux tubes capillaires métalliques en acier ou en platine, qui sont surtout usités en Allemagne. A l'extrémité supérieure du tube de verre est attaché un anneau, à l'aide duquel on peut suspendre l'appareil à une corde; ce qui facilite singulièrement son emploi.

Appareil à injection.

Manière de s'en servir.

Pour injecter les vaisseaux lymphatiques, on découvre un de ces vaisseaux dans le point le plus éloigné du centre : par exemple, pour le membre inférieur, sur la malléole interne ou externe; ou mieux, au niveau des articulations métatarso-phalangiennes, à l'exemple de Mascagni; on pénètre par une ponction dans l'intérieur du vaisseau; on ouvre le robinet, le mercure file de suite jusqu'au ganglion, auquel aboutit le vaisseau, et pénètre en même temps dans tous les lymphatiques qui s'anastomosent, soit directement, soit indirectement avec le vaisseau servant à l'expérience. Les vaisseaux lymphatiques efférents ne tardent pas à s'injecter eux-mêmes, et si on avait la patience d'attendre assez longtemps, il est probable qu'on finirait par arriver jusqu'au canal thoracique, si toutefois aucune rupture n'avait lieu. On pourra injecter préalablement les veines jugulaires internes, les veines sous-clavières et les troncs brachio-céphaliques, pour éviter que le mercure ne file dans ces vaisseaux par le canal thoracique et ses dépendances.

On pourrait encore, pour plus de facilité, recourir au mode d'injection suivant : Piquer avec le tube capillaire un ganglion lymphatique : tous les vaisseaux lymphatiques efférents qui communiquent avec les cellules qui ont été ouvertes, de même que toutes les portions du système lymphatique qui communiquent avec ces vaisseaux, seront injectés. Mais ce mode d'injection est évidemment défectueux, et ne donne que des résultats très incomplets, limités à quelques vaisseaux; et, comme je l'ai dit plus haut, si l'on pique en même temps des vaisseaux sanguins, la matière à injecter file en même temps dans les veines et dans les vaisseaux lymphatiques.

Le meilleur procédé et en même temps le plus facile consiste à injecter, en piquant au hasard, le réseau lymphatique capillaire de la peau; c'est d'ailleurs la méthode suivie par Fohman, Panizza, Arnold. Quant aux vaisseaux lymphatiques du tissu cellulaire et des membranes séreuses, j'ai tenté, à la manière de Mascagni, d'injecter un liquide coloré dans le tissu cellulaire et dans les cavités séreuses, chez des animaux vivants, chez un animal récemment mort, dans l'espérance que l'absorption s'effectuerait sur ce liquide coloré et mettrait le réseau et les vaisseaux lymphatiques en évidence : j'ai injecté successivement de l'encre, des liquides colorés avec des matières solubles dans l'eau, du mercure; aucun de ces essais ne m'a réussi.

Choix des sujets. Quant au choix des sujets, ceux dont le tissu cellulaire est médiocrement infiltré ont des vaisseaux lymphatiques bien plus apparents que ceux qui sont parvenus à un grand état de maigreur. Les sujets gras sont les plus mauvais de tous; les enfants et les adultes sont préférables aux vieillards. C'est surtout chez les enfants, depuis la naissance jusqu'à l'âge de 5 à 6 ans, que réussit l'injection du réseau lymphatique capillaire(1).

Je suivrai, pour la description des vaisseaux lymphatiques, le même ordre que Mascagni, toutefois avec quelques légères modifications. Ainsi, après avoir décrit le canal thoracique et la grande veine lymphatique du côté droit, je m'occuperai successivement de tous les vaisseaux lymphatiques qui viennent s'y rendre, en commençant par les vaisseaux des membres inférieurs. Du reste, je ne séparerai pas la description des vaisseaux lymphatiques de celle des ganglions; je grouperai les vaisseaux autour des ganglions, comme autour des points centraux vers lesquels ils convergent tous.

DES VAISSEAUX LYMPHATIQUES EN PARTICULIER.

DU CANAL THORACIQUE.

Préparation. On peut étudier le canal thoracique rempli de chyle chez un animal qu'on fait périr pendant le travail de la digestion; mais le chyle ne tarde pas à disparaître, lorsqu'on n'a pas pris soin de lier

(1) Voyez, dans les cabinets, les pièces de MM. Denonvilliers, Lenoir, Chassaignac et Lacroix, sur les vaisseaux lymphatiques de la tête et du cou; celles des organes génitaux et du membre inférieur d'un fœtus, par M. Bonamy : toutes pièces qui ont été préparées par l'injection directe du réseau lymphatique.

ce canal à son embouchure dans la veine jugulaire interne. Pour injecter le canal thoracique sur un sujet, il faut renverser les intestins à gauche, le foie à droite ; chercher entre l'aorte et le pilier droit du diaphragme le réservoir de Pecquet ; suivre un des troncs lymphatiques qui, de ce réservoir, vont aux ganglions lombaires (1); piquer un de ces troncs avec le tube à injection : on aura soin de lier la veine sous-clavière gauche en dedans et en dehors de l'insertion de la veine jugulaire interne, ou mieux encore, on remplira préalablement avec une injection solide la veine sous-clavière et la veine jugulaire interne. L'injection du canal thoracique avec une solution d'ichthyocolle, poussée à l'aide de la seringue d'Anel, est bien préférable à l'injection mercurielle pour les pièces que l'on veut conserver.

Le canal thoracique est le tronc commun des vaisseaux lymphatiques.

Le *canal thoracique*, ainsi nommé à cause de sa situation, est le tronc commun de tous les vaisseaux lymphatiques du corps humain, en exceptant toutefois ceux de la moitié droite de la tête, du cou, du thorax, et le membre thoracique droit.

Il commence à la région lombaire.

Il commence au niveau de la deuxième vertèbre lombaire, par la réunion d'un nombre plus ou moins considérable de rameaux, qui sont, suivant Meckel, au nombre de trois, et qui m'ont paru être le plus souvent au nombre de cinq ou de six. Ces vaisseaux lymphatiques, généralement très gros, émanent des ganglions lymphatiques abdominaux ; ils convergent tous vers une dilatation ou ampoule de forme triangulaire qu'on appelle *réservoir* ou *citerne de Pecquet* (*cisterna chyli*), du nom de l'anatomiste qui a démontré que les vaisseaux lactés, au lieu de se rendre au foie comme on le pensait d'après Aselli, allaient se rendre au canal thoracique.

Réservoir du chyle.

Cette ampoule, qui n'est souvent qu'un simple *confluent* sans dilatation des 5 ou 6 troncs d'origine du canal thoracique, est située à droite et en arrière de l'aorte, immédiatement au dessous de l'ouverture aortique du diaphragme, à côté du pilier droit de ce muscle.

(1) On pourrait encore, pour plus de facilité, malgré la défectuosité de ce procédé, commencer par injecter directement un des ganglions voisins du réservoir de Pecquet ; le réservoir ou un des troncs qui le remplacent étant injecté, on peut alors porter le tube dans ce réservoir ou dans ce tronc.

Né de cette manière, le canal thoracique se porte verticalement en haut, pénètre dans le thorax par l'ouverture aortique du diaphragme, et se trouve placé au devant de la colonne dorsale, **Trajet du canal thoracique.** dans le médiastin postérieur, un peu à droite de la ligne médiane, entre la veine azygos qui est à droite, et l'aorte qui est à gauche. Parvenu au devant de la quatrième vertèbre dorsale, le canal thoracique s'incline à gauche, en continuant son trajet ascendant, passe derrière l'aorte, se place au côté gauche de l'œsophage, longe l'artère sous-clavière gauche, en arrière et au côté interne de laquelle il est placé, et sort du thorax par l'orifice supérieur de la cavité thoracique : parvenu derrière la veine jugulaire interne gauche, au devant de la septième vertèbre cervicale, **Sa courbure en crosse.** il se recourbe immédiatement d'arrière en avant, forme une espèce de crosse analogue à celle de l'aorte, **Son embouchure.** et vient s'ouvrir à l'angle de réunion des veines sous-clavière et jugulaire interne, et quelquefois dans la veine sous-clavière en dehors de cet angle. **Sa direction flexueuse.** La direction du canal thoracique n'est point rectiligne, mais flexueuse ; quelquefois même ses flexuosités sont extrêmement multipliées.

Rapports. Des rapports que présente le canal thoracique dans le médiastin postérieur, il résulte que, pour découvrir la partie inférieure de ce canal, il faut le chercher à droite de ce médiastin, après avoir incisé la lame droite de cette cloison, et que, pour découvrir sa partie supérieure, il faut le chercher à gauche, et inciser la lame gauche du médiastin.

Terminaison. Le mode de *terminaison* du canal thoracique offre beaucoup de variétés : ainsi, il n'est pas rare de le voir s'ouvrir par plusieurs troncs dans les veines jugulaire interne et sous-clavière gauches. **Bifurcation.** Un mode de terminaison plus fréquent encore, et bien important à connaître, est celui dans lequel le canal thoracique se bifurque supérieurement ; la branche gauche de la bifurcation présentant la disposition accoutumée, et la branche droite allant s'ouvrir dans la veine sous-clavière droite en s'unissant à la grande veine lymphatique du même côté.

Calibre. Le *calibre* du canal thoracique n'est nullement en rapport avec le nombre et le volume des lymphatiques qu'il reçoit. Quelquefois, en effet, on en trouve parmi ces derniers qui, dans l'état de distension, présentent le volume d'une plume à écrire; à plus forte raison n'est-il pas proportionné à tous les lymphatiques du corps, dont il est censé constituer le tronc commun. Ce calibre est même inférieur à celui que peuvent acquérir tels ou tels de ces vaisseaux dans une foule de circonstances, par exemple les vaisseaux lymphatiques de l'utérus pendant la grossesse; et ce fait, de même que celui de l'oblitération du canal thoracique sans accidents remarquables, est un argument bien puissant en faveur de ceux qui considèrent le canal thoracique comme ne répondant nullement à tous les vaisseaux lymphatiques du corps humain, et qui pensent que le système lymphatique est pourvu d'autres débouchés dans le système veineux.

Calibre disproportionné au nombre des vaisseaux lymphatiques.

Le calibre du canal thoracique n'est pas le même dans les divers points de son étendue (1). Il commence par une dilatation qui présente de deux à trois lignes de diamètre, se rétrécit au milieu du thorax, de manière à offrir un diamètre au dessous de deux lignes, et se dilate un peu au moment où il forme la crosse qui précède son embouchure dans la veine sous-clavière gauche. Le canal thoracique n'augmente donc pas de volume en raison des branches qu'il reçoit, et c'est là sans doute une des particularités les plus remarquables de sa disposition.

Inégalité de calibre dans les divers points de sa hauteur.

Il n'est pas rare de voir le canal thoracique se diviser dans son trajet en plusieurs branches qui forment une sorte de réseau; souvent il se bifurque en deux branches inégales, qui se réunissent après un trajet plus ou moins long.

Anomalies.

Le canal thoracique reçoit dans le thorax un tronc volumineux qui vient du foie, et qui traverse le diaphragme par une ouverture particulière. J'ai vu ce tronc croiser le canal thora-

(1) Le calibre varie suivant les individus; il n'est pas besoin de dire que la détermination de ce calibre ne peut être faite que dans l'état de distension moyenne de ce canal.

cique au devant duquel il était placé, et qu'il égalait en volume, et venir se jeter dans ce canal au niveau de la cinquième vertèbre dorsale.

On a vu le canal thoracique se jeter dans la veine sous-clavière droite, et alors les vaisseaux lymphatiques de la moitié gauche de la tête, du membre thoracique gauche, du poumon gauche et du cœur gauche, se jetaient isolément dans la veine sous-clavière, du même côté. Meckel fait observer avec raison que cette disposition est un premier degré de la transposition latérale des organes.

Valvules.

Valvules. De toutes les parties du système lymphatique, le canal thoracique est celui qui offre les valvules les moins nombreuses et les moins considérables. Les plus remarquables occupent son embouchure dans la sous-clavière ; leur bord libre regarde du côté de la veine, en sorte qu'elles s'opposent à tout reflux du sang veineux dans le canal thoracique. Du reste, le bord libre des autres valvules, quand elles existent, est dirigé en haut ; leur bord convexe dirigé en bas : d'où il résulte que la circulation se fait de bas en haut, c'est à dire des extrémités vers le cœur.

GRANDE VEINE LYMPHATIQUE DROITE, OU CANAL THORACIQUE DROIT.

Vaisseaux lymphatiques qu'il reçoit.

On donne ce nom à un gros vaisseau lymphatique, tronc commun de tous les vaisseaux qui naissent de la moitié droite de la tête et du cou, du membre supérieur droit, du poumon droit, du cœur droit, et souvent aussi de la moitié droite du diaphragme et du foie. Ce tronc, qui n'a pas plus d'un pouce de long, représente la partie recourbée, à la manière d'une crosse, du canal thoracique, et va s'ouvrir à l'angle de réunion des veines jugulaire interne et sous-clavière droites.

Quelquefois ce tronc commun n'existe pas, et alors les vaisseaux lymphatiques qui d'ordinaire le constituent par leur réunion, vont se rendre isolément dans les veines. Au reste, il existe toujours des anastomoses entre le canal thoracique gauche et le canal thoracique droit.

DES VAISSEAUX ET DES GANGLIONS LYMPHATIQUES DU MEMBRE ABDOMINAL.

A. Ganglions du membre abdominal.

Les ganglions lymphatiques du membre abdominal sont : 1° *le ganglion tibial antérieur;* 2° *les ganglions poplités ;* 3° *les ganglions inguinaux* (1).

Ganglion tibial antérieur.

1° Le *ganglion tibial antérieur* est situé à une hauteur variable au devant du ligament interosseux ; il occupe le plus ordinairement la partie supérieure de ce ligament. Hewson l'a vu au dessous de sa partie moyenne ; Meckel l'a trouvé double. L'existence de ce ganglion n'est pas constante.

Ganglions poplités.

2° Les *ganglions poplités*, qui sont au nombre de quatre, dont un est situé immédiatement au dessous de l'aponévrose qui revêt le creux poplité, et trois plus profondément encore, variables dans leur position, qui est plus ou moins élevée le long des vaisseaux du creux poplité : leur volume est peu considérable.

Ganglions inguinaux.

3° Les *ganglions inguinaux* sont les plus nombreux et les plus importants : ils occupent le pli de l'aine, au dessous du ligament de Poupart, groupés en général autour de l'insertion de la saphène interne dans la veine fémorale, dans l'espèce d'excavation qu'interceptent en dedans les deux adducteurs superficiels, et en dehors le psoas-iliaque. Il n'est pas rare de voir ces ganglions se continuer le long de la saphène interne jusqu'à la partie moyenne de la cuisse. On a divisé les ganglions inguinaux en *superficiels* et en *profonds*. Ces derniers sont très variables pour le volume et pour le nombre, et manquent souvent ; ils se continuent parfois avec les superficiels, à travers l'ouverture de l'aponévrose fémorale, qui donne passage à la

Divisés en superficiels et en profonds.

(1) Chez une malade qui avait une maladie de la peau de la jambe consistant en un épaississement gangliforme très douloureux, survenu à la place d'une ancienne cicatrice, j'ai vu un ganglion lymphatique engorgé situé à la partie interne et inférieure de la cuisse, au devant du vaste interne, à trois travers de doigt au dessus du condyle interne du fémur.

saphène interne. Leur nombre varie beaucoup ; il est presque toujours en raison inverse de leur volume, qui présente de grandes différences, suivant l'âge et suivant les individus. Il n'est pas douteux que ces différences de volume et de nombre, toutes choses égales d'ailleurs, ne tiennent moins à des différences réelles qu'à la division d'un seul ganglion en plusieurs, ou bien à la réunion de plusieurs ganglions en un seul. Quelquefois on trouve un gros ganglion circulaire placé autour de l'embouchure de la saphène interne : du reste, les ganglions inguinaux sont placés à diverses profondeurs dans l'épaisseur des lamelles fibreuses qui constituent le *fascia superficialis*. Il n'est pas rare de voir plusieurs de ces ganglions liés les uns aux autres, non seulement par des vaisseaux lymphatiques, mais encore par des prolongements de leur propre substance.

Variétés de nombre et de volume.

Ils occupent diverses places dans l'épaisseur du fascia superficiel.

B. Vaisseaux lymphatiques qui vont se rendre aux ganglions tibial antérieur, poplités et inguinaux.

Préparation. Injecter, à la manière de Mascagni, les lymphatiques entre les orteils, au niveau des articulations métatarso-phalangiennes, préparation qui n'offre pas de plus grandes difficultés que l'injection directe des vaisseaux lymphatiques qui rampent entre la malléole interne et la peau. Un mode d'injection bien préférable quand il réussit consiste à injecter le réseau lymphatique de la peau, en piquant au hasard cette membrane sous l'épiderme. Le lieu d'élection, c'est la peau très fine qui revêt les faces latérales des orteils. Mais pour que cette préparation réussisse parfaitement, il faut que le membre ait été préalablement plongé dans un bain à 32°. M. Bonamy et moi, nous avons obtenu une très belle pièce anatomique, en injectant le réseau cutané de la plante du pied chez un enfant nouveau-né. L'injection a filé jusqu'aux ganglions qui longent les vaisseaux iliaques, et même jusqu'au canal thoracique.

Si on pique de la même manière la peau du scrotum et la muqueuse qui revêt le gland chez l'homme, la peau et la muqueuse des grandes lèvres, la muqueuse des petites lèvres et du clitoris chez la femme, le mercure arrivera aux ganglions lymphatiques correspondants.

On injectera de la même manière les vaisseaux lymphatiques qui rampent sur la région fessière, et dans le tissu cellulaire subjacent aux parois de l'abdomen.

Au ganglion tibial antérieur, et aux ganglions poplités, aboutissent les vaisseaux lymphatiques profonds de la jambe : aux ganglions inguinaux, aboutissent non seulement tous les lymphatiques superficiels et profonds du membre abdominal, mais encore ceux de la région fessière, du périnée, des organes génitaux, et de la moitié sous-ombilicale des parois de l'abdomen.

Vaisseaux lymphatiques qui aboutissent aux ganglions poplités et inguinaux.

Vaisseaux lymphatiques des membres abdominaux.

Les vaisseaux lymphatiques des membres abdominaux sont, comme les veines, divisés en superficiels et en profonds.

1° *Vaisseaux lymphatiques profonds.* Beaucoup moins nombreux et moins bien connus que les vaisseaux lymphatiques superficiels, ils accompagnent les vaisseaux sanguins profonds. Il est probable que chaque division artérielle et veineuse est accompagnée par des vaisseaux lymphatiques, mais on ne connaît que ceux qui accompagnent les gros troncs vasculaires. On les divise en péroniers, tibiaux antérieurs et postérieurs, et fémoraux.

1° Vaisseaux lymphatiques profonds.

Vaisseaux tibiaux antérieurs. On n'a pu en démontrer que deux, bien que leur nombre soit certainement plus considérable. L'un suit le trajet de l'arcade plantaire, puis des vaisseaux pédieux et tibiaux antérieurs ; il communique avec les vaisseaux lymphatiques tibiaux postérieurs et péroniers, au niveau de la partie supérieure du ligament interosseux, et va se jeter dans le ganglion tibial antérieur, ou bien encore dans le ganglion poplité, après avoir traversé le ligament interosseux.

Vaisseaux lymphatiques profonds de la jambe.

Tibiaux antérieurs.

L'autre vaisseau lymphatique, né profondément de la partie externe du pied, vient se joindre au précédent.

Les *vaisseaux lymphatiques tibiaux postérieurs*, au nombre de deux ou trois, de même que les *péroniers*, se réu-

Tibiaux postérieurs péroniers.

nissent quelquefois en un seul tronc, qui vient s'ouvrir dans les ganglions poplités.

Fémoraux profonds.

Les branches qui émanent des ganglions poplités, au nombre de cinq ou six, traversent l'anneau du troisième adducteur, se portent en haut le long de la veine fémorale, et vont aboutir aux ganglions inguinaux profonds.

2° Vaisseaux lymphatiques superficiels.

2° *Vaisseaux lymphatiques superficiels.* Nés de la peau, par un réseau très facile à démontrer, ces vaisseaux se portent de bas en haut et de dehors en dedans, gagnent ensuite le côté interne de la jambe pour se placer à la partie postérieure du condyle interne du fémur : les faisceaux venus du côté externe du pied et de la jambe, après un trajet ascendant et direct au devant des muscles de la région jambière antérieure et externe, croisent obliquement de dehors en dedans la partie supérieure du tibia ; de telle manière que tous les vaisseaux lymphatiques superficiels viennent en définitive occuper le côté interne et postérieur du condyle interne du fémur : là, ils se réfléchissent d'arrière en avant comme le couturier sur lequel ils sont placés, se portent ensuite verticalement en haut, et se répartissent entre les divers ganglions lymphatiques de l'aine.

Réflexion des vaisseaux externes pour gagner le condyle interne.

D'autres vaisseaux lymphatiques venant du côté externe du pied et de la jambe se portent verticalement en haut jusqu'au niveau de l'articulation du genou, puis obliquement en haut et en dedans, au devant de la rotule et de la partie inférieure de la cuisse qu'ils croisent pour aller se joindre aux faisceaux des vaisseaux lymphatiques qui longent la veine saphène interne et se jeter comme eux dans les ganglions inguinaux. Un certain nombre de vaisseaux lymphatiques nés sur le bord externe du pied (on en compte deux ou trois seulement), vont gagner la malléole externe pour se joindre à la veine saphène externe, deviennent sous-aponévrotiques comme cette veine, et vont se jeter dans celui des ganglions poplités qui est le plus superficiel. Ces vaisseaux lymphatiques qui accompagnent la veine saphène externe sont à tort considérés par quelques auteurs comme appartenant aux vaisseaux lymphatiques profonds.

Vaisseaux lymphatiques qui occupent la région postérieure de la jambe.

Des vaisseaux lymphatiques superficiels des organes génitaux externes, de la région fessière, du périnée et de la moitié sous-ombilicale de l'abdomen.

C'est encore dans les ganglions inguinaux que viennent se rendre les vaisseaux lymphatiques superficiels des organes génitaux externes, et ceux des régions fessière, sous-ombilicale et périnéale.

Vaisseaux lymphatiques génitaux externes.

1° *Vaisseaux lymphatiques génitaux externes.* Les vaisseaux lymphatiques superficiels des organes génitaux de *l'homme* se divisent en ceux du scrotum et en ceux de la verge. Si on injecte le réseau lymphatique de la peau du scrotum, on voit partir de ce réseau plusieurs branches sous-cutanées, qui se portent de bas en haut sur les côtés de la verge, et vont ensuite, en décrivant un trajet curviligne à concavité inférieure, s'ouvrir dans les ganglions inguinaux, presque toujours dans les ganglions les plus internes. Je les ai vus se porter aux ganglions lymphatiques qui entourent l'embouchure de la saphène dans la veine crurale, et non aux ganglions internes les plus voisins. Si on injecte le réseau lymphatique de la peau de la verge, si surtout on injecte le réseau lymphatique de la muqueuse qui revêt le gland, le mercure pénètre dans les vaisseaux lymphatiques dorsaux de la verge, et arrive jusqu'aux ganglions inguinaux les plus internes et les plus supérieurs. L'injection de la peau de la verge pénètre dans les vaisseaux lymphatiques superficiels; l'injection de la muqueuse du gland pénètre dans ceux des vaisseaux lymphatiques uperfíciels subjacents aux précédents qui accompagnent les artères et veines dorsales de la verge.

On les démontre par l'injection de la peau du scrotum et de la verge.

Et par celle de la muqueuse du gland.

Vaisseaux lymphatiques des grandes et petites lèvres et du clitoris.

Chez *la femme*, l'injection de la peau des grandes lèvres, celle de la muqueuse des grandes et petites lèvres et du clitoris, donnent les mêmes résultats que l'injection du scrotum et de la verge. On sait d'ailleurs que les maladies des grandes et petites lèvres et du clitoris, comme celles du prépuce, de la verge et du scrotum, ont pour effet l'engorgement des ganglions lymphatiques inguinaux.

Vaisseaux lymphatiques du périnée.

Les *vaisseaux lymphatiques* du *périnée* se joignent aux précédents et aux vaisseaux lymphatiques des membres abdominaux.

Vaisseaux lymphatiques fessiers.

2° *Vaisseaux lymphatiques fessiers superficiels.* Les *vaisseaux lymphatiques superficiels de la région fessière* contournent horizontalement les muscles grand et moyen fessiers, et viennent se rendre aux ganglions lymphatiques externes et moyens de la région inguinale. C'est par suite de cette disposition que les furoncles ou autres maladies de la peau des fesses peuvent avoir pour résultat l'engorgement des ganglions inguinaux.

Lymphatiques lombaires.

3° Les *vaisseaux lymphatiques superficiels lombaires*, de même que ceux de la portion *sous-ombilicale* des parois abdominales, suivent une marche descendante ; ceux des lombes se dirigent d'arrière en avant et de haut en bas, ceux de l'abdomen verticalement en bas ; les uns et les autres vont se rendre aux ganglions inguinaux les plus externes et les plus supérieurs : d'où il suit que les maladies de la peau des régions lombaire et sous-ombilicale sont accompagnées de l'engorgement des ganglions inguinaux.

C'est encore aux ganglions inguinaux que viennent se rendre plusieurs des vaisseaux lymphatiques profonds qui accompagnent les veines épigastriques et circonflexes iliaques.

DES GANGLIONS LYMPHATIQUES PELVIENS ET LOMBAIRES, ET DES VAISSEAUX LYMPHATIQUES QUI S'Y RENDENT.

1° Ganglions lymphatiques pelviens.

Les *ganglions lymphatiques pelviens* sont divisés en *iliaques externes*, en *hypogastriques* et en *sacrés*.

Ganglions iliaques externes.

1° Les *ganglions iliaques externes*, en nombre indéterminé, longent l'artère du même nom. Nous devons noter trois ganglions, qui sont situés immédiatement derrière l'arcade fémorale, et dont l'un occupe le côté externe, l'autre la partie antérieure, le troisième le côté interne des vaisseaux iliaques externes au moment où ces vaisseaux vont changer de nom et devenir fémoraux. Ces ganglions sont fréquemment engorgés, circonstance importante à connaître pour la ligature de l'artère iliaque externe.

Ganglions hypogastriques.

2° Les *ganglions hypogastriques* occupent l'intervalle qui sépare les vaisseaux iliaques externes des vaisseaux hypogastriques. Il existe des ganglions propres à la vessie, qui sont situés à la face postérieure de cet organe, au voisinage de son sommet. Chez la femme, quelques ganglions pelviens peuvent être considérés comme propres au vagin et à l'utérus. Je signalerai comme constant un ganglion assez volumineux qui occupe l'orifice interne du canal ovalaire et que j'ai vu fréquemment enflammé ou induré dans les maladies de l'utérus. On peut l'appeler ganglion du trou ovalaire.

Ganglions vésicaux.

Vaginaux utérins.

Ganglion du trou ovalaire.

3° Les *ganglions sacrés* occupent les côtés de la face antérieure du sacrum : plusieurs occupent l'épaisseur du méso-rectum, et sont propres à l'intestin rectum.

Ganglions sacrés.

2° Ganglions lymphatiques lombaires aortiques.

Les ganglions lymphatiques lombaires se divisent en médians ou *aortiques* et en *latéraux* ou *transversaires.*

Ils font suite aux ganglions pelviens.

1° Extrêmement multipliés, les *ganglions lymphatiques lombaires ou aortiques* font suite aux ganglions pelviens, occupent l'angle de bifurcation des artères iliaques primitives, longent ces artères elles-mêmes, et entourent l'aorte et la veine-cave ascendante, mais plus particulièrement l'aorte. Le rapport de ces ganglions avec l'aorte et la veine cave est important à noter, car on rencontre assez souvent ces vaisseaux considérablement rétrécis par la tuméfaction de ces ganglions devenus tuberculeux ou cancéreux qui leur forment une gaîne complète. Il n'est pas rare de voir la veine cave ascendante oblitérée ou envahie par la dégénération morbide.

Ils entourent l'aorte abdominale.

2° Les *ganglions lymphatiques transversaires* se voient de chaque côté de la région lombaire, entre les apophyses transverses des vertèbres : il existe au moins un ganglion lymphatique pour chaque espace.

On peut distinguer les ganglions lombaires en médians et en latéraux.

Des vaisseaux lymphatiques qui se rendent aux ganglions pelviens et lombaires.

Vaisseaux lymphatiques étendus des ganglions inguinaux aux ganglions iliaques externes.

Les ***vaisseaux lymphatiques efférents***, qui partent des ganglions inguinaux, pénètrent dans le bassin, derrière l'arcade fémorale, au niveau de la veine fémorale : les trous qui leur donnent passage sont tellement multipliés, qu'ils ont mérité le nom de *fascia cribriformis* à la portion de l'aponévrose qu'ils traversent. Parvenus sous le péritoine, ils se partagent en deux ordres de faisceaux : les uns descendent dans le petit bassin, où ils se rendent aux ganglions hypogastriques; les autres se rendent aux ganglions iliaques externes, et plus particulièrement à ceux qui sont situés derrière l'arcade fémorale.

Lymphatiques épigastriques et iléo-lombaires.

A ces ganglions iliaques externes se rendent encore, 1° les *vaisseaux lymphatiques épigastriques* et *circonflexes iliaques*, dont quelques uns vont aux ganglions inguinaux; 2° les *vaisseaux lymphatiques iléo-lombaires*.

Vaisseaux lymphatiques qui se rendent aux ganglions pelviens.

Aux ganglions pelviens se rendent 1° les vaisseaux lymphatiques profonds de la fesse, qui accompagnent les artères fessière et ischiatique; 2° les lymphatiques qui accompagnent les vaisseaux obturateurs; 3° les lymphatiques qui viennent de la vessie, ceux qui viennent de l'extrémité inférieure du rectum, de la prostate, des vésicules séminales; les vaisseaux lymphatiques profonds de la verge chez l'homme, ceux du vagin, du clitoris et du col de l'utérus chez la femme. Parmi ces vaisseaux lymphatiques, ceux de la vessie, avant de se rendre aux ganglions pelviens, traversent les ganglions qui sont propres à cet organe. Le plus grand nombre occupent la région postérieure de cet organe et rampent sous le péritoine. J'ai vu les vaisseaux lymphatiques vésicaux pleins de pus.

Lymphatiques vésicaux.

Plexus lymphatiques hypogastrique et iliaque externe.

D'autres vaisseaux lymphatiques, émanés des ganglions hypogastriques et iliaques externes accompagnent les artères et veines iliaques interne et externe, montent au devant du sacrum, traversent de nouveaux ganglions, et gagnent directement le détroit supérieur du bassin. Là, les vaisseaux lymphatiques du côté droit se confondent avec ceux du côté gauche. On a donné les noms de *plexus hypogastrique*, et de *plexus iliaque externe*, à cet ensemble de vaisseaux et de ganglions lymphatiques : l'un, le plexus hypogastrique, occupe l'excavation du bassin et entoure les vaisseaux hypogastriques ; l'autre, le plexus iliaque externe, longe les vaisseaux du même nom.

Les vaisseaux lymphatiques des membres inférieurs aboutissent en définitive aux ganglions lombaires.

Aux *ganglions lombaires aortiques* ou *médians* aboutissent en définitive tous les vaisseaux lymphatiques des membres inférieurs, lesquels ont successivement traversé un nombre plus ou moins considérable de ganglions lymphatiques, en sorte qu'on peut considérer ces vaisseaux et ces ganglions comme constituant une chaîne non interrompue. C'est ainsi que de plexus en plexus, de ganglions en ganglions, les vaisseaux lymphatiques appartenant aux parties les plus éloignées arrivent jusqu'au canal thoracique.

Plexus lymphatique lombaire.

Aux *ganglions lombaires latéraux*, c'est à dire à ceux qui occupent les espaces inter-transversaires des lombes, se rendent en outre les vaisseaux lymphatiques lombaires proprement dits, qui correspondent aux vaisseaux sanguins du même nom. De ces ganglions partent des vaisseaux lymphatiques qui vont se rendre aux ganglions lombaires aortiques. On appelle *plexus lymphatique lombaire* l'ensemble des vaisseaux lymphatiques et des ganglions qui occupent la région lombaire. Aux ganglions lombaires se rendent encore directement, 1° les vaisseaux lymphatiques testiculaires, chez l'homme ; les vaisseaux lymphatiques des ovaires, des trompes, ainsi que ceux du corps et de la partie supérieure du col de l'utérus, chez la femme ; 2° les vaisseaux lymphatiques des reins.

Vaisseaux lymphatiques du testicule.

1° *Vaisseaux lymphatiques testiculaires*. Nous avons vu que les vaisseaux lymphatiques des enveloppes du testicule allaient se rendre aux ganglions inguinaux superficiels ; les vaisseaux lymphatiques propres du testicule sont divisés en *superficiels* et en *profonds*. Les vaisseaux lymphatiques superficiels s'injectent avec la plus grande facilité, en piquant le feuillet séreux qui revêt la tunique albuginée : la tunique vaginale se couvre alors d'une tunique argentée. (*Voyez* les belles planches de Panizza.) Ces vaisseaux superficiels, très nombreux et très volumineux, ont des communications multipliées avec les profonds : en sorte que ces derniers se trouvent injectés en même temps que les superficiels. Tous les vaisseaux lymphatiques superficiels, de même que tous les vaisseaux limphatiques profonds provenant de l'épididyme et du corps du testicule, forment un faisceau extrêmement considérable qui remonte le long du cordon spermatique, qu'il concourt à former, traversent le canal inguinal, suivent les vaisseaux spermatiques, et viennent se rendre aux ganglions lombaires.

Ils vont se rendre aux ganglions lombaires

Vaisseaux lymphatiques utérins,

2° *Vaisseaux lymphatiques utérins.* Les maladies des femmes en couches m'ayant offert l'occasion de constater un grand nombre de fois la présence du pus dans les vaisseaux lymphatiques de l'utérus (1), j'ai pu parfaitement suivre la disposition de ces vaisseaux qui doivent être divisés en *superficiels* et en *profonds*. Les superficiels sont situés immédiatement au dessous du péritoine; les profonds forment plusieurs couches successives qui occupent divers plans de l'épaisseur de l'utérus. Les vaisseaux lymphatiques qui avoisinent le col utérin vont se rendre aux ganglions pelviens et sacrés. Un certain nombre de vaisseaux lymphatiques du col utérin vont se rendre au ganglion situé à l'orifice interne du canal sous-pubien.

Superficiels,

Profonds.

Leur trajet dans l'épaisseur des ligaments larges.

Les vaisseaux lymphatiques utérins, autres que ceux qui avoisinent le col de l'organe, se rendent tous aux bords latéraux et au bord supérieur de l'utérus, quelques uns marchent dans l'épaisseur des ligaments larges : tous vont gagner les angles supérieurs ou tubaires de l'organe. A ces vaisseaux lymphatiques se joignent ceux des *trompes*, des *ovaires* et des *ligaments larges ;* ils se portent tous de bas en haut au devant de l'artère et des veines ovariques. Arrivés au dessous et au devant des reins, ils se recourbent du côté de la ligne médiane, pour aller se rendre aux ganglions situés au devant de la veine-cave et de l'aorte. On ne saurait se faire une idée, sans l'avoir vu, du volume énorme que peuvent acquérir les

Vaisseaux lymphatiques ovariques et tubaires.

(1) Voyez *Anat. pathol.*, 13° livraison, pl. 1, 2 et 3.

vaisseaux lymphatiques utérins pendant la grossesse ; plusieurs de ces vaisseaux pleins de pus présentent quelquefois une dilatation telle qu'on croirait au premier abord avoir affaire à un abcès.

Vaisseaux lymphatiques rénaux et surrénaux.

3° *Vaisseaux lymphatiques du rein et des capsules surrénales*. Ils se divisent en *superficiels* et en *profonds*. Les vaisseaux lymphatiques superficiels n'ont pas encore été injectés directement ; mais si on pousse une injection fine dans les artères ou dans les veines rénales, la matière de cette injection passe décolorée dans les vaisseaux lymphatiques. C'est de cette manière seulement que Mascagni est parvenu à injecter les vaisseaux lymphatiques rénaux superficiels, représentés dans ses belles planches.

Les vaisseaux lymphatiques profonds, très multipliés, sortent de la scissure du rein, et vont se rendre dans les ganglions situés devant et derrière l'aorte et la veine-cave.

Les vaisseaux lymphatiques des *capsules surrénales* sont très remarquables par leur volume et par leur nombre ; ils s'unissent à ceux du rein, et se terminent de la même manière.

GANGLIONS ET VAISSEAUX LYMPHATIQUES DU FOIE.

Préparation. De tous les vaisseaux lymphatiques, ceux du foie sont les plus faciles à démontrer. On peut, avant de procéder à l'injection, les rendre plus apparents, et même les remplir, en poussant de l'eau par les artères hépatiques, par la veine-porte, ou par la veine hépatique, ou par les conduits excréteurs du foie. Il suffit d'ailleurs, pour réussir, de piquer superficiellement et au hasard le péritoine qui revêt le foie ; toutefois, il est plus convenable d'agir sur un des troncs lymphatiques qui rampent à la surface de cet organe. Il importe que le tube chemine entre l'enveloppe péritonéale et l'enveloppe fibreuse, et ne s'égare pas au dessous de cette dernière. Il suffit d'ailleurs d'injecter un seul vaisseau lymphatique pour remplir tous les autres. Ordinairement le mercure file jusqu'au ganglion lymphatique le plus voisin, dont la résistance détermine le reflux du liquide dans les rameaux environnants et jusque dans les ramifications les plus déliées ; en sorte que dans les injections heureuses on dirait que la surface du foie est tout argentée ; la possibilité d'injecter les vaisseaux lymphatiques du foie, des troncs vers les branches, doit faire supposer que les valvules y sont plus rares que dans les lymphatiques des autres parties du corps.

Ganglions lymphatiques du foie ou ganglions hépatiques.

Ils longent les vaisseaux hépatiques.

Ils sont situés dans l'épaisseur du bord droit de l'épiploon gastro-hépatique, le long de la veine-porte, de l'artère et des canaux hépatiques, derrière le pylore, et se continuent avec les ganglions cœliaques. J'ai vu ces ganglions d'un noir de jais, comme les ganglions bronchiques; on pouvait en exprimer un liquide tout à fait semblable à celui de ces derniers ganglions.

Vaisseaux lymphatiques du foie.

Les vaisseaux lymphatiques du foie peuvent se diviser en *superficiels* et en *profonds*.

Vaisseaux lymphatiques superficiels du foie.

Les vaisseaux lymphatiques superficiels du foie se subdivisent en ceux de la convexité et en ceux de la concavité de cet organe.

Vaisseaux lymphatiques superficiels de la convexité du foie.

A. Les *vaisseaux lymphatiques de la convexité* du foie se divisent en un certain nombre de troncs, dont les uns appartiennent au lobe droit et les autres au lobe gauche. De ces troncs, les uns se dirigent d'arrière en avant, les autres d'avant en arrière vers le bord postérieur de l'organe.

1° Vaisseaux lymphatiques postéro-antérieurs.

1° Les premiers, ou *lymphatiques postéro-antérieurs*, gagnent le ligament suspenseur du foie, se réunissent en plusieurs troncs, dont les uns traversent le diaphragme, pénètrent dans le médiastin antérieur, derrière l'appendice xyphoïde, et se rendent aux ganglions médiastins; tandis que les autres se réfléchissent sur le bord antérieur du foie, pour gagner la scissure horizontale qu'ils parcourent jusqu'à l'épiploon gastro-hépatique, repli péritonéal qui les conduit aux ganglions situés autour du pylore, aux ganglions de l'orifice cardiaque, et à ceux qui longent la petite courbure de l'estomac et le lobe de Spigel.

2° Vaisseaux lymphatiques antéro-postérieurs.

2° Les *lymphatiques antéro-postérieurs* de la convexité se dirigent d'avant en arrière, et arrivent au bord postérieur du foie, où ils se divisent en trois ordres de vaisseaux bien distincts : 1° les uns *gauches*, gagnent l'épaisseur du ligament triangulaire gauche du foie ; 2° d'autres *droits*, gagnent l'épaisseur du ligament triangulaire droit ; 3° d'autres *moyens*, gagnent l'épaisseur du ligament coronaire.

Parmi ces vaisseaux, ceux qui ne traversent pas le diaphragme vont se rendre à des ganglions situés le long de la veine-cave inférieure, et de là dans le canal thoracique. Quelques uns suivent le bord inférieur de la douzième côte, et vont aboutir à des ganglions situés près de son extrémité postérieure, et à un autre ganglion appliqué sur la douzième vertèbre dorsale.

Disposition : 1° De ceux de ces vaisseaux qui ne traversent pas le diaphragme.

Ceux des vaisseaux lymphatiques antéro-postérieurs qui traversent le diaphragme perforent les piliers de ce muscle, et vont, les uns dans les ganglions lymphatiques intercostaux, ou dans ceux qui longent l'azygos et l'aorte, pour se rendre de là dans le canal thoracique ; les autres vont directement se jeter dans ce canal. J'ai vu un tronc très considérable qui s'ouvrait directement dans le canal thoracique, au niveau de la cinquième vertèbre dorsale. Mascagni a signalé des vaisseaux lymphatiques qui, après avoir traversé les fibres charnues du diaphragme, marchaient entre la plèvre et ce muscle, rentraient dans l'abdomen par l'orifice aortique du diaphragme, pour se porter aux ganglions qui entourent l'aorte et la veine-cave, ou se jeter, sans avoir traversé préalablement aucun ganglion, dans le canal thoracique, non loin du réservoir de Pecquet.

2° De ceux qui le traversent.

B. Les *vaisseaux lymphatiques de la concavité* du foie se réunissent en plusieurs troncs, tous dirigés d'avant en arrière, et qui se divisent en trois ordres : 1° en ceux qui sont situés à droite de la vésicule biliaire ; 2° en ceux qui entourent la vésicule ; 3° en ceux qui sont situés à gauche de cette vésicule.

1° Ceux qui sont situés à droite de la vésicule se rendent en

Vaisseaux lymphatiques de la concavité du foie.

partie aux ganglions lombaires, en partie aux ganglions qui avoisinent la veine-cave et l'aorte.

2° Ceux qui entourent la vésicule, et qui forment un plexus si remarquable, accompagnent les vaisseaux biliaires et se rendent aux ganglions lymphatiques qui sont couchés le long de ces vaisseaux, et à ceux qui sont placés dans l'épaisseur de l'épiploon gastro-hépatique. Parmi ces vaisseaux lymphatiques, je signalerai un tronc considérable', situé dans le tissu cellulaire qui unit la vésicule au foie.

3° Les troncs lymphatiques, situés à gauche de la vésicule, vont se rendre aux ganglions œsophagiens et à ceux qui occupent la petite courbure de l'estomac.

Vaisseaux lymphatiques profonds du foie.

Les vaisseaux lymphatiques profonds suivent le trajet des conduits hépatiques.

Les *vaisseaux lymphatiques profonds du foie* accompagnent les conduits biliaires et la veine-porte, et sont contenus avec eux dans la capsule de Glisson ; ils sortent par la scissure transverse du foie, pénètrent dans l'épaisseur de l'épiploon gastro-hépatique, et vont se rendre aux ganglions situés le long de la petite courbure de l'estomac et derrière le pancréas.

Les vaisseaux lymphatiques du foie qui longent les vaisseaux hépatiques et les conduits biliaires sont extrêmement volumineux et souvent remplis de lymphe jaune : on les trouve quelquefois distendus par des gaz dans le cas de putréfaction commençante. Ils avaient été décrits longtemps avant les vaisseaux lactés ; c'est par eux qu'a commencé la découverte des vaisseaux lymphatiques.

GANGLIONS ET VAISSEAUX LYMPHATIQUES DE L'ESTOMAC, DE LA RATE ET DU PANCRÉAS.

Ganglions gastriques ou gastro-épiploïques, spléniques et pancréatiques.

Ganglions gastriques,

Ils occupent, à la manière d'un chapelet, la grande et la petite courbures de l'estomac, le long des arcades artérielles qui circonscrivent cet organe ; on en trouve quelques uns dans l'épaisseur de l'épiploon gastro-splénique ; un grand nombre entourent l'orifice cardiaque et l'orifice pylorique de l'estomac.

Les *ganglions spléniques* occupent la scissure de la rate. Spléniques,

Les *ganglions pancréatiques* longent l'artère splénique, et par conséquent le bord supérieur du pancréas ; plusieurs sont groupés autour du tronc cœliaque. Les ganglions pancréatiques répondent à un très grand nombre de vaisseaux lymphatiques. Pancréatiques.

Vaisseaux lymphatiques de l'estomac, de la rate et du pancréas.

1° Les *vaisseaux lymphatiques gastriques* sont distingués en *superficiels* et en *profonds*. Vaisseaux lymphatiques gastriques,

Les *superficiels* forment un réseau sous le péritoine; les *profonds* naissent par un réseau non moins complexe de la membrane muqueuse. Ces vaisseaux lymphatiques suivent diverses directions : un grand nombre se dirigent du côté de la grande courbure et gagnent les ganglions lymphatiques qui occupent cette grande courbure ; d'autres se dirigent du côté de la petite courbure et traversent les ganglions lymphatiques qu'on y rencontre. Plusieurs se dirigent du côté de la rate et traversent les ganglions spléniques ; d'autres enfin vont aux ganglions pyloriques. Superficiels, Profonds.

On dit avoir vu les vaisseaux lymphatiques de l'estomac pleins de chyle : la chose paraît au moins douteuse.

2° *Vaisseaux lymphatiques spléniques*. Les vaisseaux lymphatiques superficiels de la rate peuvent être démontrés directement par l'injection facile du réseau lymphatique péritonéal de cet organe; on peut encore les démontrer en injectant, à l'aide de la gélatine, les vaisseaux sanguins spléniques. La gélatine pénètre dans les vaisseaux lymphatiques superficiels. En faisant injecter du suif, tantôt par les veines, tantôt par les artères de la rate, j'ai vu le suif passer dans les lymphatiques. Il est vrai que l'injection était poussée avec force et d'une manière continue. Les vaisseaux lymphatiques profonds de la rate ne sont pas connus. Vaisseaux lymphatiques spléniques.

3° Les vaisseaux lymphatiques propres du *pancréas* sont peu connus.

GANGLIONS ET VAISSEAUX LYMPHATIQUES DES INTESTINS.

Ganglions lymphatiques.

Ganglions mésentériques.

1° *Ganglions lymphatiques de l'intestin grêle.* Les *ganglions lymphatiques de l'intestin grêle*, ou *ganglions mésentériques*, sont extrêmement multipliés. Plusieurs anatomistes, qui ont eu la patience de les compter, sont arrivés à des résultats très différents, ce qui tient en partie à des variétés individuelles, en partie à ce que plusieurs, ayant fait ce dénombrement sur des sujets tuberculeux, ont pris des tubercules pour des ganglions.

Nombre.

Situation.

Les ganglions mésentériques occupent l'épaisseur du mésentère, et sont situés dans les aréoles que forment les vaisseaux artériels et veineux. Les plus voisins de l'intestin occupent les aréoles vasculaires les plus rapprochées de son bord adhérent. Les ganglions mésentériques les plus éloignés de l'intestin occupent le bord adhérent du mésentère et longent le tronc même de l'artère mésentérique supérieure. Les plus volumineux de ces ganglions se voient à l'origine du tronc de cette artère et à sa terminaison. Ainsi on trouve un groupe de ganglions volumineux : 1° inférieurement, à l'angle iléo-colique, *ganglions iléo-coliques* ; 2° supérieurement, au devant du duodénum. Ces derniers ganglions, ou *ganglions duodénaux*, sont extrêmement volumineux. On trouve ordinairement un ganglion plus volumineux que les autres, qui est représenté dans les plus anciens livres d'anatomie, et qu'on a pris quelquefois pour le pancréas.

Les plus volumineux sont : 1° Les iléo-coliques, 2° Les duodénaux.

Le groupe des *ganglions iléo-coliques* est remarquable par la fréquence de son inflammation dans l'entérite folliculeuse.

Ganglions mésocoliques.

2° *Ganglions lymphatiques du gros intestin*, ou *ganglions mésocoliques*. Les *ganglions mésocoliques*, beaucoup moins nombreux que ceux du mésentère, longent en général les arcades vasculaires que forment les artères et veines coliques; plusieurs avoisinent le bord postérieur de l'intestin; quelques uns se voient à sa surface, le long des vaisseaux qui parcourent un certain trajet sous la tunique péritonéale, avant de pénétrer la tunique musculeuse. Les ganglions mésocoliques sont incomparablement plus nombreux au niveau du colon transverse qu'au niveau des colons ascendant et descendant. Les ganglions du mésocolon transverse se continuent sans interruption avec les ganglions du mésentère.

Vaisseaux lymphatiques des intestins.

A. *Vaisseaux lymphatiques de l'intestin grêle.*

Les vaisseaux lymphatiques de l'intestin grêle se divisent en deux ordres : les *vaisseaux lymphatiques proprement dits* et les *vaisseaux lactés.*

Vaisseaux lymphatiques proprement dits de l'intestin grêle.

1° *Vaisseaux lymphatiques proprement dits.* Ils naissent, ainsi que ceux de l'estomac et du gros intestin, par deux ordres de réseaux : 1° un réseau séreux ; 2° un réseau muqueux. Les vaisseaux qui partent de ces réseaux ont ce caractère remarquable bien exposé par Mascagni, qu'au lieu de se rendre de suite dans le mésentère, ils parcourent un certain trajet, suivant la longueur de l'intestin, se recourbent ensuite, et se portent aux ganglions du mésentère.

Vaisseaux lactés.

2° *Vaisseaux lactés.* Faciles à étudier sur un animal sacrifié pendant le travail de la digestion intestinale, on a quelquefois occasion de voir les vaisseaux lactés sur l'homme lui-même, dans le cas de mort violente. Ces vaisseaux apparaissent alors sous l'aspect de lignes blanches, noueuses, peu flexueuses, ayant un petit nombre de communications les unes avec les autres, se portant de ganglion en ganglion jusqu'aux ganglions situés au devant de l'aorte et de la veine-cave, et se rendant enfin au canal thoracique par un nombre plus ou moins considérable de troncs : les plexus du côté gauche passent derrière l'aorte.

Les vaisseaux lactés naissent, comme l'a dit Lieberkuhn, au sommet de chaque papille de l'intestin grêle, parcourent cette villosité du sommet à la base, vont se rendre perpendiculairement dans les vaisseaux lactés sous-muqueux, qui traversent les autres tuniques intestinales toujours au niveau de la concavité de l'intestin. Cette disposition apparaissait dans toute son évidence dans un cas où les vaisseaux lactés étaient remplis de matière tuberculeuse. (*Anat. pathol.*, 2 liv.; pl. 2.)

B. *Vaisseaux lymphatiques du gros intestin.*

Vaisseaux lymphatiques du gros intestin.

Nous les distinguons avec Mascagni, relativement aux ganglions auxquels ils aboutissent, 1° en ceux du cœcum, du colon ascendant et du colon transverse, qui tous vont se rendre en dernière analyse aux ganglions mésentériques, après avoir traversé les ganglions mésocoliques; 2° en ceux du colon descendant et du rectum qui, après avoir traversé, comme les précédents, leurs ganglions propres, vont se rendre aux ganglions lombaires en même temps que les vaisseaux lymphatiques des organes génitaux et des membres inférieurs.

DES GANGLIONS ET DES VAISSEAUX LYMPHATIQUES DU THORAX.

A. Des ganglions lymphatiques.

Les *ganglions thoraciques* se divisent: A. en ceux des parois; B. en ceux du médiastin; C. en ganglions bronchiques ou pulmonaires.

Ganglions intercostaux.

A. Les *ganglions des parois thoraciques* occupent: 1° les uns, *ganglions intercostaux*, les parties latérales du rachis au voisinage des articulations costo-vertébrales; quelques uns se voient entre les deux couches des muscles intercostaux. Ces ganglions sont très petits et en nombre indéterminé. 2° Les autres, *ganglions sous-sternaux* ou *mammaires*, se voient à l'extrémité antérieure des espaces intercostaux, le long des vaisseaux mammaires; ils côtoient les bords du sternum: il y en a un pour chaque espace intercostal.

Ganglions sous-sternaux.

Ganglions médiastins.

B. Les *ganglions médiastins* se divisent 1° en *ceux du*

médiastin postérieur qui longent l'œsophage et l'aorte, et font suite aux ganglions intercostaux et aux ganglions lombaires. On a vu ces ganglions engorgés comprimer l'œsophage, et déterminer la dysphagie ; 2° en *ceux du médiastin antérieur*, dont les principaux se voient : les uns sur le diaphragme au devant du péricarde, les autres autour des gros vaisseaux qui sortent de la base du cœur, ou qui s'y rendent.

Ganglions bronchiques.

C. Les *ganglions bronchiques ou pulmonaires* ont fixé l'attention des anatomistes les plus anciens et en particulier de Vesale, d'où le nom de *glandulæ Vesalianæ* par lequel ils sont encore désignés ; ils sont remarquables par leur siége, par leur nombre, par leur volume et par leur couleur. Ils sont situés le long des bronches et des premières divisions bronchiques. Les plus volumineux occupent ordinairement la bifurcation de la trachée. Les plus petits pénètrent dans l'épaisseur des poumons, autour des premières divisions bronchiques ; quelques uns se voient dans les scissures interlobaires.

Situation.

Volume.

Leur nombre est très considérable.

Nombre.

Dans l'état de maladie, ils peuvent acquérir un volume tel que les bronches comprimées et considérablement rétrécies ne peuvent plus permettre le passage de l'air.

Couleur.

Leur couleur, qui ne diffère pas de celle des autres ganglions lymphatiques dans l'enfance, devient noire chez l'adulte, et surtout chez le vieillard. Ces ganglions sont également très sujets à se pénétrer de phosphate calcaire.

Ce ne sont point des glandes sécrétoires.

Sénac les considérait comme des glandes sécrétoires bien distinctes des ganglions lymphatiques. Portal les divisait en deux classes, en glandes et en ganglions ; mais personne n'a démontré les canaux excréteurs, qui, suivant Portal, se rendraient des ganglions à la trachée. La communication entre ces ganglions et la trachée, observée dans quelques cas de maladie, est tout à fait accidentelle.

B. Des vaisseaux lymphatiques du thorax.

Les vaisseaux lymphatiques du thorax se divisent en ceux

des parois et en ceux des organes contenus dans la cavité thoracique.

Vaisseaux lymphatiques des parois thoraciques.

Nous ne nous occuperons ici que des vaisseaux lymphatiques profonds. Ils se divisent en intercostaux, en sous-sternaux ou mammaires internes et en diaphragmatiques.

Lymphatiques intercostaux.

1° *Vaisseaux lymphatiques intercostaux*. Ils répondent aux vaisseaux artériels et veineux du même nom, reçoivent les vaisseaux lymphatiques qui viennent de la plèvre costale, marchent dans les gouttières des côtes, traversent les ganglions intercostaux, gagnent les côtés de la colonne vertébrale, s'unissent à quelques vaisseaux lymphatiques qui viennent de la région postérieure du thorax et à ceux du canal rachidien, traversent les ganglions qui occupent les côtés de la colonne vertébrale, et se dirigent pour la plupart de haut en bas pour se terminer dans le canal thoracique. Par exception, les lymphatiques intercostaux supérieurs vont aux ganglions cervicaux inférieurs (1).

Lymphatiques mammaires internes.

2° Les *vaisseaux lymphatiques sous-sternaux* ou *mammaires internes* naissent de la moitié sus-ombilicale de la paroi antérieure de l'abdomen : ils pénètrent dans le thorax, derrière l'appendice xiphoïde, et se réunissent en deux faisceaux qui marchent sur les côtés de la face médiastine du sternum, se joignent aux vaisseaux lymphatiques intercostaux antérieurs et mammaires externes, et gagnent les ganglions mammaires internes. De ceux de ces ganglions qui sont les plus inférieurs, partent d'autres vaisseaux lymphatiques qui se portent successivement, de ganglions en ganglions, jusqu'aux ganglions cervicaux inférieurs, et vont se jeter, à gauche, dans le canal

(1) On dit généralement que les lymphatiques intercostaux viennent des muscles dorsaux et intercostaux de la colonne vertébrale. Cruikshank assure même en avoir vu provenir du corps d'une vertèbre; mais, je le répète, l'origine des vaisseaux lymphatiques n'est démontrée que pour les surfaces libres, y compris le tissu cellulaire.

thoracique ; à droite, dans la grande veine lymphatique. Quelquefois, mais rarement, les vaisseaux lymphatiques mammaires s'ouvrent directement dans les veines jugulaires internes et sous-clavières.

Lymphatiques du diaphragme.

3° *Vaisseaux lymphatiques du diaphragme.* Un grand nombre de vaisseaux diaphragmatiques se réunissent aux lymphatiques intercostaux et hépatiques. Les autres vaisseaux se dirigent en avant entre la plèvre et les fibres charnues du diaphragme et traversent, les uns, les ganglions médiastins inférieurs, les autres, les ganglions mammaires internes.

Vaisseaux lymphatiques des viscères thoraciques.

Lymphatiques des poumons.
1° Superficiels.

Vaisseaux lymphatiques des poumons. Ils sont divisés en superficiels et en profonds : 1° les *superficiels* s'injectent de la même manière que les lymphatiques superficiels du foie, et forment sous la plèvre pulmonaire un réseau à mailles extrêmement serrées, réseau qui présente souvent des dilatations comme variqueuses notées et parfaitement figurées par Mascagni qui se demande, vu leur fréquence, si cette disposition variqueuse n'est pas l'état normal de vaisseaux lymphatiques pulmonaires. De ce réseau naissent des vaisseaux lymphatiques dont les uns marchent dans les scissures interlobaires, et vont se rendre aux petits ganglions qui occupent le fond de ces scissures, tandis que les autres gagnent la face interne du poumon, et se jettent dans les ganglions de la racine des bronches.

Réseau lymphatique.

Dilatations comme variqueuses.

Ces vaisseaux lymphatiques superficiels communiquent d'ailleurs avec les vaisseaux lymphatiques profonds, au niveau des lignes celluleuses qui séparent les lobules du poumon.

2° Lymphatiques profonds.

2° Les *lymphatiques profonds* des poumons sont très multipliés ; ils naissent de la surface interne des divisions bronchiques d'une manière bien connue et probablement aussi de la surface interne des cellules pulmonaires de chaque lobule, marchent dans le tissu cellulaire interlobulaire, et gagnent tous la scissure du poumon, pour se rendre aux ganglions qui entourent les bronches ; quelques uns, cependant, vont se rendre directement à plusieurs ganglions situés le long de l'œsophage. Il est donc démontré qu'un certain nombre de vaisseaux lymphatiques pulmonaires élude les ganglions bronchiques pour se porter immédiatement à d'autres ganglions.

Il m'est arrivé quelquefois de voir s'injecter d'air, par l'insufflation forcée des poumons, les vaisseaux lymphatiques superficiels et profonds de cet organe. Il n'est pas rare de voir cette injection d'air s'effectuer spontanément par suite de la putréfaction commençante.

Marche des lymphatiques qui partent des ganglions bronchiques.

Des ganglions bronchiques partent d'autres vaisseaux lymphatiques, dont les uns vont aux ganglions trachéens, en passant au devant de la trachée, dont les autres vont aux ganglions œsophagiens. Les uns et les autres se jettent, soit à gauche, dans le canal thoracique, peu de temps avant sa terminaison : ce sont les plus nombreux ; soit à droite, dans la grande veine lymphatique du côté droit. Quelques uns vont se rendre dans le canal thoracique, avant qu'il se soit dégagé du thorax ; on voit aussi plusieurs de ces vaisseaux se terminer directement dans la veine jugulaire interne et dans la veine sous-clavière.

Je dois faire observer que, par une conséquence de la disposition anatomique indiquée, les ganglions cervicaux sus-claviculaires s'engorgent quelquefois dans les maladies du poumon.

Lymphatiques du cœur, du thymus et du péricarde.

Vaisseaux lymphatiques du cœur, du thymus et du péricarde. Les *lymphatiques du cœur* se divisent en superficiels et en profonds : les *superficiels* commencent par un réseau sous-séreux, les principaux suivent le bord droit du cœur : les *profonds* naissent de la membrane interne du cœur sur laquelle je n'ai pu obtenir qu'un réseau incomplet : tous accompagnent les vaisseaux coronaires ; tous sortent du péricarde ; les uns vont se joindre aux lymphatiques du poumon ; les autres vont se rendre aux ganglions situés au devant de la crosse de l'aorte et de l'artère pulmonaire, et de là dans le canal thoracique.

Les *lymphatiques du thymus et du péricarde* vont dans les ganglions mammaires internes, médiastins antérieurs et pulmonaires.

GANGLIONS ET VAISSEAUX LYMPHATIQUES DE LA TÊTE.

A. Ganglions lymphatiques de la tête.

Les ganglions sont beaucoup plus nombreux à la face qu'au crâne.

Ganglions lymphatiques du crâne.

1° *Ganglions du crâne.* Ils occupent tous la région postérieure de cette boîte osseuse ; quelques uns sont situés derrière l'oreille, le long des insertions de l'occipito-frontal ; plusieurs sont situés sous les insertions supérieures du sterno-mastoïdien : ils sont d'un très petit volume, et échappent souvent à une dissection peu attentive : ils deviennent très apparents dans les maladies du cuir chevelu.

Il n'existe pas de ganglions profonds du crâne.

Existe-t-il des *ganglions lymphatiques profonds du crâne?* On a considéré comme appartenant aux ganglions le corps pituitaire, le conarium, les corpuscules blancs connus sous le nom de glandes de Pacchioni. Plusieurs auteurs ont même regardé comme autant de ganglions, les tubercules qu'on observe si fréquemment dans le cerveau des enfants, et qui sont évidemment de formation accidentelle.

Enfin on a décrit comme appartenant aux ganglions lymphatiques des corpuscules trouvés dans le canal carotidien, et qui sont bien évidemment des renflements de nerfs ganglionnaires; aussi cette manière de voir est-elle complètement rejetée aujourd'hui.

Ganglions sous-maxillaires.

2° *Ganglions de la face.* Les plus considérables occupent la base de la mâchoire inférieure, et portent le nom de *ganglions sous-maxillaires ;* plusieurs occupent la face externe de l'os maxillaire inférieur, le long des vaisseaux faciaux, au devant du muscle masseter.

Ganglions parotidiens.

On trouve encore à la face : 1° les *ganglions parotidiens*, les uns superficiels, les autres profonds : ces derniers occupent l'épaisseur de la glande parotide elle-même ; on en trouve d'autres entre la glande parotide et le muscle masseter ; 2° les *ganglions zygomatiques*, qui sont situés sous l'arcade de ce nom ; 3° les *ganglions buccinateurs*.

B. Vaisseaux lymphatiques de la tête.

On les divise en ceux du crâne et en ceux de la face :

Vaisseaux lymphatiques du crâne.

Préparation. Raser le cuir chevelu; plonger la tête dans de l'eau tiède; piquer au hasard le réseau lymphatique sous-épidermique du cuir chevelu. L'injection de ces vaisseaux lymphatiques est incomparablement plus facile chez les enfants que chez les adultes, et chez les adultes que chez les vieillards (1).

Lymphatiques temporaux et occipitaux.

1° *Vaisseaux lymphatiques superficiels* ou *sous-cutanés du crâne.* Ils se rassemblent en deux ordres de faisceaux : 1° *faisceaux temporaux*, qui longent l'artère temporale superficielle, traversent les ganglions parotidiens, desquels partent des vaisseaux lymphatiques qui vont aux ganglions de la région antérieure du cou ; 2° *faisceaux occipitaux*, qui suivent l'artère occipitale, et se partagent entre les ganglions mastoïdiens et les ganglions occipitaux profonds.

Lymphatiques du crâne.

2° *Vaisseaux lymphatiques profonds du crâne.* Les lymphatiques de la dure-mère, *lymphatiques méningiens*, suivent le trajet des vaisseaux méningiens, passent par le trou sphéno-épineux, et vont se rendre aux ganglions jugulaires. Ces vaisseaux lymphatiques sont faciles à injecter par le réseau lymphatique de la face interne de la dure-mère.

Ruysch paraît être le premier qui ait vu les lymphatiques

(1) Voir dans les cabinets les belles pièces préparées d'après ce procédé par MM. Denonvilliers, Lenoir, Chassaignac et Lacroix.

du cerveau, et il les a indiqués sous le nom de *vasa pseudo-lymphatica*. Mascagni n'est parvenu à rendre sensibles les vaisseaux lymphatiques superficiels du cerveau qu'en poussant, dans les artères carotides, une solution de gélatine colorée. La solution a passé incolore dans les vaisseaux lymphatiques.

Lymphatiques superficiels du cerveau.

Les vaisseaux lymphatiques du cerveau sont peu connus. M. Fohman a décrit et figuré un réseau lymphatique tout à fait semblable à celui des autres parties du corps, et qui est intermédiaire à l'arachnoïde et à la pie-mère. Ce réseau s'enfonce dans les anfractuosités, et paraît se continuer dans l'épaisseur de la substance cérébrale, où il n'est plus possible de le suivre. C'est de lui que partent de petits troncs qui accompagnent les artères et les veines jusqu'aux trous de la base du crâne, au delà desquels M. Fohman n'a jamais pu les suivre; en sorte qu'il se demande si ces vaisseaux lymphatiques ne feraient pas exception à la règle commune par leur défaut de connexion avec le système général des vaisseaux absorbants, et s'ils ne se jetteraient pas directement dans les veines contre lesquelles ils sont appliqués. D'une autre part, Mascagni a figuré des vaisseaux lymphatiques autour de l'artère vertébrale et de la veine jugulaire interne. Ces troncs supposent l'existence de vaisseaux lymphatiques cérébraux.

Réseau lymphatique intermédiaire à l'arachnoïde et à la pie-mère.

On n'a pas pu suivre les lymphatiques du cerveau au delà des trous de la base du crâne.

M. Fohman a également trouvé des vaisseaux lymphatiques dans les plexus choroïdes des ventricules latéraux du cerveau; il a trouvé ces vaisseaux remarquablement dilatés, et offrant des dilatations en ampoule.

Vaisseaux lymphatiques de la face.

Préparation. La même que pour le crâne. Le réseau lymphatique de la peau de la face s'injecte beaucoup plus difficilement que celui de la peau du crâne.

Divisés en superficiels et en profonds.

1° *Vaisseaux lymphatiques superficiels*, beaucoup plus nombreux que ceux du crâne. Ils naissent de tous les points

Lymphatiques superficiels de la face.

de la face; ceux qui viennent de la région frontale accompagnent les vaisseaux frontaux. Les autres accompagnent les vaisseaux faciaux qui les avoisinent ; plusieurs traversent les ganglions buccinateurs ; tous arrivent aux ganglions sous-maxillaires. On injecte les vaisseaux lymphatiques de la face en piquant, avec un tube à injection lymphatique, le réseau lymphatique de la peau de la face.

Lymphatiques profonds.

2° *Vaisseaux lymphatiques profonds.* Ils accompagnent les vaisseaux sanguins. On les divise en ceux des fosses temporales, en ceux des fosses zygomato et ptérygo-maxillaires, et en ceux des fosses nasales. Ceux du pharynx, du voile du palais, de la cavité buccale, de la langue et du larynx, se rendent aux ganglions parotidiens profonds et aux ganglions cervicaux. On injecte parfaitement le réseau lymphatique de la membrane pituitaire, et des muqueuses linguale, buccale et pharyngienne. C'est même uniquement par ce réseau qu'on peut arriver aux vaisseaux lymphatiques qui émanent de ces diverses parties.

GANGLIONS ET VAISSEAUX LYMPHATIQUES DU COU.

A. Ganglions cervicaux.

Les *ganglions cervicaux* sont concentrés à la région antérieure du cou. On les divise en *superficiels* et en *profonds*.

Ganglions cervicaux superficiels.

1° Les *ganglions cervicaux superficiels* se voient, pour la plupart, le long de la veine jugulaire externe ; ils se trouvent donc placés, d'une part, entre le peaucier et le sterno-mastoïdien ; d'une autre part, dans le triangle sus-claviculaire, c'est à dire dans l'espace compris entre la clavicule, le sterno-mastoïdien et le trapèze. On trouve encore plusieurs ganglions superficiels très petits entre l'os hyoïde et le cartilage thyroïde, et sur les côtés du larynx.

2° Les *ganglions cervicaux profonds*, très nombreux, forment une série non interrompue autour de la veine jugulaire interne et des artères carotides, depuis l'apophyse mastoïde jusqu'à l'ouverture supérieure du thorax, au devant de la colonne vertébrale, sur les côtés du pharynx et de l'œsophage. Ganglions cervicaux profonds.

Aux ganglions cervicaux profonds se rattachent encore les *ganglions trachéens.*

Les ganglions cervicaux, d'une part, font suite à la série des ganglions faciaux et sous-maxillaires; d'une autre part, ils sont continués par les ganglions thoraciques et axillaires.

B. Vaisseaux lymphatiques cervicaux.

Les *vaisseaux lymphatiques cervicaux* sont constitués par ceux de ces vaisseaux qui ont traversé les ganglions sous-maxillaires et faciaux, et qui viennent encore traverser la chaîne des ganglions accolés aux vaisseaux jugulaires. A ces vaisseaux lymphatiques s'ajoutent ceux du pharynx, de l'œsophage, du larynx, de la trachée et de la glande thyroïde. Parties d'où émanent les lymphatiques cervicaux.

Ces vaisseaux lymphatiques vont ensuite de ganglions en ganglions, et de plexus en plexus, jusqu'à la partie inférieure du cou, se joignent à quelques vaisseaux lymphatiques venus du poumon, et qui traversent également quelques ganglions cervicaux, et se terminent, ceux du côté gauche, dans le canal thoracique; ceux du côté droit, dans la grande veine lymphatique.

GANGLIONS ET VAISSEAUX LYMPHATIQUES DU MEMBRE THORACIQUE.

A. Ganglions du membre thoracique et de la moitié supérieure du tronc.

On ne rencontre point de ganglions à la main et à l'avant-bras : cependant Meckel en a trouvé plusieurs, mais très-petits, le long des vaisseaux cubitaux et radiaux. On en voit deux ou trois à la partie antérieure du pli du coude; ils sont sous-cutanés; un ou deux au dessus de l'épitrochlée, derrière la veine basilique : le long du bras, on trouve encore, en dedans de l'artère humérale, une série de petits ganglions, dont le nombre n'est jamais considérable. Ganglions du pli du coude. Ganglions brachiaux.

Les *ganglions axillaires* occupent profondément le creux de l'aisselle; on en trouve un nombre considérable, dont les

Ganglions axillaires.

uns sont accolés aux gros vaisseaux, et dont les autres, disséminés dans le creux axillaire, sont quelquefois très volumineux.

Ganglion sous-claviculaire.

Pectoraux.

Nous pouvons considérer comme annexes des ganglions axillaires : 1° un petit ganglion sous-claviculaire, situé profondément sous l'aponévrose coraco-claviculaire, au niveau de l'espace triangulaire qui sépare le grand pectoral du deltoïde ; 2° deux ou trois petits ganglions situés le long des attaches du grand pectoral, jusqu'à la glande mammaire.

Mascagni a fait représenter un petit ganglion situé près de l'ombilic.

B. Vaisseaux lymphatiques du membre thoracique et de la moitié supérieure du tronc.

1° *Vaisseaux lymphatiques du membre thoracique.*

Vaisseaux lymphatiques de la main.

1° Les *vaisseaux lymphatiques superficiels du membre thoracique*, nés de la peau de la main, marchent parallèlement à la longueur des doigts : ils occupent pour la plupart la région dorsale de la main, croisent obliquement les os métacarpiens, passent sur le carpe, et arrivent à l'avant-bras.

De l'avant-bras.

A l'*avant-bras*, ils se partagent à peu près également entre la région dorsale et la région antérieure. Les lymphatiques antérieurs se partagent entre le côté interne et le côté externe de l'avant-bras, gagnent la région du coude, les uns se plaçant au devant de l'épitrochlée et de ses muscles, les autres au devant de l'épicondyle. Là, ils sont renforcés par les lymphatiques de la région antibrachiale postérieure, qui se partagent également entre le côté interne et le côté externe de l'avant-bras. Il n'est pas rare de voir un certain nombre de vaisseaux lymphatiques postérieurs nés du côté externe de la main ou de l'avant-bras, après un certain trajet presque directement ascendant, se porter obliquement, ou même transversalement en dedans, au dessus et au dessous de l'olécrâne et se joindre au groupe interne.

Au *bras*, parmi les vaisseaux lymphatiques internes, les uns se portent aux ganglions qui sont situés au dessus de l'épitrochlée; les autres longent le bord interne du biceps et la veine basilique, et se dirigent ensuite en arrière et en haut, pour gagner les ganglions axillaires. Du bras.

Les lymphatiques externes croisent très obliquement la partie antérieure du bras, pour aller se terminer, comme les précédents, dans les ganglions axillaires. Un de ces vaisseaux lymphatiques parcourt un trajet remarquable ; il longe la veine céphalique, gagne la ligne celluleuse qui sépare le grand pectoral du deltoïde, s'enfonce au dessus du petit pectoral, au dessous du ligament coraco-claviculaire, et décrit une courbe pour aller se jeter dans le ganglion sous-claviculaire. Vaisseaux lymphatiques superficiels du bras.

2° Les *vaisseaux lymphatiques profonds* suivent rigoureusement la direction des vaisseaux sanguins, communiquent souvent avec les vaisseaux lymphatiques superficiels, et vont en dernière analyse se rendre aux ganglions axillaires. J'ai vu des vaisseaux lymphatiques profonds de l'avant-bras communiquer au pli du coude avec les vaisseaux superficiels de la région postérieure et externe du bras, et venir se jeter dans les ganglions situés au dessus de l'épitrochlée. Vaisseaux lymphatiques profonds.

2° *Vaisseaux lymphatiques de la moitié supérieure du tronc.*

Nous avons vu que tous les vaisseaux lymphatiques qui naissent de la moitié sous-ombilicale du tronc allaient se rendre aux ganglions inguinaux; tous ceux qui naissent de la moitié sus-ombilicale vont se rendre aux ganglions axillaires. Ils vont tous aux ganglions axillaires.

Les *vaisseaux lymphatiques antérieurs et latéraux* de la moitié sus-ombilicale du tronc se portent de bas en haut sur le grand pectoral et le grand dentelé, et gagnent le creux axillaire. Vaisseaux lymphatiques antérieurs et latéraux.

Les *vaisseaux lymphatiques postérieurs* de la moitié sus-ombilicale du tronc se divisent en ceux du cou et en ceux du

Cervicaux postérieurs.

Dorsaux postérieurs.

dos : les *cervicaux postérieurs* descendent sur le muscle trapèze, sur le deltoïde, et se réfléchissent sur le bord postérieur de ce dernier muscle pour pénétrer dans le creux axillaire; les *dorsaux postérieurs* se portent dans diverses directions, les uns horizontalement, les autres de bas en haut, pour se réfléchir sous les tendons du grand dorsal et du grand rond et se rendre au creux axillaire.

SPLANCHNOLOGIE.

CONSIDÉRATIONS GÉNÉRALES.

Définition.

La splanchnologie (de σπλαγχνον, *viscère*) est cette partie de l'anatomie qui a pour objet l'étude d'organes plus ou moins composés dans leur structure, dont les uns sont contenus dans l'une des trois cavités splanchniques (*viscères*), et dont les autres sont situés en dehors de ces cavités (*organes proprement dits*) (1).

Il ne sera pas question du cerveau, du cœur et des organes des sens.

On rattache ordinairement à la splanchnologie le cerveau, la moelle épinière, le cœur et les organes des sens. Je crois devoir circonscrire la splanchnologie dans l'étude de l'appareil digestif, de l'appareil respiratoire et de l'appareil génito-urinaire. La description des organes des sens, du cerveau et de la moelle, sera mieux placée à côté de la névrologie, de même que la description du cœur a été faite à l'occasion des autres organes de la circulation.

Méthode descriptive applicable à chaque organe.

Les organes dont s'occupe la splanchnologie offrant peu de rapports entre eux, attendu qu'ils entrent dans la composition d'appareils essentiellement distincts par leurs fonctions, ne sauraient donner lieu à des considérations générales aussi étendues et aussi importantes que celles dont nous avons fait précéder l'ostéologie, la myologie et l'angéiologie. Je me contenterai d'exposer succinctement la méthode qui doit présider à la description de chaque organe.

(1) Tous les viscères sont des organes ; mais tous les organes ne sont pas des viscères. Le mot viscère vient probablement de *vescor*, je me nourris, parce que un grand nombre de viscères servent à la nutrition.

Tout organe présente à considérer : 1° sa conformation extérieure ; 2° sa conformation intérieure ou sa structure : 3° son développement ; 4° ses usages.

Conformation extérieure des organes.

Son objet.

La conformation extérieure des organes a pour objet leur nomenclature, leur nombre, leur situation, leur direction, leur volume, leur figure et leurs rapports.

Nomenclature des organes.

1° *Nomenclature.* La nomenclature des organes n'a pas été soumise aux mêmes vicissitudes que celle des os et des muscles : les dénominations adoptées par les auteurs les plus anciens se sont maintenues dans la science, et ont même passé dans le langage vulgaire.

Bases diverses de cette nomenclature.

Les noms des organes sont déduits : 1° des usages ; ex. : *poumons*, de πνεω, je souffle ; *œsophage*, porte-manger ; *glandes lacrymales*, *salivaires*, etc. ; 2° de la longueur ; ex. : *duodénum ;* 3° de la direction ; ex. : *rectum ;* 4° de la forme ; ex. : *amygdales ;* 5° de la structure ; ex. : *ovaires ;* 6° du nom des auteurs qui les ont le mieux décrits ; ex. : *membrane de Schneider*, *trompes de Fallope ;* 7° enfin, ce sont des mots de convention ; ex. : *rate, foie.*

Nombre.

2° *Nombre.* Il est des organes impairs ; il en est de pairs. Il n'est pas rare de voir des variétés de nombre, soit en plus, soit en moins. Ainsi, on a vu trois reins chez le même individu ; il est fréquent de n'en trouver qu'un seul. On cite quelques exemples d'individus qui avaient trois testicules ; il n'est pas sans exemple de n'en trouver qu'un seul. Au reste, ces variétés de nombre par excès tiennent presque toujours à une division, à une sorte de morcellement des organes, de même que les variétés par défaut tiennent à la réunion ou fusion de ces organes.

Variétés de nombre.

Situation absolue,

3° *Situation.* Elle doit être considérée : 1° eu égard à la région du corps qu'occupe l'organe : c'est ce qu'on appelle *situation générale ou absolue ;* 2° eu égard aux rapports de l'organe avec les organes qui l'avoisinent, et eu égard à ses rapports avec l'appareil d'organes dont il fait partie : c'est la *situation*

Relative.

relative. Ainsi, lorsqu'on dit que l'estomac occupe l'hypochondre gauche et l'épigastre, on énonce la situation absolue ou générale de cet organe ; mais lorsqu'on ajoute qu'il est situé entre l'œsophage et le duodénum, au dessous du diaphragme, au dessus du mésocolon transverse, on énonce sa situation relative.

Variétés de situation.

Au reste, malgré les moyens de fixité qu'ils présentent, plusieurs des organes dont s'occupe la splanchnologie sont sujets à des variétés de position qui constituent un point important dans l'histoire anatomique de ces organes. Ces variétés de position dépendent : 1° d'un déplacement congénial ; 2° d'un déplacement accidentel, lequel est tantôt particulier à l'organe, tantôt consécutif à des changements survenus dans les organes voisins ; 3° d'une modification dans le volume de l'organe lui-même.

Volume. Absolu, Relatif.

4° *Volume*. Le volume d'un organe se détermine : d'une *manière absolue*, 1° par des mesures linéaires, 2° par la quantité d'eau que l'organe déplace, 3° par le poids ; d'une *manière relative*, par la comparaison de cet organe avec des corps dont le volume est connu ou avec d'autres organes.

Variétés de volume.

Le volume des organes est sujet à un grand nombre de variétés. Ces variétés sont relatives : 1° à l'âge ; exemple : *foie, testicules, thymus* ; 2° au sexe ; 3° au tempérament ; 4° à l'individu. Elles sont encore relatives aux conditions physiologiques dans lesquelles se trouve l'organe ; exemple : *utérus, pénis, rate*. 5° Enfin, il est certaines variétés pathologiques qui ne doivent pas être étrangères à un traité d'anatomie descriptive.

Figure.

5° *Figure*. La figure des organes dont s'occupe la splanchnologie se détermine d'après les considérations suivantes : 1° les organes doubles ne se ressemblent pas exactement à droite et à gauche ; 2° les organes impairs, qui occupent la ligne médiane, sont symétriques ; mais ceux, en plus grand nombre, qui n'occupent pas cette ligne médiane, ne sont pas symétriques. Toutefois, la symétrie n'est pas aussi rigoureusement bannie des viscères qui servent à la vie nutritive que l'avait avancé Bichat : ainsi, bien qu'ils n'occupent pas la ligne médiane, l'*estomac*, l'*intestin grêle*, le *gros intestin*, peuvent être divisés en deux moitiés égales : mais il est vrai de dire que cette symétrie n'a plus lieu par rapport à la ligne médiane.

La figure des organes se déduit en général de leur ressemblance 1° avec des objets connus ; 2° avec des formes géométriques. Ainsi, on dit que le *rein* ressemble à un haricot, le *poumon* à un cône. Pour les organes très irréguliers, on se contente de décrire les faces et les bords. Nous ne trouvons pas dans les viscères une invariabilité de forme aussi absolue que dans les organes de la vie de relation.

Direction. 6° *Direction*. La direction d'un organe se détermine, comme celle des os et des muscles, par les rapports de cet organe avec les plans de circonscription du corps ou avec le plan médian.

Rapports. 7° *Rapports*. La figure d'un organe étant déterminée, on divise sa surface en *régions*, dont on établit exactement les rapports. Ces régions portent généralement le nom de *faces* et de *bords*. La situation de plusieurs organes étant sujette à de nombreuses variations, leurs rapports doivent en offrir de correspondantes. On ne saurait trop insister sur la détermination précise de ces rapports, qui est féconde en applications pratiques de la plus haute importance.

Conformation intérieure, ou structure des organes.

La superficie d'un organe étant bien connue, on passe à l'étude de sa structure, qui comprend : 1° la couleur ; 2° la consistance ; 3° les éléments anatomiques.

Couleur. 1° *Couleur*. La couleur d'un organe doit être étudiée et à la surface et dans la profondeur de cet organe. Les variétés de coloration seront notées avec soin. L'âge et les maladies influent beaucoup sur cette coloration. Il est souvent difficile d'établir, sous le rapport de la couleur, une ligne de démarcation bien tranchée entre l'état physiologique et l'état pathologique.

Consistance. 2° *Consistance*. La *consistance*, la *densité*, la *fragilité* des organes, appartiennent à la structure de l'organe. La pesanteur spécifique ou la densité n'a été rigoureusement étudiée que dans un seul organe, le *poumon*, et cela pour un but médico-légal. La consistance, la fragilité, ne peuvent être appréciées que d'une manière approximative. Il serait à désirer que cette appréciation fût soumise à des procédés plus méthodiques et plus rigoureux. **Densité.** **Fragilité.**

3° *Eléments anatomiques.* La détermination des éléments anatomiques immédiats, ou tissus qui entrent dans la composition d'un organe, celle de leurs proportions, de leur arrangement, voilà ce qui constitue essentiellement la structure de cet organe. Or, tout organe a une charpente qui est celluleuse, fibreuse, cartilagineuse, osseuse. Quelques organes sont pourvus de fibres musculaires et même de muscles : tous ont des vaisseaux sanguins de divers ordres, artères, veines, vaisseaux lymphatiques; tous ont des nerfs. Les organes glanduleux ont des conduits excréteurs propres et sont constitués par un tissu particulier. **Éléments anatomiques immédiats.**

Développement.

L'étude du développement des organes, des changements qu'ils éprouvent aux diverses époques de la vie intra-utérine et de la vie extra-utérine, est d'un haut intérêt, au moins pour quelques uns d'entre eux; mais il s'en faut bien que l'évolution des parties molles soit aussi exactement connue que celle des parties dures; ce qui tient à ce que les phénomènes les plus importants de l'évolution des parties molles ont lieu dans les premières semaines de la conception. Aussi l'article du développement sera-t-il souvent, au moins quant à ce qui a lieu dans les premiers temps de la vie intra-utérine, l'indication d'un vide à remplir ou d'erreurs à réfuter. **Développement.**

Usages.

Les fonctions ou les usages des organes découlent si naturellement de la description anatomique de ces organes, que nous croyons, à l'exemple du plus grand nombre des anatomistes, devoir faire suivre cette description d'un résumé succinct des usages de ces organes. Au reste, nous ne mentionnerons d'une manière explicite que ceux de ces usages qui découlent immédiatement de la structure, renvoyant aux ouvrages de physiologie les détails et les discussions des divers points litigieux de la science des fonctions.

Importance de la splanchnologie.

La splanchnologie est une des parties les plus importantes de l'anatomie.

Aucune partie de l'anatomie n'excite un aussi grand intérêt de curiosité que la splanchnologie, à raison de l'importance des organes qui font l'objet de son étude. Sans elle il est impossible de comprendre le mécanisme des fonctions les plus indispensables à la vie ; et comme ces mêmes organes sont le siège de la plupart des lésions dont s'occupe la médecine, et d'un grand nombre de celles dont s'occupe la chirurgie, la plupart des questions fondamentales de l'art de guérir sont attachées à la connaissance approfondie de ces organes.

Préparation anatomique des organes splanchniques.

Procédés pour la préparation des organes splanchniques.

La préparation des organes dont s'occupe la splanchnologie ne consiste pas seulement dans leur isolement qui, pour les organes contenus dans les cavités splanchniques, a lieu par le seul fait de l'ouverture de ces cavités ; mais elle consiste essentiellement dans la séparation des éléments anatomiques ou tissus qui entrent dans la composition de ces organes. Or, les dissections les plus délicates, les injections les plus déliées, la macération, la coction, la conservation dans l'alcool, la dessiccation, l'action des acides, toutes les ressources en un mot de l'art de l'anatomiste, doivent être mises à contribution pour cet objet.

Cela posé, nous allons décrire successivement : 1° les organes de la digestion ; 2° les organes de la respiration ; 3° les organes génito-urinaires.

DES

ORGANES DE LA DIGESTION

ET

DE LEURS DÉPENDANCES.

CONSIDÉRATIONS GÉNÉRALES.

Définition de l'appareil digestif.

Les organes de la digestion forment un long canal, *canal alimentaire, canal digestif*, étendu de la bouche à l'anus, destiné à recevoir les substances alimentaires, à leur imprimer une série de transformations qui les rendent aptes à réparer nos pertes, à séparer la partie nutritive qu'il convertit en chyle de la partie non nutritive qui va former les matières fécales, et destiné en outre à offrir aux absorbants une vaste surface d'inhalation. L'ensemble de ces organes constitue l'*appareil digestif*.

La présence d'un canal alimentaire est un des caractères de l'animalité.

La présence d'un canal alimentaire est un des caractères essentiels de l'animalité. Par lui, l'animal a pu être détaché du sol et se transporter d'un lieu dans un autre. Dans les dernières espèces, l'animal tout entier n'est autre chose qu'un sac alimentaire à une seule ouverture formé par la peau réfléchie ; en sorte que, suivant la belle observation de Du Tremblay, les polypes retournés digèrent par leur surface externe, de même qu'ils digéraient par leur surface interne. A mesure qu'on s'élève dans la série animale, le canal alimentaire présente deux ouvertures, l'une d'entrée, l'autre de sortie, acquiert des dimensions plus considérables, se contourne un plus ou moins grand nombre de fois sur lui-même, se complète

Idée générale du canal digestif.

par l'addition d'organes glanduleux distincts qui viennent s'ouvrir dans sa cavité par des conduits particuliers et s'isole des autres appareils. Un squelette et des muscles s'interposent entre la peau et ce canal. Ses dimensions deviennent d'autant plus considérables qu'il y a une plus grande différence entre la composition chimique des substances qui servent à la nourriture de l'animal et celle de nos organes. Quelle différence sous ce rapport entre certains poissons, dont le canal alimentaire n'a pas, à beaucoup près, la longueur du corps, et certains herbivores, le bélier, par exemple, dont le canal alimentaire a vingt-sept fois cette longueur! Les carnivores ont le canal alimentaire étroit et court. L'homme, destiné à se nourrir à la fois de substances végétales et de substances animales, tient pour ainsi dire le milieu.

L'homme tient le milieu entre les carnivores et les herbivores.

Situation générale. Le canal digestif est situé au devant de la colonne vertébrale, qu'il suit rigoureusement dans sa portion rectiligne, dont il s'éloigne dans sa portion sinueuse, pour y rester toutefois attaché à l'aide de liens membraneux. Il commence à la partie inférieure de la face par l'ouverture buccale, traverse le cou et le thorax, pénètre dans la cavité abdominale, qui lui est presque exclusivement destinée, et dont les dimensions et le mécanisme sont en rapport avec les fonctions du canal alimentaire, et vient se terminer au détroit inférieur du bassin, au devant du coccyx, par l'ouverture anale. Sa partie supérieure est en rapport immédiat avec les organes de la respiration ; sa partie inférieure est en rapport immédiat avec les organes génito-urinaires.

Situation générale du canal digestif.

Ses dimensions générales.

Dimensions. La longueur du canal digestif a été évaluée à sept ou huit fois la longueur du corps de l'individu. Son calibre n'est pas le même dans tous les points de sa longueur. Il présente ici des renflements, là des rétrécissements qui établissent une ligne de démarcation bien tranchée entre ses différentes parties. La partie qui offre la plus grande capacité est, sans contredit, celle qui a reçu le nom d'estomac ; les parties les plus étroites sont la portion cervicale

Ses renflements et ses rétrécissements alternatifs.

de l'œsophage, l'orifice pylorique de l'estomac et l'orifice iléo-cœcal. Il est important de remarquer que les dimensions transversales du canal digestif balancent, jusqu'à un certain point, la dimension dans le sens de sa longueur. Ainsi, un canal intestinal très volumineux est généralement plus court. Cette remarque est d'ailleurs justifiée par ce fait d'anatomie comparée, qui établit que chez le cheval, qui est herbivore, le canal intestinal est moins long, mais d'un calibre beaucoup plus considérable que chez les ruminants également herbivores.

Il existe un rapport inverse entre les dimensions en longueur et le calibre.

Direction. Droit dans sa partie supérieure ou sus-diaphragmatique, qui n'est qu'un lieu de passage, le canal alimentaire se recourbe un grand nombre de fois sur lui-même dans sa partie sous-diaphramatique, pour redevenir rectiligne avant sa terminaison.

Direction.

Forme générale. L'appareil digestif forme un canal continu, cylindroïde, auquel on considère une surface externe, en général libre, séreuse, et une surface interne muqueuse.

Forme générale.

Structure générale. Le canal digestif est constitué par quatre membranes ou tuniques :

Structure.

1° La plus extérieure est la *tunique séreuse* ou *péritonéale*, le *péritoine*, nommée aussi *tunique commune*, parce qu'elle est commune à la plupart des organes contenus dans la cavité abdominale.

Cette membrane péritonéale, qu'on pourrait appeler accessoire, est souvent incomplète et ne recouvre les organes que dans une partie de leur circonférence ; elle manque même entièrement dans toute la partie sus-diaphragmatique du canal digestif. En même temps qu'elle constitue l'enveloppe extérieure de ce canal, la membrane péritonéale isole ce canal au milieu des parties environnantes, favorise son glissement, et forme des liens qui en assujettissent les diverses parties d'une manière plus ou moins fixe dans la place qu'elles occupent.

Tunique séreuse.

Les membranes séreuses dont le péritoine n'est qu'une dépendance sont des sacs sans ouverture qui, d'une part, tapis-

Idée générale des membranes séreuses.

sent les parois des cavités auxquelles ils sont destinés, et, d'une autre part, se réfléchissent sur les organes qui y sont contenus, sans les renfermer dans leur propre cavité. Ce sont des ballons, ou mieux des bonnets de nuit doubles, libres et lisses par leur face interne, toujours humide de sérosité et contiguë à elle-même, adhérents par leur face externe.

Les membranes séreuses sont remarquables par leur excessive ténuité, leur transparence, leur structure entièrement lymphatique, et par leur résistance qui leur permet de faire l'office de membrane protectrice, de liens, en même temps que par la sérosité qu'elles exhalent elles deviennent un moyen d'isolement et de glissement.

Tunique musculaires.

2° Au dessous de la tunique séreuse est la *tunique musculeuse*, que constituent deux couches de fibres : l'une superficielle, composée de fibres longitudinales ; l'autre profonde, composée de fibres circulaires. Ces fibres sont incolores, comme la plupart des couches musculaires destinées aux organes de la vie nutritive.

Tunique fibreuse.

3° La *tunique fibreuse*, intermédiaire à la musculeuse et à la muqueuse, peut être considérée comme la charpente du canal digestif qui lui doit en grande partie sa résistance, et c'est à tort qu'elle est généralement confondue avec le tissu cellulaire qui unit les diverses tuniques entre elles.

Tunique muqueuse.

Idée générale des membranes muqueuses.

4° La *membrane* ou *tunique muqueuse* forme le tégument interne du canal digestif. Règle générale : toutes les cavités qui communiquent à l'extérieur sont tapissées par une membrane muqueuse, membrane ainsi nommée à raison du mucus dont elle est incessamment lubrifiée. L'idée la plus générale et la plus vraie qu'on puisse se faire des membranes muqueuses est celle d'un tégument interne, d'une *peau rentrée*, suivant l'ingénieuse expression de M. de Blainville, continue avec la peau proprement dite, dont elle conserve, en se modifiant, les principaux caractères de structure.

Derme muqueux

Papilles ou villosités.

On considère dans toute membrane muqueuse : 1° un *derme* ou *chorion* ; 2° des *papilles* ou *villosités*, qui leur donnent un aspect velouté, d'où le nom de *membrane papillaire*, *membrane villeuse* ou *veloutée*, sous lequel les membranes muqueuses sont encore désignées. Vainement a-t-on voulu distinguer les papilles des villosités : les villosités ou papilles ne sont autre chose, d'après Bichat, que des prolongements du chorion ou derme de la muqueuse, de même que les papilles de la peau ne sont autre chose que le prolongement du derme cutané. Les belles recherches de M. Flourens (1) viennent encore de mettre en lumière cette vérité.

3° Les membranes muqueuses sont revêtues, au voisinage des ouvertures par lesquelles elles se continuent avec la peau, d'un épiderme tout à fait semblable à l'épiderme cutané (2); mais cet épiderme cesse à une profondeur plus ou moins considérable : il est alors remplacé par une pellicule extrêmement déliée, à laquelle on peut conserver le nom d'*épithélium*, visible au microscope simple, que les injections artérielles et veineuses ne pénètrent jamais, que l'inflammation ne rougit pas, pellicule que le hasard m'a fait injecter en piquant aussi superficiellement que possible tel ou tel point des membranes muqueuses, à l'aide d'un tube à injection lymphatique rempli de mercure. Rien n'égale la ténuité de

Pellicule très-déliée.

Non injectable par les vaisseaux sanguins.

(1) *Anatomie générale de la peau et des membranes muqueuses*, Paris, 1843.

(2) D'après M. Flourens (*loco cit.*), toute membrane muqueuse, de même que la peau, est constituée par trois lames superposées, et ces trois lames peuvent être complètement isolées et détachées l'une de l'autre par une macération lente et méthodiquement ménagée.

Ces trois lames sont le *derme*, l'*épiderme* et le *corps muqueux* placé entre le derme et l'épiderme; ces trois lames existent non seulement sur la langue, le pharynx et l'œsophage où tous les anatomistes admettent un épiderme visible à l'œil nu, mais encore sur l'estomac et sur les intestins.

Le corps muqueux de Malpighi ne constitue pas un réseau, *corps réticulaire*, mais une membrane continue comme l'épiderme, formant comme ce dernier une gaîne à toutes les papilles qui hérissent la surface des membranes muqueuses : toujours d'après M. Flourens, le corps muqueux des membranes muqueuses n'est qu'un second épiderme qui se continue avec le second épiderme de la peau, et qu'on pourrait appeler second épiderme des muqueuses.

Injectable directement quand on la pique avec un tube à injection lymphatique.

ce réseau vasculaire lymphatique, que parcourent dans toutes les directions les petits globules de mercure, de manière à former bientôt une lamelle aréolaire argentée. J'ai vu cela sur la muqueuse nasale, sur la conjonctive, soit au niveau de la sclérotique, soit au niveau de la cornée, sur la muqueuse du vagin, sur les intestins, sur la muqueuse linguale et buccale. C'est surtout chez le cheval qu'on injecte avec la plus grande facilité le réseau lymphatique de la muqueuse intestinale; mais, pour réussir, il convient d'introduire successivement le tube et dans l'épaisseur de la membrane muqueuse elle-même, et sous le péritoine : on voit alors s'injecter : 1° le réseau lymphatique de la muqueuse qui représente une lamelle argentée ; 2° le réseau lymphatique sous-péritonéal ; 3° les vaisseaux lymphatiques du mésentère qui partent à la fois des deux réseaux lymphatiques (1) muqueux et sous-péritonéal. Et une chose fort remarquable, c'est que, d'une part, le mercure ne passe jamais des lymphatiques dans les veines ou les artères, et que, d'une autre part, lorsque le tube a piqué un peu trop profondément, on injecte le réseau capillaire sanguin, et par suite les vaisseaux veineux, mais nullement le réseau lymphatique épidermique, preuve bien évidente que ce réseau est indépendant des vaisseaux artériels et veineux. Dans les parties de muqueuse qui ne sont pas revêtues d'un épiderme identique à l'épiderme cutané et continu avec ce dernier, le réseau lymphatique paraît constituer la couche la plus superficielle de la peau. Ce réseau est au contraire sous-épidermique, le brillant métallique du mercure est voilé par l'épaisseur de l'épiderme dans les parties qui en sont pourvues, et apparaît dans tout son éclat après l'ablation facile de l'épiderme.

Le réseau de la pellicule épidermique est indépendant du réseau capillaire sanguin.

Réseau capillaire veineux.

4° A la surface libre du derme, entre le derme et le réseau lymphatique, on trouve un *réseau capillaire* sanguin extrê-

(1) Pour bien réussir dans cette injection, il importe que l'anse intestinale sur laquelle on expérimente soit distendue par de l'air insufflé. C'est probablement parce qu'elle se prête difficilement à une tension convenable que la membrane muqueuse est si difficile à injecter directement.

mement développé, qui s'injecte entièrement par les veines, moins facilement et moins complètement par les artères.

Follicules.

5° Des follicules ou petits sacs sans ouverture se voient çà et là dans l'épaisseur des membranes muqueuses ; mais ces follicules n'en constituent pas l'essence, ainsi que semblerait l'indiquer la dénomination de *membranes folliculeuses*, qui leur a été imposée par Chaussier et par d'autres anatomistes.

Vaisseaux et nerfs.

Vaisseaux et nerfs. Des branches artérielles très multipliées, venues des troncs ambiants; des veines nombreuses qui, pour toute la portion sous-diaphragmatique du canal digestif, vont se rendre dans la veine-porte ; des vaisseaux absorbants, divisés en lymphatiques et en chylifères ; des nerfs qui proviennent presque tous du système des ganglions, à l'exception des pneumo-gastriques et des glosso-pharyngiens (1) : voilà les parties qui entrent dans la composition du digestif.

Division du canal digestif.

Division du canal digestif. Le canal digestif a été divisé en plusieurs portions, distinctes et par leurs caractères anatomiques et par leurs usages.

Une première division qui mérite d'être conservée est celle qui établit dans le canal digestif une *partie sus-diaphragmatique* et une *partie sous-diaphragmatique.*

La partie *sus-diaphragmatique* comprend : 1° la cavité buccale ; 2° le pharynx ; 3° l'œsophage.

La partie *sous-diaphragmatique* comprend : 1° l'*estomac ;* 2° l'intestin grêle, arbitrairement divisé en *duodénum*, en *jéjunum* et en *iléon ;* 3° le gros intestin, divisé non moins arbitrairement en *cæcum*, *colon* et *rectum*. Une première valvule, la *valvule pylorique*, établit une limite entre l'estomac et

(1) Outre les nerfs pneumo-gastrique et glosso-pharyngien, le canal digestif est abondamment pourvu de nerfs céphalo-rachidiens dans sa première cavité, cavité de réception, la cavité buccale, et à son extrémité inférieure, la partie inférieure du rectum, auxquels fournissent les nerfs du plexus sacré.

l'intestin ; une deuxième valvule, la *valvule iléo-cœcale*, établit la limite entre l'intestin grêle et le gros intestin. Une division plus philosophique (1) serait celle qui considèrerait au canal digestif trois sections qui répondraient à la triple fonction : 1° de digestion proprement dite; 2° de chylification et d'absorption ; 3° de défécation. La première section comprendrait la bouche, le pharynx, l'œsophage et l'estomac ; là les aliments éprouvent des modifications physiques et chimiques; à la deuxième section, formée par l'intestin grêle, appartient la transformation de la partie nutritive des aliments en chyle et son absorption; à la troisième section, formée par le gros intestin, est dévolue la fonction de défécation.

Les annexes du canal digestif sont : 1° les *glandes salivaires*, appendices de la cavité buccale ; 2° le *foie*, le *pancréas*, appendices du duodénum ; 3° la *rate*, qu'on peut considérer comme appendice du foie, à raison de sa connexion vasculaire avec cet organe.

DE LA BOUCHE ET DE SES DÉPENDANCES.

Situation. La *bouche* (2) est une cavité située à l'entrée des voies digestives : elle occupe la partie inférieure de la face, entre les deux mâchoires, au dessous des fosses nasales, entre les joues, derrière les lèvres, au devant du pharynx. La bouche constitue un appareil très compliqué dans lequel s'opèrent la mastication, la gustation, l'insalivation, le commencement de la déglutition et l'articulation des sons.

Dimensions. Les *dimensions* de la cavité buccale sont plus considérables que celles du canal alimentaire qui lui fait suite ; d'où résulte la possibilité d'introduire des corps trop volumineux pour franchir les portions étroites de ce canal (3).

(1) Anat. comparée de M. Hollard, d'après les leçons de M. de Blainville.

(2) Le langage anatomique s'éloigne ici du langage ordinaire, qui donne le nom de bouche, non à la cavité buccale, mais à son orifice.

(3) En général, il existe entre les diverses parties du canal alimentaire une

Du reste, cette capacité présente tous les intermédiaires depuis l'état d'occlusion complète où les mâchoires rapprochées ne laissent aucun vide entre elles, jusqu'à cet état d'ouverture extrême où le cavité buccale représente une pyramide quadrangulaire dont la base est en avant et le sommet en arrière. L'augmentation de capacité de la bouche peut encore avoir lieu suivant le diamètre transversal par la facile distension des joues, et suivant le diamètre antéro-postérieur par le mouvement des lèvres en avant.

Différences dans les dimensions.

Si nous étudions les *rapports des diamètres* de la bouche, nous verrons que chez l'homme aucun des diamètres n'est prédominant, tandis que les animaux présentent une remarquable prédominance du diamètre antéro-postérieur de la cavité buccale, disposition qui est en rapport, d'une part, avec l'ampleur de leurs cavités nasales ; d'une autre part, avec les dimensions de leurs os maxillaires. Il est bon de rappeler, à ce sujet, qu'il y a dans la série animale un rapport inverse entre l'ampleur de la cavité encéphalique et l'ampleur des cavités gustative et olfactive.

Rapports des diamètres de la bouche.

La *direction* de la bouche, ou son axe, est horizontale ; disposition qui est en rapport avec la destination de l'homme à l'attitude bipède. Chez l'homme, l'axe serait vertical dans l'attitude quadrupède. Chez les animaux, dans l'attitude quadrupède qui leur est naturelle, l'axe de la bouche est oblique par rapport à l'horizon.

Direction ou axe de la bouche.

Forme. La bouche représente une boîte ovalaire parfaitement symétrique dont la grosse extrémité est en avant. On lui considère une *paroi supérieure* ou voûte palatine ; une *paroi inférieure* formée en grande partie par la langue ; une *paroi postérieure* formée par le voile du palais ; une *paroi anté-*

Forme.

Parois de la bouche.

proportion telle, que sa portion supérieure ne peut admettre des corps trop volumineux eu égard à la capacité du reste de ce canal. Si la cavité buccale fait exception à cet égard, cela tient à ce que, pendant leur séjour dans cette cavité, les aliments sont encore sous l'empire de la volonté.

rieure constituée sur un premier plan par les lèvres, sur un second plan par les arcades alvéolaires et dentaires; deux *parois latérales* formées par ces mêmes arcades et par les joues; *deux ouvertures*, une *antérieure*, c'est l'ouverture de la bouche, une *postérieure*, qui établit une communication entre la cavité buccale et le pharynx, et qui, à raison de son étroitesse, a reçu le nom d'*isthme du gosier*. Nous parlerons successivement de ces diverses parties, à l'exception des os maxillaires et des dents, déjà décrits. Les *glandes salivaires* qui versent leurs produits dans la cavité buccale seront décrites comme annexes de cette cavité.

Ses deux ouvertures.

DES LÈVRES.

Les *lèvres*, paroi antérieure de la bouche, sont deux voiles mobiles, extensibles, contractiles, qui circonscrivent l'ouverture de cette cavité.

La direction des lèvres est verticale chez l'homme.

On les distingue en *supérieure* et en *inférieure*. Leur *direction* est verticale comme les arcades alvéolaires et dentaires sur lesquelles elles sont appliquées. Cette direction est propre à l'espèce humaine et plus particulièrement à la race caucasique; des lèvres déjetées en avant, comme chez les animaux, et non placées sur le même plan vertical, donnent à la physionomie un caractère peu distingué. Leur hauteur est mesurée par celle des arcades alvéolaires et dentaires. La lèvre supérieure a une plus grande hauteur que la lèvre inférieure.

Les deux lèvres présentent à considérer une face antérieure ou cutanée, une face postérieure ou muqueuse, un bord adhérent, un bord libre et deux commissures.

Face antérieure de la lèvre supérieure.

Sillon sous-nasal.

Face antérieure. Elle offre à la *lèvre supérieure*, 1° *sur la ligne médiane*, une rainure verticale, *sillon sous-nasal*, qui naît de la sous-cloison du nez et se termine en bas à un tubercule plus ou moins proéminent, suivant les individus (1).

(1) L'étude des muscles de la face nous a appris (tome II, page 210) que

Cette rainure, très variable, plus ou moins prononcée, quelquefois triangulaire, à base dirigée en bas, a été considérée à tort comme le vestige d'une division de la lèvre qui est naturelle à plusieurs mammifères. Le vice de conformation connu sous le nom de bec-de-lièvre occupe toujours l'un des bords de la rainure quand il est simple, et les deux bords quand il est double.

2° *De chaque côté*, la lèvre supérieure est convexe, couverte d'un léger duvet chez la femme et chez l'homme impubère, et, à l'époque de la puberté chez l'homme, de poils longs et raides qui se dirigent obliquement en dehors.

Face antérieure de la lèvre inférieure. En avant, la *lèvre inférieure* regarde un peu en bas, et se couvre de poils seulement à sa partie moyenne, qui n'offre pas de dépression médiane.

Face postérieure. *Face postérieure.* En arrière les deux lèvres sont libres, excepté sur la ligne médiane, où se voit un petit repli muqueux appelé *frein* ou *filet* de la lèvre, plus prononcé pour la lèvre supérieure que pour la lèvre inférieure ; cette face est humide et en rapport avec les arcades alvéolaires et dentaires. L'indépendance complète des lèvres, par rapport aux os maxillaires, rend raison de l'extrême mobilité (1) de ces voiles membraneux.

Frein ou filet de la lèvre.

Défaut d'adhérence des lèvres aux os maxillaires.

Limite des lèvres en arrière. *Bords adhérents des lèvres.* Les lèvres sont limitées à leur face postérieure par la réflexion de la muqueuse qui de la lèvre se porte sur la mâchoire, en sorte qu'il existe entre les lèvres et les os maxillaires un sillon profond et fort remarquable, et qu'on peut considérer l'intervalle qui sépare les lèvres des

Vestibule de la bouche.

cette rainure tenait à la disposition des muscles releveurs de la lèvre supérieure, dont les fibres s'arrêtaient brusquement au niveau des bords de cette rainure, dont le fond est exclusivement occupé par l'orbiculaire des lèvres. Les variétés de profondeur et de forme de cette rainure s'expliquent parfaitement par les variétés de disposition de ces muscles releveurs.

(1) Les mammifères seuls sont doués de lèvres mobiles, indépendantes des mâchoires ; mais cette indépendance est encore bien plus prononcée chez l'homme.

dents et des os maxillaires comme une *cavité buccale antérieure*, ou le *vestibule* de la bouche.

Limites des lèvres en avant.

En devant, la lèvre supérieure est limitée par la base du nez, et de chaque côté elle est distincte des joues par la saillie du bord interne du muscle releveur superficiel de la lèvre supérieure : la lèvre inférieure est limitée sur la ligne médiane par une dépression transversale qui la sépare du menton, sillon *mento-labial*, dépression remarquable par les poils perpendiculaires qui en naissent chez l'homme à l'époque de la puberté ; de chaque côté, elle est distincte des joues par la saillie du bord interne du muscle triangulaire des lèvres (1).

Sillon mento-labial.

Ligne ou sillon bucco-labial.

La ligne ou sillon qui sépare les lèvres des joues commence à l'aile du nez et est appelée *ligne naso-labiale* (2) : elle serait mieux nommée *ligne* ou *sillon bucco-labial*.

On voit que la limite entre les lèvres et les joues est purement artificielle, et que les deux lèvres, prises collectivement, représentent une ellipse dont le grand diamètre est transversal.

Plis ou rides du bord libre des lèvres.

Bords libres des lèvres. Les bords libres des lèvres sont arrondis, recouverts par un tégument rosé qui tient le milieu entre le tissu cutané et le tissu muqueux, coupés par des plis ou rides perpendiculaires à la longueur des lèvres, qui sont la trace des plis que détermine la contraction du muscle orbiculaire. Ces bords libres, qui sont comme renversés en dehors, surtout à la lèvre inférieure, présentent en avant une ligne qui établit une démarcation bien tranchée entre la peau et la membrane muqueuse. Ces bords décrivent une ligne ondulée qui a fixé l'attention du peintre bien plus encore que celle de

Ligne ondulée de ce bord.

(1) La dépression mento-labiale est due, 1° au muscle orbiculaire des lèvres, dont le bord inférieur répond à cette dépression ; 2° au ligament jaune de la houppe du menton, qui fixe au niveau de ce point la lèvre inférieure à l'os de la mâchoire.

(2) On attache, en séméiotique, beaucoup d'importance à ce sillon, qu'on a appelé *sillon abdominal*, parce que ce sillon devient très prononcé dans les maladies de l'abdomen.

l'anatomiste, et que le chirurgien doit chercher à imiter dans certaines opérations chirurgicales.

Description succincte de ce bord.

Pour la lèvre supérieure : une saillie médiane légère, très prononcée, en forme de mamelon chez quelques individus, de chaque côté une légère dépression ; pour la lèvre inférieure : une dépression médiane légère et quelquefois deux saillies latérales ; voilà les traits les plus remarquables de ces bords libres, qui sont contigus l'un à l'autre dans leur rapprochement, et ferment complètement l'ouverture de la bouche.

Inégalité d'épaisseur du bord libre des lèvres.

Du reste, les bords libres des lèvres sont la partie la plus épaisse de ces voiles mobiles, et l'épaisseur de ces bords libres va en diminuant de leur partie moyenne à leurs extrémités. Cette épaisseur varie d'ailleurs beaucoup, suivant les sujets.

Distinction importante relative à cette épaisseur.

En général, on regarde des lèvres épaisses comme le cachet de l'affection scrofuleuse ; mais dans l'appréciation de cette épaisseur, il faut bien distinguer le volume qui dépend de la prédominance de la couche musculaire de celle qui dépend de la prédominance de la peau et du tissu cellulaire. Dans la race éthiopienne, le volume des lèvres tient exclusivement aux muscles. Pour terminer ce qui a trait aux bords libres des lèvres, disons qu'il existe sur ces bords libres des follicules sébacés très apparents chez certains sujets ; ces follicules, beaucoup plus prononcés à la lèvre supérieure qu'à la lèvre inférieure, occupent surtout les parties de ces bords libres qui sont en contact l'un avec l'autre dans le rapprochement ordinaire des lèvres.

Commissures ou angles des lèvres.

Commissures. Les extrémités des bords libres des lèvres sont minces, et constituent par leur réunion les *angles* ou *commissures* des lèvres (commissure, de *cum miscere*).

Ouverture antérieure de la bouche.

Ouverture antérieure de la bouche. Les bords libres des lèvres interceptent une fente transversale ; c'est l'*ouverture antérieure de la bouche*, dont les dimensions, variables chez l'homme, ont motivé la distinction de la bouche en *moyenne*, *grande*, *petite ;* distinction qui ne porte nullement sur la cavité buccale proprement dite, mais bien sur son orifice. Au reste, l'ouverture antérieure de la bouche est éminemment dilatable, se prête à l'introduction de corps très volumineux, et rend facile l'exploration de tous les recoins de la cavité buccale.

Sa dilatabilité.

Structure des lèvres. Deux couches tégumentaires, une cutanée, une muqueuse; une couche musculeuse; une couche glanduleuse; des vaisseaux, des nerfs et du tissu cellulaire: telles sont les parties constituantes des lèvres.

Structure des lèvres.

Couche cutanée. Elle est remarquable par sa densité, par son épaisseur, par le volume des follicules pileux qui sont logés en partie au dessous d'elle, par l'intimité de son adhérence avec la couche musculaire; si bien qu'il est impossible de la disséquer sans empiéter soit sur elle, soit sur les fibres charnues. On peut la considérer comme constituant la charpente de la lèvre. Sa sensibilité est exquise, et chez plusieurs animaux elle jouit d'un tact si délié, que le moindre mouvement imprimé à l'extrémité des longs poils dont elle est pourvue avertit ces animaux de la présence des objets (1).

Couche cutanée.

Sa résistance et sa sensibilité.

Couche muqueuse. Remarquable par la présence d'un épiderme très facile à y démontrer. Cette membrane revêt le bord libre des lèvres, en sorte que, par une exception rare dans l'économie, une partie de cette muqueuse est en contact habituel avec l'air extérieur. Son adhérence n'est intime qu'au niveau du bord libre.

Couche muqueuse.

Couche glanduleuse. Couche épaisse, située entre la muqueuse, qu'elle soulève inégalement, et la couche musculeuse. Elle est constituée par de petites glandes sphéroïdales, de volume inégal, juxta-posées, bien distinctes les unes des autres, qui, examinées à la loupe, représentent de petites glandes salivaires, dont chacune est pourvue d'un conduit excréteur, lequel

Couche glanduleuse.

Elle est constituée par des glandes, et non par des follicules.

(1) L'adhérence intime de la peau aux couches subjacentes explique pourquoi, dans les plaies des lèvres, il suffit d'agir sur la peau, à l'aide de bandelettes agglutinatives bien collantes, pour entraîner toute l'épaisseur de la lèvre.

vient s'ouvrir à la face postérieure de la muqueuse par un orifice bien distinct (1). Ce sont des ***glandes salivaires labiales***, et non point des follicules mucipares.

Couche musculeuse.

Couche musculeuse. Elle est essentiellement constituée par un muscle intrinsèque ; c'est l'orbiculaire des lèvres, auquel viennent aboutir la plupart des muscles de la face, savoir, 1° pour la lèvre supérieure : les releveurs superficiels, les releveurs profonds et les petits zygomatiques qui forment la couche la plus superficielle, et qui sont remarquables par leur couleur pâle, par la disposition non fasciculée de leurs fibres, par leur densité et par leur adhérence intime à la peau ; 2° pour la lèvre inférieure : les muscles triangulaires, les muscles carrés qui représentent à la lèvre inférieure les releveurs de la lèvre supérieure, par leur situation superficielle, leur adhérence à la peau, leur disposition non fasciculée et la pâleur de leurs fibres ; 3° pour les deux lèvres : le buccinateur que nous avons considéré comme constituant par sa bifurcation le muscle orbiculaire ; 4° pour les commissures, le grand zygomatique, le triangulaire, le canin et le risorius de Santorini, en tout quinze muscles, y compris l'orbiculaire des lèvres, non compris le petit zygomatique et le risorius qui ne sont pas constants. Les différences que présente le bord libre des lèvres chez les divers individus tiennent à l'épaisseur plus ou moins considérable de la zône de l'orbiculaire qui répond à ce bord libre.

Aucun tissu fibreux n'entre dans la structure des lèvres.

On voit que rien de fibreux n'entre dans la composition des lèvres, lesquelles sont exclusivement formées par des fibres charnues ; disposition qui leur permet une extension considérable, que le chirurgien utilise pour pratiquer des opérations dans la cavité buccale et dans le pharynx.

Vaisseaux, nerfs, cellulosité. Il est peu de parties aussi

(1) Lorsque ces orifices s'oblitèrent, les conduits excréteurs dilatés se transforment en des kystes salivaires, qui peuvent acquérir de très grandes dimensions.

abondamment pourvues que les lèvres de vaisseaux et de nerfs. Les *artères* des lèvres viennent de deux sources principales : 1° de la faciale, ce sont les *coronaires* ; 2° de l'artère maxillaire interne, ce sont les artères *buccales, sous-orbitaires, alvéolaires* pour la lèvre supérieure, et *mentonnières* pour la lèvre inférieure. L'artère sous-mentale, branche de la faciale, et l'artère transversale de la face, branche de la temporale, y envoient aussi quelques rameaux.

Artères.

Veines.

Les *veines* portent le même nom et suivent le même trajet : les vaisseaux lymphatiques faciles à injecter sur le bord libre et sur la face profonde des lèvres vont s'ouvrir dans les ganglions lymphatiques de la base de la mâchoire (1). Les *nerfs* viennent de deux sources bien distinctes : 1° de la cinquième, exclusivement destinée à la membrane muqueuse, à la peau et à la couche glanduleuse ; 2° de la septième paire, exclusivement destinée à la couche musculeuse.

Nerfs.

Tissu cellulaire.

Le *tissu cellulaire* contenu dans l'épaisseur des lèvres est extrêmement rare. On ne le rencontre à l'état libre qu'entre la muqueuse et la couche musculaire. Il peut s'infiltrer d'une grande quantité de sérosité; tandis que chez les individus pourvus du plus gros embonpoint il ne se pénètre jamais que d'une très petite quantité de graisse.

Développement.

Développement. Suivant Blumenbach et la plupart des anatomistes modernes, la lèvre supérieure se développerait par trois points, ou trois parties distinctes dans le principe, savoir, une médiane et deux latérales. Quelques uns ont encore renchéri sur cette manière de voir, et prétendu que le point médian se forme primitivement par deux moitiés latérales, dont la réunion serait excessivement hâtive.

Hypothèse sur ce développement.

Cette hypothèse repose en partie, 1° sur l'observation du bec-de-lièvre simple et double, division qu'on a gratuitement supposée n'être qu'un arrêt de développement ;

(1) D'où l'engorgement des ganglions lymphatiques sous-maxillaires dans les maladies des lèvres.

2° Sur le mode de développement des os maxillaires supérieurs, dont le bord alvéolaire serait, dit-on, composé de quatre pièces, deux médianes ou incisives et deux latérales;

3° Sur l'existence permanente de ces divisions chez quelques animaux.

Raisons qui renversent cette hypothèse.

Mais cette manière de voir est infirmée, 1° par le défaut de séparation des pièces osseuses dites incisives chez le fœtus humain; tout ce qu'on peut voir (*voyez* développement de l'os maxillaire supérieur, Ostéologie), c'est une scissure qui est le vestige de cette séparation normale chez beaucoup d'animaux.

2° Une raison péremptoire, c'est qu'à aucune époque de la vie fœtale, on ne peut démontrer l'existence de parties distinctes dans la lèvre supérieure. La lèvre supérieure m'a toujours paru formée d'une seule pièce, dès le premier moment de son apparition.

Il en est de même de la lèvre inférieure, qui, suivant les auteurs, se développerait par deux moitiés latérales; mais à aucune époque de la vie fœtale on ne peut reconnaître une semblable division (1). Je ne connais même pas d'exemple de cas anormal dans lequel la disposition bifide de la lèvre inférieure ait existé.

Longueur des lèvres chez l'enfant nouveau-né et chez le vieillard.

La longueur des lèvres chez l'enfant nouveau-né, longueur qui est si éminemment favorable à la succion, tient à l'absence des dents. C'est à la même cause, jointe à l'absence des bords alvéolaires, qu'est due la longueur des lèvres chez le vieillard.

Usages.

Usages. Les lèvres, paroi antérieure de la bouche, forment au devant des arcades alvéolaires et dentaires une espèce de chaussée qui retient la salive. Leur importance comme obstacle à l'émission continue de la salive est telle, que, dans le

(1) Les belles recherches de M. Velpeau sur l'embryologie confirment pleinement les résultats auxquels j'étais parvenu.

cas où elles sont détruites, cet écoulement peut devenir une cause d'épuisement et de mort (1). Elles servent à la préhension des liquides, à la succion, à l'action de siffler, au jeu des instruments à vent, à l'articulation des sons. Elles jouent un très grand rôle dans l'expression des passions que nous avons vues se partager pour ainsi dire les muscles de la face.

La fierté, le dédain, la joie, la douleur, la colère, toutes les nuances dont les passions sont susceptibles, se peignent d'une manière frappante sur le pourtour des lèvres. La bouche est plus particulièrement le siège des grimaces, qui ne sont autre chose que l'expression des passions ridiculement exagérée.

DES JOUES.

Limites.

Les *joues* constituent les parois latérales de la bouche et les parties latérales de la face. Leurs limites, du côté de la cavité buccale, sont déterminées par la réflexion de la membrane muqueuse sur les os maxillaires; extérieurement, leurs limites, beaucoup moins tranchées, sont établies : en dedans par le *sillon bucco-labial*, qui les sépare des lèvres; en dehors par le bord postérieur de la mâchoire inférieure; en haut par la base de l'orbite; en bas par la base de la mâchoire inférieure. Les joues comprennent donc trois régions bien distinctes : la région malaire, la région massétérine et la région buccale proprement dite.

Elles comprennent trois régions.

Forme quadrilatère.

Face externe.

Leur forme quadrilatère permet de leur considérer : 1° une *face externe* ou cutanée qui présente en haut la saillie de la pommette, *éminence malaire;* plus bas, une surface convexe et lisse, et souvent colorée chez les personnes jeunes qui ont de l'embonpoint, concave et ridée chez les personnes

(1) Cet usage des lèvres se rapporte surtout à la lèvre inférieure, et, chose bien remarquable, jamais la division congéniale des lèvres ne se rencontre à la lèvre inférieure. Une autre particularité tout aussi inexplicable, c'est que les boutons cancéreux des lèvres, qui sont si fréquents, ne se remarquent que très rarement à la lèvre supérieure, presque toujours à la lèvre inférieure.

amaigries ; 2° une *face interne* ou muqueuse, libre, qui répond aux arcades alvéolaires et dentaires : cette face interne de la joue est remarquable par l'orifice du canal de Sténon, qui se voit au niveau de l'intervalle qui sépare la première grosse molaire supérieure de la seconde.

Face interne.

Orifice du canal de Sténon.

Structure. Une charpente constituée par l'os de la pommette et la branche de la mâchoire inférieure ; une couche cutanée, doublée par une grande quantité de tissu adipeux ; une couche muqueuse ; une couche glanduleuse ; une couche musculeuse ; une couche aponévrotique ; des vaisseaux et des nerfs ; un canal excréteur : telles sont les parties constituantes des joues proprement dites. Un mot sur ces diverses couches, en commençant par la peau.

Structure.

La *peau*, remarquable par sa finesse et sa vascularité au niveau et au dessous de la pommette, ainsi que par la facilité avec laquelle elle s'injecte ou se décolore sous l'influence des affections morales, se couvre de barbe en bas et en arrière chez l'homme, à l'époque de la puberté.

Couche cutanée.

La *membrane muqueuse*, continuation de celle des lèvres, présente les mêmes caractères.

Couche muqueuse.

La *couche glanduleuse* est formée par des glandules, *glandules salivaires buccales*, tout à fait semblables aux glandules labiales, mais moins considérables, et soulevant comme elles la muqueuse sur laquelle elles s'ouvrent par des orifices distincts. Parmi ces glandules, il en est deux qui ont mérité un nom particulier, à raison de leur volume et de la situation spéciale qu'elles affectent : en effet, au lieu d'être subjacentes à la muqueuse comme les précédentes, elles sont situées entre le buccinateur et le masséter ; on les appelle *glandes molaires*. Leurs orifices excréteurs s'ouvrent au niveau de la dernière dent molaire.

Couche glanduleuse.

Glandes molaires.

La *couche musculeuse* est constituée, à la région massétérine, par le masséter et par une portion du peaucier ; à la région malaire, par l'orbiculaire des paupières ; à la région buc-

Couche musculeuse.

cale proprement dite, par le buccinateur, par le grand et le petit zygomatiques.

Couche aponévrotique. La *couche aponévrotique* est formée par l'aponévrose propre du buccinateur.

Couche adipeuse. La *couche adipeuse*, relativement peu considérable aux régions malaire et massétérine, est extrêmement épaisse à la région buccale proprement dite. Bichat a même signalé dans

Boule graisseuse de la joue. l'épaisseur de la joue une *boule graisseuse* qui s'enfonce entre le buccinateur et le masséter, boule graisseuse très développée chez l'enfant, mais dont on retrouve des vestiges même chez les individus les plus émaciés et les plus avancés en âge, en sorte qu'on peut considérer cette boule graisseuse comme entrant dans le plan de l'organisation, à la manière du tissu adipeux de l'orbite.

Artères. Les *artères* de la joue viennent, d'une part, de la faciale et de la transversale de la face, branche de la temporale; d'une autre part, de la maxillaire interne : les rameaux émanés de la maxillaire interne appartiennent aux artères sous-orbitaire, dentaire inférieure, buccale, massétérine et alvéolaire.

Veines. Les *veines* portent le même nom, et suivent le même trajet que les artères.

Vaisseaux lymphatiques. Les *vaisseaux lymphatiques*, divisés en ceux de la membrane muqueuse et en ceux de la peau, vont se rendre aux ganglions parotidiens et cervicaux.

Nerfs. Les *nerfs* de la joue, comme ceux des lèvres, viennent de deux sources : 1° du nerf facial, ce sont les rameaux buccaux et malaires, exclusivement destinés à la couche musculeuse; 2° de la cinquième paire, ce sont les nerfs buccal, massétérin, sous-orbitaire et mentonnier, exclusivement destinés à la peau, à la membrane muqueuse et aux glandules dans l'épaisseur desquelles on les voit pénétrer et se perdre.

La joue est traversée par le canal de Sténon. La joue est traversée dans son épaisseur par le *canal de Sténon*, qui se porte horizontalement d'arrière en avant dans l'épaisseur du tissu adipeux sous-cutané, au dessous de l'os malaire.

Développement. L'absence des dents, la présence d'une grande quantité de graisse, et surtout le développement considérable de la boule graisseuse, la brièveté de l'os maxillaire supérieur, lequel est dépourvu de sinus à cet âge de la vie, l'angle obtus de la mâchoire inférieure, donnent à la joue de l'enfant l'aspect qui la caractérise. La chute des dents et l'usure des bords alvéolaires, qui diminuent l'espace inter-maxillaire, donnent aux joues amaigries du vieillard une hauteur proportionnelle trop considérable, et par conséquent une flaccidité qui est un des traits principaux de sa physionomie. A la puberté, les joues de l'homme se couvrent de poils dans une partie de leur surface. Développement.

Usages. Les joues forment les parois latérales de la bouche, parois actives qui s'appliquent fortement contre les bords alvéolaires et les dents, chassent entre les dents les aliments qui s'introduisent entre les joues et les bords alvéolaires, et par conséquent servent, 1° à la mastication ; 2° à la succion (1) ; 3° à l'articulation des sons ; 4° au jeu des instruments à vent ; 5° quant à l'expression des passions, elles y concourent plutôt par le coloris de la région malaire que par leurs mouvements proprement dits. Usages.

Les joues et les lèvres constituent la paroi externe d'une cavité buccale supplémentaire, dont les bords alvéolaires et les dents constitueraient la paroi interne. Cette cavité, espèce de vestibule de la cavité buccale proprement dite, est susceptible d'une grande dilatation : elle peut être considérée comme une sorte de réservoir dans lequel les aliments sont déposés, pour être successivement soumis à l'action des organes masticateurs ; elle peut être également considérée par rapport aux voies aériennes comme une poche dans laquelle l'air peut être retenu. Cette cavité buccale vestibulaire est pourvue de glandes salivaires labiales et buccales ; et il n'est pas sans in- Vestibule de la cavité buccale.

(1) Ces divers usages des joues sont démontrés par l'analyse des phénomènes qui ont lieu dans les cas fréquents de paralysie du nerf facial.

térêt de remarquer que les glandes salivaires les plus volumineuses, les glandes parotides, y versent les produits de leur sécrétion, tandis que c'est dans la cavité buccale proprement dite que s'ouvrent les glandes sous-maxillaires et sublinguales.

VOUTE PALATINE ET GENCIVES.

Le palais est une voûte parabolique.

La *voûte palatine* ou le *palais* forme la paroi supérieure de la cavité buccale. C'est une sorte de voûte parabolique que limitent en avant et de chaque côté les arcades dentaires, et en arrière le voile du palais, avec lequel elle se continue sans ligne de démarcation bien tranchée.

Raphé.

Tubercule palatin.

On y remarque : 1° sur la ligne médiane, un *raphé* antéro-postérieur remarquablement saillant en forme de crête chez quelques individus (1), à l'extrémité antérieure duquel est un *tubercule* qui répond à l'orifice inférieur du canal palatin antérieur : ce tubercule a été signalé à tort par les physiologistes comme doué d'une sensibilité particulière ; 2° de chaque côté et antérieurement, des rugosités en forme de crêtes transversales, variables suivant les individus, et qui sont le vestige des rugosités bien plus développées, et même des concrétions calcaires qui hérissent la voûte palatine de certains animaux. En arrière, la voûte palatine est parfaitement lisse.

Crêtes de la voûte palatine.

Structure.

Structure. Une charpente osseuse, une membrane fibro-muqueuse, une couche glanduleuse, des vaisseaux et des nerfs, telles sont les parties constituantes de la voûte palatine.

Charpente de la voûte palatine.

La charpente est formée par la voûte palatine osseuse déjà décrite (*voyez* OSTÉOLOGIE), voûte beaucoup plus épaisse en avant qu'en arrière, soutenue à sa partie moyenne par l'espèce de colonne formée par le vomer et la lame perpendiculaire de l'ethmoïde, soutenue en arrière et de chaque côté par la portion verti-

(1) J'ai vu cette crête osseuse médiane très développée en imposer pour un état morbide, si bien qu'un traitement antisyphilitique avait été prescrit.

cale des os palatins et par les apophyses ptérygoïdes. Nous avons insisté sur les aspérités que présente cette voûte osseuse, aspérités qui paraissent n'avoir d'autre but que l'adhérence intime de la membrane fibro-muqueuse aux os.

Membrane palatine et *gingivale.* C'est une membrane muqueuse remarquable, 1° par sa couleur blanchâtre ; 2° par l'épaisseur de son épiderme, surtout antérieurement ; 3° par l'épaisseur et la densité de son chorion, qui le cède à peine à celui de la peau ; 4° par son adhérence intime avec les os, auxquels le chorion envoie des prolongements fibreux très prononcés ; 5° par le grand nombre de pertuis visibles à l'œil nu dont elle est criblée, surtout en arrière. Du reste, cette grande épaisseur de la membrane palatine n'est remarquable qu'à la partie antérieure de la voûte, et surtout derrière les dents incisives.

Membrane palatine et gingivale.

Ses caractères.

Couche glanduleuse. Sur la ligne médiane, la membrane muqueuse palatine se confond avec le périoste des os de la voûte ; mais de chaque côté elle est séparée de cette voûte osseuse par une couche glanduleuse extrêmement épaisse, formée par des glandules quelquefois disposées en séries régulières dans les gouttières antéro-postérieures que présente cette voûte. Ces glandules, *glandes salivaires palatines*, tout à fait semblables aux glandes labiales et buccales déjà décrites, sont beaucoup plus multipliées en arrière qu'en avant, et s'ouvrent sur la membrane par une multitude d'orifices visibles à l'œil nu. Souvent il existe deux orifices ou pertuis beaucoup plus prononcés, qui sont placés l'un à droite, l'autre à gauche de l'extrémité postérieure du raphé médian. Ces orifices appartiennent tantôt à la voûte palatine, tantôt au voile du palais.

Couche glanduleuse.

Son épaisseur.

Glandes salivaires palatines.

Pertuis de la voûte palatine.

Gencives. A la membrane palatine se rattache la description de ce tissu particulier qui constitue les *gencives* (οὖλον), et dont il a été déjà question à l'occasion des dents. On appelle gencives la portion de la muqueuse buccale qui entoure les

Gencives.

Leurs caractères. dents. Elles se distinguent du reste de la muqueuse par leur adhérence intime au périoste, par leur épaisseur, et surtout par une densité presque cartilagineuse qui leur permet de résister au choc des corps durs soumis à la mastication. Sous ce dernier rapport, et sous celui de leur défaut de sensibilité, les gencives ont beaucoup d'analogie avec la portion de membrane palatine qui les avoisine. Voici, du reste, leur disposition : continues en arrière sans ligne de démarcation avec la membrane fibro-muqueuse qui revêt la voûte palatine, elles commencent en avant, à une ligne environ de la base de l'alvéole, où leurs limites sont établies par un relief comme festonné.

Leurs limites.

Trajet des gencives. Parvenues au bord libre ou base de l'alvéole, les gencives continuent leur trajet, dans l'espace d'une ligne environ, au delà de l'alvéole, jusqu'au collet de la dent (1). Là, elles se réfléchissent sur elles-mêmes. Le lieu de cette réflexion est un bord libre, semi-lunaire, image du bord dentelé et comme festonné que représentent les bases des alvéoles. Les dentelures répondent aux intervalles des dents, entre lesquelles la portion de gencive qui a revêtu la face antérieure de l'alvéole se continue avec celle qui a revêtu la face postérieure.

Leur réflexion.

Disposition festonnée de leur bord libre.

Portion réfléchie de la gencive. La *portion réfléchie* de la gencive répond, sans y adhérer, à la racine de la dent dans toute la partie de cette racine qui déborde l'alvéole, puis s'enfonce dans la cavité de cet alvéole pour constituer le *périoste alvéolo-dentaire*, périoste que nous avons vu être un puissant moyen d'union entre la racine de la dent et l'alvéole.

Périoste alvéolo-dentaire.

Follicules des gencives. Ce tissu gingival paraît pourvu de follicules particuliers pour la sécrétion du tartre. Il varie beaucoup par la coloration, par la densité, suivant les individus. Un de ses traits les plus caractéristiques réside dans l'action spéciale qu'exercent sur lui le

Couleur des gencives.

(1) Il importe de rappeler que la racine de la dent déborde d'une ligne environ la base de l'alvéole.

scorbut et le mercure, sous l'influence desquels il se ramollit, devient fongueux, saignant, et fournit une quantité énorme de tartre. Un autre caractère, mais tout à fait anatomique, consiste dans la présence d'une multitude d'ouvertures ou pores très développés, semblables aux pores de la peau et que l'on voit même à l'œil nu en se plaçant sous un certain jour. Presque insensible quand on le divise par un instrument tranchant, ce tissu paraît déterminer, sous l'influence de la pression exercée par les dents lors de leur éruption, les accidents les plus graves.

Leur défaut de sensibilité.

Vaisseaux et nerfs de la voûte palatine et des gencives. Les *artères* viennent : les unes de la maxillaire interne ; ce sont les rameaux palatins postérieurs, alvéolaires, sous-orbitaires et mentonniers ; les autres de la faciale, savoir : de l'artère coronaire supérieure pour les gencives supérieures, de la sous-mentale et de la sublinguale pour les gencives inférieures. Les *veines* portent le même nom. Les *nerfs* viennent tous de la cinquième paire : ce sont les rameaux palatins et dentaires supérieur et inférieur. Le nerf naso-palatin envoie ses rameaux au petit tubercule médian de la voûte palatine. Il est peu de parties où on trouve aussi peu de tissu cellulaire.

Artères.

Veines.
Nerfs.

Développement. Suivant les auteurs modernes les plus recommandables, la voûte palatine se développe par deux points latéraux qui se réunissent sur la ligne médiane, en sorte que, d'après ces auteurs, le vice de conformation, connu sous le nom de bec-de-lièvre avec division de la voûte palatine et du voile du palais, serait un arrêt de développement. Or, la division peut être simple ou double antérieurement. Dans le cas de division double, l'une et l'autre branche de la division séparent du reste de l'os la portion de l'os maxillaire qui soutient les incisives. Je dois dire ici ce que j'ai déjà établi pour les lèvres, savoir, que de semblables divisions sont toujours anormales ; en aucun temps de son développement, le fœtus

Développement.

Opinion des auteurs.

La voûte palatine n'est bifide que dans l'état anormal.

bien conformé ne m'a paru présenter une semblable division médiane.

Usages

1° De la voûte palatine.

Usages des gencives et de *la voûte palatine.* La voûte palatine sépare la cavité buccale des fosses nasales. Elle sert de point d'appui à la langue dans la gustation, dans la mastication, dans la déglutition, et dans l'articulation des sons.

2° Des gencives.

Les gencives ferment complètement l'alvéole, et servent d'organes immédiats de la mastication avant l'éruption des dents ; après la chute des dents, elles deviennent calleuses, et remplacent ces instruments de la mastication.

Les gencives concourent singulièrement à maintenir solidement les dents dans leurs alvéoles, d'où l'ébranlement des dents dans le scorbut et dans le cas d'abus de mercure. On peut considérer les follicules dentaires comme une dépendance des gencives qui, d'après cette manière de voir, contiendraient ces folliculles ou germes dentaires dans son épaisseur.

VOILE DU PALAIS ET ISTHME DU GOSIER.

Préparation. On peut voir la face inférieure du voile du palais en abaissant fortement la mâchoire inférieure, ou mieux en sciant l'os maxillaire inférieur sur la ligne médiane, et en écartant les deux moitiés. Pour voir sa face supérieure, il faut, après avoir fait la coupe du pharynx, diviser verticalement la paroi postérieure de cette cavité. La préparation des diverses couches qui entrent dans la composition du voile du palais et de ses muscles extrinsèques et intrinsèques ressort de la description qui va suivre.

Conformation extérieure.

Définition.

Le *voile du palais* est une valvule musculeuse et membraneuse qui prolonge en arrière la voûte palatine, et qu'on pourrait appeler, pour cette raison, *voûte palatine membraneuse.*

Situation.

C'est une sorte de cloison incomplète (*septum staphylin*, Chauss.), qui sépare la cavité buccale des fosses nasales et du pharynx.

Direction.

Sa *direction* est curviligne : horizontale dans sa partie supérieure, elle se recourbe pour se porter presque directement en bas. Pendant la déglutition, le voile du palais devient horizontal au moment du passage du bol alimentaire, pour redevenir oblique et curviligne immédiatement après ce passage et s'opposer à la rétrogradation des aliments. Dans un assez grand nombre de cas pathologiques, on a vu ce voile renversé en haut, et adhérent à l'orifice postérieur des fosses nasales. Tous ces changements de direction portent sur la portion oblique, et non sur la portion horizontale de ce voile.

Changement que ce voile subit dans sa direction.

Aplati, quadrilatère, parfaitement symétrique, le voile du palais présente à considérer, 1° une *face inférieure* ou *buccale* concave, qui continue sans ligne de démarcation la voûte palatine. Cette face se voit très bien lorsque la bouche est ouverte ; aussi est-elle facilement accessible aux instruments de la chirurgie. On y voit, sur la ligne médiane, un raphé blanc, faisant suite au raphé médian de la voûte palatine. Ce raphé est dû à un petit cordon fibreux qui soulève la membrane muqueuse. Chez quelques sujets, on voit de chaque côté de la ligne médiane, à la jonction du voile du palais avec la voûte palatine, un pertuis très prononcé, qui ressemble à l'orifice d'un conduit excréteur assez considérable. Cet orifice, dont j'ai déjà parlé à l'occasion de la voûte palatine, est le confluent des conduits excréteurs d'un grand nombre de glandules.

Figure.

Symétrie.

Face inférieure ou buccale.

Raphé médian.

2° Une *face supérieure* ou *nasale* convexe, qui prolonge le plancher des fosses nasales, et qui, par son inclinaison, dirige les mucosités dans la cavité buccale. Cette face présente une saillie médiane qui est due, en haut, aux muscles palato-staphylins ; en bas, à un amas de glandules. C'est sur la ligne médiane qu'a lieu la division congéniale du voile du palais, division qui a pour résultat la rétraction des deux moitiés de ce voile qui s'effacent complètement en restant appliquées contre les piliers correspondants, si bien qu'on a pu croire à son absence chez certains sujets.

Face supérieure ou nasale.

Saillie médiane.

Pourquoi on a cru à l'absence congéniale du voile du palais.

3° Un *bord supérieur* épais, solidement fixé au bord postérieur de la voûte palatine.

Son bord supérieur.

4° Un *bord inférieur* libre, extrêmement mince, concave,

Son bord inférieur.

circonscrivant l'isthme du gosier ; ce bord offre sur la ligne médiane une espèce d'appendice ou de prolongement connu sous le nom de *luette*, *uvula*, appendice conoïde, très variable pour le volume et pour la longueur, manquant quelquefois, susceptible d'un alongement considérable, et atteignant alors la base de la langue, et non l'orifice supérieur du larynx (1). Il n'est pas fort rare de la voir bifide.

Luette.

Bords latéraux du voile du palais.

5° *Deux bords latéraux* qui limitent de chaque côté le voile du palais et le séparent de la joue. Cette limite est établie par un rebord saillant, étendu de l'extrémité postérieure du bord alvéolaire supérieur à l'extrémité postérieure du bord alvéolaire inférieur. Cette saillie, qui répond au bord antérieur du muscle ptérygoïdien interne, est constituée en grande partie par une série de glandules qui forment derrière la dernière grosse molaire inférieure une agglomération considérable, à la manière d'une petite glande.

Des piliers.

6° *Des piliers du voile du palais*. De la luette partent de chaque côté deux espèces de colonnes ou de *piliers latéraux* disposés en arcades, que l'on divise en *antérieur* et en *postérieur*.

Pilier antérieur

Le *pilier antérieur* part de la base de la luette, se porte en dehors, puis verticalement en bas, en décrivant une courbe dont la concavité est en dedans et en bas, et vient se terminer sur les côtés de la langue, au niveau de l'extrémité antérieure du V que décrivent les papilles caliciformes de cet organe.

Pilier postérieur.

Le *pilier postérieur* naît du sommet de la luette, se recourbe immédiatement en décrivant une arcade à diamètre plus petit que celle représentée par le pilier antérieur, et se dirige obliquement en bas, en arrière et en dehors, pour se

(1) Appelé en consultation auprès d'un malade attaqué de laryngite chronique, je fus étrangement surpris d'entendre dire par un consultant que cette maladie était le résultat de l'irritation que produisait la luette sur l'orifice supérieur du larynx. La luette répond toujours à quelques lignes au devant de l'épiglotte.

terminer sur les côtés du pharynx. C'est ce pilier qui constitue le bord libre du voile du palais. Il déborde de beaucoup en dedans le pilier antérieur, en sorte que, sur un individu vivant dont on abaisse la base de la langue, on peut apercevoir en même temps les deux piliers, à la manière de deux rideaux situés sur deux plans différents. Chacun de ces piliers représente un triangle dont la base est en bas et le sommet en haut.

Il déborde en dedans le pilier antérieur.

Excavation amygdalienne. Il résulte de la direction des piliers antérieur et postérieur, que ces deux piliers, rapprochés en haut, sont séparés en bas par un intervalle considérable. Cet intervalle, rempli en partie par l'amygdale, mérite le nom d'*excavation amygdalienne.* Pour en avoir une bonne idée, il faut l'étudier sur une coupe verticale antéro-postérieure de la tête. On voit alors une espèce de ventricule étroit et peu profond en haut, très large et très profond en bas, surtout chez les sujets dont les amygdales sont peu développées. La base de cette excavation répond d'avant en arrière à la base de la langue, à l'épiglotte, au larynx et aux parois latérales du pharynx; le fond de l'excavation amygdalienne répond à l'angle de la mâchoire inférieure et à la partie latérale de la région sus-hyoïdienne, où elle n'est séparée de la peau que par une couche peu épaisse de parties molles. Fixes en haut, les dimensions de l'excavation amygdalienne sont très variables en bas, suivant le volume de l'amygdale et suivant que la langue est contenue dans la cavité buccale ou portée en avant.

Excavation amygdaline.

Sa forme.

Ses rapports.

Variabilité de ses dimensions inférieurement.

Isthme du gosier. On appelle ***isthme du gosier*** l'orifice postérieur de la cavité buccale. C'est une espèce de détroit qui sépare la cavité buccale de la cavité pharyngienne, et qu'interceptent en bas la base de la langue, en haut le bord libre du voile du palais, divisé en deux arcades par la luette, et, sur les côtés, les piliers postérieurs. Cet orifice postérieur de la bouche, très dilatable, l'est cependant moins que l'orifice antérieur de la même cavité. Il est susceptible d'un rétrécissement qui peut aller jusqu'à l'occlusion, non seulement par

Isthme du gosier.

Sa dilatabilité est moindre que celle de l'orifice buccal.

Cet orifice peut être oblitéré par l'action musculaire.

l'effet d'une inflammation des amygdales et des piliers, mais encore par la contraction des muscles qui entrent dans la composition du voile du palais et de ses piliers postérieurs, dont les bords internes peuvent se toucher par l'effet d'une contraction très forte des muscles contenus dans leur épaisseur. C'est ce qu'on peut voir en examinant le jeu de l'isthme du gosier chez un individu qui se prête à cet examen. Ces différences dans les dimensions de l'isthme sont relatives non seulement à la déglutition, mais encore à la production de la voix modulée et articulée.

Structure du voile du palais.

Le voile du palais présente à considérer 1° une charpente aponévrotique ; 2° des *muscles* qui le meuvent, et qui sont divisés en *intrinsèques* et *extrinsèques*.

Parties constituantes du voile du palais.

Les intrinsèques sont les palato-staphylins ; les extrinsèques sont au nombre de quatre paires : deux descendantes, péristaphylins interne et externe ; deux ascendantes, glosso-staphylins et pharyngo-staphylins.

3° Des glandules qui forment une couche épaisse ; 4° des vaisseaux, des nerfs, du tissu cellulaire ; 5° un tégument muqueux : telles sont les parties constituantes de ce voile.

Portion aponévrotique.

Elle est en grande partie constituée par des fibres propres.

La *portion aponévrotique*, ou mieux, l'*aponévrose palatine* est extrêmement dense, et continue en arrière la voûte palatine : généralement considérée comme l'épanouissement du tendon réfléchi du péristaphylin externe, elle est en grande partie constituée par des fibres propres, lesquelles font suite au tissu fibreux qui prolonge en arrière la cloison et le bord externe de l'orifice postérieur des fosses nasales, et la portion fibreuse de la trompe d'Eustachi.

Lamelle fibreuse.

Indépendamment de cette membrane aponévrotique, il existe encore une *lamelle fibreuse*, subjacente à la précédente, qui fait suite au tissu fibreux de la voûte palatine ; en sorte qu'on pourrait considérer la charpente de la moitié supérieure du voile du palais comme formée par deux lames fibreuses, une supérieure, une inférieure, entre lesquelles serait placée la couche glanduleuse.

Enfin, une bandelette fibreuse, étendue de l'épine nasale à la luette, occupe le raphé médian de la face inférieure du voile du palais, et fait relief sous la membrane muqueuse. Cette petite bandelette envoie entre les glandules du voile du palais un prolongement qui sépare la moitié droite de la moitié gauche de ce voile. **Bandelette fibreuse du raphé médian.**

Muscles du voile du palais.

Préparation. Commune à tous les muscles du voile du palais. Il suffit d'enlever la muqueuse, les glandules subjacentes, d'étudier la disposition des muscles dans l'épaisseur du voile du palais, et de suivre hors de ce voile les faisceaux musculaires ascendants et descendants qui en émergent ou qui s'y rendent.

Palato-staphylins.

Les *palato-staphylins* sont deux très petites bandelettes charnues, cylindriques, juxta-posées, situées de chaque côté de la ligne médiane, étendues de l'épine nasale postérieure, ou plutôt de l'aponévrose qui lui fait suite, à la base de la luette. Recouverts par la muqueuse nasale, qu'ils soulèvent, ils recouvrent le muscle péristaphylin interne. Les deux palato-staphylins, à raison de leur juxta-position, paraissent, au premier abord, ne former qu'un seul muscle arrondi ; d'où les noms d'*azygos uvulæ, columellæ musculus teres*, qui lui ont été donnés. **Il y a deux palato-staphylins.** **Attaches.** **Rapports.**

Action. Releveur de la luette. **Action.**

Péristaphylin interne.

Préparation. Enlever la muqueuse qui recouvre une saillie verticale qu'on remarque le long du bord externe de l'orifice postérieur des fosses nasales, derrière la trompe d'Eustachi ; enlever la muqueuse qui revêt la face supérieure du voile du palais.

Situation. Le *péristaphylin interne* est situé par sa portion verticale sur le côté de l'orifice postérieur des fosses nasales, et par sa portion horizontale dans l'épaisseur du voile du palais : assez épais, étroit, arrondi en haut, épanoui et triangulaire dans le voile. (Figure.)

Insertions. Il s'insère par de courtes fibres aponévrotiques : 1° à la face inférieure du rocher, près de son sommet ; 2° à la partie voisine du cartilage de la trompe d'Eustachi. De là, ses fibres se portent obliquement de haut en bas et de dehors en dedans, en contournant le côté externe de cette trompe. (Direction.) Arrivé au niveau du bord externe du voile du palais, ce muscle devient horizontal, et ses fibres fasciculées vont en divergeant, de telle sorte qu'elles mesurent toute l'étendue du diamètre antéro-postérieur du voile. (Terminaison des fibres.) Les fibres les plus antérieures vont s'implanter par de courtes fibres tendineuses au bord postérieur de la membrane aponévrotique. Les autres fibres musculaires se terminent également par des fibres aponévrotiques, mais très courtes, qui se confondent sur la ligne médiane avec celles du côté opposé, immédiatement au dessous du palato-staphylin (*pétro-salpingo-staphylin*, Winslow ; *pétro-staphylin*, Chauss.).

Rapports. *Rapports*. Recouvert par la muqueuse du pharynx et par celle qui revêt la face supérieure du voile du palais, le péristaphylin interne répond en dehors, dans sa partie verticale, aux muscles péristaphylin externe et constricteur supérieur du pharynx, et, en bas, dans sa partie horizontale, au pharyngo-staphylin. Il forme donc la couche musculaire la plus supérieure du voile du palais, en exceptant toutefois le palato-staphylin qui le recouvre.

Action. *Action*. C'est le muscle élévateur du voile du palais (*elevator palati mollis*, Alb., Sœmm.). La longueur de ses fibres, sa direction, sa forme, le rendent très propre à remplir cet usage. Il est à remarquer que la partie aponévrotique du voile du palais participe à peine au mouvement d'élévation de ce voile.

Péristaphylin externe.

Grêle, aplati, réfléchi (*circumflexus palati*, Alb., Sœmm.), aponévrotique dans une bonne partie de son étendue, ce muscle est situé, par sa partie verticale, le long de l'aile interne de l'apophyse ptérygoïde, en dedans du muscle ptérygoïdien interne, et, par sa partie horizontale, dans l'épaisseur du voile du palais. Situation.

Insertions. Ses insertions fixes ont lieu : 1° à la fossette dite scaphoïdienne, qui surmonte l'aile interne de l'apophyse ptérygoïde ; 2° à la partie voisine de la grande aile du sphénoïde ; 3° un peu au cartilage de la trompe d'Eustachi. De là, ce muscle, qui constitue un faisceau mince, aplati d'un côté à l'autre, se porte verticalement en bas ; arrivé au voisinage du crochet de l'aile interne de l'apophyse ptérygoïde, il dégénère en une aponévrose resplendissante qui se plisse sur elle-même, se réfléchit à angle droit sous le crochet, contre lequel elle est maintenue par un petit ligament, et sur lequel elle glisse à l'aide d'une petite synoviale. Devenue horizontale, cette aponévrose s'épanouit en se portant en dedans, pour s'identifier avec la membrane aponévrotique du voile du palais (*ptérygo* ou *sphéno-salpingo-staphylin*, Winslow; *ptérygo-staphylin*, Chaussier). Insertions. Direction verticale. Sa réflexion à angle droit. Terminaison.

Rapports. Dans sa portion verticale, il répond en dehors au ptérygoïdien interne, en dedans au péristaphylin interne, dont il est séparé par le constricteur supérieur du pharynx et par l'aile interne de l'apophyse ptérygoïde. Rapports.

Dans sa portion horizontale ou aponévrotique, il est antérieur au péristaphylin interne, et offre les mêmes rapports que la portion aponévrotique du voile.

Action. Il est tenseur de la portion aponévrotique (*tenseur du voile du palais*), mais n'imprime d'ailleurs aucun mouvement à ce voile. Lorsqu'il prend son point fixe en bas, il peut dilater la trompe d'Eustachi, suivant la remarque de Haller.

Pharyngo-staphylin ou *palato-pharyngien.*

Situation. Ce muscle est étroit et fasciculé à sa partie moyenne, qui occupe le pilier postérieur, large et membraneux à ses extrémités, dont l'une est dans l'épaisseur du voile du palais, et l'autre dans l'épaisseur du pharynx.

Figure.

Insertions. *Insertions.* Il s'insère en bas au bord postérieur du cartilage thyroïde, dans toute la longueur de ce bord. De là, ses fibres se portent verticalement en haut, forment un plan musculaire large, mince, qui concentre ses fibres pour constituer un faisceau ou une colonne musculeuse qui gagne l'épaisseur du pilier postérieur du voile du palais, et, parvenu au voile du palais, s'épanouit en une membrane musculeuse qui occupe toute l'étendue du diamètre antéro-postérieur de ce voile, et vient se réunir en arc sur la ligne médiane, avec le muscle du côté opposé. Ses fibres antérieures s'insèrent au bord postérieur de l'aponévrose du voile (*thyro-staphylin*, Douglas).

Direction des fibres charnues.

Épanouissement du muscle dans le voile du palais.

Rapports. *Rapports.* 1° Au voile du palais, il forme la couche musculeuse la plus inférieure de ce voile. Il est séparé, en bas de la muqueuse, par la couche glanduleuse ; en haut, il répond à la couche musculeuse qui résulte de l'épanouissement du péristaphylin interne. 2° Dans l'épaisseur du pilier postérieur, il est en rapport avec la muqueuse, qui le revêt en tous sens, excepté en dehors. 3° Au pharynx, il forme la couche musculeuse la plus profonde, couche intermédiaire aux constricteurs et à la membrane muqueuse.

Action. *Action.* Ce muscle est l'abaisseur du voile du palais, qu'il applique fortement sur le bol alimentaire pendant la déglutition ; il est donc constricteur de l'isthme du gosier. Quand ce muscle prend son point fixe en haut, il élève la paroi postérieure du pharynx. Il est un des agents les plus importants de la déglutition.

Glosso-staphylin.

Petite languette charnue, située dans l'épaisseur du pilier antérieur du voile du palais, étroite à sa partie moyenne, élargie à ses extrémités. Son extrémité inférieure, épanouie sur les côtés de la langue, se continue avec le muscle stylo-glosse. Son extrémité supérieure, également épanouie dans l'épaisseur du voile du palais, confond ses fibres avec celles du pharyngo-staphylin. Sa partie moyenne, très grêle, forme le pilier antérieur, et se dessine à travers la demi transparence de la muqueuse très ténue qui le revêt. — Situation. — Figure.

Action. Abaisseur du voile du palais, élévateur des bords de la base de la langue, et par conséquent constricteur de l'isthme du gosier. — Action.

Couche glanduleuse du voile du palais.

Il existe au dessous de la muqueuse qui revêt la face supérieure du voile du palais quelques *glandules* disséminées, plus nombreuses sur les parties latérales qu'à la partie moyenne. Mais cette couche n'est rien à côté de la couche glanduleuse qui occupe la face inférieure du voile; couche glanduleuse extrêmement épaisse, surtout au niveau de la portion aponévrotique de ce voile, et qui fait suite à la couche glanduleuse qui revêt la voûte du palais. Cette couche glanduleuse se prolonge dans l'épaisseur de la luette, dont elle détermine le volume, et en partie la forme. Les glandules du voile ressemblent exactement aux glandules salivaires déjà décrites aux lèvres, aux joues et à la voûte palatine. — Couche glanduleuse. — Glandules du voile du palais. — Elles sont extrêmement multipliées.

Couche muqueuse.

L'une et l'autre face du voile du palais sont revêtues par une membrane muqueuse qui constitue comme le tégument de ce voile. Ces deux feuillets muqueux sont remarquables en ce que chacun d'eux présente les caractères de la cavité à laquelle ils appartiennent. Ainsi, le feuillet muqueux buccal — Couche muqueuse.

Feuillet muqueux nasal. conserve les caractères de la muqueuse buccale; le feuillet muqueux nasal, les caractères de la muqueuse nasale. Ces deux feuillets se continuent, l'un avec l'autre, au niveau du Feuillet muqueux buccal. bord libre du voile du palais; le repli muqueux, qui constitue ce bord libre, dépasse en arrière les autres éléments que nous avons trouvés dans la structure du voile du palais; si bien que dans l'espace d'une demi-ligne à une ligne, les deux feuillets muqueux sont adosés. La même disposition se rencontre pour la luette, dont le sommet, et quelquefois la moitié inférieure est constituée par un repli muqueux, dans l'épaisseur duquel se voit un tissu celluleux lâche, très susceptible d'infiltration. Infiltration de la luette. C'est l'infiltration séreuse ou sanguine de la luette qui détermine cette augmentation de longueur connue sous le nom de *luette tombée*. Je dois faire remarquer la grande différence qui existe, sous le rapport de la sensibilité et de la susceptibilité inflammatoire, entre la muqueuse du bord libre et la muqueuse du bord adhérent du voile du palais.

Vaisseaux et nerfs.

Très multipliées eu égard à la petitesse de l'organe, les Artères. *artères* viennent de la palatine et des pharyngiennes supé-Veines. rieure et inférieure. Les *veines* portent le même nom, et ont la même direction. Les *vaisseaux lymphatiques*, peu étudiés, se rendent aux ganglions lymphatiques qui occupent l'angle de la mâchoire. Les *nerfs* viennent des rameaux palatins, qui émanent du ganglion de Meckel et du glosso-pharyngien.

Développement.

Développement. Ici se présente la question de la formation du voile du palais par deux moitiés latérales qui se réuniraient plus tard sur la ligne médiane; mode de formation en faveur duquel militent les cas de bifidité et de la luette et de ce voile; bifidité, qui tantôt coïncide avec la bifidité de la voûte palatine et de la lèvre, tantôt en est indépendante. Chez les plus jeunes embryons que j'ai eu occasion d'examiner, je n'ai jamais vu le voile du palais avec cette division médiane.

Usages.

Le voile du palais est une soupape contractile qui remplit des usages très importants relatifs à la déglutition, à l'articulation des sons et à la modulation de la voix. Il jouit de deux mouvements : l'élévation et l'abaissement. L'élévation porte sur la portion musculeuse, et nullement sur la portion aponévrotique ; elle ne peut jamais être assez considérable pour que le voile soit renversé de bas en haut. L'abaissement peut être porté jusqu'à l'occlusion de l'isthme du gosier par le rapprochement du voile du palais et de la base de la langue. La contraction des pharyngo-staphylins, muscles curvilignes, peut être portée jusqu'au contact des piliers postérieurs, et par conséquent jusqu'à l'occlusion de l'isthme, suivant le diamètre transversal. La luette jouit de mouvements indépendants de ceux du voile du palais. Par la tension de son aponévrose, le voile du palais résiste à la fois et à l'élévation et à l'abaissement.

Usages.

Occlusion de l'isthme :

1° Dans le sens vertical ;

2° Dans le sens transversal.

AMYGDALES OU TONSILLES.

On donne le nom d'*amygdales* (ἀμυγδαλη, amande) ou de *tonsilles* à un groupe de follicules muqueux qui occupent, de chaque côté, l'intervalle des piliers du voile du palais. Leur existence est en rapport avec la nécessité de la lubrifaction de l'isthme du gosier, au moment du passage du bol alimentaire. Leur forme est exactement celle d'une amande ; leur direction est oblique en bas et en avant ; leur volume est sujet à une foule de variétés congéniales ou accidentelles. Chez certains sujets, elles existent à peine ; chez d'autres, elles remplissent l'excavation amygdalienne tout entière, et proéminent plus ou moins dans l'isthme du gosier, au point de gêner la déglutition et même la respiration.

Situation.

Forme.

Volume.

L'amygdale est multiple lorsque les follicules se sont réunis en plusieurs petites agglomérations distinctes.

Face interne. Sa *face interne*, libre, est visible chez un individu dont on abaisse la base de la langue; elle est criblée de trous semblables à ceux de l'enveloppe ligneuse de l'amande. Ces trous, plus ou moins nombreux, plus ou moins considérables, en ont souvent imposé pour des ulcérations syphilitiques. Ces trous conduisent à de petites cellules dans lesquelles s'amasse et quelquefois se concrète le mucus, qui est alors rendu sous la forme de grumeaux durs et fétides, qu'on a souvent pris pour des tubercules pulmonaires.

Trous dont elle est criblée.

Rapports de la face externe. Sa *face externe* est recouverte immédiatement par l'aponévrose pharyngienne (1), et médiatement par le constricteur supérieur du pharynx. Elle répond au niveau de l'angle de la mâchoire inférieure. Une compression exercée derrière cet angle l'atteint directement, et provoque de la douleur dans le cas d'inflammation de l'amygdale. Un rapport important est celui qu'elle affecte avec la carotide interne, mais ce rapport est très éloigné, excepté dans les cas assez fréquents où cette artère décrit une courbe à convexité interne qui confine à l'amygdale.

Ses rapports avec l'artère carotide interne.

Rapports : En avant, En arrière. En avant, l'amygdale répond au pilier antérieur du voile du palais, et, par conséquent, au muscle glosso-staphylin; en arrière, au pilier postérieur, et, par conséquent, au muscle pharyngo-staphylin. Elle déborde en dedans le pilier antérieur, mais elle est débordée par le pilier postérieur, excepté dans le cas de maladie.

Structure. *Structure*. Les amygdales établissent le passage entre les follicules muqueux et les glandes : elles sont constituées par une agglomération de follicules qui font suite aux follicules de la base de la langue. Ces follicules s'ouvrent en plus ou moins

(1) Cette aponévrose explique pourquoi le développement de l'amygdale se fait en dedans, pourquoi il est sans exemple qu'un abcès de l'amygdale se soit ouvert à l'extérieur.

grand nombre dans de petites cellules ou lacunes, lesquelles s'ouvrent elles-mêmes à la surface interne de l'amygdale, par les trous indiqués.

Cellules de l'amygdale.

La membrane muqueuse revêt la surface interne de l'amygdale, et pénètre par les trous dans les cellules qu'elle tapisse.

Vaisseaux.

Artères.

Veines.

Vaisseaux lymphatiques.

Nerfs.

Les *artères* sont volumineuses, eu égard à la petitesse de l'organe. Elles viennent de la labiale, de la pharyngienne inférieure, de la linguale et des palatines supérieure et inférieure. Les *veines* forment autour de l'amygdale un *plexus tonsillaire*, dépendance du plexus pharyngien. Les *vaisseaux lymphatiques* vont se rendre dans les ganglions qui occupent l'angle de la mâchoire; d'où l'inflammation ou l'engorgement de ces ganglions consécutivement à l'inflammation ou à l'engorgement de l'amygdale (1). Les *nerfs* lingual et glosso-pharyngien forment en dehors des tonsilles un plexus ou plutôt un pinceau très remarquable qui leur envoie quelques rameaux.

DE LA LANGUE.

Situation.

La *langue*, organe principal du goût et de l'articulation des sons, est *située* dans la cavité buccale, et, par conséquent, à l'entrée des voies digestives; derrière les lèvres, organes de la préhension chez beaucoup d'animaux, et derrière les dents, organes de la mastication; au-dessous de l'organe de l'odorat, qui supplée le goût chez les animaux, et qui, chez tous, est nécessaire pour la perception des saveurs.

Moyens de fixité.

Organe musculeux, libre et mobile en haut, en avant et sur les côtés, la langue est maintenue dans sa situation 1° par des ligaments qui la fixent à l'os hyoïde; 2° par des muscles qui la fixent activement à ce même os, aux apophyses styloïdes et à la mâchoire inférieure : en sorte qu'il me paraît anatomiquement impossible que certains individus se soient donné la mort en avalant leur langue, comme le rapportent certains histo-

(1) Je n'ai jamais vu d'amygdalite sans un engorgement plus ou moins douloureux du ganglion lymphatique qui est situé immédiatement au dessous de l'angle de la mâchoire inférieure.

riens. Je ne saurais croire non plus, malgré l'autorité de J.-L. Petit, que la section du filet de la langue ait pu être suivie de la déglutition de la langue chez les enfants.

Volume. Le *volume* de la langue, variable chez les différents sujets, mais toujours proportionnel à la courbe que décrit la mâchoire inférieure, n'est pas assez considérable pour remplir complètement la cavité buccale dans le rapprochement des mâchoires. Il n'est pas bien constaté qu'une langue plus volumineuse que de coutume détermine certains vices de prononciation : toujours est-il que le volume naturel de la langue n'est pas indispensable pour l'exercice de ses fonctions; car elle a pu les remplir après l'extirpation d'une bonne partie de la longueur et de la largeur de cet organe.

Direction. *Direction*. Horizontale dans sa partie antérieure, la langue forme un plan incliné en arrière pour se courber brusquement sur elle-même, de haut en bas et d'arrière en avant, devenir verticale, et atteindre l'os hyoïde, qui en constitue en quelque sorte la base (1). Cette direction, qui s'applique à la langue contenue dans la cavité buccale, présente quelque changement lorsque la langue est hors de la bouche. Elle est alors horizontale, l'hyoïde étant soulevé.

Figure. *Figure*. Examinée avant toute préparation anatomique, la langue a la forme d'un ovale, dont la grosse extrémité serait en arrière. Cette forme est déterminée, et, pour ainsi dire, mesurée, par la courbe parabolique de la mâchoire inférieure qui la circonscrit. Détachée des parties voisines, la langue représente une ellipse dont le grand diamètre serait antéro-postérieur. Du reste, parfaitement symétrique, aplatie de haut en bas, étroite et mince en avant, la langue va s'épaississant et s'élargissant d'avant en arrière jusqu'au niveau de l'épiglotte, et va ensuite s'amincissant à mesure qu'elle approche de l'os hyoïde. Sa figure, qui est devenue elle-même un

(1) Pour bien voir la direction de la langue, il convient de l'étudier sur une coupe verticale médiane, faite d'avant en arrière.

terme de comparaison, ne paraît pas nécessaire pour l'accomplissement de celle de ses fonctions qui semblerait, au premier abord, plus intimement liée à cette forme, je veux parler de l'articulation des sons.

On considère à la langue une face supérieure, une face inférieure, deux bords, une base et un sommet.

Face supérieure ou *dorsale de la langue*. Libre dans toute son étendue, répondant à la voûte palatine, elle est divisée en deux moitiés latérales par un sillon médian, que les maladies respectent souvent. Cette face supérieure est parsemée d'une multitude innombrable d'éminences qui la rendent très-inégale, et qu'il importe de distinguer tout d'abord en deux classes: 1° en celles qui sont perforées, ce sont des grains glanduleux ; 2° en celles qui sont pleines et imperforées, ce sont les *papilles* (*papilla*, mamelon).

Face dorsale.

Sillon médian.

Des éminences perforées ou glandules linguales.

Les *éminences perforées* ou *glandules linguales*, improprement classées parmi les papilles, et connues sous des noms divers, s'en distinguent: 1° par les ouvertures circulaires, parfaitement visibles à l'œil nu, qu'elles présentent; 2° par leur situation (elles occupent toutes la base de la langue) ; 3° par leur forme arrondie, et nullement pédiculée; 4° par la disposition de la muqueuse à leur niveau, cette membrane ne faisant point corps avec ces éminences, mais glissant sur elles sans y adhérer ; 5° par la dissection, qui démontre de la manière la plus manifeste la nature glanduleuse de ces éminences dont on peut exprimer du mucus.

Les éminences perforées ne sont pas des follicules.

Du reste, ces glandules linguales ne sont pas des follicules, mais bien des grains glanduleux, analogues aux glandules labiales et buccales : elles forment une saillie en V, très prononcée chez quelques sujets, et limitée en avant par le V des papilles à calice.

Toutes les autres éminences de la langue sont des papilles; nous les diviserons en deux espèces, les *grosses* et les *petites*.

1° Les *grosses papilles* sont les *papilles à calice*. Elles sont disposées suivant deux lignes réunies en V ouvert en avant.

Papilles grosses ou papilles à calice.

Le nombre de ces papilles varie de seize à vingt; quelques unes sont hors de rang. Haller les a vues former deux rangées de chaque côté. Leur volume est également variable, mais plus considérable que celui de toutes les autres papilles. Chaque papille constitue un cône tronqué, libre par sa base qui regarde en haut, adhérent par son sommet qui regarde en bas (*papillæ truncatæ*, Haller; *papilles boutonnées ou à tête*, Boyer). Ces papilles sont entourées d'une espèce de calice ou de rigole circulaire : d'où le nom de *papillæ circumvallatæ, papilles caliciformes* (Cuvier.) Ce calice n'est lui-même autre chose qu'une papille circulairement disposée (1).

Trou borgne. A l'angle de réunion des deux branches du V se voit un *trou borgne* qui manque souvent, et que l'on connaît généralement sous le nom de *foramen cœcum de Morgagni* (*lacune de la langue*, Chaussier). Ce foramen cœcum, auquel plusieurs anatomistes du dernier siècle ont fait aboutir de prétendus conduits salivaires, qu'on a démontré plus tard n'être que des veines; ce foramen, dis-je, que les modernes considèrent généralement comme un cul de sac destiné à recevoir le produit de plusieurs follicules, ne me paraît être autre chose que la cavité d'un calice dont la papille serait peu développée. Lorsque la papille est plus développée ou le calice moins profond, on dit que le trou borgne manque.

(1) Le défaut de nomenclature uniforme dans les papilles jette la plus grande obscurité dans la description.

Je ne connais pas deux auteurs qui s'entendent à cet égard.

M. Boyer appelle *papilles lenticulaires* les glandules linguales; *papilles boutonnées ou à tête*, les papilles caliciformes; *papilles coniques*, les papilles généralement connues sous ce nom.

Gavard, *papilles muqueuses*, les glandules; *papilles fungiformes*, les papilles caliciformes.

M. H. Cloquet paraît avoir confondu les glandules et les papilles caliciformes sous le nom de *papilles lenticulaires*; les *papilles fungiformes* sont, suivant lui, irrégulièrement disséminées près des bords et la pointe de la langue. La dénomination de papilles coniques a seule la même acception dans tous les auteurs.

2° *Petites papilles.* Elles occupent toute la partie de la face dorsale de la langue qui est au devant du V des papilles à calice, et présentent un grand nombre de variétés. Il en est de *coniques*, de *filiformes*, d'*arundinées* ou terminées en arondes ; de *lenticulaires* ou *fungiformes*, lesquelles sont aplaties et soutenues par un pédicule étroit ; mais les papilles coniques ou filiformes dominent manifestement ; elles seules occupent la partie antérieure et la pointe de la langue, tandis que les autres variétés de papilles sont disséminées dans leurs intervalles. Leur direction n'est pas verticale, mais bien oblique d'arrière en avant et de haut en bas : en sorte qu'un frottement léger, exercé sur la langue d'arrière en avant, les redresse, et permet d'apprécier leur véritable forme et leur véritable longueur. Au reste, cette disposition oblique est bien plus manifeste encore chez les animaux que chez l'homme.

Petites papilles,

Coniques, Filiformes, Lenticulaires.

Leur direction est oblique d'avant en arrière.

Les papilles coniques sont quelquefois disposées suivant des lignes régulières ou irrégulières, ce qui donne à la langue un aspect fendillé. Quelquefois même plusieurs papilles réunies forment une ligne continue dentelée en forme de crête.

Aspect fendillé de la langue.

Du reste, la forme et la disposition des papilles linguales présentent beaucoup de variétés.

La *face inférieure* de la langue n'est libre que dans son tiers antérieur. C'est par les deux tiers postérieurs de cette face qu'arrivent à la langue les muscles qui la fixent aux parties voisines. Nous ne devons parler ici que de la partie libre. On y remarque, 1° un sillon médian, plus prononcé que celui de la face dorsale : à la partie postérieure de ce sillon, se voit un repli muqueux, qu'on appelle le *frein* ou le *filet* (*frenulum*), repli qui quelquefois se prolonge jusqu'à la pointe de la langue et gêne les mouvements de cet organe, soit pour la succion, soit pour l'articulation des sons, d'où la petite opération connue sous le nom d'*opération du filet.* De chaque côté de ce sillon, on voit les veines ranines sur lesquelles les anciens pratiquaient la phlébotomie, et la saillie antéro-postérieure des muscles linguaux.

Face inférieure de la langue.

Filet de la langue.

Bords.

Les bords, épais en arrière, vont en diminuant d'épaisseur à mesure qu'ils approchent du sommet de la langue. Les papilles se prolongent sur la moitié supérieure de ces bords d'une manière régulière, et constituent des séries de lignes verticales et parallèles.

Base.

La *base* réelle de la langue se fixe à l'os hyoïde ; la base apparente, qui se voit à la partie la plus postérieure de la face dorsale de l'organe, présente trois *replis glosso-épiglottiques,* dont le médian est beaucoup plus considérable que les latéraux.

Replis glosso-épiglottiques.

Sommet.

Le *sommet* de la langue répond immédiatement derrière les incisives. Le sillon médian des deux faces se prolonge sur lui.

Après avoir examiné les particularités qu'offre la langue à sa surface externe, sans le secours d'aucune préparation anatomique, examinons maintenant sa structure.

Structure de la langue.

Double point de vue sous lequel cette structure doit être envisagée.

La langue étant à la fois l'organe d'un sens et un organe de locomotion, c'est sous ce double point de vue que nous avons à examiner sa structure. A l'exemple de Haller (1), nous nous occuperons ici plus spécialement des conditions de structure relatives à la locomotion.

1° La langue est un organe essentiellement musculeux, et sous ce rapport je ne connais que le cœur qui puisse lui être comparé. Elle a pour charpente, 1° l'os hyoïde ; 2° une lame cartilagineuse médiane ; 3° le derme de sa membrane papillaire.

Charpente de la langue.

L'os hyoïde est l'os de la langue.

L'os hyoïde, déjà décrit, est véritablement l'os de la langue : d'où le nom d'os lingual qui lui a été donné par quelques anatomistes. Chez l'homme, il ne se prolonge pas dans l'épaisseur de la langue par une apophyse comme chez les animaux, mais il lui est uni par une membrane fibreuse, *membrane hyo-*

(1) Haller a traité des muscles de la langue, lib. IX, sect. II, p. 421, à l'occasion de l'organe de la voix ; et de la membrane papillaire, lib. XIII, sect. I, p. 99, à l'occasion des organes des sens.

glossienne, qui naît de la lèvre postérieure du corps de cet os. Et comme, d'une autre part, l'hyoïde est lié au cartilage thyroïde par des ligaments, il en résulte que tous les mouvements de cet os sont communiqués à la fois et à la langue et au larynx, entre lesquels il est placé.

Membrane hyo-glossienne.

Du milieu de cette membrane fibreuse part la *lame cartilagineuse médiane* de la langue, découverte par M. Blandin. Cette lame, bien distincte du cartilage décrit par Baur chez le chien et chez le loup (1), est située sur la ligne médiane, verticalement dirigée, et donne attache par ses deux faces latérales à des fibres musculaires ; son bord supérieur atteint en s'amincissant la partie moyenne de la région dorsale de la langue ; son bord inférieur se voit entre les génio-glosses, où il est tantôt libre et tantôt recouvert par quelques fibres musculaires qui s'entrecroisent au dessous de lui. Épais en arrière, il s'amincit en avant, où ses fibres laissent entre elles des intervalles, à la manière de la cloison des corps caverneux.

Lame cartilagineuse médiane.

Je considère le *derme de la membrane papillaire* comme faisant partie de la charpente linguale, à raison de sa densité, qui est telle, que le scalpel ne l'entame qu'avec difficulté. Le derme lingual est d'ailleurs l'aboutissant d'un très grand nombre de fibres musculaires.

Derme de la membrane papillaire.

Muscles de la langue.

Ces muscles sont intrinsèques et extrinsèques.

Muscles intrinsèques. Les anciens regardaient la langue comme un seul muscle dont ils ne cherchaient pas à démêler la structure : Columbus considéra le premier cet organe comme composé de deux muscles juxta-posés. Si on étudie le tissu de la langue à l'aide de coupes faites dans divers sens, on voit

Muscles intrinsèques.

Étude de ces muscles pour une coupe verticale faite transversalement.

(1) Le cartilage décrit par Baur est un cordon fibreux, subjacent à la muqueuse qui occupe la ligne médiane de la face inférieure de la langue. Il s'étend de la pointe de la langue, où il est très prononcé, jusqu'à la base, où il se termine par un raphé celluleux.

qu'elle est formée de fibres musculaires entrecroisées, et on serait tenté de dire avec les anciens que son tissu est inextricable. Parmi les diverses coupes de la langue, je crois devoir appeler l'attention sur une section verticale faite perpendiculairement à son axe, c'est à dire dans le sens transversal. Cette coupe présente : 1° au centre, un tissu musculaire pâle, sur lequel on distingue des fibres verticales et des fibres transversales, lesquelles forment des plans successifs. A ces fibres musculaires est interposée une graisse molle, ***tissu adipeux lingual***, graisse molle qui va en augmentant à mesure qu'on approche de la base, et en diminuant à mesure qu'on approche de la pointe de la langue, où cette graisse manque entièrement. Autour de cette partie centrale de la langue, qu'on peut très bien appeler avec M. Baur *noyau lingual*, se voit supérieurement une couche musculaire très mince, latéralement une couche un peu plus épaisse, inférieurement une couche bien plus épaisse encore de fibres rouges. Ces deux dernières couches appartiennent aux muscles extrinsèques.

Tissu adipeux lingual.

Noyau lingual.

Coupes verticales antéro-postérieures.

Les *coupes verticales faites transversalement* démontrent dans la langue la présence de fibres verticales et de fibres transverses. Les *coupes verticales antéro-postérieures* démontrent parfaitement l'existence de fibres dirigées suivant la longueur de la langue, ou de fibres antéro-postérieures. Cette même coupe fait encore parfaitement ressortir l'existence des fibres verticales déjà démontrées par les coupes précédentes.

Ainsi, à l'aide de simples coupes on démontre l'existence dans la langue, 1° de fibres longitudinales dirigées de la base au sommet; 2° de fibres verticales dirigées de la face dorsale à la face inférieure; 3° de fibres transversales dirigées de l'un à l'autre bord de la langue.

Étude de la langue par diverses préparations anatomiques.

D'autres préparations anatomiques confirmeront ce premier aperçu. Bien que Malpighi (1) eût, dans un mémoire plein d'in-

(1) Il n'est pas indifférent de rappeler ici que c'est par la langue que Mal-

térêt, décrit avec la plus grande exactitude et figuré la disposition des trois ordres de fibres dans la langue du veau; bien que Sténon eût constaté leur existence dans la langue de l'homme, que Bidloo eût renchéri encore sur ses prédécesseurs ; bien que Massa eût conseillé, pour faciliter cette étude, de soumettre la langue à l'ébullition ou à un commencement de putréfaction, cependant la plupart des anatomistes modernes négligeaient avec Haller ce point d'anatomie de texture, lorsque MM. Baur, Gerdy et Blandin ont appelé presque en même temps l'attention sur ce sujet. Or, voici ce que l'étude de la langue du bœuf, de celle du mouton et de celle de l'homme, soumises à la coction, m'a démontré :

Étude de la langue soumise à la coction.

Couche longitudinale supérieure.

1° Sous la membrane papillaire, dont j'ai déjà mentionné la densité presque cartilagineuse, est une couche de fibres musculaires dirigées d'avant en arrière. Ces fibres, qui paraissent naître successivement de la membrane papillaire, forment une couche plus épaisse en avant, où elles sont ramassées sur un petit espace et d'une couleur rouge, qu'en arrière, où elles sont disséminées et pâles. Chez le bœuf, elles traversent la substance glanduliforme jaunâtre qui occupe la base de la langue. C'est cette couche mince, décrite par Malpighi, qu'on a appelée *muscle lingual superficiel* ou supérieur.

Couche longitudinale inférieure.

2° Sur la face inférieure de la langue, entre les muscles génio-glosse et hyo-glosse, on voit un faisceau longitudinal antéro-postérieur, étendu de la base à la pointe de la langue. C'est cet épais faisceau qui a été décrit pour la première fois par Douglas sous le nom de *muscle lingual*. On pourrait l'appeler *lingual inférieur*.

Muscle lingual des auteurs.

Le *lingual* des auteurs est un petit faisceau musculaire couché le long de la face inférieure de la langue, entre le stylo-glosse et l'hyo-glosse. Il naît en arrière très distinctement de l'os hyoïde, se dirige d'arrière en avant et s'entre-

pighi commença cette série de recherches sur la structure des organes qui doit faire regarder cet anatomiste comme le créateur de l'anatomie de texture.

croise avec les fibres charnues transversales du stylo-glosse et du génio-glosse, puis redevient libre antérieurement et se termine à la pointe de la langue, en s'unissant aux fibres antéro-postérieures du stylo-glosse. Le faisceau lingual raccourcit la langue et abaisse sa pointe.

Couches latérales : 1° Obliques, 2° Longitudinales.

3° Latéralement, on trouve deux couches de fibres obliques, très ténues, croisées en sautoir. La couche superficielle est formée de fibres dirigées d'arrière en avant et de haut en bas ; la couche profonde, de fibres obliques dirigées d'arrière en avant et de bas en haut. Ces deux couches ne sont visibles que du côté de la base. Elles sont plus faciles à démontrer chez le bœuf que chez l'homme. Latéralement encore, on trouve des fibres antéro-postérieures qui se continuent et avec le stylo-glosse et avec le glosso-staphylin.

Fibres verticales et transversales du noyau lingual.

4° Enfin la dissection du noyau lingual d'une langue bouillie permet d'isoler de la manière la plus manifeste les fibres verticales et transversales que nous avons déjà vues dans les diverses coupes de la langue. Les fibres transversales présentent une légère concavité supérieure; les fibres verticales vont un peu en convergeant de haut en bas.

Dans l'épaisseur du noyau lingual, on trouve près de la base une graisse molle, liquide, interposée aux fibres charnues.

Muscles extrinsèques. Les muscles extrinsèques sont au nombre de trois paires : le stylo-glosse, l'hyo-glosse et le génio-glosse.

Stylo-glosse.

Situation. Figure. Attache styloïdienne. Direction.

Petit muscle grêle, cylindroïde en haut, mince, triangulaire, divisé en deux faisceaux inférieurement. Il naît de l'apophyse styloïde par des fibres aponévrotiques qui embrassent la moitié inférieure de cette apophyse; quelques unes viennent encore de l'aponévrose stylo-maxillaire. Aux fibres aponévrotiques succèdent les fibres charnues, qui constituent un faisceau arrondi, lequel se porte en bas, en dedans et en avant. Parvenu au bord de la langue, au niveau du pilier antérieur du voile du palais, ce faisceau s'aplatit, s'épanouit, devient triangulaire, et se divise en deux portions : l'une externe, qui longe le bord correspondant de la langue, et se porte de la base à la pointe; l'autre interne, qui passe entre les deux portions de l'hyo-glosse, devient transversale, et va se confondre avec les fibres transversales de la langue.

Division du muscle en deux portions.

Insertion linguale.

Rapports. En dehors, il répond à la glande parotide, au muscle ptérygoïdien interne, à la glande sublinguale, au nerf lingual et à la muqueuse de la langue.

Rapports.

En dedans, il a des rapports avec le ligament stylo-hyoïdien, l'amygdale, le constricteur supérieur du pharynx et le muscle hyo-glosse.

Action.

Action. Le stylo-glosse porte le bord correspondant de la langue, et par conséquent la langue tout entière, en haut et de son côté. Lorsque les deux stylo-glosses agissent concurremment, la langue est élargie et portée en haut et en arrière. Il concourt donc au mouvement de rétrocession de la langue.

Hyo-glosse.

Mince, quadrilatère, ce muscle s'insère à l'os hyoïde par deux origines bien distinctes : 1° l'une au corps de l'os, dans la partie qui avoisine les grandes cornes ; 2° l'autre aux grandes cornes dans toute la longueur de leur bord antérieur, y compris le sommet. De cette double origine, les fibres charnues se portent parallèlement en haut et constituent un muscle quadrilatère qui va s'élargissant un peu pour se terminer sur les côtés de la langue, entre le stylo-glosse et le lingual. On suit manifestement la continuité de ce muscle avec les faisceaux verticaux de la langue.

Attaches au corps et aux grandes cornes de l'os hyoïde.

Attache linguale.

La *direction* de ce muscle n'est pas la même dans toutes les positions de la langue. Vertical, lorsque l'organe est contenu dans la cavité buccale, il devient oblique d'arrière en avant lorsque la langue est portée en avant.

Direction variable suivant la position de la langue.

L'hyo-glosse est presque toujours divisé en deux portions qui correspondent à sa double origine, et qui sont séparées en bas par une ligne celluleuse, en haut par le faisceau postérieur du stylo-glosse. Albinus les a décrites comme deux muscles distincts, sous les noms de *basio-glosse*, portion qui naît du corps, et de *cérato-glosse*, portion qui naît de la grande corne de l'os hyoïde. Il admettait sous le nom de *chondro-glosse* une troisième portion constituée par quelques fibres musculaires qui naissent de la petite corne. Haller, qui fait de cette dernière portion un muscle particulier, dit qu'il l'a toujours trouvée.

Sa division en deux portions distinctes : Le basio-glosse. Le cérato-glosse

Rapports. *Rapports*. En dehors, il répond au stylo-glosse, au mylo-hyoïdien, au digastrique, à la glande sublinguale, aux nerfs grand hypo-glosse et lingual.

En dedans, il répond à l'artère linguale, qui ne passe jamais, comme on l'a avancé, entre les deux portions de ce muscle: il répond encore au génio-glosse et au constricteur moyen.

Action. *Action*. Il déprime le bord correspondant de la langue, et le rapproche de l'os hyoïde. Lorsque la langue a été portée en avant, hors de la bouche, il concourt à la porter en arrière. Lorsque les deux muscles se contractent, la langue est déprimée et resserrée dans son diamètre transversal.

Génio-glosse.

C'est le plus considérable des muscles extrinsèques de la langue; il est épais, triangulaire et comme rayonné.

Attaches géniennes. Ses fibres naissent des tubercules géniens supérieurs par une sorte de houppe tendineuse, à laquelle succèdent immédiatement les fibres charnues. De ce point comme d'un centre, les fibres charnues vont en s'irradiant d'avant en arrière dans diverses directions.

Irradiation des fibres.

Attaches : 1° Les postérieures atteignent l'os hyoïde, soit directement, soit par l'intermède d'une membrane fibreuse. Ces fibres constituent les *génio-hyoïdiens supérieurs* de Ferrein.

1° Hyoïdiennes,

2° Pharyngiennes, 2° Celles qui sont plus antérieures viennent se terminer en s'épanouissant sur les côtés du pharynx, remplissent tout l'intervalle qui sépare l'os hyoïde du muscle stylo-glosse, et recouvrent immédiatement la portion correspondante du pharynx, ou plutôt de l'excavation amygdalienne. Ces fibres, qui existent bien manifestement (car je les avais notées avant d'avoir connaissance qu'elles eussent été indiquées), constituent les *génio-pharyngiens* de Winslow.

3° Linguales.

3° Les faisceaux du génio-glosse, qui sont antérieurs aux précédents, sont en totalité destinés à la langue, et mesurent toute la longueur de cet organe. Les fibres antérieures, qui sont les plus courtes, parvenues à la face inférieure de la langue, s'infléchissent d'arrière en avant, pour se terminer vers la pointe de l'organe. Toutes les autres fibres se portent perpendiculairement en haut, et se renversent un peu en dehors, pour se terminer à la membrane papillaire, sur les côtés de la ligne médiane.

Rapports : En dedans,

Rapports. En dedans, il répond à son congénère, dont il est séparé par un tissu cellulaire assez souvent adipeux. Ces deux muscles, parfaitement distincts et séparables jusqu'à leur pénétration dans l'épaisseur de la langue, ne peuvent plus l'être après cette pénétration.

En dehors.

En dehors, il répond à la glande sublinguale, aux muscles mylo-hyoïdien, hyo-glosse, stylo-glosse, lingual, et à la glande sublinguale. Le nerf grand hypo-glosse traverse ce muscle entre sa portion génio-pharyngienne et sa portion linguale.

Son *bord inférieur* répond au muscle génio-hyoïdien, dont il est séparé par une couche celluleuse très déliée.

Son *bord supérieur* est subjacent à la muqueuse buccale qu'il soulève de chaque côté du filet.

Action.

Action. Par ses fibres hyoïdiennes, il élève et porte en avant l'os hyoïde ; par ses fibres pharyngiennes, il porte en avant le pharynx dont il comprime les côtés ; par ses fibres linguales postérieures, non moins que par ses fibres hyoïdiennes, il porte la base de la langue, et par conséquent la langue tout entière, en avant. C'est à ce muscle qu'est due la faculté que nous avons de

Le même muscle porte la langue hors de la bouche et l'y fait rentrer.

porter la langue hors de la bouche. Par ses fibres antérieures ou réfléchies, la langue, préalablement sortie de la bouche, est ramenée dans cette cavité ; enfin, par ses fibres linguales moyennes, la face supérieure de la langue est creusée en gouttière : quand un seul muscle se contracte, la langue peut être projetée du côté opposé.

Tels sont, avec le glosso-staphylin déjà décrit, les muscles extrinsèques de la langue, auxquels je n'ajouterai ni le *mylo-glosse* des anciens, encore décrit par Heister, Winslow et tout récemment par M. Bourgery, mais qui paraît n'être autre chose que la partie du constricteur supérieur qui s'insère à la ligne myloïdienne, ni le *glossso-épiglottique* très développé chez les animaux, décrit par Albinus chez l'homme, et même regardé par lui comme une dépendance du génio-glosse. Quelque soin que j'aie mis à la recherche de ces muscles, je n'ai jamais pu les rencontrer.

Vaisseaux, nerfs et tissu cellulaire.

La langue reçoit des vaisseaux artériels, émet des vaisseaux veineux et lymphatiques, et reçoit des nerfs.

Artères.

Les *artères* sont les linguales, si volumineuses eu égard à la petitesse de l'organe, les palatines et les pharyngiennes inférieures.

Veines.

Les *veines* sont de deux ordres, comme aux membres et pour la même raison (1) : les unes superficielles, qui marchent indépendamment des artères ; et les autres profondes, qui suivent la direction de cet ordre de vaisseaux.

Les *vaisseaux lymphatiques* vont se rendre aux ganglions profonds de la région sus-hyoïdienne.

Nerfs.

Les *nerfs* sont extrêmement volumineux ; ils viennent de

(1) On conçoit, en effet, que pendant la contraction des muscles de la langue, nécessaire pour l'articulation des sons et l'exercice des autres fonctions locomotrices de la langue, la circulation veineuse profonde de cet organe doive être empêchée ; d'où la circulation veineuse superficielle ou supplémentaire.

quatre sources. Ce sont : 1° la neuvième paire ou nerf grand hypo-glosse ; 2° le nerf lingual, branche de la cinquième paire ; 3° le nerf glosso-pharyngien, partie de la huitième (1) ; 4° un rameau très remarquable du nerf laryngé supérieur. Nous verrons plus tard que le nerf grand hypo-glosse est exclusivement destiné aux muscles propres de la langue ; que le nerf lingual, le nerf glosso-pharyngien et le rameau du laryngé supérieur, sont exclusivement destinés à la membrane, si riche en papilles, qui revêt la face supérieure de la langue ; que le nerf lingual appartient à toute la portion de la membrane papillaire qui est au devant du V lingual, et les deux autres à toute la portion de la muqueuse qui est en arrière du V lingual.

Le *tissu cellulaire* de la langue est en partie séreux, en partie graisseux ; le séreux occupe surtout la partie antérieure, le graisseux la partie postérieure (2).

Membrane tégumentaire et glandules.

Adhérence de la partie papillaire de la muqueuse.

La *membrane tégumentaire* de la langue est la continuation de la muqueuse de la bouche. Mince et peu adhérente dans toute la partie non papillaire, elle devient très dense et très adhérente dans toute la partie qui est couverte de papilles. Je ferai remarquer l'épaisseur de l'épiderme qui revêt la face supé-

(1) J'ai vu récemment chez un sujet une branche considérable du nerf facial, qui se rendait à la langue. Cette branche naissait du nerf facial à sa sortie de l'orifice stylo-mastoïdien, croisait obliquement la partie antérieure de l'apophyse styloïde, à laquelle il était accolé, se portait au devant du muscle stylo-pharyngien, en dehors de l'amygdale, parallèlement au nerf glosso-pharyngien qui était en arrière, communiquait par plusieurs arcades avec ce dernier nerf, et, arrivé à la base de la langue, se divisait en deux branches : l'une qui longeait le bord de la langue, l'autre qui s'anastomosait par anse avec le glosso-pharyngien. De ces deux branches partaient des filets qui se distribuaient à la couche musculaire subjacente à la membrane papillaire.

La même disposition n'avait pas lieu de l'autre côté.

(2) L'observation m'a démontré que l'intumescence si considérable de la langue, qui acquiert quelquefois un volume monstrueux, n'est autre chose qu'un œdème lingual ; or, l'œdème atteste la présence du tissu cellulaire séreux.

rieure de la langue, et qui fournit à chaque papille une enveloppe ou étui qui se moule exactement sur elle. En examinant, à l'aide du microscope simple, la couche adhérente qui enduit la langue dans les maladies, j'ai vu que cette couche était formée par de petits cornets emboîtés à la manière des cornets d'oublies.

Glandules linguales.

Les bords de la langue sont logés par des glandules qui font suite à la glande sublinguale et qui s'ouvrent par de petits conduits excréteurs à la paroi inférieure de la bouche.

Développement.

La langue s'aperçoit chez les plus jeunes embryons. Son développement précoce est en rapport avec ses usages ; car elle est un agent essentiel de la succion, et, par conséquent, elle entre en exercice immédiatement après la naissance. La langue n'est pas double ou bifide dans le principe ; chez les plus jeunes embryons elle se présente sous l'aspect d'un tubercule unique.

Elle n'est pas bifide chez l'embryon.

Usages de la langue.

La langue est un organe de locomotion.

La langue remplit deux usages bien distincts : 1° elle est l'organe du goût ; 2° elle est un organe de locomotion. Nous ne devons l'envisager ici que sous le second point de vue.

Les mouvements de la langue sont relatifs à la préhension des aliments, à la succion, à la mastication, à la gustation, à la déglutition, à l'articulation des sons et au jeu des instruments à vent.

Pour répondre à un aussi grand nombre d'usages, la langue est organisée de manière à exercer toute espèce de mouvements.

Ces mouvements peuvent être divisés en *extrinsèques* et en *intrinsèques*.

Mouvements extrinsèques ou de totalité.

Dans les mouvements extrinsèques ou de totalité, la langue exécute des mouvements dont on aura une idée exacte par l'action isolée ou combinée de ses muscles extrinsèques. Ainsi la langue est portée hors de la bouche, retirée dans la cavité buccale, inclinée à droite ou à gauche, dirigée en haut, en bas, et dans toutes les positions intermédiaires.

Mouvements intrinsèques.

Quant à ses mouvements intrinsèques, la langue se raccourcit transversalement par les fibres transversales, se raccourcit d'avant en arrière par les fibres antéro-postérieures, se raccourcit verticalement, se creuse en gouttière par les fibres perpendiculaires, porte sa pointe en haut par les fibres longitudinales supérieures, en bas par les fibres longitudinales inférieures.

Les mouvements relatifs à l'articulation des sons sont les plus multipliés.

De tous ces usages, celui qui exige les mouvements les plus variés, les plus précis et les plus rapides, c'est celui qui est relatif à l'articulation des sons, dont la langue est un des agents principaux.

Les animaux peuvent articuler des sons; l'homme seul parle.

Par cet usage, qui n'est nullement le résultat d'une conformation spéciale, la langue s'associe à l'intelligence, dont elle devient un des principaux instruments. Elle est l'organe d'expression le plus habituel de la pensée. Cet usage est propre à l'homme, et les philosophes ont judicieusement remarqué que l'articulation des sons n'était nullement le résultat de la forme et de la structure de la langue humaine, puisqu'on parvient à faire articuler très distinctement des sons au perroquet et à plusieurs autres oiseaux dont la langue diffère essentiellement de la nôtre par sa conformation extérieure et intérieure, et que, si à force d'art on pouvait arriver à faire proférer à l'animal des sons articulés, l'homme seul avait la faculté de parler, parce que l'homme seul était intelligent.

DES GLANDES SALIVAIRES.

Idée générale des glandes salivaires.

Indépendamment des glandules labiales, buccales et palatines qui tapissent la cavité de la bouche, glandules confondues par la plupart des anatomistes avec les follicules ou cryptes mucipares, il existe autour de cette cavité un appareil glanduleux particulier qui constitue une sorte de chaîne ou de collier symétriquement étendu le long des branches et du corps de la mâchoire inférieure. Cette chaîne (1) présente des interruptions pour constituer six masses glanduleuses, trois de chaque côté, lesquelles, eu égard à leur situation, ont reçu les noms de glandes *parotides*, glandes *sous-maxillaires* et glandes *sublinguales*.

De la glande parotide.

Situation. Ainsi nommée à cause de sa situation au dessous et en avant du conduit auditif externe, la *glande parotide* (παρα, auprès de ; οὖς, ωτος, oreille) remplit une excavation (*excavation parotidienne*), bornée en avant par le bord postérieur de la branche de la mâchoire, en arrière par le conduit auditif externe et par l'apophyse mastoïde, en haut par l'arcade zygomatique, en bas par l'angle de la mâchoire inférieure, en dedans par l'apophyse styloïde et par les muscles qui en partent. Cette glande a donné son nom à la région qu'elle occupe (2).

Volume. Elle surpasse en *volume* les autres glandes salivaires ; elle l'emporte même à elle seule sur toutes les autres glandes salivaires réunies.

Forme. Sa *forme* est irrégulière et déterminée, à la manière d'une cire molle, par celle des parties environnantes sur les anfractuosités desquelles la glande se serait moulée. Large dans sa

(1) La continuité de cette gaîne glanduleuse, admise par quelques anatomistes, n'est qu'apparente. La glande maxillaire est toujours séparée de la glande parotide par une cloison fibreuse.

(2) Quelquefois la glande parotide fait sous la peau une saillie considérable et semble placée tout entière en dehors de l'excavation parotidienne : elle se présente alors sous l'aspect d'une tumeur molle, offrant au tact une disposition granuleuse, tumeur qui soulève la peau au devant, au dessous et en arrière du conduit auditif. Un malade, dont les deux moitiés de la mâchoire inférieure étaient réunies à angle très aigu, présentait cette disposition au plus haut degré. Au premier abord, on aurait pu croire à une tumeur morbide, à un engorgement glanduleux. Cette disposition devrait favoriser l'extirpation ou plutôt l'énucléation de la glande parotide, dans le cas de dégénération cancéreuse de cette glande.

portion superficielle, elle se rétrécit brusquement au moment où elle s'enfonce derrière la branche de la mâchoire.

Pour avoir une bonne idée du volume et de la forme de cette glande, il faut la retirer tout entière de l'espèce de moule anfractueux dans lequel elle est logée. On l'a comparée à une pyramide dont la base serait en dehors et le sommet en dedans.

Rapports :

De sa face externe ou cutanée,

Rapports. Par sa *face externe* ou base, qui est large, oblongue dans le sens vertical, irrégulièrement quadrilatère et comme découpée dans sa circonférence, elle répond à la peau, dont elle est séparée par l'aponévrose parotidienne et par le risorius de Santorini, lorsqu'il existe (1).

De sa face antérieure ou maxillaire.

Sa *face antérieure* est comme creusée en gouttière, pour embrasser le bord postérieur de la branche de l'os maxillaire. Une synoviale ou un tissu cellulaire membraneux qui en tient place favorise le glissement de l'os sur cette glande. Cette face répond en outre au muscle ptérygoïdien interne, au ligament stylo-maxillaire, au masséter, sur la face externe duquel la parotide se prolonge plus ou moins, suivant les sujets, et dont elle est séparée en avant par les rameaux du nerf facial, par un tissu cellulaire lâche, et par l'artère transversale de la face (2). L'artère auriculaire postérieure traverse la partie inférieure de cette glande.

(1) Chez une femme qui m'a servi à la préparation de la glande parotide, le risorius naissait de la ligne courbe demi-circulaire supérieure de l'occipital par deux faisceaux distincts qui se portaient de haut en bas et d'arrière en avant, se réunissaient au niveau du sommet de l'apophyse mastoïde, se dirigeaient ensuite en se réfléchissant d'arrière en avant et de bas en haut, et s'épanouissaient sur la parotide. Quelques unes de ces fibres se portaient à la commissure des lèvres; le plus grand nombre se perdait dans l'aponévrose parotidienne.

(2) Je signalerai ici les adhérences intimes qui existent entre la parotide et la portion du muscle masséter qu'elle recouvre. Ces adhérences ont lieu par un grand nombre de languettes fibreuses, qui, partant des portions tendineuses du muscle, se perdent dans le tissu cellulaire, quelquefois fibreux, qui recouvre la face profonde de cette glande. Les mêmes adhérences ont lieu entre la parotide et les fibres tendineuses du muscle ptérygoïdien interne.

De sa face postérieure ou mastoïdienne,

Par sa *face postérieure*, elle répond à la partie cartilagineuse du conduit auditif externe, sur la convexité duquel elle se moule, et auquel elle adhère par un tissu cellulaire très dense ; plus bas elle répond à l'apophyse mastoïde, aux muscles sterno-cléido-mastoïdien et digastrique, et médiatement à l'apophyse transverse de l'atlas.

Cette face est extrêmement irrégulière, adhérente aux parties voisines par un tissu cellulaire dense, qui rend la dissection de la glande très difficile lorsqu'on veut l'enlever en totalité.

En dedans,

En dedans, la parotide est réduite à un bord qui répond à l'apophyse styloïde, aux muscles et aux ligaments qui en naissent. Elle envoie un prolongement considérable dans l'espace qui sépare cette apophyse styloïde et les muscles styliens du ptérygoïdien interne ; mais le rapport le plus important de ce bord est celui qu'il affecte avec l'artère carotide externe, à laquelle il fournit un demi-canal, et quelquefois un canal complet.

En haut,

En haut, la parotide répond à l'arcade zygomatique et à l'articulation temporo-maxillaire.

En bas.

Son *extrémité inférieure* mesure l'intervalle qui sépare l'angle de la mâchoire du sterno-mastoïdien ; elle avoisine la glande sous-maxillaire, dont elle est séparée par une cloison fibreuse très épaisse.

Rapports profonds ou intrinsèques :

Indépendamment des rapports que nous venons d'indiquer, la parotide affecte un autre ordre de rapports qu'on pourrait appeler *profonds* ou *intrinsèques*, avec les vaisseaux et les nerfs qui la traversent à diverses profondeurs. Ainsi, 1° l'artère carotide externe traverse presque toujours la glande au voisinage de son côté interne ; 2° l'artère temporale, la transversale de la face, les artères auriculaires antérieures, qui naissent dans l'épaisseur de cette glande, l'artère auriculaire postérieure, la traversent encore dans divers sens. On voit en outre dans l'épaisseur de la parotide, 3° la veine temporale, la branche de communication entre la veine jugulaire externe et la veine jugulaire interne ; 4° le tronc du nerf

Avec des artères

Des veines,

facial, d'abord placé derrière cette glande, qui s'enfonce immédiatement dans son épaisseur pour se diviser en deux ou trois branches, lesquelles s'éparpillent ensuite et la traversent en tous sens. 5° Le nerf auriculaire, branche du plexus cervical, traverse encore cette glande, mais superficiellement (1). Les rameaux nerveux fournis par le nerf auriculaire antérieur, branche ascendante du plexus cervical, traversent la glande parotide pour venir se distribuer à la peau de la joue. 6° La glande parotide, par une exception fort remarquable, contient toujours dans son épaisseur, mais à peu de profondeur, plusieurs ganglions lymphatiques qui se distinguent aisément du tissu de la glande par leur couleur rouge. On conçoit que le développement morbide de ces ganglions ait dû souvent en imposer pour une maladie de la glande ellemême.

Des nerfs.

Des ganglions lymphatiques.

Structure. Une membrane fibreuse extrêmement dense enveloppe la glande parotide, et envoie dans son épaisseur des prolongements qui la divisent en lobules, et ceux-ci en grains glanduleux. La question de la structure d'une glande réduite à sa plus simple expression consiste à déterminer ce que c'est qu'un grain glanduleux. Or, sans entrer ici dans des détails qui appartiennent à l'anatomie de texture proprement dite, je dirai qu'on démontre, à l'aide du microscope simple, que tout grain glanduleux n'est autre chose qu'un tissu poreux, spongieux, analogue à la moelle du jonc, auquel se rendent les vaisseaux afférents, *artères*, et duquel partent les vaisseaux efférents, *veines* et *conduits excréteurs*. Les rapports des

Membrane fibreuse.

Des lobules.

Des grains glanduleux.

(1) Ces rapports nous prouvent l'impossibilité presque absolue, 1° de l'extirpation de la glande parotide par l'instrument tranchant ; 2° de la compression de cette glande, suivant la méthode indiquée par Dessault pour la guérison des fistules salivaires. La compression, qui est excessivement douloureuse, à raison des nerfs nombreux qui traversent la glande, ne pourrait porter que sur la partie superficielle de cette glande. Il est vrai que la compression du conduit excréteur principal des glandes a constamment pour conséquence la suspension de la sécrétion de ces glandes.

Étude microscopique du grain glanduleux. nerfs et des vaisseaux lymphatiques avec ces grains glanduleux ne sont pas encore établis sur des données positives.

Artères. Les *artères* parotidiennes sont très nombreuses : les unes émanent directement de la carotide externe ; les autres proviennent de ses branches, et plus particulièrement de la temporale superficielle, de la transversale de la face et des auriculaires antérieure et postérieure.

Veines. Les *veines* portent le même nom et suivent la même direction que les artères. Il existe un plexus veineux parotidien.

Vaisseaux lymphatiques. Les *vaisseaux lymphatiques*, peu connus, aboutissent, les uns aux ganglions lymphatiques qui occupent l'angle de la mâchoire, les autres aux ganglions lymphatiques situés au devant du conduit auditif, et surtout à ceux qui sont situés dans l'épaisseur de la parotide, à quelques lignes de sa surface.

Nerfs. Quant aux *nerfs parotidiens*, plusieurs rameaux du nerf auriculaire antérieur, branche du plexus cervical, paraissent se perdre dans l'épaisseur de la glande parotide. C'est à tort qu'on a dit qu'un certain nombre de rameaux du nerf facial se terminaient dans la glande parotide. Il résulte des dissections les plus répétées que ces rameaux ne font que la traverser.

Conduit parotidien. *Conduit parotidien.* De chaque grain glanduleux part un petit conduit excréteur, qui se réunit presque immédiatement à angle très aigu, avec les conduits excréteurs des granulations voisines : Origine. de la réunion successive de tous ces conduits résulte un canal unique qui émerge du bord antérieur de la circonférence de la glande, au niveau de la partie moyenne de ce bord : c'est le *conduit parotidien*, appelé aussi *canal de Sténon*, bien qu'il eût été décrit par Cassérius. Ce conduit Direction. se porte horizontalement d'arrière en avant, à cinq ou six lignes au dessous de l'arcade zygomatique, sur le masséter, qu'il coupe perpendiculairement et à la portion tendineuse Trajet. duquel il adhère d'une manière intime. Parvenu au bord antérieur du masséter, il change de direction, se courbe au de- Sa courbure. vant d'une masse graisseuse qui répond au bord antérieur de ce muscle, s'enfonce perpendiculairement dans l'épaisseur des graisses de la joue, traverse le buccinateur dans la même direction, et glisse obliquement, dans l'espace de plusieurs lignes, entre ce muscle et la muqueuse, qu'il perce enfin au niveau de l'intervalle qui sépare la première de la deuxième grosse molaire, à peu près au niveau de la partie moyenne de la couronne de ces dents. Il suit de là que le canal de Sténon s'ouvre dans la cavité buccale, exactement de la même manière que les uretères s'ouvrent dans la vessie : 1° il se glisse obliquement et parcourt un certain trajet sous la muqueuse. Ce trajet est facile à déterminer ; il suffit de perforer la joue dans le point où le canal va traverser le buccinateur, et de mesurer l'intervalle qui sépare cette perforation de l'orifice buccal du conduit. Cet intervalle est de deux à trois lignes. 2° Quant à l'orifice buccal en lui-même, il est oblique comme l'orifice vésical de l'uretère ; en sorte que rien n'est plus facile que de faire pénétrer un stylet délié par l'orifice buccal. Chez quelques sujets, j'ai vu le conduit de Sténon s'ouvrir sur une crête horizontale semblable à celle de l'orifice du conduit de Warthon.

Point précis de son orifice buccal.

Analogie entre l'orifice buccal du canal de Sténon et l'orifice vésical de l'uretère.

Le conduit de Sténon est souvent accompagné par une *glande accessoire* (1) qui est située entre l'arcade zygomatique et ce canal, auquel elle adhère intimement dans le point où son canal excréteur vient s'ouvrir dans le canal de Sténon. J'ai rencontré deux petites glandes accessoires situées, l'une à la partie moyenne, l'autre à la partie antérieure du masseter, au dessus du canal. Enfin, au moment où le conduit de Sténon traverse le buccinateur, il est entouré de glandules qui font suite aux glandules buccales, dites glandes molaires, glandules dont les unes paraissent s'ouvrir dans ce conduit, et dont les autres s'ouvrent directement dans la bouche.

Glandes parotidiennes accessoires.

Glandules buccales.

Sans être flexueux, le canal de Sténon, isolé des parties environnantes, est beaucoup plus long qu'il ne semblerait au premier abord.

Longueur du canal de Sténon.

(1) Cette glande était très volumineuse, d'après Desault, chez un individu dont la parotide correspondante était atrophiée.

Ses rapports.

Rapports. Sous-cutané, superficiel au niveau du masseter, le conduit de Sténon est séparé de la peau par une grande épaisseur de graisse, et en outre au devant du masseter par le muscle grand zygomatique.

Une branche considérable du nerf facial et quelques artères qui proviennent de la transversale de la face longent ce canal.

Son épaisseur n'est pas aussi grande qu'elle paraît l'être.

Structure. On se fait généralement une idée exagérée de l'épaisseur du conduit de Sténon ; il n'est réellement aussi épais qu'on le dit qu'à sa partie antérieure, où il reçoit une expansion de l'aponévrose buccinatrice. Débarrassé de la couche adipeuse qui l'entoure, il n'a pas plus d'épaisseur que la plupart des autres conduits, les uretères par exemple. On se fait également une fausse idée de son inextensibilité. Ce qui est vrai, c'est que le calibre de ce canal n'est pas en rapport avec le volume de la glande. Deux membranes constituent ce canal : une externe, peu connue dans sa nature, et une interne, émanation de la muqueuse buccale ; les vaisseaux artériels et veineux de ce conduit sont très développés.

Il n'est pas inextensible.

Glande sous-maxillaire.

Situation.

La glande sous-maxillaire est située dans la région sus-hyoïdienne, et en partie derrière le corps de la mâchoire inférieure ; elle est circonscrite par la courbe du tendon digastrique, qu'elle déborde presque toujours inférieurement.

Volume. Figure.

Volume et figure. Beaucoup moins volumineuse que la parotide, mais plus volumineuse que la glande sublinguale, oblongue d'arrière en avant, ellipsoïde, irrégulière, elle est divisée en deux, et quelquefois en trois lobules, par des scissures profondes. Ses rapports sont les suivants :

Rapports :

Rapports. En dehors et *en bas*, elle répond à une fossette de l'os maxillaire (fossette de la glande sous-maxillaire), dans laquelle elle est entièrement logée lorsque la mâchoire inférieure est abaissée. Lorsqu'au contraire la tête est renversée en arrière sur la nuque, la glande apparaît presque en entier dans la région sus-hyoïdienne, et répond au peaucier, dont elle

En dehors et en bas.

est séparée par l'aponévrose cervicale, à laquelle elle est unie par un tissu cellulaire tellement lâche, qu'on dirait d'une synoviale. Par cette face, la glande sous-maxillaire répond encore au muscle ptérygoïdien interne et aux ganglions lymphatiques nombreux qui longent la base de la mâchoire.

En dedans et *en haut*, elle répond aux muscles digastrique, mylo-hyoïdien, hyo-glosse, à la neuvième paire de nerfs ou grand hypo-glosse et au nerf lingual. En dedans et en haut.

Presque toujours la glande sous-maxillaire présente au dessus du muscle mylo-hyoïdien un prolongement dont le volume et la forme varient. Quelquefois les grains glanduleux qui le constituent sont situés linéairement, de manière à simuler le canal de Warthon, ou mieux un second canal qui marcherait parallèlement à ce canal et au dessus de lui. Le plus souvent ce prolongement est considérable, irrégulier, et constitue en quelque sorte une seconde glande maxillaire. Prolongement supérieur de la glande.

Le rapport le plus important de la glande sous-maxillaire est celui qu'elle affecte avec l'artère faciale, laquelle est reçue dans un sillon profond creusé sur l'extrémité postérieure de cette glande, et sur la partie voisine de sa face externe. Quelquefois ce sillon, prolongé en avant, divise la glande en deux lobes inégaux. On ne saurait méconnaître une grande analogie entre la disposition de l'artère faciale, par rapport à la glande sous-maxillaire, et celle de l'artère carotide externe, par rapport à la glande parotide. Rapport de la glande avec l'artère faciale.

Structure. Identiquement la même que celle de la glande parotide, mais moins dense : la membrane fibreuse d'enveloppe de la glande sous-maxillaire est encore plus difficile à démontrer que celle de la glande parotide. Structure.

Les *vaisseaux artériels* sont nombreux et viennent des artères faciale et linguale. Les *veines* leur correspondent. Les *vaisseaux lymphatiques*, peu connus, vont dans les ganglions voisins. Les *nerfs* viennent du lingual et du rameau myloïdien du nerf dentaire. Je ferai remarquer que la plupart des filets nerveux qui émanent du renflement nerveux ganglionnaire, Artères. Veines. Vaisseaux lymphatiques. Nerfs.

appelé improprement *ganglion sous-maxillaire*, sont destinés à cette glande.

Conduit de Warthon.

Le *conduit excréteur* de la glande sous-maxillaire est appelé *conduit de Warthon,* bien qu'il ait été antérieurement découvert par Van-Horne. Né de la réunion successive de tous les petits conduits qui proviennent des grains glanduleux, le conduit de Warthon sort par la branche supérieure de bifurcation de l'extrémité antérieure de la glande, et conséquemment au dessus du mylo-hyoïdien, et se dirige obliquement de bas en haut et de dehors en dedans, parallèlement aux nerfs grand hypo-glosse et lingual. D'abord placé entre les muscles mylo-hyoïdien et hyo-glosse, il se glisse entre le génio-glosse et la glande sublinguale, à la face interne de laquelle il est accolé. Reçoit-il un ou plusieurs conduits excréteurs de cette glande ? c'est ce qu'il m'a été impossible de constater, bien que la chose me paraisse plus que probable.

Trajet du conduit de Warthon.

Parvenu sur le côté du frein de la langue, le conduit de Warthon, qui est sous-muqueux dans toute la portion de sa longueur, où il répond à la glande sublinguale, change de direction, se porte d'arrière en avant, pour venir s'ouvrir par un pertuis extrêmement étroit sur le sommet de la papille saillante et mobile qu'on observe derrière les dents incisives, de chaque côté du frein de la langue. Cet orifice, qu'on voit à peine à l'œil nu, a pu, malgré son exiguité, admettre une soie de sanglier dans un cas particulier présenté à la Société anatomique par M. Robert, chirurgien distingué des hôpitaux (1). Bordeu a exprimé parfaitement l'aspect de cet orifice par le terme d'*ostiolum ombilicale.*

Son orifice buccal.

Caractères particuliers au conduit de Warthon.

Le conduit de Warthon est remarquable, 1° par le peu d'épaisseur de ses parois : aussi est-il affaissé comme une veine; 2° par son calibre, qui est plus considérable que celui du canal de Sténon ; 3° par l'extensibilité de ses parois, en sorte

(1) Ce cas a été observé sur un cordonnier ; la soie était devenue le noyau d'un calcul salivaire.

que ce canal acquiert dans la grenouillette un volume énorme ; 4° par sa situation au voisinage de la muqueuse de la bouche, situation qui explique pourquoi ce canal dilaté proémine dans la cavité buccale.

Glande sublinguale.

La *glande sublinguale*, qu'on pourrait considérer comme une agglomération de glandules analogues aux glandules labiales ou palatines, est située dans la fossette dite sublinguale de l'os maxillaire inférieur, sur le côté de la symphyse du menton ; elle est beaucoup moins volumineuse que la précédente, avec laquelle elle se continue quelquefois. Sa forme oblongue est celle d'une olive aplatie d'un côté à l'autre. Ses rapports sont les suivants : subjacente à la muqueuse, que son bord supérieur soulève en forme de crête antéro-postérieure sur les côtés du frein, elle repose par son bord inférieur sur le muscle mylo-hyoïdien. Sa face externe répond en partie à la muqueuse, en partie à la fossette dite sublinguale ; sa face interne répond en partie à la muqueuse, et en partie au muscle génio-glosse, dont elle est séparée par le nerf lingual, par le conduit de Warthon, que nous avons dit adhérer fortement à cette glande, et par la veine ranine. Son extrémité antérieure touche celle de la glande du côté opposé. Son extrémité postérieure et son bord inférieur sont embrassés par le nerf lingual qui leur envoie de nombreux filets. De son extrémité postérieure, part un petit prolongement glanduleux qui longe les bords de la langue.

C'est une agglomération de glandules.

Forme olivaire.

Rapports de ses bords.

De sa face externe.

De sa face interne.

De ses extrémités.

Structure. Elle est identiquement la même que celle des autres glandes salivaires. Les *artères* de la glande sublinguale viennent de la sous-mentale et de la sublinguale. Les *veines* portent le même nom. Les *nerfs* sont nombreux et viennent du lingual.

Structure.

Conduits excréteurs, nommés aussi *conduits de Rivinus*, du nom de l'auteur qui les a découverts ; ils sont au nombre de sept ou huit. Ces conduits s'ouvrent le long de la crête sublinguale; leurs orifices sont rendus sensibles par un liquide coloré versé dans la cavité buccale. Plusieurs des conduits de cette glande s'ouvrent, suivant la plupart des anatomistes, dans le conduit de Warthon (1).

Caractères généraux des glandes salivaires.

Caractères déduits de la situation.

Les glandes salivaires présentent les caractères généraux suivants :

1° Situées autour de la mâchoire inférieure, dont elles longent et le corps et les branches, depuis le condyle jusqu'à la symphyse, les glandes salivaires sont en rapport, d'une part, avec cet os; d'une autre part, avec des muscles nombreux; en sorte qu'elles sont soumises à une compression considérable dans les mouvements de la mâchoire inférieure.

Des rapports.

2° Toutes ont des rapports directs avec des artères volumineuses qui leur impriment des battements.

Du nombre des vaisseaux.

3° Elles reçoivent leurs vaisseaux par un grand nombre de points, et ces vaisseaux sont extrêmement multipliés.

Des nerfs.

4° Beaucoup de nerfs céphalo-rachidiens les pénètrent; plusieurs ne font que les traverser; un certain nombre s'y perdent. Nous verrons plus tard que ces derniers appartiennent tous à des nerfs du sentiment, et jamais à des nerfs du mouvement.

De la structure.

5° Sous le rapport de la structure, les glandes salivaires se rapprochent du pancréas et des glandes lacrymales : point d'enveloppe fibreuse distincte qui les isole complètement; point de forme rigoureuse : décomposition facile en lobules et en granulations.

De l'orifice de leurs conduits excréteurs.

6° Leurs conduits excréteurs versent dans la bouche le liquide qu'ils sécrètent : savoir, les glandes parotides entre les

(1) J'ai rencontré un kyste sous-lingual du volume d'une prune de mirabelle, kyste parfaitement transparent, multiloculaire, rempli de mucus filant, qui m'a paru le résultat de la dilatation de plusieurs des conduits de Rivinus.

joues et les dents, les glandes maxillaires et sublinguales derrière les incisives inférieures, sur les côtés de la pointe de la langue. Ce partage des moyens d'insalivation entre les deux cavités en lesquelles la bouche est divisée mérite de fixer l'attention des physiologistes.

Description générale de la muqueuse buccale.

Continuité de la muqueuse buccale avec la peau.

La muqueuse buccale se continue avec la peau au niveau du bord libre des lèvres ; elle revêt leur face postérieure, se réfléchit de cette face postérieure sur les os maxillaires, en formant un cul de sac ou rigole, et sur la ligne médiane un petit repli appelé frein ou filet des lèvres. Arrivée à une ligne et demie deux lignes du bord libre des alvéoles, elle change de caractère pour constituer la *membrane gingivale*, membrane fibreuse, dense, très vasculaire, qui, en se réfléchissant sur elle-même, pénètre dans l'alvéole, et se continue avec la membrane fibro-muqueuse appelée périoste alvéolo-dentaire.

Sa réflexion.

Sa continuité avec les gencives.

Réflexion sur la langue.

En bas, la muqueuse se porte du bord alvéolaire sur la paroi inférieure de la bouche, et de cette paroi sur la face inférieure de la langue. Là, elle présente au niveau de cette réflexion, sur la ligne médiane, un repli : c'est le frein ou filet. De la face inférieure de la langue, la muqueuse se porte sur les bords, puis sur la face supérieure de cet organe, et présente sur cette face supérieure les modifications de structure que nous avons indiquées : au moment où elle se réfléchit de la base de la langue sur l'épiglotte, la muqueuse forme trois replis glosso-épiglottiques, pour se continuer, d'une part, avec la muqueuse qui tapisse le larynx, et, d'une autre part, avec la muqueuse pharyngienne.

De la langue sur l'épiglotte.

Muqueuse palatine.

En haut, la muqueuse se porte du bord alvéolaire supérieur à la voûte palatine, et passe sur les trous palatins antérieurs et postérieurs, qu'elle bouche sans y pénétrer. De la voûte palatine elle se prolonge sur la face inférieure du voile du palais, et se continue au niveau du bord libre de ce voile avec la membrane muqueuse qui revêt la face supérieure de ce voile; et par conséquent avec la muqueuse nasale. Sur les côtés, elle forme deux replis considérables pour les piliers, tapisse l'excavation amygdalienne, revêt l'amygdale, et se continue avec la muqueuse de la base de la langue et avec la muqueuse du pharynx.

Muqueuse des joues. *Sur les côtés de la cavité buccale*, la muqueuse se réfléchit de l'un et de l'autre bords alvéolaires sur la face interne des joues, et forme, par sa réflexion, une rigole supérieure et une rigole inférieure. Elle est soulevée au niveau du bord antérieur de la branche de la mâchoire, derrière les dernières molaires, par une glande salivaire qui établit la limite entre les joues et les piliers du voile du palais. En dehors de cette saillie, la muqueuse buccale forme un cul de sac.

Prolongement de la muqueuse dans les conduits salivaires. La muqueuse buccale se prolonge en se modifiant dans les nombreux conduits qui viennent s'ouvrir à la surface interne de la bouche. Ainsi, il existe deux prolongements considérables au plancher de la bouche pour les canaux de Warthon et plusieurs petits prolongements pour les nombreux conduits des glandes sublinguales. Deux autres se voient à la face interne des joues, pour les conduits de Sténon. Enfin, le raisonnement indique que la muqueuse buccale doit pénétrer par les milliers d'ouvertures dont est criblée la cavité de la bouche. Mais dans tous ces prolongements, cette membrane est modifiée, et d'une ténuité prodigieuse. Il est même constant qu'elle pénètre non-seulement dans les conduits principaux, mais jusque dans les dernières divisions de ces conduits. Ainsi, il existe une sorte de parotidite qui consiste dans l'inflammation de la membrane interne des conduits excréteurs de la glande du même nom. Eh bien, dans ce cas, tous ces conduits sont injectés par une mucosité puriforme qui suinte par l'orifice buccal, lorsque la glande est comprimée. Les nombreuses ouvertures dont est criblée la surface de l'amygdale sont formées par cette même muqueuse qui se prolonge dans les cavités dont ce corps glanduliforme est creusé.

Caractères de la muqueuse buccale dans les divers points de son étendue.

Quoique continue, la muqueuse buccale n'a pas les mêmes caractères dans les divers points de son étendue. Comparez, sous le rapport de la densité, de l'épaisseur, de l'adhérence avec les tissus subjacents, les gencives et la muqueuse palatine avec la muqueuse des lèvres ou des joues; la muqueuse qui revêt la face inférieure avec celle qui revêt la face supérieure de la langue; la muqueuse du bord libre du voile du palais à celle des piliers ou de l'excavation amygdalienne.

Présence de l'épithelium.

Les deux caractères principaux de la muqueuse buccale sont les suivants : 1° La présence d'un épiderme qu'on démontre de la manière la plus manifeste par la macération, par l'action de l'eau bouillante ou par un acide. On voit alors se détacher une pellicule qui présente tous les caractères de l'épiderme cutané. C'est à cet épiderme si épais au niveau des gencives, à la voûte palatine, à la langue, sur laquelle il forme autant d'étuis cornés qu'il y a de papilles; c'est, dis-je, à cet épiderme non moins qu'à la présence du liquide dont la langue est incessamment humectée, qu'on doit la possibilité d'appliquer ou plutôt de promener sans ustion un fer chaud sur la surface de la langue.

Multiplicité des glandules buccales.

2° Un deuxième caractère consiste dans la multiplicité des glandules subjacentes à la muqueuse; glandules qui sont tellement confluentes dans quelques parties, qu'on les voit former une couche continue. Ces glandules doivent être bien distinctes des follicules ou cryptes mucipares avec lesquels les modernes les ont à tort confondues.

Elle est en général supportée par du tissu fibreux.

A ces deux caractères, on pourrait en joindre un troisième, qui est propre à quelques portions de la muqueuse buccale : c'est d'être en général soutenu par un tissu fibreux très dense, avec lequel elle fait corps pour ainsi dire; tissu fibreux qui est bien distinct du périoste, et qui doit faire classer certaines régions de la membrane buccale parmi les membranes *fibro-muqueuses*.

PHARYNX.

Préparation. La même que celle indiquée pour l'étude des muscles de la région cervicale antérieure, qui consiste à enlever par un trait de scie vertical, dirigé transversalement, toute la partie de la tête qui est située au devant du plan antérieur de la colonne cervicale.

Définition. Le pharynx (1) (φαρυγξ, arrière-bouche), longtemps confondu avec l'œsophage, sous le nom commun de *gula*, *œsophagus*, est un demi-canal musculeux et membraneux, parfaitement symétrique, situé sur la ligne médiane; c'est une espèce de vestibule, commun aux voies digestives et aux voies respiratoires, intermédiaire aux cavités buccale et nasale, d'une part; à l'œsophage et au larynx, d'une autre part.

Situation. Profondément situé au devant de la colonne vertébrale, le pharynx s'étend depuis l'apophyse basilaire de l'occipital jusqu'à la quatrième ou cinquième vertèbre cervicale. Il répond, par conséquent, aux régions parotidienne et sus-hyoïdienne.

Dimensions. Le pharynx présente des *dimensions* sur lesquelles je crois devoir appeler toute l'attention.

Capacité plus grande que celle de l'œsophage. Moins considérable que celle de la bouche, la capacité du pharynx l'est beaucoup plus que celle de l'œsophage, qui ressemble, par rapport au pharynx, à la partie rétrécie d'un entonnoir. Il resulte de là que des corps étrangers qui ont pu traverser la bouche et le pharynx peuvent s'arrêter dans l'œsophage.

Longueur. La *longueur* du pharynx est de quatre pouces à quatre pouces et demi; mais cette longueur peut être portée jusqu'à cinq pouces et demi et même six pouces et demi, par l'effet de la distension, et réduite à deux pouces et demi par l'effet du plus grand raccourcissement possible, et ce raccourcissement est

(1) Le mot pharynx n'avait pas d'acception bien déterminée chez les anciens. ils désignaient ainsi tantôt le pharynx proprement dit, tantôt le larynx.

mesuré par le contact de la base de la langue et du voile du palais devenu horizontal ; d'où il résulte que le pharynx peut présenter dans sa longueur une différence de quatre pouces environ ; résultat aussi prodigieux qu'inattendu.

Le pharynx peut présenter dans sa longueur une différence de quatre pouces.

Or, le pharynx parcourt ces limites extrêmes dans la déglutition, dans les modulations de la voix, pour laquelle le pharynx fait l'office d'un tuyau de clarinette ou de flûte. Sous ce rapport, on peut diviser la longueur du pharynx en trois portions : 1° une portion nasale ; 2° une portion buccale ou gutturale ; 3e une portion laryngienne. Il est aisé de voir que la différence dans les dimensions en longueur porte uniquement sur la portion buccale, c'est à dire sur la portion qui reçoit l'air à sa sortie du larynx.

Le raccourcissement porte exclusivement sur la portion buccale.

Or, ces différences dans la longueur du pharynx ont sur l'étendue de l'échelle diatonique de la voix humaine la même influence que les différences de longueur dans les tuyaux des instruments à vent exercent sur les sons produits par ces instruments.

Conséquences de ces différences de longueur.

Les dimensions en largeur de la partie supérieure ou nasale du pharynx sont mesurées par l'intervalle qui sépare l'un de l'autre les bords postérieurs des ailes internes des apophyses ptérygoïdes. Ce diamètre est invariable : il est d'un pouce environ.

Dimensions en largeur :

Dans la portion nasale,

Dans la portion buccale, ce diamètre est mesuré par l'intervalle qui sépare les extrémités postérieures des bords alvéolaires l'une de l'autre : il est de deux pouces environ. Ce diamètre transversal peut être ramené, par la contraction des muscles constricteurs, au diamètre de la partie supérieure, c'est à dire à un pouce.

Dans la portion buccale,

Dans la portion laryngée, ce diamètre est mesuré successivement, 1° par l'intervalle qui sépare les sommets des grandes cornes de l'os hyoïde : il est d'un pouce une à deux lignes ;

Dans la portion laryngée.

2° Par l'intervalle qui sépare les cornes supérieures du cartilage thyroïde : il est d'un pouce deux à trois lignes ;

3° Par l'intervalle qui sépare les cornes inférieures de ce même cartilage : il est de onze à douze lignes. Le rétrécissement de cette partie laryngée peut être porté jusqu'à l'effacement complet de la cavité.

Le rétrécissement porte sur les portions buccale et laryngée.

Ainsi le rétrécissement porte sur la portion buccale et sur la portion laryngée : ce rétrécissement a lieu dans la déglutition, pour chasser le bol alimentaire, qui se trouve ainsi comprimé (1).

Le rétrécissement de la portion buccale doit encore avoir lieu dans la modulation des sons; il exerce sur l'échelle diatonique de la voix la même influence que le rétrécissement des tuyaux de flûte ou de clarinette exerce sur les sons produits par ces instruments.

Dimensions suivant le diamètre antéro-postérieur.

Les *dimensions suivant le diamètre antéro-postérieur* ne sont pas sujettes aux mêmes variations que les dimensions suivant les diamètres transverse et vertical, vu la présence de la colonne vertébrale. L'ampliation du pharynx d'avant en arrière a lieu dans ce temps précis de la déglutition où le larynx et l'os hyoïde sont portés en avant et en haut. Son rétrécissement a lieu dans cet autre temps où le larynx et l'os hyoïde sont portés en haut et en arrière. Le diamètre antéro-postérieur du pharynx est mesuré par celui de l'apophyse basilaire de l'occipital.

Figure.

Figure. Le pharynx ne forme pas une cavité complète à parois distinctes et isolées, mais bien un demi-canal ou les deux tiers d'un canal, que complètent en avant divers organes, étrangers, du reste, à la composition du pharynx.

Tension habituelle du pharynx.

Du reste, le pharynx est dans un état de tension et de béance habituelle, depuis sa voûte jusqu'au larynx ; en aucune circonstance on ne rencontre ses parois revenues sur elles-mêmes; disposition importante qui est en rapport avec le passage continuel de l'air dans les portions nasale et buccale du pharynx. Il doit cette tension à l'apophyse basilaire et aux points

(1) Je ferai remarquer, relativement à la portion laryngienne du pharynx, qu'au niveau du larynx, le pharynx forme une cavité complète dont la paroi antérieure est constituée par la face postérieure du larynx.

fixes qui servent d'attache à ses bords, ainsi qu'à la structure aponévrotique de sa partie supérieure. Au niveau de la partie inférieure du larynx, la tension n'existe plus. La cavité du pharynx est effacée, excepté au moment de la déglutition, par l'affaissement de la paroi postérieure. On considère au pharynx, comme à tous les organes creux, une surface extérieure et une surface intérieure.

Rapports :

1° En arrière,

A. *Surface extérieure.* Elle répond, *en arrière*, par une face plane, à la colonne cervicale, dont elle est séparée par les muscles longs du cou, grand et petit droits antérieurs de la tête. Cette surface glisse, à l'aide d'un tissu cellulaire très lâche, sur l'aponévrose qui revêt les muscles de cette région ; et, lorsque cette laxité du tissu cellulaire n'existe plus, par le fait de l'inflammation, les mouvements nécessaires pour la déglutition ne peuvent plus s'accomplir : il y a dysphagie. Les rapports du pharynx avec la colonne vertébrale expliquent pourquoi les abcès par congestion cervicaux se sont ouverts quelquefois dans le pharynx.

2° Sur les côtés.

Sur les côtés, le pharynx est séparé du muscle ptérygoïdien interne par un espace triangulaire, large en bas, étroit en haut, que remplissent, entourés d'un tissu cellulaire séreux fort lâche, la carotide interne, la veine jugulaire interne, les nerfs pneumo-gastrique, glosso-pharyngien, grand hypoglosse et accessoire de Willis : les parties latérales du pharynx répondent médiatement à la glande parotide et aux muscles styliens. Plus bas, le pharynx répond à un grand nombre de ganglions lymphatiques, à l'artère carotide externe et aux nombreuses branches qui en émanent.

Surface intérieure.

B. *Surface intérieure.* Pour l'étudier, il faut diviser verticalement et sur la ligne médiane la face postérieure du pharynx (1) : on voit alors que cet organe n'existe qu'en arrière et

(1) Ce n'est qu'après avoir étudié les muscles du pharynx qu'on peut pratiquer la section verticale nécessaire pour l'étude de la surface interne de ce conduit.

Région antérieure du pharynx.

sur les côtés, et qu'*en avant* il présente un grand nombre d'ouvertures, dont il est du plus grand intérêt de connaître la disposition. Ces ouvertures sont de haut en bas :

Orifices postérieurs des fosses nasales.

1° Les deux orifices postérieurs des fosses nasales, orifices quadrilatères, dont le grand diamètre est vertical, séparés l'un de l'autre par le bord postérieur de la cloison. En plongeant la vue dans les fosses nasales, on voit près de ces orifices l'extrémité postérieure des cornets et des méats.

Face supérieure du voile du palais.

2° La face supérieure du voile du palais formant un plan incliné curviligne qui conduit les mucosités nasales dans l'arrière-bouche.

Isthme du gosier.

3° L'isthme du gosier, de forme demi-circulaire, divisé en deux arcades par la luette; les piliers antérieurs et postérieurs du voile du palais; l'excavation amygdalienne qui sépare le pilier antérieur du pilier postérieur; la saillie des amygdales.

Orifice du larynx.

4° L'orifice supérieur du larynx, dont le plan est obliquement dirigé de bas en haut et d'arrière en avant. L'épiglotte, habituellement relevée, recouvre cet orifice, en s'abaissant à la manière d'une soupape pendant l'acte de la déglutition.

Face postérieure du larynx.

5° La face postérieure du larynx, ses deux gouttières latérales et triangulaires, larges en haut, étroites en bas, qu'on a considérées comme servant spécialement à la déglutition des liquides, lesquels passeraient ainsi sur les côtés de l'ouverture du larynx.

Conséquences de cette disposition de l'arrière-bouche.

Rien de plus curieux, rien de plus important que l'étude de tous ces objets qui nous révèle en un instant le mécanisme si compliqué de l'arrière-bouche; qui nous explique comment l'air pénètre des fosses nasales et de la cavité buccale dans le pharynx, et de là dans le larynx, où il est attiré par la raréfaction qui s'opère dans le thorax, sans pénétrer jamais dans l'œsophage; comment les mucosités nasales, comment le sang peuvent pénétrer des fosses nasales dans la bouche, dans l'œsophage; comment des instruments peuvent être introduits des fosses nasales et de la cavité buccale dans l'œsophage et le larynx, ou bien ramenés des fosses nasales dans la bouche;

comment le bol alimentaire et les liquides peuvent pénétrer dans l'œsophage sans s'insinuer dans les voies aériennes, et comment elles s'y insinuent quelquefois.

Paroi postérieure du pharynx.

La paroi postérieure du pharynx, plus large au niveau de la région buccale qu'au dessus et au dessous, peut être aperçue en partie au niveau de l'isthme du gosier chez un individu qui se prête à cet examen. Cette paroi ne présente aucun plissement; on y remarque seulement la saillie éminemment variable de quelques glandules qui soulèvent la membrane muqueuse.

Parois latérales.

Les *parois latérales du pharynx* présentent l'orifice évasé des trompes d'Eustachi, orifice que précède une gouttière dirigée de haut en bas et de dehors en dedans. Cet orifice répond précisément au niveau de l'extrémité postérieure du cornet inférieur; rapport très important à connaître, puisqu'il peut diriger dans le cathétérisme, si usité de nos jours, de la trompe d'Eustachi.

Voûte.

La *voûte* du pharynx répond à l'apophyse basilaire. Il n'est pas impossible de l'atteindre à l'aide du doigt introduit dans la cavité buccale, et fortement dirigé de bas en haut.

Limites du pharynx et de l'œsophage.

Aucune ligne de démarcation bien rigoureuse, soit à l'intérieur, soit à l'extérieur, ne sépare le pharynx de l'œsophage. Leurs limites toutes rationnelles sont établies : 1° par un rétrécissement brusque; 2° par un changement de couleur dans la membrane interne; 3° enfin, par le changement de direction et de couleur des fibres charnues, rouges au pharynx, décolorées à l'œsophage.

Structure du pharynx.

Le pharynx est constitué : 1° par une partie aponévrotique; 2° par des muscles; 3° par des vaisseaux et par des nerfs; 4° par une membrane muqueuse qui tapisse sa cavité.

Aponévrose du pharynx.

La *partie aponévrotique* qui constitue la charpente du pharynx se compose : 1° de l'aponévrose céphalo-pharyngienne; 2° de l'aponévrose pétro-pharyngienne.

Aponévrose céphalo-pharyngienne. L'*aponévrose céphalo-pharyngienne*, ou aponévrose postérieure du pharynx, naît de la face inférieure de l'apophyse basilaire, de la trompe d'Eustachi et de la partie voisine du rocher; elle se continue avec la couche périostique très épaisse qui revêt l'apophyse basilaire, se prolonge verticalement en bas en diminuant d'épaisseur, et se perd après un pouce et demi deux pouces de trajet. C'est à cette membrane que se terminent les muscles constricteurs du pharynx.

Aponévrose pétro-pharyngienne. L'*aponévrose pétro-pharyngienne*, ou aponévrose latérale du pharynx, naît de l'apophyse pétrée, en dedans de l'orifice inférieur du canal carotidien, par un faisceau aponévrotique très épais, continu, à angle droit (1) avec l'aponévrose céphalo-pharyngienne, descend le long de la partie latérale du pharynx, s'épanouit en faisceaux qui vont s'insérer dans la fosse ptérygoïde, entre le ptérygoïdien interne et le péristaphylin externe, qu'ils séparent. L'aponévrose pétro-pharyngienne envoie un prolongement à l'extrémité la plus reculée du bord alvéolaire inférieur, et, dans l'intervalle qui sépare ce prolongement du reste de l'aponévrose, elle donne attache au muscle buccinateur. Cette aponévrose recouvre immédiatement l'amygdale, à laquelle elle est intimement unie. Elle se prolonge en bas jusqu'au bord supérieur de l'os hyoïde, pour former la charpente de la partie latérale et inférieure du pharynx.

Muscles du pharynx.

Les muscles du pharynx se divisent en intrinsèques et en extrinsèques.

A. *Muscles intrinsèques.*

Les muscles *intrinsèques* présentent une forme membra-

(1) C'est sur l'angle que forment ces deux aponévroses qu'est accolé le ganglion cervical supérieur du grand sympathique.

neuse, et sont disposés par couches successives, comme imbriquées.

Les muscles intrinsèques forment trois couches imbriquées

Prodigieusement multipliés par Santorini, à raison du grand nombre de leurs attaches, ces muscles ont été réduits par Albinus à trois paires superposées, sous le titre de *constricteurs,* distingués en inférieur, moyen et supérieur, qu'on pourrait appeler *superficiel moyen* et *profond*. Chaussier désignait collectivement sous le nom de *stylo-pharyngiens* tous les muscles qui entrent dans la composition du pharynx. La division d'Albinus est à juste titre généralement préférée.

Du constricteur inférieur ou superficiel (*crico-thyro-pharyngien*).

Situation. Figure.

Muscle membraneux, losangique ou plutôt trapézoïde, le plus superficiel et le plus épais des muscles du pharynx, situé à la partie inférieure de cette cavité membraneuse.

Insertions.

Il s'insère, *d'une part*, au cartilage cricoïde et au cartilage *thyroïde;*

D'une autre part, il paraît s'insérer au raphé fibro-celluleux qui occupe la ligne médiane du pharynx (*crico-pharyngien* et *thyro-pharyngien* de Valsalva, Winslow et Santorini). On peut l'appeler *crico-thyro-pharyngien*.

Insertions cricoïdiennes.

Ses *insertions cricoïdiennes* ont lieu sur la partie latérale du cartilage cricoïde, dans un espace triangulaire borné en avant par le muscle crico-thyroïdien, qui lui envoie souvent quelques fibres, et en arrière par le muscle crico-arythénoïdien postérieur.

Thyroïdiennes.

Ses *insertions thyroïdiennes*, beaucoup plus étendues, ont lieu à la ligne oblique de la face externe de ce cartilage, aux deux tubercules qui terminent cette ligne, à toute la surface qui est en arrière de la ligne oblique, au bord supérieur, au bord postérieur, et aux petites cornes du même cartilage.

Direction des fibres charnues.

Nées de cette double insertion par deux digitations bien distinctes, les fibres charnues se portent toutes en dedans, mais en suivant diverses directions : les inférieures, courtes et horizontales; les supérieures d'autant plus obliques de bas en haut, et d'autant plus longues, qu'elles sont plus supérieures, viennent se terminer sur la ligne médiane par un bord épanoui, beaucoup plus étendu que le bord externe, et dont l'extrémité supérieure s'élève rarement au dessus de la partie moyenne du pharynx. La direction transversale et la brièveté des fibres inférieures de ce muscle leur ont fait donner le nom de *muscle œsophagien* (Winslow, Santorini). Si on étudie avec attention la ligne médiane du pharynx chez un sujet vigoureusement constitué, on verra : (et cette disposition est commune à tous les constricteurs) que le constricteur inférieur droit ne se termine pas, à proprement parler, sur la ligne médiane, mais s'entrecroise d'arrière en avant et d'un côté à l'autre avec le constricteur inférieur gauche, pour aller se continuer avec les constricteurs moyen et supérieur du côté opposé.

Terminaison.

Rapports :

Rapports. Revêtu par une membrane celluleuse dense, qui environne tout le pharynx, et qu'on peut comparer à la gaîne propre des muscles, le constricteur inférieur affecte en arrière les mêmes rapports que le pharynx. Il est recouvert en dehors par le muscle sterno-thyroïdien et par le corps thyroïde.

Superficiels.

Profonds.

Il recouvre le constricteur moyen, les muscles stylo-pharyngien, pharyngo-staphylin, et, dans une assez grande étendue, sa face profonde est en rapport avec la membrane muqueuse du pharynx.

Rapports
Du bord inférieur avec le nerf récurrent.
Du bord supérieur avec le nerf laryngé supérieur.

C'est sous le *bord inférieur* de ce muscle, au voisinage de son insertion cricoïdienne, que le nerf récurrent s'engage pour pénétrer dans le larynx. Son *bord supérieur* se distingue des autres constricteurs : 1° par une saillie assez prononcée ; 2° par le nerf laryngé supérieur, qui pénètre sous ce bord.

Winslow dit avoir vu quelques fibres de ce muscle provenir de la glande thyroïde ; Morgagni, du premier anneau de la trachée.

Action.

Action. Constricteur pur et simple du pharynx par ses fibres inférieures, constricteur, abaisseur et extenseur de la paroi postérieure du pharynx par ses fibres supérieures, il peut élever le larynx en le portant en arrière.

Constricteur moyen (*hyo-pharyngien*).

Muscle membraneux, triangulaire, situé à la partie moyenne du pharynx, sur un plan antérieur au précédent ; il s'insère, *d'une part*, à l'os hyoïde ; *d'une autre part*, au raphé médian du pharynx (*hyo-pharyngien*). Situation. Figure.

Ses insertions à l'os hyoïde ont lieu : 1° à la grande corne de cet os dans toute la longueur de sa face supérieure, au dessous du muscle hyo-glosse, dont il est séparé par l'artère linguale. Les fibres qui naissent du sommet de la grande corne sont nombreuses, et s'implantent par des fibres aponévrotiques ; 2° ce muscle s'insère encore à la petite corne de l'os hyoïde et à la partie voisine du ligament stylo-hyoïdien. Insertions hyoïdiennes.

Nées de ces diverses insertions, qui constituent l'angle externe tronqué du muscle, les fibres charnues se portent en divergeant de dehors en dedans : les inférieures de haut en bas, les moyennes transversalement, les supérieures de bas en haut ; celles-ci, beaucoup plus obliques et plus nombreuses que les inférieures, se terminent par une extrémité pointue qui n'atteint jamais l'apophyse basilaire. La décussation latérale et antéro-postérieure des fibres de ce muscle sur la ligne médiane n'est pas moins prononcée que celle du constricteur inférieur ou superficiel. Direction des fibres. Leur divergence. Leur terminaison.

Rapports. Sa surface externe, en grande partie superficielle, répond, par l'intermède de la gaîne celluleuse du pharynx, aux muscles de la région prévertébrale. Elle est recouverte, dans le reste de son étendue, par le constricteur inférieur et par le muscle hyo-glosse. Rapports.

Le constricteur moyen recouvre la membrane muqueuse du pharynx, les muscles constricteur supérieur ou profond, stylo-pharyngien et pharyngo-staphylin.

Son bord supérieur se distingue du constricteur supérieur

Limites supérieures de ce muscle.

ou profond, et par la légère saillie qu'il forme en arrière de ce muscle, et par le muscle stylo-pharyngien qui soulève ce bord pour pénétrer dans le pharynx.

Action.

Action. Constricteur du pharynx, il peut élever l'os hyoïde en le portant en arrière.

Constricteur supérieur.

Situation. Figure. Insertions.

Plan musculeux, quadrilatère, occupant la partie supérieure du pharynx, s'insérant, *d'une part*, à l'apophyse ptérygoïde, à la ligne myloïdienne et à la base de la langue ; *d'une autre part*, au raphé médian du pharynx (*ptérygo-pharyngien*, *buccinato-pharyngien*, *mylo-pharyngien* et *glosso-pharyngien*, de Santorini).

Insertions fixes très multipliées.

Ces insertions ont lieu : 1° par des fibres aponévrotiques, au tiers inférieur du bord de l'aile interne ptérygoïdienne, et au crochet qui la termine ; 2° quelques fibres viennent de la partie voisine de l'os du palais, et du tendon réfléchi du péristaphylin externe ; 3° d'autres fibres naissent de l'aponévrose buccinato-pharyngienne, qui s'étend de l'apophyse ptérygoïde à l'extrémité postérieure de l'arcade alvéolaire inférieure (1) ; 4° à l'extrémité postérieure de la ligne myloïdienne ; 5° les fibres qu'on dit naître de la base de la langue ne sont autre chose que ces fibres du génio-glosse que Winslow a désignées sous le nom de génio-pharyngien. Ce sont ces mêmes fibres, difficiles à démontrer, que Valsalva et Santorini ont considérées comme formant un muscle particulier sous le titre de *glosso-pharyngien*.

Direction.

De ces diverses insertions, les fibres charnues se recourbent d'avant en arrière, se portent transversalement de dehors en dedans ; les supérieures forment une espèce d'arcade à concavité supérieure, et s'insèrent à l'aponévrose céphalo-pharyngienne.

(1) Cette même aponévrose donnant, en même temps, insertion au muscle buccinateur, on conçoit que la contraction de ce muscle ne doit pas être tout à fait étrangère à celle du pharynx.

Ce sont ces faisceaux supérieurs qui constituent le muscle *céphalo-pharyngien* de quelques auteurs. On dirait qu'il y a continuité d'un côté à l'autre sans raphé intermédiaire. Ce muscle constitue un plan très mince, dont les faisceaux sont plus pâles et moins distincts que ceux des autres constricteurs.

Les fibres supérieures constituent le muscle céphalo-pharyngien.

Rapports. Recouverte en partie par le muscle précédent, la *face externe* de ce muscle affecte en arrière et latéralement les mêmes rapports que le pharynx. Ce muscle forme le côté interne de l'espace triangulaire déjà décrit, *espace maxillo-pharyngien*, dont la branche de la mâchoire inférieure, doublée par le ptérygoïde interne, forme le côté externe, que remplissent l'artère carotide interne, la veine jugulaire interne, les nerfs pneumo-gastrique, hypo-glosse et spinal.

Rapports :

Il limite en decans l espace maxillo-pharyngien.

Sa *face interne* est en rapport avec la muqueuse pharyngienne, avec le muscle péristaphylin interne, que le constricteur supérieur sépare de l'externe, et avec le muscle pharyngo-staphylin.

Action. Constricteur.

Action.

Remarques. Il suit de ce qui précède : 1° que les constricteurs du pharynx forment trois plans musculeux superposés, ou mieux imbriqués. L'imbrication ou l'emboîtement a lieu de telle manière que le relief (peu considérable, il est vrai) des bords des contricteurs a lieu en dehors et non en dedans, disposition qui a peut-être quelque rapport avec la direction dans laquelle se fait la progression du bol alimentaire (1); 2° que la partie la plus épaisse de la couche musculaire formée par les constricteurs répond à la portion buccale; car là se trouvent superposés le constricteur inférieur et le constricteur moyen; que la partie la plus ténue répond à la portion nasale, et se trouve formée par le constricteur supérieur; 3° que les insertions pharyngiennes du constricteur ont lieu sur une seule li-

Remarques générales sur les muscles constricteurs.

(1) Dans tous les aqueducs ou tuyaux de conduite, la pièce inférieure emboîte la supérieure; une disposition contraire favoriserait l'engorgement de ces tuyaux.

gne, sur la ligne médiane, tandis que les insertions latérales de ces muscles, très multipliées, sont de bas en haut : 1° le cartilage cricoïde, 2° le cartilage thyroïde, 3° les grandes et les petites cornes de l'os hyoïde, 4° la base de la langue, 5° la ligne myloïdienne, 6° l'aponévrose buccinato-pharyngienne, 7° l'apophyse ptérygoïde.

B. *Muscles extrinsèques.*

Muscles extrinsèques.

Les muscles extrinsèques du pharynx sont généralement au nombre de deux : le stylo-pharyngien et le staphylo-pharyngien. Ce dernier a déjà été décrit à l'occasion du voile du palais. Il n'est pas rare de voir plusieurs muscles surnuméraires.

Stylo-pharyngien.

Insertion stylienne.

Ce muscle, arrondi supérieurement, large et mince inférieurement, s'insère, par des fibres aponévrotiques et charnues, en dedans de la base de l'apophyse styloïde, ou plutôt à l'apophyse vaginale qui la soutient. De là ce muscle se porte en dedans et en bas, s'aplatit dans le même sens, s'élargit pour pénétrer dans le pharynx, entre le constricteur moyen et le constricteur supérieur, et s'épanouit sous la muqueuse. Ses fibres supérieures sont ascendantes; ses fibres moyennes, transversales; ses fibres inférieures, descendantes. Celles-ci vont se terminer au bord postérieur du cartilage thyroïde (1). Les fibres musculeuses, du stylo-pharyngien unies à celles du staphylo-pharyngien, constituent la quatrième couche musculeuse du pharynx.

Direction des fibres charnues.

Rapports :

1° Hors du pharynx;

Rapports. Hors du pharynx, le stylo-pharyngien répond en dehors au muscle stylo-glosse, à l'artère carotide externe et à la glande parotide; en dedans, à l'artère carotide et à la veine jugulaire interne. Son rapport le plus intéressant est celui qu'il affecte avec le nerf glosso-pharyngien, qui longe

(1) Quelques anatomistes disent avoir vu les fibres de ce muscle gagner la base de la langue, l'épiglotte, l'os hyoïde.

son côté externe. Souvent ce muscle est traversé par des branches de ce nerf.

Dans l'épaisseur du pharynx, recouvert par le constricteur moyen, il recouvre le constricteur supérieur, le staphylo-pharyngien et la membrane muqueuse. 2° Dans l'épaisseur du pharynx.

Action. Élévateur du larynx et du pharynx.

Muscles surnuméraires du pharynx.

Je noterai, parmi les muscles extrinsèques surnuméraires du pharynx : 1° un faisceau indiqué par Albinus, et que j'ai rencontré plusieurs fois ; il naît de l'apophyse pétrée du temporal, et se porte dans l'épaisseur du pharynx : c'est le *pétro-pharyngien* de quelques auteurs. Muscles surnuméraires : Pétro-pharyngien,

2° Un autre faisceau très fort, né de l'apophyse basilaire au devant du trou occipital, se portant en bas et en dedans, et s'entrecroisant sur la ligne médiane avec celui du côté opposé : on peut l'appeler *occipito-pharyngien.* Occipito-pharyngien,

3° Un petit muscle que j'ai vu s'insérer, par des fibres aponévrotiques très prononcées, au sommet du crochet de l'aile interne ptérygoïdienne, se porter très obliquement en dedans et en bas, pour s'épanouir dans l'épaisseur du pharynx : on peut l'appeler *ptérygo-pharyngien extrinsèque.* Ptérygo-pharyngien extrinsèque,

4° Enfin, Riolan a décrit un *sphéno-pharyngien* naissant de l'épine du sphénoïde ; Santorini et Winslow, un *salpingo-pharyngien,* naissant de la portion cartilagineuse de la trompe d'Eustachi et de la portion osseuse voisine, et venant se rendre dans le pharynx, en se confondant avec le staphylo-pharyngien. Sphéno-pharyngien. Salpingo-pharyngien.

Tels sont les muscles du pharynx. On voit que ces muscles sont tous constricteurs ; tous sont en même temps élévateurs, à cause de la direction de leurs fibres, qui sont plus élevées en dedans sur la ligne médiane qu'en dehors : le stylo-pharyngien seul peut être considéré comme dilatateur. La dilatation est confiée surtout aux muscles de l'os hyoïde, à l'aide desquels le larynx est porté en haut et en avant : aussi peut-on, Remarques générales sur l'action des muscles du pharynx.

avec Haller, les considérer comme faisant partie des muscles extrinsèques.

Membrane muqueuse.

Membrane muqueuse.

Le demi-canal musculeux formé par le pharynx est tapissé par une membrane muqueuse qui se continue, d'une part, avec la muqueuse buccale et nasale, et, d'autre part, avec la muqueuse laryngienne et la muqueuse œsophagienne.

Ses modifications dans les divers points de sa longueur.

Cette membrane, de couleur rosée, présente quelques modifications dans les divers points de sa longueur. Supérieurement, au niveau de l'apophyse basilaire, elle est épaisse et comme fongueuse, intimement unie au périoste, dont elle ne peut être séparée; dans cette région, elle est extrêmement sujette aux polypes fibreux. Elle présente, à quelques égards, les caractères de la membrane pituitaire, au voisinage de l'orifice postérieur des fosses nasales et des trompes d'Eustachi. Là elle entoure le pavillon de cette trompe à la manière d'un bourrelet, et envoie un prolongement très remarquable dans l'intérieur de cette trompe, prolongement qui va en s'amincissant graduellement, et se continue avec la membrane interne de la caisse du tympan. Cette continuité de la membrane pharyngienne avec la membrane de la trompe explique les rapports qui existent entre ces deux membranes, et la surdité qu'entraîne l'obstruction de la trompe, suite fréquente des angines et des coryzas chroniques.

Portion basilaire. Portion nasale. Prolongement qu'envoie la muqueuse dans la trompe d'Eustachi.

Portion buccale.

Dans sa portion buccale, elle ressemble exactement à la muqueuse qui revêt la face inférieure du voile du palais : elle est pâle et plissée sur elle-même dans la portion qui revêt la face postérieure du larynx.

Son peu d'adhérence aux muscles subjacents.

La muqueuse pharyngienne n'adhère aux plans musculaires subjacents qu'à l'aide d'un tissu cellulaire assez lâche, jamais graisseux, jamais infiltré de sérosité. Elle adhère bien moins encore à la face postérieure du larynx.

Glandules pharyngiennes.

La muqueuse pharyngienne est soulevée par un grand nombre de glandules qui occupent principalement la partie supérieure du pharynx, au niveau de l'ouverture postérieure des fosses nasales : nous les diviserons en *agglomérées* et en *isolées*. Deux glandules agglomérées occupent constamment le pourtour de la trompe d'Eustachi. Elles s'ouvrent sur la muqueuse, tantôt par des orifices isolés, tantôt par des orifices communs. On rencontre quelquefois ces glandules disposées linéairement, quelquefois même plusieurs séries de glandules parallèles. Haller croit que le muscle salpingo-pharyngien de Santorini et de Winslow n'est autre chose qu'une série de glandules unies entre elles par un tissu fibreux. Les glandules isolées sont disséminées dans toute l'étendue du pharynx.

Glandules agglomérées et isolées.

Du reste, la muqueuse pharyngienne est pourvue d'un épiderme mince, mais facile à démontrer par la macération et par l'action des acides.

Vaisseaux et nerfs.

Artères. Le pharynx reçoit de chaque côté une artère principale ; la pharyngienne inférieure, branche de la carotide interne. La pharyngienne supérieure, branche de la maxillaire interne, quelques ramuscules provenant de l'artère palatine et de la thyroïdienne supérieure complètent le système artériel de l'organe.

Artères.

Les *veines* forment autour du pharynx un plexus très considérable, *plexus veineux pharyngien*, qui va s'aboucher dans les veines jugulaires internes et les thyroïdiennes supérieures.

Veines.

Les *vaisseaux lymphatiques* peu connus vont s'ouvrir dans les ganglions qui longent la veine jugulaire interne.

Vaisseaux lymphatiques.

Les *nerfs* sont très multipliés et constituent un plexus fort remarquable, *plexus nerveux pharyngien*, que je regarde comme un des plus importants plexus nerveux de l'économie.

Nerfs.

Ces nerfs viennent de deux sources : 1° de l'axe cérébro-spinal : ce sont le *nerf pharyngien*, branche du pneumo-gastrique, qui paraît se distribuer plus spécialement dans la cou-

Ils viennent de deux sources.

che musculeuse; le nerf *glosso-pharyngien*, qui paraît plus particulièrement destiné à la muqueuse; enfin, quelques rameaux du laryngé supérieur et de l'accessoire de Willis; 2° du système des ganglions. Ainsi, plusieurs grosses branches grisâtres et molles, détachées du côté interne du ganglion cervical supérieur, viennent se rendre au pharynx.

Conséquences qui résultent de la quantité et de la qualité des nerfs pharyngiens.

Cette grande quantité de nerfs, d'une part; les sources de ces nerfs, d'une autre part, expliquent, 1° la grande sensibilité du pharynx : c'est à lui que se rapporte le sentiment de la soif, qu'on a proposé d'appeler *sens pharyngien ;* 2° le rôle que joue le pharynx dans la perception des saveurs : c'est le pharynx qui apprécie certaines saveurs, les saveurs âcres; 3° la sympathie qui lie le pharynx à la base de la langue, à l'estomac; 4° le sentiment de constriction, de strangulation, si commun dans le pharynx; 5° les spasmes qui s'en emparent dans le tétanos, la rage; 6° la boule hystérique, etc. (1).

Développement.

Développement. Rien de particulier pour ce développement, qui est encore en opposition avec la loi de formation par deux moitiés latérales, admises par quelques anatomistes.

Usages.

Usages du pharynx. Le pharynx est un des organes principaux de la déglutition. Il sert en outre de passage à l'air dans la respiration, et de tuyau vocal pour les modulations de la voix. L'importance du pharynx sous ce dernier rapport, l'influence qu'exercent ses divers degrés de raccourcissement et de constriction sur l'échelle diatonique, ne me paraissent pas avoir fixé suffisamment l'attention des physiologistes.

OESOPHAGE.

Définition.

L'*œsophage*, de οἴω, je porte; φαγω, je mange : *porte-manger*, est un conduit musculo-membraneux, destiné à porter les aliments du pharynx dans l'estomac.

(1) Nous ne saurions expliquer pourquoi le virus vénérien affecte une si fâcheuse prédilection pour la muqueuse du pharynx, et le virus hydrophobique pour la couche musculeuse.

Il occupe la partie inférieure de la région cervicale, mesure toute la longueur de la région thoracique, et traverse le diaphragme, pour s'ouvrir dans l'estomac. Situation.

Direction. Situé sur la ligne médiane, appuyé contre la colonne vertébrale, rectiligne, car il n'est qu'un lieu de passage, l'œsophage subit quelques légères inflexions : médian à son origine, il s'incline un peu à gauche, au cou; un peu à droite, dans la partie supérieure du thorax, pour se replacer sur la ligne médiane, et s'incliner à gauche, à la partie inférieure de cette cavité, et traverser le diaphragme. Direction.

La direction rectiligne de l'œsophage permet l'introduction de sondes droites jusque dans l'estomac. L'inflexion qu'il subit en pénétrant dans le thorax explique pourquoi les sondes œsophagiennes s'arrêtent quelquefois au niveau de la première côte.

Dimension. La *longueur* de l'œsophage est mesurée par l'intervalle qui sépare le pharynx de l'estomac, c'est à dire par l'intervalle qui sépare la cinquième vertèbre cervicale de la dixième dorsale. Longueur.

Sous le rapport de son calibre ou de ses *diamètres*, l'œsophage est la partie la plus rétrécie du canal alimentaire, et en rapport avec les diamètres du pylore et de la valvule iléo-cœcale. Ce calibre n'est pas uniforme dans tous les points de son étendue. La portion la plus étroite est certainement la portion cervicale. Aussi est-ce presque toujours au cou que s'arrêtent les corps étrangers trop volumineux pour traverser les voies alimentaires. Diamètres. Son calibre n'est pas uniforme.

La portion la plus large de l'œsophage est sans contredit son extrémité inférieure.

Du reste, l'œsophage est susceptible d'une certaine dilatation, ainsi que l'attestent les corps étrangers volumineux qui se sont quelquefois engagés assez loin dans ce conduit (1), et qui sont même arrivés jusque dans l'estomac.

(1) Mém. d'Hévin, Acad. roy. de Chirurgie.

Son extensibilité.

Toutefois son extensibilité est très limitée, ainsi que l'attestent et la douleur causée par le passage d'un bol alimentaire trop volumineux, et l'arrêt des corps étrangers dans l'œsophage. Cependant, dans quelques cas de compression extérieure ou de rétrécissement considérable d'un point de l'œsophage, ce conduit se dilate beaucoup au dessus de l'obstacle, et forme une espèce d'ampoule ou de dilatation analogue au jabot des gallinacés. Dans un cas, j'ai trouvé à l'œsophage une espèce de poche ou diverticule assez considérable formé par la muqueuse, faisant hernie à travers les fibres musculeuses écartées, et représentant au premier abord le jabot des gallinacés. On cite un exemple d'accidents très graves de suffocation occasionés par la présence des matières alimentaires dans une cavité de cette espèce.

Figure.

Figure. L'œsophage est cylindroïde, et diffère du reste du canal alimentaire en ce qu'il est vide d'air et contracté sur lui-même. Un peu aplati et comme affaissé à sa partie supérieure, il présente toujours inférieurement l'aspect de cylindre plein, de cordon dur, résistant, disposition qu'il offre dans toute son étendue chez certains animaux, le cheval par exemple.

Comme à tous les organes creux, nous distinguerons à l'œsophage une surface extérieure et une surface intérieure.

Surface extérieure.

Surface extérieure. Dans le trajet fort étendu qu'il parcourt, l'œsophage a des rapports nombreux, et qui sont presque tous d'une grande importance. Nous les étudierons au cou, au thorax, à l'abdomen.

Portion cervicale. Rapports : 1° En avant.

A. *Dans sa portion cervicale*, l'œsophage répond :

1° *En avant*, à la portion membraneuse de la trachée, qu'il déborde un peu à gauche. Le tissu cellulaire qui l'unit à ce canal est d'autant plus dense qu'on l'examine plus supérieurement.

Dans toute la portion qui déborde la trachée, il répond au muscle sterno-thyroïdien gauche, au corps thyroïde, au nerf récurrent gauche, aux vaisseaux thyroïdiens inférieurs, qui le coupent perpendiculairement.

Le rapport de l'œsophage avec la trachée explique comment un corps étranger engagé dans l'œsophage peut, en comprimant la trachée, gêner et même intercepter la respiration.

Conséquences de ces rapports.

La déviation de l'œsophage à gauche explique pourquoi c'est de ce côté qu'il convient de pratiquer l'opération de l'œsophagotomie.

2° *En arrière*, il répond à la colonne vertébrale, à laquelle il est uni par un tissu cellulaire lâche, et sur laquelle il peut exécuter les mouvements nécessaires à l'accomplissement de ses fonctions.

2° En arrière.

3° *Sur les côtés*, il répond au corps thyroïde, aux artères carotides primitives, aux veines jugulaires internes; mais ces rapports sont un peu modifiés à droite et à gauche par la déviation de l'œsophage. Ainsi les rapports de l'œsophage avec l'artère carotide primitive gauche sont plus immédiats que ceux avec la carotide primitive droite. Le nerf récurrent gauche se trouve en avant de l'œsophage, et le droit un peu en arrière.

3° Rapports sur les côtés.

B. *Dans sa portion thoracique*, placé dans l'épaisseur du médiastin postérieur, l'œsophage répond:

Portion thoracique.

1° *En avant* et de haut en bas, à la trachée, puis à sa bifurcation et un peu à la bronche gauche, qui le coupe obliquement, et à laquelle il peut transmettre la compression qui résulte de la présence d'un corps étranger, ainsi qu'Habicot en a rapporté un exemple : il répond enfin à l'origine de la crosse aortique, à la base et à la face postérieure du cœur, dont il est séparé par le péricarde.

Rapports : 1° En avant,

2° *En arrière*, il répond à la colonne vertébrale, sur laquelle il n'est pas aussi immédiatement appliqué qu'au cou, dont il ne suit nullement la courbure dorsale, et dont il est séparé par un espace rempli de tissu cellulaire, par des ganglions lymphatiques, par la veine azygos, par le canal thoracique, lequel, placé en bas, à droite de ce conduit, lui devient postérieur

2° En arrière.

à la partie supérieure du thorax, pour se porter ensuite à sa gauche.

En bas, au moment où il est dévié à gauche, pour gagner l'orifice du diaphragme, l'œsophage répond en arrière à l'artère aorte.

3° Sur les côtés.

3° *Sur les côtés*, il soulève la lame correspondante du médiastin, et répond médiatement au poumon ; il proémine beaucoup plus à droite qu'à gauche.

A gauche.

A gauche, il répond en outre, dans toute sa longueur, à l'aorte thoracique, qui est située sur un plan un peu postérieur. En haut, il affecte des rapports immédiats avec la crosse de l'aorte, au moment où elle se porte d'avant en arrière et de droite à gauche, pour gagner le côté gauche de la colonne vertébrale. C'est surtout dans ce point qu'on voit les anévrysmes de l'aorte s'ouvrir dans l'œsophage.

Dans toute cette région, l'œsophage est enveloppé par un tissu cellulaire séreux, extrêmement lâche et très abondant : il est environné par un grand nombre de ganglions lymphatiques qu'on a appelés improprement glandes œsophagiennes. Ces ganglions, engorgés, compriment quelquefois l'œsophage au point de rendre la déglutition impossible.

Rapports avec les nerfs pneumo-gastriques.

Enfin, l'œsophage est longé de chaque côté par les deux nerfs pneumo-gastriques, lesquels se placent inférieurement, le gauche en avant, le droit en arrière de ce conduit, et communiquent entre eux dans toute leur longueur par des anses ou arcades qui expliquent peut-être la douleur que cause la distension de l'œsophage pendant la déglutition d'un corps trop volumineux.

Portion abdominale.

C. *Dans sa portion abdominale* (si toutefois on doit admettre une portion abdominale), l'œsophage est en rapport avec l'ouverture œsophagienne du diaphragme, au dessous de laquelle ce conduit est enveloppé par le péritoine dans toute sa circonférence. A droite et en avant, il est embrassé par l'extrémité gauche du foie ; en arrière, par le lobe de Spigel. Chez quelques sujets, la portion abdominale de l'œsophage avait un

Rapports.

pouce d'étendue ; mais cette disposition m'a paru supposer un abaissement de l'estomac.

Surface interne. Remarquable 1° par sa couleur blanche, qui contraste avec la couleur rosée de l'estomac et celle de la partie supérieure du pharynx ; 2° par le froncement de ses parois, dont les divers points se touchent ; 3° par les plis longitudinaux qui sont en rapport avec le besoin d'une dilatation instantanée, l'œsophage n'étant qu'un lieu de passage.

Surface interne.

Structure.

L'œsophage est essentiellement constitué par deux membranes cylindriques, dont l'une interne, muqueuse, est contenue dans l'autre, externe, qui est musculeuse.

Structure.

1° *Membrane musculeuse*, remarquable par son épaisseur qui surpasse de beaucoup la tunique musculeuse des autres parties du canal alimentaire. Il fallait en effet que le bol alimentaire fût rapidement et énergiquement porté du pharynx dans l'estomac.

Membrane musculeuse.

La membrane musculeuse est susceptible d'hypertrophie, comme on l'observe chez les individus qui ont un rétrécissement de la partie inférieure de l'œsophage. Je l'ai vue présenter, dans ces cas, de cinq à six lignes d'épaisseur. Chez les herbivores, dont l'œsophage travaille en quelque sorte incessamment, et chez lesquels le bol alimentaire remonte contre son propre poids dans l'acte de la déglutition, chez le cheval, chez les ruminants, la tunique musculeuse est encore bien plus développée que chez l'homme.

Son épaisseur.

Sa couleur, rouge immédiatement au dessous du pharynx, est rosée dans tout le reste de sa longueur, mais moins pâle que dans la partie du canal alimentaire qui lui fait suite. Cette couleur est d'un rouge vif chez les herbivores.

Couleur de la membrane musculeuse.

La membrane musculeuse présente deux plans de fibres bien distinctes : l'un, extérieur, est formé de fibres longitudinales régulièrement disposées tout autour de l'œsophage ; l'autre, intérieur, formé de fibres circulaires où l'on cherche vainement

Ses deux plans de fibres.

Fibres longitudinales.

Fibres circulaires.

la disposition en spirale admise par quelques anatomistes chez les animaux et chez l'homme. Les fibres longitudinales semblent naître, au moins en partie, de la face postérieure du cartilage cricoïde, sur la ligne médiane, entre les deux muscles crico-arythénoïdiens postérieurs. Elles se continuent bien manifestement avec les fibres musculaires longitudinales de l'estomac. Le premier anneau musculaire de l'œsophage semble naître du cartilage cricoïde ; on l'a désigné sous le nom de muscle *crico-œsophagien*. On cherche vainement le sphincter, admis par quelques anatomistes, autour de l'extrémité inférieure de l'œsophage.

Premier anneau musculaire de l'œsophage.

Membrane muqueuse.

2° *Membrane muqueuse.* D'après la remarque de Bichat, la muqueuse œsophagienne est peut-être, après la buccale, la portion la plus épaisse de la muqueuse alimentaire. Par une exception remarquable que nous rencontrerons encore au rectum, sa surface externe est unie à la membrane subjacente par un tissu cellulaire fort lâche ; en sorte qu'on peut retirer le cylindre muqueux tout entier de l'espèce de gaîne musculeuse dans laquelle il est contenu. On dit même avoir vu la membrane musculeuse pousser dans sa contraction la muqueuse en bas, et l'exprimer en quelque sorte à la manière d'un bourrelet à travers l'orifice supérieur de l'estomac, à peu près comme la muqueuse du rectum dans la maladie connue sous le nom de chute du rectum. Les *plis longitudinaux* de la muqueuse ne sont pas dus à la contraction ou à l'élasticité des fibres circulaires de la tunique musculeuse, mais ils tiennent à l'organisation. Dans la première hypothèse, pourquoi la muqueuse ne présenterait-elle pas de plis transversaux en rapport avec les fibres musculaires longitudinales ? la fixité des extrémités de l'œsophage, la tension de ce conduit membraneux ne sont pas telles que le raccourcissement ne dût s'effectuer sous l'influence de ses fibres longitudinales.

Son épaisseur.

Laxité de son adhérence avec la membrane musculeuse.

Pourquoi des plis longitudinaux.

Il y a dans l'œsophage, indépendamment des plis longitudinaux, des *rides* analogues à celles de la peau, et par conséquent

Rides œsophagiennes.

irrégulières, qui me paraissent dues à l'élasticité des fibres musculaires.

La muqueuse œsophagienne est pourvue d'un *épiderme* épais, facile à démontrer par la macération, par l'action des acides et même sans préparation, et qui se termine à l'orifice cardiaque de l'estomac par un bord très irrégulièrement frangé ou festonné.

Épiderme œsophagien.

En examinant à l'aide d'une forte loupe la surface libre de la muqueuse, on voit qu'elle présente de petites saillies linéaires verticalement dirigées, unies entre elles par d'autres saillies obliques, ce qui donne à la surface interne de l'œsophage un aspect réticulé. Ces saillies sont formées par les papilles ou villosités dont Bleuland a parfaitement figuré les vaisseaux artériels et veineux.

Aspect réticulé de la surface libre.

La muqueuse est soulevée çà et là par de petites glandules oblongues, déprimées, disséminées le long de l'œsophage. Ces petites glandules, décrites par Sténon, doivent être bien distinguées des ganglions lymphatiques œsophagiens ; ganglions extérieurs à l'œsophage qui chez certains animaux sont fréquemment remplis de petits entozoaires, et qu'on avait supposés s'ouvrir dans l'œsophage, pour y verser en même temps qu'un liquide des animalcules qui auraient été, d'après quelques physiologistes, l'agent principal de la digestion ; mais la communication de ces ganglions avec la cavité œsophagienne est tout à fait accidentelle. Les glandules œsophagiennes sont très multipliées.

Glandule œsophagiennes

La membrane fibreuse que nous verrons constituer la charpente du canal alimentaire n'est ici qu'à l'état de vestige ; elle adhère à la membrane musculeuse, et par conséquent elle est lâchement unie à la membrane muqueuse.

Membrane fibreuse.

Point de feuillet séreux à l'extérieur : une membrane séreuse ne se serait pas prêtée à la dilatation instantanée de l'œsophage. On peut considérer comme un rudiment de séreuse les deux lames du médiastin que nous avons dites répondre aux côtés de cet organe.

Point de membrane séreuse.

3° *Vaisseaux et nerfs. Les artères œsophagiennes* sont nombreuses et viennent de plusieurs sources. On peut les distinguer en *cervicales*, qui viennent de l'artère thyroïdienne inférieure; en *thoraciques*, qui viennent, 1° directement de l'aorte; 2° des artères bronchiques; 3° des intercostales; 4° quelquefois de la mammaire interne; en *abdominales*, qui viennent de l'artère coronaire stomachique et de l'artère diaphragmatique inférieure.

Artères.

Veines.

Les veines se rendent dans les thyroïdiennes inférieures, la veine-cave supérieure, l'azygos, les mammaires internes, les bronchiques, les diaphragmatiques et les coronaires stomachiques.

Vaisseaux lymphatiques.

Les vaisseaux lymphatiques vont se rendre aux ganglions nombreux qui entourent l'œsophage.

Nerfs.

Les nerfs très nombreux proviennent des pneumo-gastriques, qui enlacent l'œsophage dans une série d'anses successives; à ces nerfs viennent se joindre quelques branches provenant des ganglions thoraciques.

Développement. Rien qui mérite d'être noté.

Usages. L'œsophage a pour usage de porter rapidement les aliments du pharynx dans l'estomac. Il y concourt, 1° par ses fibres longitudinales qui le raccourcissent; 2° par ses fibres annulaires qui se contractent successivement de haut en bas dans la déglutition, et de bas en haut dans le vomissement ou dans la régurgitation.

ESTOMAC.

Définition.

L'*estomac* est un des principaux organes de la digestion. C'est cette portion du canal alimentaire qui est intermédiaire à l'œsophage et au duodénum, ample dilatation dans laquelle s'amassent les aliments et où ils sont convertis en chyme (*γαστήρ*, *ventriculus*).

Situation.

Situation. Il est situé à la réunion du dixième supérieur et des neuf dixièmes inférieurs du canal alimentaire, entre les organes de la déglutition et les organes de la chylification. Il occupe la partie supérieure de la cavité abdominale, remplit presque entièrement l'hypochondre gauche, et s'avance dans l'épigastre jusqu'aux limites de l'hypochondre droit.

Ses moyens de fixité.

Il est maintenu dans sa situation par l'œsophage et le duodénum, et par les replis du péritoine qui le fixent au diaphragme, au foie et à la rate. Aussi l'estomac est-il moins sujet aux déplacements que le plus grand nombre des viscères abdominaux. On peut même dire, d'une manière générale, que la plupart des changements de rapports de cet organe sont consécutifs aux déplacements ou aux changements de volume des organes avec lesquels il a des connexions ; je ne parle pas des cas de transposition complète des viscères, ou de ces cas de vices de conformation du diaphragme, dans lesquels on a vu l'estomac occuper la cavité thoracique.

Direction.

Direction. L'estomac est obliquement dirigé de haut en bas, de gauche à droite, et un peu d'arrière en avant : on explique, au moins en partie, par cette direction le décubitus sur le côté droit, que nous prenons le plus habituellement pendant le repos, et pourquoi un sommeil pénible, une digestion laborieuse, accompagnent le décubitus sur le côté gauche.

Changements de direction.

Les changements de direction de l'estomac sont d'ailleurs dus aux mêmes causes que les changements de situation de cet organe. Ainsi, les tractions exercées par l'intestin grêle ou par l'épiploon déplacés, l'augmentation de volume du foie, de la rate, et l'usage de corsets trop serrés (1), doivent nécessairement influer sur la direction de ce viscère. Il est assez fréquent de trouver des estomacs qui présentent une direction verticale.

(1) On ne saurait trop insister sur l'influence qu'exerce l'usage des corsets trop serrés sur la situation et même sur la forme des viscères qui occupent la base du thorax. Aussi les changements de situation et de direction de l'estomac sont-ils plus fréquents chez les femmes que chez les hommes. Sœmmering avait observé, sans en indiquer la cause, que l'estomac est plus arrondi chez l'homme et plus oblong chez la femme.

Nombre.

Nombre. L'estomac est unique chez l'homme comme d'ailleurs chez le plus grand nombre des animaux. Les exemples d'estomacs doubles ou triples, dans l'espèce humaine, sont des exemples d'estomac unique, rétréci circulairement en un ou deux points de son étendue (1) : ce qui caractérise un double estomac, ce n'est point un rétrécissement congénial ou accidentel, mais bien une différence de structure. Au reste, rien de plus fréquent que les estomacs ***biloculaires***, mais cette disposition (en forme de gourde de pèlerin), qui est quelquefois extrêmement prononcée sur des estomacs vides, disparaît, au moins en grande partie, lorsque cet organe est fortement distendu par l'insufflation.

Estomacs biloculaires.

Volume.

Volume. L'estomac est la partie la plus volumineuse du canal alimentaire, et cela dans toute la série animale, tellement que dans beaucoup d'espèces chez lesquelles la ligne de démarcation entre l'estomac et les autres parties du tube digestif n'est pas aussi tranchée que chez l'homme, on ne reconnaît l'existence de l'estomac qu'à la présence d'un renflement.

L'estomac de l'homme tient le milieu sous le rapport du volume.

Son ***volume***, considéré dans l'échelle animale, est considérable chez les herbivores, beaucoup moindre chez les carnivores. L'estomac de l'homme tient le milieu entre ces extrêmes, disposition qui atteste sa destination à l'une et à l'autre espèces d'alimentation. Du reste, l'estomac de l'homme présente d'innombrables variétés, depuis cet état de rétrécissement extrême dans lequel il ne surpasse pas le volume de l'intestin duodénum qui lui fait suite, jusqu'à cet état de dilatation énorme dans lequel il remplit un tiers, une moitié, ou même la presque totalité de la capacité abdominale. Ces différences dans le vo-

(1) On pourrait dire, à la rigueur, que les ruminants n'ont qu'un seul estomac, la caillette ; que les trois premiers, la panse, le bonnet et le feuillet, ne sont autre chose que des renflements de l'œsophage, dans lesquels les aliments subissent une élaboration préparatoire. La même observation est applicable aux oiseaux, dont le jabot et le gésier ne sont nullement des organes de chymification, mais bien, le premier un organe d'insalivation, et le second un organe de trituration.

lume de l'estomac tiennent moins à une différence originelle qu'à une structure tout à la fois éminemment dilatable et élastique qui permet à cet organe de se prêter à l'introduction d'une très grande quantité d'aliments, et de revenir plus ou moins complètement sur lui-même dans l'état de vacuité.

Circonstances qui influent sur les différences de capacité de l'estomac.

Ainsi l'estomac est bien plus considérable chez les individus qui ont la mauvaise habitude de ne faire qu'un seul repas très copieux, en vingt-quatre heures, que chez ceux qui en font plusieurs, mais peu copieux; il devient énorme dans certains cas de rétrécissement du pylore. L'abstinence longtemps continuée détermine un rétrécissement tel, qu'on a prétendu qu'il en résultait un frottement douloureux des parois l'une contre l'autre, d'où naissait le sentiment de la faim ; mais cette théorie, toute mécanique, doit être rejetée. Chez un grand nombre de cholériques, l'estomac était réduit à des dimensions qui ne dépassaient guère celles de l'intestin grêle. Chez une femme qui succomba un mois après l'ingestion volontaire d'une petite quantité d'acide sulfurique, l'estomac raccorni n'avait pas plus de volume qu'une vésicule biliaire de moyenne capacité.

Figure.

Figure. L'estomac a la forme d'un cône aplati, recourbé sur lui-même, d'avant en arrière et de bas en haut, dont la base serait arrondie, disposition qui l'a fait comparer à une cornemuse. Les diverses coupes faites perpendiculairement à son axe représentent des cercles successivement décroissants depuis l'insertion œsophagienne jusqu'au pylore. On lui considère une surface extérieure et une surface intérieure.

Surface extérieure.

Surface extérieure.

La forme de l'estomac permet de lui considérer une face antérieure, une face postérieure, un bord convexe ou grande courbure, un bord concave ou petite courbure, une grosse tubérosité, une extrémité œsophagienne et une extrémité pylorique.

Face antérieure (*face supérieure* de quelques anatomistes), regardant en avant et un peu en haut. L'insufflation rend cette face complètement supérieure sur le cadavre, l'abdomen étant

Rapports de la face antérieure.

ouvert ; il ne doit pas en être de même sur le vivant ou sur le cadavre, avant l'incision des parois abdominales. L'estomac distendu se porte alors dans le sens qui lui offre le moins de résistance, c'est à dire en avant et en bas, et son redressement ne saurait être complet.

Cette face est en rapport : 1° avec le diaphragme qui la sépare du cœur ; 2° avec le foie qui se prolonge plus ou moins sur elle (1) ; 3° avec les six dernières côtes, dont elle est séparée par le diaphragme ; 4° avec les parois abdominales, au niveau de l'épigastre, auquel l'estomac a donné son nom. Il n'est pas rare de voir le grand épiploon renversé de bas en haut entre l'estomac et le foie. Dans l'état de distension, les rapports de l'estomac avec l'épigastre, ou mieux, avec les parois abdominales, sont bien plus étendus, soit dans le sens vertical, soit dans le sens transversal.

L'estomac ne répond pas à cette partie qu'on désigne sous le nom de creux de l'estomac.

Tous ces rapports sont de la plus haute importance ; ils sont constants, à l'exception des rapports avec l'épigastre. Il est rare en effet que l'estomac réponde précisément à l'enfoncement sousternal ou xyphoïdien, qu'on a appelé tour à tour *creux de l'estomac, fossette du cœur, scrobicule du cœur*, et qui n'appartient pas plus au cœur qu'à l'estomac. Presque toujours en palpant ce creux d'estomac, c'est le foie que l'on explore ; l'estomac est plus bas, et répond le plus souvent au dessous de l'appendice.

Face postérieure (face inférieure de quelques anatomistes) ; elle regarde en bas et en arrière, et se voit dans l'arrière-cavité des épiploons, dont elle forme la paroi antérieure.

Rapports de la face postérieure.

Elle répond : 1° au mésocolon transverse qui lui sert comme de plancher, et qui la sépare des circonvolutions intestinales ;

(1) Les rapports de la face antérieure de l'estomac avec le foie sont très variables pour leur étendue. Quelquefois même cette face antérieure répond à la vésicule biliaire. Ainsi j'ai vu un cas dans lequel la vésicule biliaire adhérente à la face antérieure de l'estomac, et par conséquent à gauche du pylore, s'ouvrait dans l'estomac par un orifice qui versait dans ce viscère et la bile et des calculs biliaires.

2° en partie à la troisième portion du duodénum, que quelques anatomistes anciens avaient appelée l'oreiller de l'estomac, *ventriculi pulvinar*; 3° au pancréas. Le duodénum, le pancréas, l'aorte et les piliers du diaphragme séparent cette face postérieure de la colonne vertébrale sur laquelle elle est obliquement couchée.

Ces rapports sont d'ailleurs modifiés par l'état de vacuité ou par l'état de plénitude de l'estomac.

Rapports de la grande courbure.

Grande courbure (*bord inférieur*, *bord antérieur* de quelques anatomistes). Elle est convexe, dirigée presque directement en bas dans l'état de vacuité, presque directement en avant dans l'état de plénitude, et donne attache aux deux feuillets antérieurs du grand épiploon. Elle est en rapport avec les parois abdominales et les cartilages des dernières côtes, et longée par l'arc du colon, au dessus duquel elle s'avance lorsque l'estomac est considérablement distendu; d'où le nom de *bord colique*, donné par Chaussier à la grande courbure. Dans l'état de distension, ses rapports avec les parois abdominales deviennent également beaucoup plus considérables; mais j'ai peine à croire qu'on puisse alors, chez les individus maigres, sentir avec le doigt les battements des artères gastro-épiploïques, ainsi qu'on l'a avancé.

Rapports de la petite courbure.

Petite courbure (*bord supérieur*, *bord postérieur* de quelques anatomistes). Elle est concave, mesure l'intervalle qui sépare le cardia du pylore, donne attache au petit épiploon ou épiploon gastro-hépatique, regarde en haut dans l'état de vacuité, en haut et en arrière dans l'état de plénitude, et embrasse alors la colonne vertébrale, dont elle est séparée par l'aorte et par les piliers du diaphragme; elle embrasse également le petit lobe du foie ou lobule de Spigel, le trépied cœliaque et le plexus solaire.

Grosse tubérosité de l'estomac (*fond*, *grand cul de sac* de l'estomac). Elle comprend toute la portion qui est à gauche du cardia; c'est une sorte de demi-sphéroïde appliqué à la base du cône, représenté par l'estomac : elle constitue la partie la plus élevée et la plus volumineuse de cet organe. Elle manque presque entièrement chez les carnivores; elle est très volumineuse chez les herbivores; l'homme tient le milieu. Il existe, d'ailleurs, beaucoup de variétés entre les différents individus sous le rapport du volume de cette grosse tubérosité. J'ai vu des estomacs humains dont la grosse tubérosité ne dépassait pas en volume celle des carnassiers.

Grosse tubérosité de l'estomac.

Ses rapports.

La grosse extrémité répond en arrière à la rate (d'où le nom d'*extrémité splénique*, Chauss.), à laquelle elle est fixée par un repli du péritoine appelé *épiploon gastro-splénique*, et par les vaisseaux courts. Dans l'état de distension de l'estomac, la rate est comme accolée à cette grosse extrémité, sur laquelle elle se moule (1). On déduit de ce rapport un grand nombre de conséquences physiologiques. La grosse extrémité remplit l'hypochondre gauche et répond encore, dans la plus grande partie de son étendue, à la moitié gauche du diaphragme qui s'applique exactement sur elle, et qui la sépare en haut des poumons, et en avant des six dernières côtes. Elle s'élève plus ou moins, suivant que l'estomac est dans un état de distension plus ou moins considérable. On conçoit, d'après cela, la gêne de la respiration qui suit l'ingestion d'une grande quantité d'aliments.

Enfin, pour ne rien omettre, la grosse extrémité répond en arrière au pancréas, au rein et à la capsule surrénale gauches.

Extrémité œsophagienne.

Extrémité œsophagienne. L'œsophage s'ouvre dans l'estomac, sous un angle variable, suivant que ce dernier viscère est dans un état de vacuité ou dans un état de plénitude; le lieu de

(1) La grosse tubérosité est tellement liée à la rate, qu'elle suit nécessairement cette dernière dans ses déplacements. Ainsi j'ai vu, dans un cas, la rate, trois ou quatre fois plus volumineuse que de coutume, occupant la région ombilicale; elle avait attiré dans cette même région la grosse tubérosité de l'estomac : l'extrémité gauche de l'arc du colon et la partie supérieure du colon descendant avaient pris la place de la grosse tubérosité. La malade se plaignait depuis longtemps de mauvaises digestions, qu'on avait attribuées à une gastrite chronique.

cette ouverture, qui est désignée sous le nom impropre de *cardia* (cœur), occupe l'extrémité gauche de la petite courbure, à droite de la grosse tubérosité, au niveau de l'ouverture œsophagienne du diaphragme. Cette ouverture est embrassée en avant par l'extrémité gauche du foie qui l'entoure quelquefois en demi-cercle, en arrière par le lobe de Spigel. Un cercle vasculaire et des nerfs circonscrivent cet orifice. Vue seulement à l'extérieur, l'extrémité inférieure de l'œsophage se continue avec l'estomac sans autre ligne de démarcation que la différence de capacité et la différence de direction. Le péritoine se réfléchit directement du diaphragme sur l'œsophage et sur l'estomac, en formant une espèce de repli qui a été appelé gastro-diaphragmatique (*ligamentum phrenico-gastricum*, Sœmmering).

Extrémité pylorique.

Extrémité pylorique : *pylore*, *portier*, de deux mots grecs (πύλη, porte; ουρος, gardien). Elle occupe l'extrémité droite de l'estomac. Elle forme le sommet du cône que constitue cet organe, présente un rétrécissement ou étranglement circulaire qui établit parfaitement les limites entre l'estomac et le duodénum. C'est au voisinage de ce rétrécissement, à un pouce environ, que l'estomac, se recourbant fortement sur lui-même, forme du côté de la grande courbure un coude très prononcé, *coude de l'estomac*, et présente une ampoule, laquelle répond à une excavation intérieure, désignée par Willis sous le nom d'*antre du pylore*, par d'autres sous celui de *petit cul de sac*, *petite tubérosité de l'estomac*. Il n'est pas rare de voir une seconde ampoule à côté de la première, et une troisième, mais plus petite, du côté de la petite courbure, par le fait du coude que décrit l'estomac. Ces ampoules, à peine appréciables chez un grand nombre de sujets avant l'insufflation, deviennent très distinctes, et même, chez quelques sujets, très considérables par la distension. L'extrémité pylorique de l'estomac regarde à droite, en arrière, en haut, et quelquefois même elle regarde un peu à gauche, lorsque l'estomac est fortement distendu.

Ampoules qui avoisinent l'extrémité pylorique.

Les rapports de l'extrémité pylorique avec les parois abdominales sont très variables, car c'est principalement sur cette extrémité que portent les changements de situation de l'estomac. Elle répond, à droite de l'épigastre, sur les limites de l'épigastre et de l'hypochondre droit; quelquefois à la vésicule du fiel, qui la colore; dans un certain nombre de cas, l'extrémité pylorique de l'estomac déborde à droite cette vésicule, dans l'étendue d'un pouce à un pouce et demi. Je l'ai vue occuper le sillon horizontal du foie, dont les bords étaient écartés pour la recevoir. Rien de plus fréquent que de voir le pylore occuper la région ombilicale. Je l'ai rencontré à l'hypogastre chez une femme qui avait un squirrhe au pylore; je l'ai vu dans le flanc droit, dans la fosse iliaque droite : aussi est-il extrêmement difficile de déterminer le siége d'une lésion organique du pylore, d'après le point des parois abdominales auxquelles la lésion correspond. La région à laquelle correspond l'extrémité pylorique de l'estomac varie d'ailleurs chez le même sujet, suivant les différentes conditions de vacuité et de plénitude dans lesquelles se trouve cet organe.

Rapports de l'extrémité pylorique 1° avec les parois abdominales;

Les rapports du pylore avec les viscères abdominaux sont plus constants. En haut, il répond au foie et au petit épiploon; en bas, au grand épiploon; en avant, aux parois abdominales; en arrière, au pancréas. Il n'est pas rare de le voir adhérent à la vésicule biliaire.

2° Avec les viscères abdominaux.

Surface interne de l'estomac.

Surface interne.

Elle offre les mêmes régions que la surface externe; les particularités qu'elle présente appartiennent à la membrane muqueuse qui va nous occuper à l'occasion de la structure. On y voit en outre les deux orifices de l'estomac.

Orifice œsophagien.

Orifice œsophagien (orifice cardiaque, orifice gauche ou supérieur, *ostium introitus*). Il est remarquable : 1° par des plis radiés (*ad stellæ similitudinem*, Haller) qui s'effacent par la distension; 2° par un bord inégalement frangé et par un changement de coloration qui établissent les limites entre la muqueuse œsophagienne et la muqueuse gastrique; 3° par sa largeur et sa dilatabilité ; 4° par l'absence complète de valvule et de sphincter.

Orifice duodénal. *Orifice duodénal* (orifice pylorique, orifice droit ou inférieur : *janitor, sphincter, ostium exitûs*). Il est remarquable, 1° par un bourrelet intérieur ou *valvule circulaire*, valvule qui, sur un estomac distendu et desséché, représente une espèce de diaphragme (*in speciem diaphragmatis, qualia sunt in tubis telescopicis*, Morgag.) ; 2° par l'étroitesse de l'ouverture qui admet difficilement le petit doigt chez un grand nombre de sujets ; 3° par le peu de dilatabilité de cet orifice ; 4° par la présence d'un anneau musculaire, qu'on peut considérer comme un véritable sphincter. Il ne sera point indifférent de remarquer que l'orifice duodénal de l'estomac présente, indépendamment de toute lésion morbide, beaucoup de variétés sous le point de vue de ses dimensions ; il est probable que ces différences congéniales ou acquises doivent exercer quelque influence sur les conséquences mécaniques des lésions de cet orifice.

Disposition de l'orifice duodénal.

Variétés dans les dimensions de l'orifice du duodénum.

Position respective des deux orifices de l'estomac. Un point d'anatomie fort important est relatif à la position respective des deux orifices pylorique et œsophagien. Sous ce rapport, nous devons noter, 1° que ces deux orifices sont peu distants l'un de l'autre eu égard au volume de l'estomac, et que l'intervalle qui les sépare n'augmente pas en raison de ce volume ; 2° que l'orifice œsophagien regarde directement en haut, l'orifice pylorique en arrière et un peu en haut ; 3° que les deux orifices ne sont pas sur le même plan : l'orifice œsophagien appartient en effet à un plan plus élevé que l'orifice pylorique, et lui est postérieur.

Structure de l'estomac.

Préparation. L'étude de la structure de l'estomac nécessite une distension préalable de cet organe. Deux estomacs, destinés à être disséqués, l'un de dehors en dedans, et l'autre de dedans en dehors, sont indispensables pour cet objet. On pourra renverser sur lui-même, puis insuffler l'un de ces estomacs.

Les parois de l'estomac résultent de la superposition de *quatre membranes* ou tuniques, de texture et de propriétés différentes. Ces membranes sont, en procédant de dehors en dedans, 1° une membrane séreuse; 2° une membrane musculeuse; 3° une membrane fibreuse; 4° une membrane muqueuse. Nous aurons en outre à examiner les vaisseaux, les nerfs et le tissu cellulaire qui entrent dans la composition de ces parois.

Quatre membranes ou tuniques superposées forment l'estomac.

Membrane séreuse ou *péritonéale.*

Membrane séreuse ou péritonéale.

Comme la plupart des viscères mobiles de l'abdomen, l'estomac reçoit du péritoine une tunique presque complète (*membrane commune des anciens*, *membrane capsulaire* Chauss.), qui se comporte de la manière suivante : deux feuillets du péritoine adossés partent de la scissure transverse du foie, et gagnent la petite courbure de l'estomac. Là, ils s'écartent l'un de l'autre, laissent entre eux et cette petite courbure un espace triangulaire, dont la base répond à la petite courbure : le feuillet antérieur revêt la face antérieure, le feuillet postérieur revêt la face postérieure de l'estomac ; parvenus à la grande courbure, ces deux feuillets se rapprochent l'un de l'autre, laissant entre eux et cette grande courbure un espace triangulaire tout à fait semblable à celui décrit le long de la petite courbure, et se réunissent pour aller former les deux feuillets antérieurs du grand épiploon. La même disposition a lieu par rapport à la grosse tubérosité de l'estomac : un cercle artériel occupe l'angle de réunion des deux feuillets du péritoine le long des grande et petite courbures.

Sa disposition.

Les grande et petite courbures sont dépourvues de péritoine.

Il suit de là que le péritoine forme à l'estomac une enveloppe complète, excepté au niveau de la grande et de la petite courbure, où se voit un espace triangulaire dans lequel s'enfonce en quelque sorte l'estomac lors de sa distension. Je doute que, dans les grandes distensions de l'estomac, cet espace triangulaire puisse suffire ; dans ce cas, il m'a paru que les deux feuillets antérieurs du grand et du petit épiploon étaient eux-mêmes attirés sur cet organe. Il est d'ailleurs facile de voir que l'ampliation de l'estomac se fait surtout aux dépens de sa grande courbure.

Adhérence de la tunique séreuse.

L'adhérence de la tunique péritonéale aux tuniques subjacentes, peu prononcée au voisinage de l'une et de l'autre courbure, va en augmentant à mesure qu'on s'en éloigne, en sorte qu'elle devient intime à la partie moyenne des deux faces de l'estomac.

Défaut d'extensibilité de la membrane séreuse.

Le peu d'extensibilité de la tunique péritonéale nécessite la disposition que nous avons indiquée le long des courbures de l'estomac.

Petites bandelettes fibreuses le long de la petite courbure.

Dans le tissu cellulaire sous-péritonéal de la petite courbure, se voient de petites bandelettes de tissu fibreux qui doivent avoir pour but de maintenir cette petite courbure.

Usages de la membrane séreuse.

La tunique péritonéale ne remplit d'ailleurs, relativement à l'estomac, que des usages mécaniques. Elle lui donne une partie de sa résistance, en assure la forme, et facilite son glissement.

Membrane musculeuse.

Membrane musculeuse.

Cette membrane a beaucoup exercé la sagacité des anatomistes, depuis Fallope, qui le premier l'a bien décrite, et en faveur duquel Morgagni (1) a revendiqué cette découverte contre Willis, qui se l'est attribuée. Helvétius en a fait le sujet d'un travail *ex professo* (2).

Nous admettrons, avec Haller (3) et avec le plus grand nombre des anatomistes, trois plans de fibres :

Plan superficiel ou longitudinal.

1° *Plan superficiel* ou *longitudinal.* Le plan le plus superficiel fait suite aux fibres longitudinales de l'œsophage, qui, arrivées à l'orifice œsophagien, s'épanouissent en rayonnant sur l'estomac. Disséminées sur les faces, sur la grande cour-

(1) Morgagni, *Advers. anat.*, III, pag. 6.

(2) Hist. Acad. roy. des Sciences, 1719.

(3) *Elementa physiol.*, tom. VI, lib. XIX, sect. I, p. 126.

bure et sur la grosse tubérosité de l'estomac, ces fibres sont rapprochées, disposées en manière de ruban le long de la petite courbure, qu'elles concourent à maintenir. Cette disposition a mérité aux fibres de la petite courbure le nom de *cravate de Suisse*.

Les fibres longitudinales forment un plan continu vers le pylore.

Ces fibres longitudinales forment un plan continu, assez épais dans la portion rétrécie de l'estomac, au voisinage du pylore. Là elles sont plus robustes, fasciculées, et semblent en partie s'implanter à l'anneau pylorique, en partie se continuer sur le duodénum.

Second plan ou plan circulaire.

2° Le *second plan* ou *plan circulaire* est composé de fibres qui coupent perpendiculairement l'axe de l'estomac, et forment des anneaux successifs depuis l'œsophage jusqu'au pylore.

Anneau ou sphincter pylorique.

Rares sur la grosse tubérosité, ces fibres deviennent beaucoup plus multipliées au voisinage du pylore, dans toute la portion rétrécie de l'estomac. Au pylore même, elles constituent un anneau épais, saillant en dedans, en forme de bourrelet, et que j'ai trouvé constamment plus développé dans la vieillesse qu'à aucune autre époque de la vie. C'est un véritable sphincter, qui s'oppose efficacement, par sa contraction, au passage des aliments et des gaz de l'estomac dans le duodénum. Il n'est pas rare de voir l'anneau musculeux tout entier, ou seulement la moitié, les deux tiers de cet anneau acquérir une épaisseur de trois à quatre lignes, indépendamment de toute lésion organique (1).

Il n'y a point de sphincter œsophagien.

Les anciens anatomistes admettaient aussi un anneau œso-

(1) Chez plusieurs individus qui avaient présenté dans les derniers temps de leur vie tous les symptômes d'un rétrécissement du pylore, je n'ai trouvé d'autre altération qu'une hypertrophie très remarquable de l'anneau pylorique : ce rétrécissement était-il cause, était-il effet des vomissements continuels éprouvés par le malade ? Je n'ose prononcer à cet égard ; j'ose à peine dire que ces hypertrophies de l'anneau pylorique ont été fréquemment prises et m'ont été présentées pour des rétrécissements squirrheux par des personnes peu versées dans la connaissance de l'anatomie saine et morbide.

phagien (*sphincter œsophagien*), de tout point semblable à l'anneau pylorique, et auquel ils donnaient la faculté de fermer l'orifice œsophagien ; mais cet anneau n'existe en aucune manière, et les dernières fibres circulaires de l'œsophage ne forment pas une couche plus épaisse que les premières fibres de ce conduit.

Du reste, les divers anneaux des fibres circulaires de l'estomac se coupent un peu obliquement ou à angle très aigu. La disposition en spirale admise par Santorini ne peut pas être démontrée.

Troisième plan ou fibres musculeuses à anses.

3° Le *troisième plan* de l'estomac, que je n'ai pu bien voir que sur des estomacs hypertrophiés, est composé de *fibres à anses* ou *paraboliques* dont la partie moyenne embrasse la grosse tubérosité de l'estomac depuis le côté gauche de l'orifice œsophagien jusqu'à la grande courbure, dont la branche antérieure répond à la face antérieure, et dont la branche postérieure répond à la face postérieure de l'estomac.

Disposition de ces fibres à anses.

Les anses supérieures de cette couche gagnent la petite courbure ; les anses inférieures gagnent la grande courbure ; les anses moyennes semblent se perdre sur l'une et l'autre face, ou plutôt se continuer avec les anses circulaires. Cette couche paraît avoir pour but de comprimer la grosse tubérosité, afin de repousser dans le corps de l'estomac, du côté du pylore, les substances alimentaires qui y sont contenues.

Les fibres musculeuses de l'estomac ne forment un plan continu que vers le pylore.

Il suit de ce qui précède, qu'à l'exception du voisinage du pylore, les plans musculaires de l'estomac ne forment pas une couche continue, et présentent une disposition aréolaire ; que dans les mailles interceptées par ces aréoles existent des espaces assez considérables, complètement dépourvus de fibres musculaires ; d'où la nécessité d'une membrane résistante que nous verrons servir en quelque sorte de charpente à l'estomac : c'est la membrane fibreuse.

Décoloration des fibres musculaires.

A quelque plan qu'elles appartiennent, les fibres musculaires de l'estomac sont décolorées, bien plus encore que celles de l'œsophage. Elles présentent, lorsqu'elles sont vues à travers la membrane péritonéale, un aspect nacré qui a pu en imposer pour des fibres aponévrotiques. D'où l'erreur d'Helvétius, de Winslow, etc., qui ont regardé comme les *ligaments du pylore* deux lignes blanches qui parcourent longitudinalement l'une et l'autre face de l'estomac, entre les deux courbures. Ces lignes blanches ne sont autre chose que des fibres musculaires longitudinales. D'autres ont admis seulement des intersections tendineuses.

Apparence nacrée.

Epaisseur de la tunique musculeuse.

Quant à l'épaisseur de la membrane musculeuse, elle n'est pas uniforme dans les divers points de son étendue. Extrêmement ténue sur la grosse tubérosité, elle devient beaucoup plus épaisse au voisinage du pylore. Elle présente d'ailleurs beaucoup de variétés, suivant les individus. Peu développée chez ceux qui ont un estomac volumineux, elle est bien plus prononcée chez les individus qui ont un estomac étroit. Il est une hypertrophie physiologique et une hypertrophie morbide de cette membrane. Dans l'hypertrophie morbide, la tunique musculeuse peut acquérir de sept à huit lignes d'épaisseur.

Membrane fibreuse.

Membrane fibreuse.

Alternativement admise et rejetée, la *membrane fibreuse* intermédiaire à la membrane musculeuse et à la membrane muqueuse dont elle est tout à fait distincte, connue par les anciens sous le titre de *membrane nerveuse*, constitue à proprement parler la charpente de l'organe. Pour démontrer cette membrane, il suffit, 1° d'enlever sur un estomac la tunique péritonéale et la tunique musculeuse; 2° de retourner l'estomac sur lui-même, et d'enlever sur les mêmes points la membrane muqueuse. Cette expérience met, en outre, dans tout son jour la grande résistance de la membrane fibreuse; car, réduit à cette membrane, l'estomac peut encore supporter une distension considérable; tandis que, lorsque la membrane fibreuse a été divisée, on voit la membrane ou les membranes restantes s'échapper à travers la perte de substance.

Démonstration de cette membrane.

Cette membrane ne saurait être confondue avec le derme muqueux, car elle adhère beaucoup plus fortement à la membrane musculeuse, dans l'épaisseur de laquelle elle envoie des prolongements multipliés, qu'à la membrane muqueuse, à laquelle elle est unie par un tissu cellulaire lâche.

Elle ne saurait être confondue avec le derme muqueux.

Cette membrane fibreuse n'est pas disposée linéairement à la manière des aponévroses et des membranes fibreuses d'enveloppe ; mais elle forme un réseau très dense, dont les filaments ou lamelles peuvent être isolés par l'insufflation ou l'infiltration. Elle joue un rôle très important dans les maladies chroniques de l'estomac ; elle est très susceptible d'hypertrophie, et, dans certains cas de maladie de la membrane muqueuse, elle peut acquérir plusieurs lignes d'épaisseur.

Elle est réticulée.

Membrane muqueuse.

Membrane muqueuse.

Histoire de sa découverte.

L'histoire de cette membrane est curieuse. Longtemps confondue avec le mucus qui la tapisse, elle était regardée comme du mucus desséché (1). Indiquée par Fallope, qui lui a donné le nom de ***tunique veloutée***, dénomination très exacte, elle a été décrite pour la première fois par Willis, comme une tunique particulière, sous le titre de tunique glanduleuse : cette découverte a été confirmée par les belles injections de Ruysh, qui lui donna le nom d'***épithelium,*** sans attacher à cette expression la même idée que les modernes. Plus tard, on l'a considérée comme une membrane épidermique, analogue à l'épiderme de la peau (2), susceptible d'exfoliation et de réparation. Cette membrane, à laquelle on a fait jouer un si grand rôle dans ces derniers temps (*tanquam omnium lernà malorum*), est devenue, de nos jours, l'objet d'une foule de recherches du plus grand intérêt.

(1) Riolan dit positivement (*Anthropol.*, l. II, c. XII, p. 171) que l'estomac, comme d'ailleurs les intestins, est composé de trois membranes : une commune extérieure, une nerveuse, une musculeuse, et qu'un mucus très adhérent, formé par la partie la plus épaisse du chyle, la tapisse à l'intérieur.

(2) Telle était encore l'opinion de Haller, *Elem. phys.*, lib. XIX, pag. 132.

Surface adhérente.

La membrane muqueuse de l'estomac présente une surface adhérente et une surface libre. La *surface adhérente* est unie à la membrane fibreuse à l'aide d'un tissu cellulaire lâche qui lui permet un glissement facile (1). La *surface libre* présente les caractères suivants : 1° lorsque l'estomac est fortement revenu sur lui-même, elle offre des plis ondulés, dont les principaux suivent la longueur de ce viscère, plis qui diminuent et s'effacent par l'effet de la distension, ainsi qu'on peut s'en assurer sur un estomac retourné. Ces plis n'ont d'autre usage que de permettre l'ampliation rapide de l'estomac, ampliation à laquelle la muqueuse n'aurait pu que difficilement se prêter, vu son peu d'extensibilité.

Surface libre.

Plis de la membrane muqueuse.

Ces plis sont surtout longitudinaux.

Ces plis longitudinaux, temporaires, bien distincts des replis permanents que nous observerons dans d'autres parties du canal alimentaire, sont surtout prononcés du côté du pylore : ils sont quelquefois extrêmement réguliers, tantôt droits, tantôt flexueux, et marchent parallèlement de l'orifice cardiaque vers l'orifice pylorique. Le plus ordinairement ils sont coupés plus ou moins obliquement par d'autres plis flexueux de divers ordres qui donnent à la face interne de l'estomac un aspect aréolaire. Il suit de cette disposition que la dilatation de l'estomac se fait surtout perpendiculairement à son grand axe. Les ressources de la dilatation dans le sens du grand axe sont beaucoup moins nombreuses. Parmi les replis de la membrane muqueuse, le plus important est sans contredit celui qui porte le nom de *valvule pylorique*, et qui n'est souvent que le simple soulèvement de la muqueuse par le sphincter musculeux. Ce repli circulaire ne s'oppose pas plus au reflux des aliments du duodénum dans l'estomac qu'à leur passage de l'estomac dans le duodénum ; il s'efface complètement par la distension. Ce repli appartient autant au duodénum qu'à l'estomac. La moitié

Ils sont coupés par d'autres plis obliques.

La valvule pylorique n'est qu'un pli muqueux.

(3) Dans un cas où la membrane muqueuse de l'estomac, très hypertrophiée. décrivait des plis ondulés comme les circonvolutions intestinales, la membrane fibreuse était tout à fait distincte de cette membrane muqueuse.

supérieure présente les caractères de la muqueuse gastrique ; la moitié inférieure présente les caractères de la muqueuse duodénale. Les maladies respectent quelquefois cette ligne de démarcation.

Du reste, les plis de la surface interne de l'estomac sont constitués par la membrane muqueuse seule et par le tissu cellulaire sous-muqueux ; la membrane fibreuse leur est complètement étrangère.

Sillons de la muqueuse gastrique.

Indépendamment de ces plis, la muqueuse présente une multitude innombrable de très petits *sillons* flexueux, contournés, qui la divisent en petits espaces ou compartiments losangiques, hexagones, polygones, circulaires, oblongs, irréguliers.

Examinée à l'œil nu, la muqueuse présente une surface molle, spongieuse, tomenteuse, veloutée, d'où le nom de *membrane villeuse ou veloutée*, sous lequel elle est assez généralement connue.

Une couche de mucus revêt la membrane muqueuse.

Une couche plus ou moins épaisse de mucosités revêt cette membrane, et ne peut en être détachée qu'à l'aide du frottement avec un linge rude. Pour éviter les inconvénients de ce frottement qui altère plus ou moins le tissu de la membrane, j'ai coutume d'avoir recours à un filet d'eau qui, en même temps qu'il la débarrasse complètement du mucus, met en relief la disposition papillaire de sa surface.

Estomacs granuleux.

Il est des estomacs qu'on peut appeler *granuleux* ou *glanduleux*, car la membrane muqueuse présente l'aspect d'une couche de granulations ; on dirait au premier abord des grains de glandes salivaires disséminés à la surface interne de l'estomac ; mais cette disposition glanduleuse n'est qu'apparente et tient à l'épaisseur de la membrane muqueuse, à la disposition circulaire ou demi-circulaire des sillons qui donnent aux espèces d'îles ou de presqu'îles interceptées par eux l'aspect sphéroïdal. Cet aspect granuleux ne s'observe presque jamais dans toute l'étendue de l'estomac ; il est rare de le voir occuper la grosse tubérosité. Je l'ai trouvé limité à la grande courbure ; le plus souvent il occupe le voisinage du pylore ;

quelquefois cette disposition s'observe dans toute la partie de l'estomac située à droite de l'œsophage. Les granulations sont à leur maximum de développement dans l'estomac du cochon.

Différence d'aspect que présente la muqueuse, à droite et à gauche de l'œsophage.

Une remarque sur laquelle on ne saurait trop insister, c'est la différence d'aspect que présentent la muqueuse de la grosse tubérosité d'une part, et d'une autre part la muqueuse de la partie d'estomac située à droite de l'œsophage. Quelquefois la ligne de démarcation est établie par une limite parfaitement circulaire, disposition fort remarquable en ce que, chez l'homme qui a un estomac unique, elle peut être considérée comme le rudiment des estomacs multiples chez les animaux ; car ce qui fait la pluralité des estomacs, c'est plutôt la différence de structure de la muqueuse que l'existence de compartiments divers ou de cavités distinctes.

Il ne sera pas indifférent de rapprocher du caractère précédent la forme biloculaire de certains estomacs dont nous avons parlé.

Voici d'ailleurs quels sont les caractères de la membrane muqueuse dans la *partie œsophagienne* et dans la *partie pylorique* de l'estomac :

Caractères de la muqueuse dans la partie œsophagienne de l'estomac.

La première est plus ténue, plus molle, plus vasculaire et ne peut être en général séparée que par lambeaux. Lorsque l'estomac contient des liquides après la mort, elle se convertit en une espèce de pulpe qui devient noirâtre par l'effet de l'action des acides gastriques sur le sang contenu dans les vaisseaux de l'estomac. C'est le *ramollissement pultacé*, ramollissement que je regarde comme cadavérique, et qu'on a confondu à tort avec le *ramollissement gélatiniforme*.

Caractères de la muqueuse dans la partie pylorique.

La seconde portion de membrane muqueuse, c'est à dire celle qui est située à droite de l'œsophage, est plus épaisse, plus résistante, plus blanche, et peut être séparée des autres membranes dans toute son étendue. Les maladies respectent très souvent cette ligne de démarcation qui existe entre la partie gauche et la partie droite de l'estomac.

Les pathologistes modernes ayant attaché une grande importance à l'état de la muqueuse gastrique, il est devenu d'un haut intérêt de déterminer les caractères de la muqueuse dans l'état physiologique. Ces caractères sont déduits : 1° de la coloration de la muqueuse ; 2° de son épaisseur ; 3° de sa consistance.

Des caractères physiologiques de la muqueuse gastrique.

1° *Couleur*. Or, rien de plus difficile à résoudre que cette question : *Quelle est la couleur de la muqueuse gastrique dans l'état normal ?* Car l'opinion médicale soutenue avec un immense talent d'après laquelle la muqueuse gastrique serait primitivement ou consécutivement affectée dans le plus grand nombre des maladies, a dû faire récuser pour la solution de cette question les faits recueillis sur les individus qui ont succombé à des maladies aiguës ou chroniques, et même à des lésions traumatiques d'une certaine durée. On a donc été obligé d'avoir recours aux morts accidentelles qui ont surpris dans l'état de santé le plus florissant. Or, chez les individus morts accidentellement, chez ceux des suppliciés par exemple, qui meurent l'estomac vide, on trouve la muqueuse d'un blanc grisâtre avec une légère teinte de jaune et de rose (1). Si l'individu est mort pendant le travail de la digestion, on trouve la muqueuse d'un rouge variable depuis le rose tendre jusqu'à la coloration rouge la plus vive : sur les cadavres dont la putréfaction est un peu avancée, on trouve une couleur rouge lie de vin, et souvent d'un noir de bistre, qui occupe la grosse extrémité de l'estomac et le bord libre des plis ou rides que longent les vaisseaux : souvent encore, on rencontre des plaques et des marbrures noirâtres ; ces colorations sont le résultat d'une teinture ou transsudation cadavérique.

De la couleur de cette muqueuse dans l'état normal.

Aspects divers de la muqueuse gastrique.

(1) Chez un grand nombre d'individus morts de maladies aiguës ou chroniques, on trouve la muqueuse gastrique dans le même état que chez les individus morts accidentellement : donc la muqueuse gastrique n'est pas toujours affectée, soit primitivement, soit secondairement, dans les maladies.

Comment la muqueuse devient noire.

Dans le ramollissement pultacé et noirâtre de la membrane muqueuse, ce sont les acides gastriques qui produisent la couleur noire. Quand l'estomac contient de la bile, la muqueuse se teint en jaune ou en vert (1), et la teinture résiste quelquefois à la macération la plus prolongée.

Effet du frottement de la muqueuse injectée.

Si on frotte la muqueuse avec un linge rude, on produit, pour peu que les vaisseaux contiennent du sang, un rouge pointillé, qu'on a souvent pris pour un caractère de l'inflammation. Enfin, chez les vieillards, il n'est pas rare de voir une couleur gris-ardoisée, soit par points, soit par plaques, soit générale ; couleur qui réside dans les papilles, qui atteste incontestablement une irritation ancienne, mais qui est bien certainement étrangère à toute maladie éprouvée dans les derniers temps de la vie. Ces différentes colorations de l'estomac ne doivent pas être confondues avec les colorations morbides.

Couleur ardoisée, pointillée générale.

L'épaisseur de la muqueuse est variable :

1° Chez les divers individus ;

2° *Epaisseur.* L'épaisseur de la muqueuse gastrique est difficile à apprécier d'une manière rigoureuse. De même que pour la membrane musculeuse, elle varie chez les divers individus ; dans l'inflammation chronique, cette épaisseur est double, triple et même quintuple de l'état naturel.

2° Dans les différentes parties de l'estomac.

Ce qu'il importe de se rappeler dans la détermination de l'épaisseur de la muqueuse gastrique, c'est la différence que présentent sous ce rapport la portion œsophagienne et la portion pylorique : la première est extrêmement ténue ; la seconde a une épaisseur deux à trois fois plus considérable.

Différences de consistance.

3° *Consistance.* Les mêmes réflexions s'appliquent à la consistance : ainsi, il existe beaucoup de variétés individuelles à cet égard. La muqueuse de la portion œsophagienne se déchire avec la plus grande facilité, tandis que la muqueuse de la portion pylorique est d'un tissu tellement serré, que le dos et même le tranchant du scalpel peuvent être promenés avec

(1) On a dit qu'on ne rencontrait jamais de bile dans l'estomac des cadavres ; c'est une erreur.

assez de force sur elle sans l'entamer. Pour peu qu'il y ait de liquides et même d'aliments dans l'estomac au moment de la mort, la muqueuse de la portion œsophagienne, macérée, s'en va en bouillie ; une simple traction exercée sur les parois de l'estomac la fait se fendiller, et met à nu la tunique fibreuse ; la pulpe du doigt, promenée à la surface de la muqueuse, la détruit. Faute d'avoir assez réfléchi sur ce sujet, des hommes d'un grand mérite ont commis de graves erreurs dans l'appréciation des lésions morbides. Dans le ramollissement gélatiniforme, la muqueuse gastrique, comme d'ailleurs les autres tuniques de l'estomac, devient diffluente à la manière d'une solution de gélatine. Par contre, chez beaucoup de vieillards et chez quelques adultes, j'ai trouvé la muqueuse si épaisse et si résistante, qu'on pouvait la séparer par la dissection dans toute son étendue, et l'enlever tout d'une pièce. Cet état coïncidait avec une couleur ardoisée, que je considère comme le signe caractéristique d'une irritation chronique de l'estomac, anciennement éprouvée.

Papilles.

Papilles. Si on examine, à l'aide d'une forte loupe, sous l'eau, exposée à l'action des rayons solaires, la muqueuse gastrique, on voit une surface très inégale, mamelonnée, sillonnée de manière à présenter une disposition assez analogue aux circonvolutions intestinales. Ces mamelons, beaucoup plus prononcés du côté du pylore que du côté de l'œsophage, sont criblés de trous ou plutôt de petits enfoncements semblables aux rayons d'une ruche à miel, enfoncements alvéolaires bien décrits par Home, et qu'il n'admet qu'au grand cul de sac, tandis que, d'après lui, les villosités occupent le reste de l'estomac.

Muqueuse gastrique vue à la loupe.

Enfoncements alvéolaires.

Le fait est qu'une disposition identique s'observe dans toute l'étendue de l'estomac. De petits enfoncements alvéolaires séparent les unes des autres de petites saillies ou ***papilles***, dont les papilles linguales peuvent donner une excellente idée.

Si on examine à la loupe ou au microscope simple une coupe perpendiculaire ou oblique de la muqueuse gastrique, on voit

Aspect de la papille vue au microscope simple.

qu'elle est essentiellement constituée par une membrane résistante, le derme muqueux, duquel s'élèvent comme sur du velours des milliers de petites éminences fortement pressées les unes contre les autres et d'inégale hauteur; ce sont les papilles. Ces papilles sont susceptibles d'un grand développement dans l'hypertrophie, et alors la disposition que je viens d'indiquer se manifeste dans tout son jour.

Les papilles et les villosités ne sont qu'une seule et même chose.

Ces papilles doivent-elles être distinguées d'autres éminences qu'on appellerait *villosités*, ainsi que l'a fait Ruysh, qui a donné à cette muqueuse le titre de membrane *villoso-papillaire?* l'examen le plus attentif ne démontre qu'un seul ordre d'éminences (1), la *papille*, qui me paraît le caractère essentiel de toutes les membranes tégumentaires, de la peau comme des membranes muqueuses, membranes tégumentaires qu'on pourrait, sous ce rapport, désigner sous le nom générique de *membranes papillaires*.

Follicules.

Les follicules gastriques sont difficiles à démontrer chez l'homme.

Follicules. Les follicules de l'estomac sont très faciles à démontrer chez le cochon (2) et chez le cheval : il arrive assez fréquemment chez ce dernier que des entozoaires s'introduisent dans leur cavité, et déterminent des tumeurs dures, quelquefois très volumineuses, au centre desquelles on trouve ces animaux parasites. Mais les follicules sont très difficiles à démontrer chez l'homme, de telle sorte qu'avec beaucoup d'anatomistes j'ai longtemps douté de leur existence. Haller ne les a vus qu'une fois ou deux (3) ; mais chez un bon nombre d'individus ils sont on ne peut plus manifestes.

(1) *Voy.* sur ce sujet le mémoire d'Helvétius. Hist. Acad. roy. des Sciences, 1720.

(2) Chez le cochon, ces follicules semblent n'être autre chose qu'un prolongement de la membrane muqueuse, qu'un petit diverticule : en sorte qu'après avoir détaché la membrane muqueuse, on peut, à l'aide d'une pression légère, renverser la petite poche ou le follicule de telle manière que sa surface externe devienne interne.

(3) Neque rejici debent, etsi non semper possint ostendi. (Haller, tom. VI, lib. XIX, p. 110.)

Ces follicules, que l'épidémie cholérique a mis en évidence un si grand nombre de fois (1), n'occupent pas le tissu cellulaire sous-muqueux, comme on l'a dit, mais bien l'épaisseur même de la muqueuse, de manière à faire relief à l'intérieur de l'estomac, et nullement à l'extérieur. Ils sont arrondis, aplatis, percés d'un trou central visible le plus souvent à l'œil nu. Je les ai observés sur tous les points de la membrane muqueuse; ils m'ont paru surtout très multipliés au voisinage de l'orifice de l'œsophage et le long de la petite courbure de l'estomac. Leur disposition.

Vaisseaux et nerfs de l'estomac.

Artères. Elles sont très volumineuses et très multipliées, eu égard à la masse de l'estomac; d'où il suit que les artères concourent à l'accomplissement d'une fonction autre que la nutrition de l'organe; et cette fonction, c'est la sécrétion des sucs gastriques. Volume.

Toutes viennent du tronc cœliaque; ce sont : 1° l'artère coronaire stomachique; 2° la pylorique et la gastro-épiploïque droite, branches de l'hépatique; 3° la gastro-épiploïque gauche et les vaisseaux courts, branches de la splénique. Pluralité des artères.

Ces artères forment un cercle anastomotique autour de l'estomac, cercle appliqué contre l'estomac dans l'état de distension de ce viscère, et qui en est distant dans l'état de vacuité. De ce cercle artériel partent les branches qui se placent d'abord entre le péritoine et la membrane musculeuse, et, après un certain nombre de divisions et d'anastomoses, traversent les membranes musculeuse et fibreuse, se divisent et s'anastomosent encore un grand nombre de fois dans le tissu cellulaire sous-muqueux jusqu'à ce que les vaisseaux, devenus capillaires, pénètrent la membrane muqueuse. Cercle artériel anastomotique.

Les *veines* portent le même nom, suivent la même direction, et vont concourir à la formation de la veine-porte. Veines.

(1) Voyez *Anat. pathol.*, avec planches, XIVe liv., pl. 1.

Schmiedel (1) a vu la veine coronaire stomachique s'anastomoser avec la veine rénale, la veine pylorique communiquer avec la veine azygos, et une veine courte communiquer avec la veine phrénique.

Vaisseaux lymphatiques.

Vaisseaux lymphatiques. Très multipliés, ils vont se rendre aux ganglions lymphatiques qui occupent les deux courbures de l'estomac.

Quant aux conduits particuliers allant directement de la rate à l'estomac, conduits que les anciens considéraient comme le véhicule de l'atrabile, ils n'ont jamais existé que dans l'imagination de ceux qui les ont admis.

Nerfs.

Nerfs (2). Ils sont de deux ordres : les uns viennent de la huitième paire, les autres viennent du plexus solaire.

Nerfs cérébro-rachidiens.

Les nerfs de la huitième paire forment un plexus autour de l'orifice œsophagien, et se distribuent, le gauche à la face antérieure, le droit à la face postérieure de l'estomac. On suit ces nerfs jusque dans la membrane musculeuse, où ils paraissent se perdre ; leur section paralyse cette tunique musculeuse. Par les nerfs de la huitième paire, l'estomac est lié à l'œsophage, aux poumons, au larynx et au cœur.

Nerfs ganglionnaires.

Par les plexus nerveux provenant du centre nerveux épigastrique, plexus qui portent le même nom que les artères qui leur servent de support, l'estomac appartient au système des ganglions du grand sympathique et se trouve intimement lié aux nombreux viscères de l'abdomen (3).

Tissu cellulaire.

Enfin, un *tissu cellulaire séreux* très délié unit entre elles les diverses tuniques de l'estomac. Il y a trois couches de tissu

(1) *Variet. vasorum*, p. 26, n° 19.

(2) Il est à remarquer que les artères, veines et nerfs gastro-épiploïques sont communs à l'estomac et au colon transverse, disposition qui explique l'étroite sympathie qui lie ces deux organes, et dans l'état sain et dans l'état morbide.

(3) Les douleurs épigastriques sont le symptôme commun de toutes les lésions graves des viscères abdominaux. Le vomissement est l'expression sympathique le plus ordinaire des lésions des mêmes viscères.

cellulaire libre, savoir, une première couche entre la tunique péritonéale et la tunique musculeuse; une seconde couche entre la tunique musculeuse et la tunique fibreuse; une troisième entre la tunique fibreuse et la tunique muqueuse. Cette dernière couche est la plus considérable, elle est susceptible d'infiltration séreuse et sanguine; elle peut être le siège de phlegmons diffus. J'ai vu dernièrement ce tissu cellulaire infiltré de pus dans les deux tiers de l'étendue de l'estomac : au niveau de ce pus, la muqueuse d'une part, et la tunique fibreuse d'une autre part, étaient parfaitement saines.

Développement de l'estomac.

Direction verticale de l'estomac chez le fœtus.

L'estomac est remarquable chez le fœtus, 1° par sa direction verticale, direction qui est due au grand développement du foie, et surtout à celui de son lobe gauche. Le développement morbide du lobe gauche du foie chez l'adulte imprime à l'estomac la même direction. La petitesse relative de l'estomac, le peu de volume de sa grosse tubérosité sont encore des caractères de l'estomac du fœtus. Toutefois, je dois dire que, dès le premier moment de son apparition, l'estomac se distingue par sa capacité de la partie du canal alimentaire qui le précède et de celle qui le suit. Les changements que subit l'estomac chez l'adulte, les variétés qu'il présente sous le rapport du volume tiennent peut-être moins à des variétés congéniales qu'à diverses habitudes. Les différences relatives au sexe tiennent manifestement aux pressions auxquelles l'estomac de la femme est soumis, soit par l'usage du corset, soit par l'utérus chargé du produit de la conception. Enfin, je rappellerai le développement de l'anneau musculeux du pylore et de la portion attenante de l'estomac chez les vieillards.

Usages.

L'estomac est l'organe de la chymification.

L'estomac est l'organe de la chymification, c'est à dire de cette élaboration par laquelle les aliments sont convertis en une pâte homogène, grisâtre, qu'on appelle chyme : il était donc nécessaire, pour cette transformation, que les aliments séjournassent dans l'estomac. L'élasticité de la tunique musculeuse de l'œsophage et celle de l'anneau pylorique suffisent pour s'opposer et à leur reflux par l'œsophage et à leur passage rapide dans le duodénum. La contraction péristaltique des fibres musculeuses de l'estomac surmonte la résistance du pylore, lorsque l'élaboration est terminée; elle s'aide de la contraction du diaphragme et des muscles abdominaux pour l'éructation, la régurgitation et le vomissement.

Usages de l'estomac.

La chymification, phénomène chimique, ou du moins moléculaire, s'opère à l'aide des sucs gastriques mêlés aux sucs salivaires et œsophagiens. Les sucs gastriques sont acides, et doivent à cette acidité une partie de leur faculté dissolvante.

L'influence des nerfs pneumo-gastriques sur la digestion a été déterminée par des expériences ingénieuses, dont les résultats ont été diversement interprétés.

DES INTESTINS EN GÉNÉRAL.

Définition.

Le mot *intestin*, pris dans sa plus grande généralité, a une acception aussi étendue que celui de canal alimentaire : dans un sens plus limité, il comprend ce long canal replié un grand nombre de fois sur lui-même, étendu du pylore à l'anus, et qui remplit la presque totalité de l'abdomen.

Division des intestins en grêles et en gros.

Les intestins ont été divisés, à raison de leur calibre, en *grêles et en gros*, et cette distinction, applicable au plus grand nombre des animaux, est établie anatomiquement chez l'homme: 1° par la différence de volume; 2° par la disposition bosselée des gros intestins; 3° par la différence de direction; 4° par la présence d'une valvule; 5° par l'existence d'un cœcum; 6° par celle d'une appendice vermiculaire; 7° par une différence de texture qui porte principalement sur la tunique musculeuse et sur la tunique muqueuse. La physiologie établit cette distinction sur des bases non moins positives, car l'intestin grêle est essentiellement l'organe de la chylification et de l'absorption du chyle, le gros intestin l'organe de la défécation (1).

Ces différences ressortiront de la description que je vais donner de ces deux portions importantes du canal alimentaire.

DE L'INTESTIN GRÊLE.

Le duodénum fait partie de l'intestin grêle.

L'intestin grêle comprend toute cette portion du canal intestinal qui est comprise entre l'estomac et le gros intestin. Selon Haller, Bichat et ceux qui ont suivi ces anatomistes, la partie supérieure de cet intestin appelée *duodénum* devrait en être distraite, en sorte que, d'après eux, l'intestin grêle ne commencerait qu'à la fin du duodénum. La première acception me paraît devoir être maintenue, vu, 1° l'absence d'une démarcation réelle entre le duodénum et le reste de l'intestin grêle, 2° la communauté de structure et d'usages.

Division de l'intestin grêle en trois portions.

On divise l'intestin grêle en trois portions : *le duodénum*, *le jéjunum* et *l'iléon*. La distinction établie entre le duodénum et le reste de l'intestin grêle est légitime ; mais celle qui sépare le jéjunum de l'iléon est tout à fait arbitraire : aussi, à l'exemple de Haller, Sœmmering et autres, décrirons-nous simultanément le jéjunum et l'iléon sous le titre de *jéjuno-iléon*.

Duodénum.

Préparation. En ouvrant l'abdomen, on ne voit que la première portion de cet intestin. La seconde est masquée par le colon ascendant. La troisième se voit non dans l'arrière-cavité épiploïque, mais au dessus du mésocolon transverse dont elle soulève le feuillet inférieur qui

(1) La distinction de l'intestin en grêle et en gros est applicable à tous les animaux vertébrés ; mais aucun animal, à l'exception de l'homme, des orangs et du phascolome, ne présente à la fois un cœcum et une appendice. Chez quelques animaux, on trouve un ou plusieurs cœcums ; chez d'autres, une ou plusieurs appendices vermiculaires ; ailleurs, il y a absence de cœcum et d'appendice ; mais, dans ce cas, un repli valvulaire et un changement notable dans le diamètre de l'intestin établissent la limite. Chez quelques uns enfin, toute la différence consiste dans un changement dans le diamètre.

l'enveloppe dans la moitié antérieure de sa circonférence. On met à découvert la deuxième en renversant le colon. La troisième portion du duodénum peut être mise à découvert de deux manières, ou en incisant le feuillet inférieur du mésocolon transverse, et c'est le mode de préparation le plus convenable, ou en renversant l'estomac en haut, après avoir divisé les lames du grand épiploon qui s'insèrent à sa grande courbure.

Les limites du duodénum sont arbitraires.

Le *duodénum* (δωδεκα δακτυλον), nom donné par Hérophyle (1) à la première portion de l'intestin grêle à raison de sa longueur qu'il a estimée à douze travers de doigt, commence au pylore et finit, sans ligne de démarcation précise, à gauche de la deuxième vertèbre lombaire, au moment où il entre dans l'épaisseur du mésentère. Sa limite inférieure est parfaitement établie par l'artère et la veine mésentériques supérieures qui passent au devant de lui, en le coupant à angle presque droit. On pourrait encore établir comme limite un changement de direction tel que l'intestin, de transversal qu'il était à droite des vaisseaux mésentériques, se porte brusquement en avant et à gauche en s'éloignant de la colonne vertébrale. Sa fixité, sa structure et ses courbures motivent sa description isolée (2).

Situation.

Sa *situation* précise par rapport aux parois abdominales est difficile à déterminer. Il n'appartient exclusivement à aucune région de l'abdomen, mais il occupe successivement les limites : 1° de l'hypochondre droit et de l'épigastre ; 2° du flanc droit et de la région ombilicale; 3° de l'épigastre et de la région ombilicale.

Sa situation est d'autant plus profonde qu'on s'éloigne davantage du pylore : d'où la difficulté de l'exploration du duodénum à travers les parois abdominales.

Moyens de fixité.

Il est fixé solidement dans la place qu'il occupe par le péritoine, par les vaisseaux et plexus nerveux mésentériques qui le brident, et par le pancréas.

(1) Galen., *Administr. anat.*, lib. VI, c. 9.

(2) Glisson avait établi pour limite inférieure du duodénum l'insertion du canal cholédoque.

Cette fixité, qui forme un de ses caractères principaux, était indispensable, vu les rapports du duodénum avec le canal cholédoque : on conçoit en effet que des obstacles au cours de la bile auraient eu lieu incessamment, si le duodénum eût partagé la mobilité du reste de l'intestin grêle.

Il suit de là que le duodénum ne peut jamais entrer dans la formation des hernies. S'il se déplace quelquefois, c'est dans sa première portion, dont la fixité est moins grande que celle du reste de l'organe, et qui est entraînée par la portion pylorique de l'estomac, dans le cas de déplacement de ce dernier viscère.

Il n'est point exposé aux déplacements.

Dimensions. Sa longueur est de huit à neuf pouces; son calibre, un peu plus considérable que celui de l'intestin grêle qui lui fait suite, a été exagéré, lorsqu'on a donné à cet organe le nom de *second estomac*, *ventriculus succenturiatus*. J'ai même rencontré des sujets chez lesquels le duodénum, médiocrement distendu, avait cinq pouces de circonférence, tandis que l'intestin grêle, qui lui faisait suite, avait six pouces. On suppose que cet intestin est plus dilatable que le reste de l'intestin grêle; ce qui s'explique, dit-on, par l'absence du péritoine. Le fait et l'explication sont également sans fondement. C'est la membrane aponévrotique, et non la tunique péritonéale, qui oppose de la résistance à la dilatation des intestins.

Dimensions.

Direction. Elle est fort remarquable. A partir du pylore, le duodénum se porte en haut, à droite et en arrière; parvenu au col de la vésicule biliaire, il change brusquement de direction, pour devenir vertical et former avec la première portion un angle aigu (*première courbure*); puis, après un trajet plus ou moins long dans le sens vertical, il se porte transversalement de droite à gauche, pour se continuer avec l'intestin grêle. Le lieu de ce changement de direction, qui se fait à angle droit, et par conséquent d'une manière moins brusque que la première, porte le nom de *seconde courbure*.

Direction.

Première courbure.

Deuxième courbure.

Il suit de là que le duodénum décrit une double courbure,

ou mieux une courbe demi-circulaire dont la concavité est à gauche et la convexité à droite. Haller compare ingénieusement le duodénum à deux parallèles coupées par une sécante perpendiculaire.

Des trois portions du duodénum.

Ce double changement de direction du duodénum, qui a probablement pour usage de ralentir le cours des matières alimentaires, a permis de lui considérer *trois portions*, distinguées par les noms numériques de *première*, *deuxième* et *troisième*.

Rapports. Ils doivent être étudiés dans chacune des trois portions.

Rapports de la première portion.

Rapports de la première portion. En haut, avec le foie et la vésicule du fiel, au col de laquelle cette portion du duodénum est unie par un repli du péritoine. Il n'est pas rare de voir la vésicule du fiel et le duodénum unis par des adhérences intimes, et des calculs biliaires s'ouvrir un passage à travers ces adhérences, dans le duodénum.

En avant, il est en rapport avec l'épiploon gastro-colique et les parois abdominales.

En arrière, avec les vaisseaux hépatiques et l'épiploon gastro-hépatique.

La première portion du duodénum, qui pourrait être appelée sa *portion hépatique*, a deux pouces environ de longueur.

Rapports de la deuxième portion.

Rapports de la seconde portion. En avant, avec l'extrémité droite de l'arc du colon, qui la coupe perpendiculairement.

En arrière, avec le bord concave du rein droit, le long duquel il descend plus ou moins, avec la veine-cave abdominale et avec le canal cholédoque. Quelquefois la deuxième portion n'affecte pas de rapports avec le rein, mais bien avec la colonne vertébrale.

C'est à la partie postérieure et interne de la deuxième portion, au dessous de sa partie moyenne, que les canaux cholédoque et pancréatique traversent les parois de l'intestin. Les rapports du duodénum en arrière sont immédiats, c'est à dire sans l'intermédiaire du péritoine.

A droite, la deuxième portion répond au colon ascendant; *à gauche*, au pancréas, qui lui est intimement uni, et qui l'embrass dans une sorte de demi-gouttière.

Cette deuxième portion a de deux à trois pouces de longueur. On pourrait l'appeler *portion rénale* du duodénum.

Rapports de la troisième portion. La troisième portion, qu'on pourrait appeler *portion pancréatique*, est pour ainsi dire située dans l'épaisseur du bord adhérent du mésocolon transverse, dont il soulève le feuillet inférieur qui le recouvre dans la moitié ou les deux tiers de sa circonférence, de manière à lui former une enveloppe incomplète. Ainsi, la portion transversale du duodénum ne se voit pas au dessus du mésocolon transverse, mais elle est tout entière au dessous de ce repli. **Rapports de la troisième portion.**

En bas, elle répond au feuillet inférieur de ce repli;

En haut, elle est longée par le pancréas qui lui adhère;

En avant, elle répond à l'estomac, dont la sépare le feuillet péritonéal qui tapisse l'arrière-cavité des épiploons; elle répond en outre au mésentère, et à l'intestin grêle dans la portion de sa circonférence qui dépasse en bas le bord adhérent du mésocolon transverse;

En arrière, elle répond à la colonne vertébrale, dont la séparent l'aorte, la veine-cave et les piliers du diaphragme (1).

La surface interne et la structure du duodénum ayant beaucoup d'analogie avec la surface interne et la structure du jéjuno-iléon, je renvoie leur description après celle de la conformation extérieure du reste de l'intestin grêle.

Jéjuno-iléon.

L'intestin grêle proprement dit ou *le jéjuno-iléon* est cette partie du canal alimentaire qui remplit la presque totalité de

(1) Chez un sujet, j'ai trouvé une quatrième portion qui se portait de bas en haut, et avait un pouce de longueur; en sorte que le duodénum décrivait une troisième courbure, à concavité dirigée à droite.

Définition. l'abdomen, occupe les régions ombilicale, hypogastrique, iliaques et lombaires, et que circonscrit plus ou moins complètement, comme dans une limite circulaire, le gros intestin.

Limites. Par son extrémité supérieure, il se continue sans ligne de démarcation avec le duodénum. L'angle que forme le mésentère avec le mésocolon, le changement de direction que présente l'intestin grêle, immédiatement au dessous du duodénum, ou mieux encore le point où les vaisseaux mésentériques supérieurs coupent l'intestin grêle, établit cette ligne de démarcation.

Par son extrémité inférieure, il s'ouvre perpendiculairement dans le gros intestin.

La distinction du jéjunum et de l'iléon est surrannée. La distinction surannée de l'intestin grêle proprement dit en *jéjunum* et en *iléon* doit être reléguée parmi les subtilités anatomiques, car elle ne repose que sur des fondements futiles ; et, s'il est vrai de dire que la partie supérieure diffère à beaucoup d'égards de la partie inférieure de cet intestin, les différences qu'elles présentent ont lieu graduellement et comme par nuances insensibles (1). Aussi Winslow, en désespoir de cause, avait-il établi une limite de pure convention, en proposant d'appeler jéjunum les deux cinquièmes supérieurs, et iléon les trois cinquièmes inférieurs de l'intestin grêle.

Moyens de fixité. Aucune partie du canal alimentaire ne présente une aussi grande mobilité que le jéjuno-iléon. Fixé d'une manière très lâche, et comme suspendu à la colonne vertébrale par un grand repli du péritoine, qu'on appelle *mésentère*, repli qui, étant plus large à sa partie moyenne qu'à ses extrémités, donne une inégale mobilité aux diverses parties qu'il soutient, le jéjuno-iléon se déplace avec la plus grande facilité.

(1) La partie supérieure de l'intestin grêle est appelée *jéjunum*, parce qu'on la trouve habituellement vide; la seconde, *iléon*, soit parce qu'on a supposé qu'elle occupait principalement les régions iliaques, soit à cause de sa disposition entortillée, qui lui est d'ailleurs commune avec le jéjunum (εἰλεῖν, tourner, entortiller).

Mobilité extrême de l'intestin grêle.

Ainsi la limite circulaire que décrit autour de lui le gros intestin n'est exacte que supérieurement, où le mésocolon et l'arc du colon isolent le jéjuno-iléon de l'estomac, du foie, de la rate et du duodénum. Mais en bas, entre le cœcum et l'S iliaque du colon, l'intestin grêle plonge dans le bassin, s'étale de chaque côté dans les fosses iliaques et dans les régions lombaires, et se porte au devant des colons lombaires droit et gauche.

Conséquences de cette mobilité.

Cette excessive mobilité est un des traits les plus caractéristiques et les plus importants du jéjuno-iléon, qui flotte en quelque sorte dans la cavité abdominale, obéissant au moindre choc, au moindre ébranlement ; de tous les viscères, c'est celui qui entre le plus souvent dans la formation des hernies : il est susceptible d'invagination, c'est à dire que la partie supérieure de cet intestin peut être reçue comme dans une gaîne dans la partie placée immédiatement au dessous. Lorsqu'un des organes contenus dans l'abdomen augmente de volume, le jéjuno-iléon lui cède sa place, et se porte dans le sens qui lui offre le moins de résistance ; il semble partager la mobilité des liquides ; il se ramasse, il s'éparpille, se moule sur les parties environnantes, remplit tous les vides, de manière à éluder les causes de compression ; et c'est par cet admirable mécanisme que l'abdomen peut se prêter sans inconvénient à un développement quelquefois prodigieux, normal ou morbide, des organes situés dans sa cavité.

Direction.

Direction. Nous avons vu que la partie supérieure ou sus-diaphragmatique du canal digestif était rectiligne. L'estomac nous a présenté une légère incurvation ; le duodénum deux courbures très prononcées. Le reste de l'intestin grêle va nous offrir une disposition non moins flexueuse que le duodénum.

La direction du jéjuno-iléon est la suivante : à partir du duodénum, il se porte d'arrière en avant et de droite à gauche, se replie ensuite un grand nombre de fois sur lui-même, et, parvenu à sa partie inférieure, il se porte transversalement de gauche à droite et un peu de bas en haut, pour s'ouvrir perpendiculairement dans le gros intestin.

Les circonvolutions.

Les replis ou contours nombreux (*gyri*) que le jéjuno-iléon décrit sur lui-même ont été désignés sous le nom de *circonvolutions* (*circumvolvere*); ils se moulent les uns sur les autres, sans se mêler, sans s'entortiller, de manière à former une seule masse dont l'aspect ressemble tellement à la surface du cerveau qu'on a donné le nom de circonvolutions aux éminences sinueuses que présente la surface de ce dernier organe.

Direction générale de l'ensemble des circonvolutions.

Dans l'espèce de confusion où se présentent les nombreuses sinuosités que décrit le jéjuno-iléon, il paraît bien difficile de lui assigner une direction générale; cependant si l'on considère que l'intestin grêle commence à gauche de la seconde vertèbre lombaire et finit à droite dans la fosse iliaque, on verra que la direction générale de l'intestin est tracée par celle du bord adhérent du repli membraneux qui le soutient, c'est à dire exprimée par une ligne oblique de haut en bas et de gauche à droite.

Chaque circonvolution représente une moitié de huit de chiffre.

Si maintenant l'on veut examiner la direction particulière des circonvolutions, on verra que toutes offrent leur concavité du côté du mésentère et leur convexité du côté des parois abdominales, et que chacune d'elles représente un cercle à peu près complet, ou plus exactement une moitié de huit de chiffre.

Cette disposition en demi-huit de chiffre, qui permet à l'intestin de se replier, sans aller ni en avançant ni en reculant, explique comment un si grand nombre de replis intestinaux ont pu se placer entre deux points aussi peu distants que la partie latérale gauche de la seconde vertèbre lombaire et la fosse iliaque droite, points que sépare tout au plus un intervalle de quatre pouces.

Dimensions. La *longueur* de l'intestin grêle proprement dit a paru de tout temps curieuse à déterminer : Meckel dit que cette longueur varie de treize à vingt-sept pieds, y compris le duodénum. D'après mes observations, elle varierait de dix à vingt-cinq pieds chez l'adulte (1). Le rapport de l'intestin grêle au gros intestin, sous celui de la longueur, est, en général, comme cinq est à un. La diversité dans les résultats s'explique en partie par des différences individuelles, en partie par la manière dont on procède à la mensuration. Ainsi, suivant qu'on isole plus ou moins complètement l'intestin des replis membraneux qui le soutiennent, on obtient des résultats divers. Une cause moins bien appréciée de différence dans la longueur de l'intestin, c'est l'influence qu'exerce sur la longueur le calibre du conduit. Le calibre et la longueur sont constamment en raison inverse l'un de l'autre. Pour s'en convaincre, on n'a qu'à insuffler fortement l'intestin après l'avoir préalablement mesuré. J'ai été souvent frappé de la brièveté de l'intestin grêle dans le cas de hernie avec rétention des matières au dessus de l'étranglement.

Dimensions en longueur.

Variétés de longueur.

La longueur et le calibre sont en raison inverse l'un de l'autre.

On a cherché à établir un rapport entre la longueur de l'intestin et la stature de l'individu, et on a dit que la longueur de l'intestin équivalait à quatre à cinq fois la hauteur du corps : mais les différences de stature n'ont aucun rapport constant avec la longueur du canal alimentaire.

Rapports entre la stature et la longueur de l'intestin grêle.

Au reste, les différences individuelles de longueur dans l'intestin grêle ne paraissent influer nullement sur l'activité des phénomènes digestifs.

Calibre. Le calibre de l'intestin grêle proprement dit n'est pas le même dans toute sa longueur. Il est plus considérable au commencement qu'à la fin de cet intestin : médiocrement distendu par l'insufflation, il m'a donné une circonférence de six pouces quatre lignes à son origine, de quatre pouces deux

Calibre.

Différences de calibre.

(1) La longueur moyenne de l'intestin grêle, y compris le duodénum, est de vingt pieds. J'ai fait mesurer dernièrement plusieurs intestins grêles. Chez une femme affectée de péritonite chronique, l'intestin grêle n'avait que *sept pieds* de long, non compris le duodénum ; chez une autre également affectée de péritonite chronique, dix pieds de long, y compris le duodénum ; chez d'autres, dont le péritoine était dans l'état normal, j'ai trouvé une longueur de dix-huit, de dix-neuf, de vingt, de vingt-deux pieds : le maximum a été vingt-cinq.

lignes à sa partie moyenne, et de trois pouces et demi un peu au dessus de son embouchure dans le gros intestin. Il se dilatait pour atteindre quatre pouces et demi à cette embouchure elle-même. Nous trouvons dans l'intestin grêle une disposition infundibuliforme qui doit favoriser la rapidité du cours des matières, en les faisant passer d'un espace plus large dans un espace plus étroit (1).

Du reste, le calibre de l'intestin grêle présente beaucoup de variétés. Dans le cas d'obstacle au cours des matières, il peut atteindre le calibre du gros intestin. Dans certains cas de marasme, quand il est privé de gaz, il se resserre à tel point que son calibre s'efface complètement.

Rapports :

Figure et rapports. L'intestin grêle a la forme d'un cylindre ; sa coupe est à peu près circulaire : on lui considère

Du bord postérieur ;

1° *un bord postérieur* concave, auquel s'attache le mésentère. Ce bord est légèrement plissé sur lui-même, comme il arriverait pour tout cylindre droit auquel on aurait imprimé une forte courbure.

Du bord antérieur.

2° Un bord *antérieur* convexe, libre, qui répond aux parois abdominales, dont il est séparé par le grand épiploon, lequel semble destiné à contenir la masse des circonvolutions intestinales.

Dans le cas d'absence de l'épiploon, comme chez le fœtus, ou dans les cas de déplacement, de disposition en corde de cette toile membraneuse, les rapports de l'intestin grêle avec les parois abdominales sont immédiats.

Rapports des circonvolutions entre elles.

3° Par leurs *faces latérales*, les circonvolutions de l'intestin grêle correspondent les unes aux autres ; et comme elles sont convexes, il en résulte qu'elles interceptent en avant et en arrière des espaces triangulaires dans lesquels s'amassent, tantôt

(1) Cette disposition infundibuliforme explique pourquoi des calculs biliaires volumineux qui avaient pénétré, par suite d'adhésion et de perforation, de la vésicule dans le duodénum, ont pu franchir impunément les deux tiers supérieurs du jéjuno-iléon sans pouvoir traverser le tiers inférieur où ils ont déterminé tous les symptômes de l'étranglement interne.

le sang épanché dans l'abdomen, tantôt la sérosité, le pus et les pseudo-membranes.

Rapports de l'intestin grêle avec les parois abdominales.

L'intestin grêle répond à toutes les régions de l'abdomen, à l'exception de la zône supérieure : encore n'est-il pas rare de voir cet intestin se dégager de dessous l'épiploon pour venir se placer entre le foie et les parois abdominales, ou pour se porter dans l'hypochondre gauche. Il se précipite en quelque sorte partout où une voie lui est ouverte (1).

On voit constamment une quantité plus ou moins considérable d'intestin grêle dans l'excavation pelvienne, 1° chez l'homme entre la vessie et le rectum ; 2° chez la femme, d'une part, entre la vessie et l'utérus, d'une autre part surtout, entre l'utérus et le rectum.

L'intestin grêle est contenu en partie ou en totalité dans le petit bassin.

Chez plusieurs individus épuisés par les maladies chroniques, et chez lesquels on sentait parfaitement la colonne vertébrale à nu sous les parois abdominales, j'ai trouvé dans le bassin la presque totalité et même quelquefois la totalité de l'intestin grêle rétrécie et presque entièrement vide d'air. Lorsqu'il n'y a qu'une partie de l'intestin grêle dans l'excavation pelvienne, c'est toujours la partie inférieure.

Dans le cas de tumeur développée dans l'abdomen ; ex. : dans la grossesse, dans l'hydropisie enkystée de l'ovaire, l'intestin grêle se porte en haut et sur les côtés dans les hypochondres, s'éparpille, remplit les vides, et échappe presque toujours de la manière la plus admirable aux causes de compression.

Appendices ou diverticules de l'intestin grêle.

Il n'est pas rare de voir dans l'intestin grêle des espèces d'appendices ou diverticules en forme de doigt de gant, qui ont quelquefois de deux à trois pouces de longueur, et qu'on a vus entrer dans la formation des hernies. Ces diverticules sont en général beaucoup plus rapprochés de la partie inférieure

(1) On trouve l'intestin grêle dans les hernies diaphragmatiques ; il forme les hernies périnéales ; c'est lui qui sort du bassin lorsque la paroi inférieure de cette cavité a été divisée.

que de la partie supérieure de l'intestin grêle. Ces diverticules, dans la composition desquels entre toute la tunique de l'intestin, sont bien différents de la hernie de la membrane muqueuse à travers la membrane musculeuse, hernie dont j'ai vu un exemple dans le duodénum, et plusieurs dans le reste de l'intestin grêle. Chez un sujet récemment soumis à mon observation, l'intestin grêle présentait une cinquantaine de tumeurs sphéroïdales, de volume inégal, toutes situées le long du bord mésentérique de l'intestin, et formées par la hernie de la membrane muqueuse, à travers les fibres musculaires.

La *surface interne de l'intestin grêle* nous occupera à l'occasion de la membrane muqueuse.

Structure.

Préparation. Il faut étudier cette structure, 1° sur une portion d'intestin distendue et non desséchée ; 2° sur une portion d'intestin desséchée ; 3° sur l'intestin retourné et distendu. Il importe encore d'étudier la membrane muqueuse sous l'eau, à l'aide d'une forte loupe. Des injections, poussées par les veines d'abord, puis par les artères, sont utiles pour approfondir l'étude de la structure de l'intestin.

De même que l'estomac, l'intestin grêle est constitué par quatre tuniques ou membranes, qui sont, en procédant de dehors en dedans, une *tunique séreuse,* une *tunique musculeuse*, une *tunique fibreuse* et une *tunique muqueuse.*

Tunique séreuse.

Tunique séreuse. Sa disposition n'est pas la même sur le duodénum et sur le jéjuno-iléon.

Sa disposition sur le duodénum.

Sur la première portion.

1° *Sur le duodénum*, le péritoine se comporte à l'égard de la première portion du duodénum comme à l'égard de l'estomac, c'est à dire qu'il la revêt en entier, excepté en avant et en arrière, où se voit un espace triangulaire qui est dépourvu de cette membrane. De même que l'estomac, cette première portion donne attache en avant au grand épiploon, et en arrière au petit. On a appelé improprement *ligament hépatique du duodénum* le repli que forme le péritoine en se portant du foie sur le duodénum.

Relativement à la deuxième portion du duodénum, le péritoine ne fait que passer au devant d'elle sans lui former de repli; en sorte que l'intestin répond immédiatement en arrière aux parties avec lesquelles il est en rapport, et présente une très grande fixité. Quant à la troisième portion, nous avons vu que le feuillet inférieur du mésocolon transverse lui formait une enveloppe incomplète.

Sur la deuxième et sur la troisième portion.

2° Le péritoine forme une gaîne complète au jéjuno-iléon, excepté à son bord concave, où les deux feuillets du péritoine qui constituent le mésentère s'écartent l'un de l'autre pour recouvrir l'intestin ; là, se voit un espace triangulaire celluleux tout à fait semblable à celui que nous avons remarqué le long des courbures de l'estomac, et qui remplit le même usage, c'est à dire qu'il supplée au défaut d'extensibilité du péritoine, et permet à l'intestin d'acquérir subitement un grand volume. On aurait toutefois une fausse idée de la dilatabilité de l'intestin si on pensait que ses limites sont marquées par celles de l'espace triangulaire de sa concavité ; car, dans les grandes dilatations de l'intestin, le mésentère lui-même se dédouble pour servir à l'ampliation de cet intestin, ainsi que je m'en suis assuré en mesurant le diamètre antéro-postérieur du mésentère, soit avant, soit après l'insufflation du canal intestinal.

Sa disposition sur l'intestin grêle proprement dit.

Du reste, le tissu cellulaire qui unit la tunique péritonéale à la tunique musculeuse est extrêmement délié, et son adhérence à cette dernière tunique va en augmentant à mesure que du bord concave on s'approche vers le bord convexe.

Ténuité du tissu cellulaire sous-péritonéal.

Bien que sa ténuité soit extrême, et permette de voir à travers sa transparence les fibres musculaires, la tunique péritonéale jouit d'une assez grande force de résistance.

Tunique musculeuse. Elle est composée de deux plans de fibres : l'un superficiel, l'autre profond. Le *plan superficiel*, qui est le plus mince, est formé de fibres disposées suivant la longueur de l'intestin ou de *fibres longitudinales* qui entou-

Tunique musculeuse.

Fibres longitudinales.

rent l'intestin de la manière la plus régulière, et forment un plan continu. Je n'ai pas vu que ces fibres fussent plus multipliées du côté du bord mésentérique que du côté du bord convexe. Cette couche de fibres s'enlève presque toujours avec la tunique péritonéale, à laquelle elle adhère intimement : la couleur blanche de ces fibres, l'aspect resplendissant qu'elles présentent à travers la membrane péritonéale, les a fait regarder à tort par quelques auteurs anciens comme étant de nature tendineuse.

Il est difficile, et d'ailleurs sans intérêt, de déterminer d'une manière rigoureuse si les mêmes fibres parcourent toute la longueur de l'intestin, ou bien si elles sont interrompues de distance en distance. On admet généralement qu'elles sont interrompues, et que leurs extrémités sont reçues dans l'intervalle des autres fibres.

Fibres circulaires. *La couche profonde* de fibres musculaires, plus épaisse que la précédente, est formée de fibres circulaires, parallèles, ou se coupant sous des angles très aigus. Elles m'ont paru décrire un cercle complet, et s'insérer à elles-mêmes par leurs extrémités. Elles n'offrent point d'intersections.

Membrane fibreuse. *Tunique fibreuse.* Intermédiaire à la membrane musculeuse et à la membrane muqueuse, elle présente les mêmes caractères qu'à l'estomac.

Tunique muqueuse ou papillaire. *Tunique muqueuse* ou *papillaire.* Elle présente : 1° *une surface externe* adhérente par un tissu séreux assez lâche à la membrane fibreuse, tissu cellulaire susceptible d'infiltration séreuse, sanguine, purulente : on peut très bien simuler l'emphysème ou l'œdème sur le cadavre, en distendant l'intestin retourné, soit avec de l'air, soit avec de l'eau. La ténuité qu'elle acquiert par suite de l'emphysème ou de l'œdème artificiels a fait penser à tort que ce qu'on appelle muqueuse intestinale n'était qu'un épiderme, suite de l'épiderme cutané, et que le derme cutané était représenté par la tunique fibreuse. Sa *surface interne*, libre, est enduite d'une couche plus ou moins épaisse de mucosité, et remarquable, 1° par des duplicatures ou valvules appelées *valvules conniventes;* 2° par des *papilles* très développées; 3° par la disposition de ses *follicules*.

1° *Valvules conniventes* (*valvulæ intestinales*).

Préparation. Renverser l'intestin grêle, de manière que sa face externe devienne interne. Plonger l'intestin renversé dans l'eau, ou bien encore se contenter de diviser l'intestin, et étudier sous l'eau sa surface interne. Etudier l'intestin insufflé et desséché.

Valvules conniventes.

Elles diffèrent des replis de l'œsophage et de l'estomac.

Jusqu'à présent nous n'avons vu dans la membrane muqueuse du canal alimentaire que des replis destinés à favoriser l'ampliation de ce canal (ex : œsophage, estomac), replis qui s'effacent complètement par l'effet de la distension des organes. Les replis de la muqueuse de l'intestin grêle ont une autre destination, et s'il est incontestable qu'ils servent en quelque chose à l'allongement et à la dilatation de l'intestin, il ne l'est pas moins qu'ils ne s'effacent jamais complètement, à quelque degré que soient portés cet allongement et cette dilatation. Ces replis méritent une description particulière. On les appelle *valvules conniventes* ou *valvules de Kerkringius*, bien que Fallope les eût parfaitement décrites avant cet anatomiste. C'est à Kerkringius qu'est dû le nom de conniventes (*connivere*, fermer à demi). Elles commencent dans le duodénum à un pouce et quelquefois à deux pouces du pylore : il n'est pas rare de les voir précédées de quelques plis verticaux. Très nombreuses et très développées dans le duodénum et au commencement du jéjuno-iléon, elles diminuent peu à peu à partir des deux premiers cinquièmes de cet intestin, et sont d'autant moins régulières et d'autant moins prononcées, qu'on s'approche davantage de la partie inférieure de l'intestin grêle : elles manquent même quelquefois dans les deux ou trois derniers pieds de cet intestin. Dans quelques cas rares, j'ai vu des valvules conniventes jusqu'à la valvule iléo-cœcale : nulle part elles ne sont assez multipliées pour qu'il y ait une véritable imbrication.

Elles commencent dans le duodénum.

Leur diminution graduelle à mesure qu'on s'approche de la valvule iléo-cœcale.

Leur direction. Ces valvules sont disposées perpendiculairement à l'axe de l'intestin et décrivent la moitié, les 2/3, les 3/4 d'un cercle. Il est rare qu'elles forment un anneau complet : leur largeur est plus considérable à leur partie moyenne, qui est de 2 à 3 lignes, qu'à leurs extrémités qui sont effilées. Pour bien apprécier leur forme, leurs dimensions et leur disposition respective, il faut les plonger dans l'eau, et les étudier sur un intestin desséché après insufflation : généralement parallèles, elles s'inclinent l'une vers l'autre par leurs extrémités, se bifurquent, s'envoient de petits prolongements soit verticaux, soit obliques : on voit quelquefois de petites valvules intermédiaires aux valvules plus considérables. Quelques unes sont brusquement interrompues, on dirait au premier abord qu'elles ont subi une perte de substance. Plusieurs sont alternes, et semblent disposées en spirale ; mais il n'y a rien de constant à cet égard : leur bord libre regarde tantôt le pylore, tantôt la valvule iléo-cœcale : leur direction n'a rien de constant, elles obéissent à l'impulsion qui leur est communiquée, et leur bord libre se porte indifféremment en haut ou en bas. Examinées sur un intestin desséché, elles représentent très bien les diaphragmes de nos instruments d'optique.

Leur forme.

Leurs dimensions.

Leur disposition.

Direction des valvules conniventes.

Elles sont constituées par un repli muqueux. Les valvules conniventes sont constituées par un repli de la membrane muqueuse, dans l'épaisseur duquel on trouve un tissu cellulaire lâche, des vaisseaux de divers ordres et des nerfs. L'insufflation, l'œdème naturel ou artificiel de ce tissu cellulaire sous-muqueux, en soulevant la muqueuse, les efface complètement. La tunique fibreuse présente un épaississement léger au niveau de la base de chaque valvule.

Elles ralentissent le cours des matières. Les valvules conniventes, malgré leur renversement facile, doivent avoir pour usage de ralentir un peu le cours des matières en circulation dans le canal intestinal, sans toutefois leur opposer une résistance notable, qui aurait pu devenir une cause d'obstruction et produire des accidents. Leur usage principal est peut-être de multiplier les surfaces. Or, elles doublent suivant Fabrice, elles triplent suivant Fallope, elles sextuplent suivant

Elles multiplient les surfaces absorbantes.

Kew, la surface de l'intestin. Sœmmering a émis l'opinion un peu hasardée que la surface de la muqueuse intestinale surpasse en étendue la surface de la peau (1). Sans être particulières à l'espèce humaine, les valvules conniventes sont bien plus développées chez l'homme que chez les autres animaux.

Plis irréguliers de la muqueuse intestinale.

Indépendamment des valvules conniventes, la membrane intestinale présente des *plis irréguliers* qui s'effacent par la distension.

Des papilles ou villosités.

Préparation. 1° Placer dans l'eau, en l'exposant aux rayons solaires, l'intestin ouvert, et agiter le liquide; un filet d'eau, préalablement reçu sur la muqueuse, la débarrassera des mucosités qui forment quelquefois à chaque papille une gaîne tenace : A. Meckel conseille, pour enlever le mucus, de plonger l'intestin d'abord dans une solution arsénicale, et ensuite dans une eau chargée de gaz hydrogène sulfuré; mais l'action continue du jet d'eau est infiniment préférable. 2° On pourra encore rouler sur elle-même une portion de la muqueuse détachée, bien entendu que l'enroulement devra avoir lieu du côté de la face adhérente. 3° Renverser une anse d'intestin; la surface péritonéale devient alors la surface interne. Placer alors dans la cavité de cette anse renversée un cylindre qui la remplisse, plonger la pièce dans un flacon cylindrique, et agiter l'eau pour rendre les papilles plus apparentes.

Aspect des papilles intestinales.

Les *papilles* ou *villosités* (2) sont bien plus développées dans l'intestin grêle que dans les autres parties du canal alimentaire, la langue exceptée. Fallope a la gloire de les avoir découvertes. Bien décrites par Helvétius, Hewson et Lieberkuhn, elles l'ont été bien mieux encore dans ces derniers temps par Albert Meckel. Examinée à l'œil nu et à la loupe,

(1) *Corpor. hum. Fabrica*, t. VI, p. 295.

(2) Les *villosités*, ainsi nommées par Fallope, à cause de la comparaison qu'il fit de ces petites éminences de l'intestin grêle et des autres muqueuses avec le velours, ont été d'abord séparées des *papilles* cutanées et linguales : leur analogie, indiquée par Bichat, est aujourd'hui généralement reconnue.

la surface interne de l'intestin paraît hérissée d'une foule d'éminences ou de papilles ; on dirait d'un gazon bien touffu ou d'une chenille très velue. Chez quelques animaux, chez le chien et surtout chez l'ours, les papilles sont si multipliées et tellement longues, qu'elles représentent en quelque sorte une racine chevelue.

Ces papilles occupent toute la longueur de l'intestin grêle, hérissent les valvules conniventes, aussi bien que les intervalles qui les séparent.

Longueur. Leur *longueur* varie : d'après Lieberkuhn, elles on un cinquième de ligne de longueur ; le maximum de leur longueur m'a paru être de quatre cinquièmes de ligne, et même quelques papilles duodénales redressées m'ont offert une ligne de longueur. Nombre. Leur *nombre* est très considérable ; on a cherché à le déterminer. Lieberkuhn a porté ce nombre à 500,000. Plusieurs autres Allemands ont repris ce travail. 4,000 sur un pouce carré font, d'après un calcul dont je ne suis pas tenté de vérifier l'exactitude, un million de papilles. Du reste, je n'ai pas observé de différence notable quant au nombre de papilles entre le commencement et la fin de l'intestin grêle. Il m'a paru que, sous le rapport du nombre et de la longueur des papilles, les carnivores l'emportaient de beaucoup sur les herbivores. On signale la loutre comme l'animal qui présente les villosités les plus considérables.

Forme. Leur forme varie beaucoup. Dans la plupart des animaux que j'ai examinés, chien, chat, veau, ours, elles sont filiformes. Chez l'homme, elles sont toutes lamelleuses ou foliacées, mais Variétés de forme. avec beaucoup de variétés. Au duodénum, elles sont recourbées sur elles-mêmes, présentant la disposition d'un calice ou d'une corolle, quelquefois adhérentes les unes aux autres par leurs extrémités. Dans l'intestin grêle proprement dit, elles sont rectilignes, flottantes, cylindroïdes, conoïdes, terminées en massue, étranglées et quelquefois coudées à leur partie moyenne. Au voisinage des ulcérations intestinales, elles sont comme ébarbées, tronquées, sans présenter la moindre altération dans leur structure.

Structure.

Structure. Brunner les appelle des tubes membraneux ; Leuwenoeck les rapporte à la fibre musculeuse. Helvétius et Hewson les appelaient des valvules en petit, idée qui a été reproduite et développée dans ces derniers temps par Albert Meckel. Cet anatomiste, qui a fait représenter (1) les villosités observées chez un grand nombre d'animaux, les considère comme formées de petits feuillets tantôt contournés sur leur axe, à la manière de la première feuille d'un grain de blé en germination, tantôt repliés en demi-canal ou gouttière ; mais il considère toutes ces formes comme pouvant être rapportées à celle d'un feuillet large à sa base, étroit à son sommet, forme fondamentale qu'on parvient toujours à démontrer avec la pointe d'une épingle (2). D'après M. Flourens (3), les villosités ou papilles des membranes muqueuses, de même que les papilles de la peau, ne sont que des productions du derme.

Ampoule de Lieberkuhn.

Lieberkuhn admet à la base de chaque villosité une ampoule qui s'ouvre au sommet de cette villosité par une ouverture unique. Suivant cet anatomiste, cette ampoule et cette ouverture appartiendraient à l'origine des vaisseaux lactés. Autour de cette ampoule se ramifient les vaisseaux artériels et veineux. Il y a pour chaque villosité un vaisseau artériel afférent et un vaisseau veineux efférent. Suivant Mascagni, les papilles sont composées d'un lacis de vaisseaux sanguins et de petits vaisseaux lymphatiques, et recouvertes par une membrane extrêmement ténue, composée de vaisseaux lymphatiques. Voici ce que mes observations m'ont démontré. Ayant eu occasion de ren-

Opinion de Mascagni sur la structure des papilles.

(1) *Journal complément.*, t. VII, p. 209.

(2) Suivant le même auteur, il n'y a pas seulement identité de forme, mais encore identité de structure entre les feuilles des graminées et les villosités. Des stries celluleuses, auxquelles on peut donner le nom de vaisseaux, disposées suivant la longueur des villosités et des feuilles des graminées, constitueraient les unes et les autres.

(3) *Anat. génér. de la peau et des membranes muqueuses*, 1843, p. 81.

Observations propres à servir à la détermination de cette structure.

contrer un sujet dont les vaisseaux lymphatiques étaient remplis de matière tuberculeuse, j'ai pu suivre dans chaque villosité un radicule lymphatique tuberculeux (1), qui en parcourait toute la longueur ; ce qui coïncide parfaitement avec le travail de Lieberkuhn. — D'une autre part, j'ai injecté du mercure dans une veine mésentérique ; par dessus le mercure, j'ai fait pousser une injection noire, grossière. Le mercure et une partie de la matière grossière injectée ont pénétré dans la cavité intestinale, un globule de mercure apparaissait au sommet d'un grand nombre de villosités noires d'injection. J'en ai conclu que les villosités étaient perforées à leur sommet. De plus longs détails seraient ici déplacés.

Glandules duodénales et follicules.

Préparation. Il est des intestins qui ne se prêtent nullement à l'étude des follicules, si bien qu'on dirait que ces follicules, soit isolés, soit agminés, n'existent pas. Il en est d'autres qui sont très favorables à leur observation. On les rend plus apparents en plongeant l'intestin dans de l'eau acidulée. Il faut étudier ces follicules et par la surface interne de la membrane muqueuse, et par la surface externe, en enlevant les membranes séreuse, musculeuse et fibreuse qui les recouvrent. L'étude des glandules duodénales exige impérieusement ce dernier mode de préparation.

On divise les *follicules* en deux espèces, les ***follicules simples*** ou ***solitaires*** et les ***follicules agminés;*** nous y ajouterons les *glandules duodénales.*

Glandules duodénales.

Glandules duodénales. Elles constituent à proprement parler les glandes de Brunner. Cet anatomiste, qui avait déjà fait sur le pancréas des expériences curieuses, dit qu'ayant soumis le duodénum à une coction incomplète, il vit sur sa membrane interne des granulations qu'il a fait figurer, de même que les follicules isolés de la portion d'intestin voisine. Il appela cette réunion de glandules *second pancréas.* Or,

Elles ont été appelées second pancréas.

(1) Voyez *Anatomie pathologique*, avec planches, 2e livraison.

voici ce que l'observation apprend à cet égard : il existe dans la moitié supérieure ou les deux tiers supérieurs du duodénum une couche de granulations aplaties, parfaitement distinctes les unes des autres, bien qu'elles soient contiguës et comme pressées les unes contre les autres; couche qu'il ne faut pas confondre avec la disposition glanduliforme des papilles du duodénum, et qu'on ne voit bien qu'après avoir enlevé les tuniques séreuse, musculeuse et fibreuse de l'intestin. Ces granulations ne sont autre chose que des petits grains glanduleux qui, vus à une forte loupe, offrent tous les caractères des glandules salivaires. Ces glandules ne cessent pas brusquement, mais deviennent rares et éparses vers la fin du duodénum; en sorte qu'il ne répugne nullement d'admettre que les follicules solitaires du reste du canal intestinal soient de la même nature.

Elles offrent les caractères des glandules salivaires.

Les *follicules solitaires* sont généralement connus de nos jours sous le nom de *glandes de Brunner* (1), bien que cet anatomiste n'ait décrit que les glandules ou follicules du duodénum, lesquels, dit-il, vont en diminuant à mesure qu'on s'en éloigne, et finissent par disparaître dans le jéjunum. C'est donc par extension qu'on parle de glandes de Brunner occupant la fin de l'intestin grêle, l'estomac, et même le gros intestin.

Follicules solitaires, improprement nommés glandes de Brunner.

Les follicules solitaires se présentent sous l'aspect de petites granulations, semblables à des grains de mil, arrondies, saillantes à la surface interne de la muqueuse, sans ouverture distincte, et recouvertes de papilles : on les observe sur les valvules conniventes aussi bien que dans leur intervalle. Leur nombre est extrêmement considérable; tellement que dans certaines maladies, où ces follicules étaient plus proéminents que de coutume, on a pu les prendre pour une éruption confluente. C'est une erreur de dire qu'ils vont en diminuant de la partie supérieure à la partie inférieure de l'intestin grêle; ils vont

Caractères des follicules solitaires.

(1) *Disput. de gland. duoden.* Heidelberg, 1687-1715.

plutôt en augmentant. Vus au microscope simple et même à l'œil nu, dans certains cas favorables à l'observation, ils se présentent sous l'aspect d'une vésicule imperforée remplie de mucus. Leur imperforation est un fait fort remarquable et difficile à concilier avec leurs usages, qui sont indubitablement de verser du mucus à la surface interne de l'intestin : il est probable que cette imperforation n'est qu'une simple apparence.

Follicules agminés, ou glandes de Peyer.

Les ***follicules agminés*** ou ***plexus glanduleux*** sont plus généralement connus sous le nom de ***glandes de Peyer***, bien que cet anatomiste ait décrit à la fois et les follicules solitaires et les follicules agminés. Pechlin les avait indiqués sous le titre de ***vesicularum agmina***. Willis, Glisson, Malpighi, Duverney, Wepfer, en avaient donné des descriptions plus ou moins complètes ; mais Peyer (1), jeune encore, sans connaître le travail de Pechlin, les a décrits et fait représenter avec une exactitude qui ne laisse rien à désirer, sous le titre de ***glandulæ agminatæ***.

Aspect gaufré des plaques. **Elles occupent le bord convexe de l'intestin.** **Leur siège.** **Leur nombre.**

Ces follicules agminés se présentent sous la forme de plaques généralement elliptiques dont le grand diamètre est dirigé suivant la longueur de l'intestin, criblées de trous ou de petites dépressions, ce qui leur donne un aspect gaufré, d'où le nom de ***plaques gaufrées***, sous lequel je crois les avoir le premier décrites ; toutes sont situées du côté opposé au mésentère, c'est à dire le long du bord convexe de l'intestin, jamais du côté du bord concave, ni même sur l'une et l'autre face de l'intestin. On les rencontre principalement vers la fin de l'intestin grêle ; elles deviennent de plus en plus rares à mesure qu'on s'approche du duodénum ; cependant Peyer lui-même en a rencontré une dans le duodénum. Leur nombre varie beaucoup : on en compte quelquefois vingt, d'autres fois

(1) *De glandulis intestinorum*, J. Conradus Peyer, 1667-1673. Peyer a fait représenter, comme appartenant à l'état normal, des cas de développement morbide des follicules agminés.

trente et même davantage. Peuvent-elles manquer entièrement? La difficulté de les démontrer chez un certain nombre de sujets les a fait rejeter par quelques auteurs et considérer comme le résultat d'un état pathologique, manière de voir qui est en contradiction manifeste avec l'observation.

Variétés dans la forme des plaques.

Du reste, rien de constant ni dans la situation, ni dans la forme, ni dans les dimensions des plaques gaufrées. On les voit se présenter sous la forme de longues bandelettes de deux à trois pouces de longueur; quelquefois elles forment un groupe circulaire ou elliptique parfaitement régulier, d'autres fois des groupes irréguliers. C'est au voisinage de la valvule iléo-cœcale que se rencontrent les plaques gaufrées les plus considérables. Il n'est pas rare de voir la fin de l'intestin grêle entourée par une plaque gaufrée annulaire; dans d'autres cas, les plaques cessent à quelques pouces au dessus de la valvule iléo-cœcale, et sont remplacées par des follicules simples ou réunis deux à deux, trois à trois.

Elles sont contenues dans l'épaisseur de la muqueuse.

Ces plaques gaufrées sont en général contenues dans l'épaisseur de la muqueuse, à laquelle elles donnent une plus grande densité, si bien qu'à leur niveau cette membrane résiste à l'action du grattoir; dans quelques cas, elles semblent implantées au milieu de la tunique fibreuse. On doit les étudier et par la surface externe et par la surface interne de la muqueuse. Lorsqu'elles sont remplies du liquide qu'elles sécrètent, et qu'on les examine à travers le jour, elles représentent très bien les vésicules de la peau d'une orange. Cette observation est surtout facile chez le chien dont les follicules agminés m'ont paru proportionnellement plus développés que chez l'homme.

Indépendance des follicules des plaques agminées.

Ces plaques gaufrées sont évidemment des agglomérations de follicules, tout à fait semblables aux follicules simples. Chaque dépression (1) est l'orifice d'un follicule, et ces follicules

(1) Chez le phoque dont j'ai eu occasion d'étudier le canal intestinal, il règne tout le long du bord convexe de l'intestin grêle un épaississement notable, en forme de bandelette de 2 à 3 lignes de largeur, épaississement que j'ai

sont tout à fait indépendants les uns des autres. Aussi voit-on quelquefois deux ou trois follicules altérés au milieu d'une plaque parfaitement saine d'ailleurs. Du reste, les papilles ou villosités ne manquent pas au niveau des plaques agminées; elles occupent les intervalles qui séparent les dépressions.

Follicules et corpuscules de Lieberkuhn.

Follicules ou corpuscules de Lieberkuhn. Lieberkuhn parle en outre de follicules intestinaux, innombrables, arrondis, blanchâtres, qui se voient entre les villosités, et de corpuscules qui se voient entre ces follicules. Il admet quatre-vingts follicules pour dix-huit villosités, et huit corpuscules pour un seul follicule. Je suis porté à penser que ces follicules et ces corpuscules, qui n'ont été aperçus qu'à l'aide du microscope, doivent être rapportés aux globules que les instruments grossissants démontrent dans tous les tissus.

Vaisseaux et nerfs.

Artères.

Les *artères* de l'intestin grêle proprement dit viennent toutes de la mésentérique supérieure. Elles sont très multipliées. Celles du duodénum émanent de l'hépatique. Les artères de la mésentérique supérieure sont remarquables, 1° par les nombreuses anses anastomotiques qu'elles forment avant d'arriver à l'intestin; 2° par leurs flexuosités dans l'épaisseur de l'intestin; 3° par les plans successifs qu'elles forment entre la tunique péritonéale et la tunique musculeuse, entre la tunique musculeuse et la tunique fibreuse, entre celle-ci et la tunique muqueuse. Ce dernier plan offre un réseau très compliqué d'où partent les vaisseaux de la muqueuse.

Veines.

Les *veines*, bien plus volumineuses que les artères, présentent la même disposition, sauf les flexuosités qui sont propres aux

reconnu être constitué par des follicules agminés. Si on enlève les tuniques péritonéale et musculeuse de l'intestin, les follicules agminés apparaissent sous la forme d'une glande, et si on divise l'intestin au niveau de ces follicules, la coupe présente des vacuoles très distinctes remplies de mucus. Vues à l'intérieur, ces plaques folliculeuses présentent une multitude de pertuis en forme de crible, par lesquels on exprime le mucus.

artères; elles constituent par leur réunion la grande veine mésaraïque qui est une des branches principales d'origine de la veine-porte.

Les *vaisseaux lymphatiques* sont de deux ordres : 1° les vaisseaux lactés; 2° les vaisseaux lymphatiques proprement dits. Les uns et les autres vont se jeter dans les ganglions nombreux situés dans l'épaisseur du mésentère; ceux du duodénum se rendent aux ganglions placés au dessus du pancréas. **Vaisseaux lymphatiques.**

Les *nerfs* sont une émanation du plexus solaire. **Nerfs.**

Le *développement* de l'intestin grêle sera étudié en même temps que celui du gros intestin.

Usages. C'est dans la portion duodénale de l'intestin grêle que s'opère la chylification, c'est à dire la transformation du chyme en chyle. Cette transformation a pour agents essentiels la bile et le suc pancréatique. **L'intestin grêle est le siége de la chylification.**

Le reste de l'intestin grêle (*jéjuno-iléon*) a pour usage l'absorption du chyle; les nombreux contours qu'il présente, les valvules conniventes, et peut-être aussi les villosités, ont pour effet d'augmenter l'étendue des surfaces. Les produits de l'exhalation et de la sécrétion folliculeuse servent à compléter le travail digestif. Les fibres longitudinales en raccourcissant, et les fibres circulaires en resserrant l'intestin, déterminent la progression des matières.

DU GROS INTESTIN.

Considérations générales.

Le *gros intestin* est cette partie du canal alimentaire qui s'étend de la fin de l'intestin grêle à l'anus. **Définition.**

Il commence dans la région iliaque droite, se porte de bas en haut jusque dans l'hypochondre droit. Parvenu au dessous du foie, il se recourbe brusquement pour se porter transversalement de droite à gauche (*courbure droite*, *courbure hépatique*). Parvenu dans l'hypochondre gauche au **Etendue et trajet général.**

dessous de la rate, il se courbe de nouveau brusquement pour redevenir vertical (*courbure gauche*, *courbure splénique*). Dans la région iliaque gauche, il s'infléchit deux fois sur lui-même en manière d'S romaine (S *romaine*, S *iliaque*, *courbure iliaque*), pour s'enfoncer dans le bassin et se terminer à l'anus.

Situation générale. Il suit de là que le gros intestin 1° décrit dans l'abdomen un cercle presque complet qui circonscrit la masse des circonvolutions de l'intestin grêle ; 2° qu'il occupe les régions iliaques droite et gauche, lombaires droite et gauche, le bas des hypochondres et les limites de la région épigastrique et de la région ombilicale.

Bien qu'il soit plus solidement fixé dans la place qu'il occupe que l'intestin grêle, et qu'il soit par conséquent moins susceptible de déplacement, le gros intestin présente des variétés de longueur et de courbure qui influent beaucoup sur sa situation.

Le gros intestin est plus profondément situé que l'intestin grêle dans une partie de son trajet ; dans une autre partie il est pour le moins aussi superficiel.

Divisions. Le long trajet que parcourt le gros intestin, la différence des rapports qu'il présente dans les divers points de son étendue, l'ont fait diviser en *cæcum*, en *colon*, subdivisé lui-même en plusieurs portions, et en *rectum*.

Dimensions. *Dimensions.* La *longueur* du gros intestin est de 4 à 5 pieds. **Longueur.** Sous ce rapport il est à l'intestin grêle comme 1 est à 4. Cette longueur présente d'ailleurs un grand nombre de variétés qui me paraissent tenir moins à une disposition congéniale qu'à des distensions répétées de l'intestin : on conçoit en effet que le gros intestin ne peut être distendu suivant ses diamètres transverses sans perdre un peu de sa longueur, et qu'une fois revenu sur lui-même il doit présenter un allongement proportionnel à la dilatation qu'il a subie. Aussi m'a-t-il paru généralement plus long chez les individus avancés en âge que chez les adultes.

Le *calibre* du gros intestin, généralement plus considérable que celui de l'intestin grêle, peut être tellement réduit, que le gros intestin ressemble à un cylindre plein, du volume du petit doigt. Dans d'autres cas, il est tellement considérable, qu'il remplit la plus grande partie de la capacité abdominale. C'est cette énorme ampliation qu'on observe surtout dans la tympanite par rétrécissement du rectum. Du reste, le calibre du gros intestin n'est pas uniforme dans les divers points de sa longueur.

Diamètres.

Son calibre n'est pas uniforme.

Voici quelques mesures qui établissent les différences de calibre observées dans la longueur du gros intestin.

La circonférence du cœcum, médiocrement distendu, prise immédiatement au dessus de la valvule iléo-cœcale, était de onze pouces trois lignes chez un sujet, de neuf pouces et demi chez un autre; celle du colon lombaire droit et de la moitié droite de l'arc du colon était de huit pouces neuf lignes chez le premier, et de cinq pouces quelques lignes chez le second.

Mesure du cœcum et de la moitié droite du colon.

Celle de la moitié gauche de l'arc du colon et du colon lombaire gauche était de six pouces chez le premier, et de cinq et demi chez le second.

De la moitié gauche du colon.

Celle de l'S iliaque était de cinq pouces un quart.

De l'S iliaque.

Celle du rectum était de trois pouces jusqu'à sa terminaison, où il présentait une ampoule de quatre pouces chez l'un, de cinq pouces chez l'autre.

Du rectum.

Il suit de là que, de même que l'intestin grêle, le gros intestin présente une disposition infundibuliforme. Sous ce point de vue il représente un double entonnoir : la base du premier répond au cœcum et le sommet à l'S iliaque ; la base du second répond à l'ampoule du rectum, et le sommet est adossé au précédent. Il est probable que cette disposition infundibuliforme a quelque rapport avec la circulation des matières fécales.

Disposition infundibuliforme du gros intestin.

Au reste, il n'existe pas de rapports constants dans les diamètres des diverses portions du gros intestin : ainsi un cœcum et un colon ascendants très développés peuvent coexister avec un colon descendant d'une capacité peu considérable. Dans quelques cas on rencontre dans le gros intestin des ampoules considérables séparées par des rétrécissements tels qu'à leur niveau le calibre de l'intestin est effacé. Ces étranglements par resserrement des fibres circulaires, bien distincts des rétrécissements par vice organique, ont probablement lieu pendant la vie, et pourraient rendre compte de la maladie connue sous le nom de *coliques venteuses*. Dans certaines inflammations chroniques avec dévoiement, le gros intestin, revenu sur lui-même et privé de gaz, n'est pas aussi volumineux que l'intestin grêle.

Ces généralités établies, je vais étudier successivement le cœcum, le colon et le rectum.

Du cœcum.

Nom. Ainsi nommé parce qu'il représente une espèce de cul de sac, le *cœcum* est la première partie du gros intestin.

Ligne de démarcation entre le gros intestin et l'intestin grêle. La présence du cœcum est une des nombreuses dispositions qui établissent la ligne de démarcation entre le gros intestin et l'intestin grêle.

Limites. Ses limites supérieures sont tout à fait arbitraires et déterminées par un plan horizontal qui passerait immédiatement au dessus de l'insertion de l'intestin grêle.

Unique dans l'homme, il est double dans un certain nombre d'espèces animales.

Situation. Il est *situé* dans la fosse iliaque droite, qu'il remplit presque entièrement. **Fixité variable.** Le cœcum est une des parties les plus fixes du canal intestinal ; il doit cette fixité à la disposition du péritoine, qui ne fait que passer au devant de lui, et qui l'applique contre la fosse iliaque.

Du reste, sa situation n'est pas également fixe chez tous les sujets : souvent enveloppé de tous côtés par le péritoine, il flotte, pour ainsi dire, dans la région qu'il occupe, et sa mobilité est mesurée par la laxité du mésocolon lombaire droit. Cette disposition du péritoine n'est même pas nécessaire pour expliquer le déplacement considérable que le cœcum subit dans quelques cas. Ainsi il n'est pas rare de le voir plonger dans l'excavation du bassin ; il entre quelquefois dans la formation des hernies, et une chose assez singulière, c'est qu'il a été trouvé au moins aussi souvent dans les hernies du côté gauche que dans celles du côté droit.

Conséquences.

Sa direction est quelquefois oblique.

Sa *direction*, qui est en général celle du colon ascendant, n'est pas verticale, ainsi qu'on peut s'en assurer sur un intestin médiocrement distendu, mais oblique de bas en haut et de gauche à droite, si bien qu'il forme avec le colon un angle obtus et rentrant à gauche ; je l'ai même vu former un angle droit avec le colon. Cette disposition, jointe à l'obliquité du plan de la fosse iliaque, explique pourquoi, lorsque ses moyens de fixité ont été relâchés, il tend peut-être moins à se déplacer du côté de l'anneau et de l'arcade fémorale droits que du côté de l'anneau et de l'arcade fémorale gauches ; chez quelques sujets, le cœcum et son appendice vermiculaire sont appliqués contre la partie inférieure de l'intestin grêle, en sorte que le cœcum et la partie voisine du colon décrivent un arc de cercle dont la concavité embrasse la fin de l'iléon.

Volume considérable.

Son *volume* est généralement plus considérable que la portion qui lui fait suite ; ce qui tient peut-être moins à une disposition primitive qu'à la stagnation des matières fécales, conséquence de la position déclive de cet intestin et de la direction du cours des matières. On peut dire généralement qu'après l'estomac, le cœcum est la partie la plus volumineuse du canal alimentaire. Il existe beaucoup de variétés individuelles dans la longueur et dans la capacité de cet intestin, qui est sujet à des rétentions de matières fécales, rétentions douloureuses, bien étudiées dans ces derniers temps, et qui en ont souvent imposé pour des inflammations. Très peu développé chez les carnivores, le cœcum est au contraire très considérable chez les herbivores.

Figure.

Figure. Le cœcum est une sorte d'ampoule arrondie, dont tous les diamètres sont à peu près égaux ; il est d'ailleurs bosselé comme le reste du gros intestin. Il présente à étudier, 1° le commencement des trois brides longitudinales dont j'ai déjà parlé, brides dont l'antérieure est, au niveau du cœcum, deux fois plus large que les postérieures ; 2° des replis du péritoine chargés de graisse, qu'on appelle appendices graisseuses; 3° des bosselures que séparent des enfoncements parallèles horizontalement dirigés, diposition qui lui est commune avec le colon, et qui est due à la présence des brides longitudinales.

Brides longitudinales. Appendices graisseuses. Bosselures.

Rapports : En avant, Parois abdominales ;

Rapports. 1° *En avant*, le cœcum répond aux parois abdominales, à travers lesquelles il peut être senti lorsqu'il est distendu soit par des gaz, soit par des matières fécales. Dans le cas où il est revenu sur lui-même, il arrive souvent que l'intestin grêle s'interpose entre les parois de l'abdomen et cet intestin.

En arrière, Muscle iliaque ;

2° *En arrière*, il est appliqué sur le muscle iliaque, dont le sépare l'aponévrose lombo-iliaque. Le tissu cellulaire qui l'unit à cette aponévrose est extrêmement lâche, en sorte qu'il ne s'oppose nullement aux déplacements de l'intestin. Lorsque le péritoine forme une enveloppe complète au cœcum, les rapports de cet intestin avec le muscle iliaque sont nécessairement médiats ; souvent l'appendice vermiforme est renversée sur la face postérieure du cœcum.

En dedans, Intestin grêle ;

3° *En dedans*, le cœcum reçoit l'intestin grêle : l'angle de réunion, *angle iléo-cœcal*, varie beaucoup. Quelquefois l'intestin grêle tombe perpendiculairement sur le gros intestin ; plus souvent l'angle d'incidence est obtus en haut, aigu en bas ; quelquefois l'iléon, au lieu de se porter de bas en haut, se dirige de haut en bas, et alors l'angle d'incidence est changé. Une dépression circulaire indique la limite des deux intestins.

En bas,

4° *En bas*, l'extrémité libre ou le cul de sac du cœcum présente en arrière et à gauche, à quelques lignes au dessous de l'angle iléo-cœcal, l'appendice vermiforme.

Appendice vermiforme.

Surface interne.

La *surface interne* ou *muqueuse* du cœcum présente une disposition qui est en harmonie avec celle de la surface externe; aux trois dépressions longitudinales extérieures répondent trois saillies ; aux bosselures, des cavités ou poches ; aux enfoncements parallèles, des replis ou saillies transversales, espèces de cloisons incomplètes très faciles à voir sur un intestin desséché.

Disposition de la surface interne.

Cette surface interne présente en outre, à gauche et un peu en arrière, 1° la valvule iléo-cœcale ; 2° l'orifice de l'appendice vermiforme.

Valvule iléo-cœcale.

Elle est aussi nommée *valvule de Bauhin*, du nom de l'anatomiste qui s'en est attribué la découverte, bien qu'elle eût été décrite avant lui. Pour en avoir une bonne idée, il faut l'étudier non seulement sur une pièce fraîche et sous l'eau, mais encore sur un intestin distendu par l'insufflation et desséché.

Valvule iléo-cœcale.

A. *Sur une pièce fraîche*, elle se présente, 1° du côté du cœcum, sous l'aspect d'un bourrelet saillant, oblong d'avant en arrière, fendu dans le même sens ; bourrelet membraneux et mobile que Riolan comparait à tort à la valvule pylorique, et présentant deux lèvres et une commissure ; les deux lèvres sont appliquées l'une contre l'autre, excepté au moment du passage des matières. De l'une et de l'autre commissure, qui sont l'une antérieure, l'autre postérieure, on voit partir un repli qui va se perdre sur les parois opposées du cœcum. Ce sont ces replis, dont le postérieur est beaucoup plus long que l'antérieur, que Morgagni a désignés sous le nom de *freins* de la valvule.

Lèvres de la valvule.

Commissures ou freins de la valvule.

2° Du côté de l'iléon, on voit une espèce de cavité infundibuliforme, dirigée de bas en haut et de gauche à droite.

Aspect de la valvule desséchée :

B. *Sur un intestin desséché*, la valvule iléo-cœcale se présente sous l'aspect de deux valvules saillantes du côté du cœcum où elles forment un relief anguleux. La supérieure ou *iléo-colique* est horizontale ; l'inférieure ou *iléo-cœcale* représente un plan incliné de 45° environ : toutes deux ont une forme parabolique. La supérieure est fixée par son bord adhérent, convexe, au demi-anneau qui unit la moitié supérieure de la circonférence de l'iléon au colon ; l'inférieure, par son bord adhérent, qui est également convexe, est continue au demi-anneau qui unit la moitié inférieure de l'iléon au cœcum.

1° Du côté du cœcum.

Boutonnières formées par les bords libres.

Les bords libres de ces valvules regardent à droite et sont semi-lunaires. Réunis à leurs extrémités, ces bords libres interceptent à leur partie moyenne une ouverture ou fente en forme de boutonnière, d'autant plus étroite que l'intestin est plus fortement distendu. Le diamètre de cette boutonnière est en rapport avec celui de l'intestin grêle. La lèvre de boutonnière qui appartient à la valvule inférieure est plus échancrée que celle qui appartient à la valvule supérieure.

2° Aspect du côté de l'iléon.

Vue du côté de l'iléon, la valvule présente une excavation anguleuse qui est la représentation fidèle de la saillie formée dans la cavité du gros intestin. La face inférieure de la valvule supérieure est légèrement concave, la face correspondante de la valvule inférieure légèrement convexe.

Mécanisme de la valvule.

Bien différente de l'anneau pylorique, la double valvule iléo-cœcale, qui n'oppose aucun obstacle au passage des matières de l'intestin grêle dans le gros intestin, ne saurait permettre dans les cas ordinaires le passage des matières du gros intestin dans l'intestin grêle. La valvule inférieure ou iléo-cœcale, en se relevant, intercepte le reflux des matières contenues dans le cœcum ; d'une autre part, la valvule iléo-colique, en s'abaissant, intercepte le reflux des matières contenues dans le colon.

Elle permet le retour des gaz et des liquides.

Cependant il résulte d'une foule d'expériences que j'ai faites à cet égard que, d'une part, l'eau injectée du gros intestin vers la valvule ; d'une autre part, l'air insufflé dans la même direction, triomphent le plus souvent, mais avec plus ou moins de facilité suivant les sujets, de la résistance opposée par la valvule. Le reflux du gros intestin dans l'intestin grêle ne serait possible que pour les gaz et pour les liquides ; il ne saurait l'être pour les matières qui ont un certain degré de consistance. Le reflux des matières fécales est donc impossible (1).

Elle s'oppose d'une manière absolue au passage des matières fécales.

Structure. La structure de la valvule iléo-cœcale a été parfaitement démontrée par Albinus. Si, à son exemple, on enlève sur un intestin distendu la membrane péritonéale dans le point précis où l'intestin grêle s'abouche dans le gros intestin, on voit de la manière la plus évidente que l'intestin grêle semble s'y enfoncer ; et si, par une traction ménagée et graduellement exercée sur cet intestin grêle, on cherche à le dégager du gros intestin, on voit l'intestin grêle sortir en quelque sorte du colon, s'allonger d'un pouce, un pouce et demi ; et en examinant ensuite ce qui s'est passé du côté du gros intestin,

Structure de la valvule iléo-cœcale.

L'intestin grêle semble s'enfoncer dans le gros intestin.

(1) Toutefois, si l'on considère qu'il faut toujours une forte distension du gros intestin pour obtenir le reflux des gaz et des liquides du gros intestin dans l'intestin grêle, à travers la valvule iléo-cœcale, on se demandera si le passage des gaz et des liquides du gros intestin dans l'intestin grêle est possible dans l'état normal. Certes, il n'est pas impossible ; mais il est bien plus rare qu'on ne le dit communément, et il ne faut pas prendre à la lettre cette locution usuelle, *vomissement des matières fécales*, qu'on rencontre dans toutes les observations de hernies étranglées et d'étranglements internes. Je n'ai rencontré qu'une fois des matières fécales proprement dites dans les matières d'un vomissement. Voici, du reste, le mécanisme de la résistance que la valvule iléo-cœcale apporte au reflux des matières fécales, et de la manière dont elle peut céder. Par l'effet de la distension ordinaire, les deux valvules sont refoulées, la supérieure de haut en bas, l'inférieure de bas en haut ; leurs faces correspondantes deviennent convexes, et se pressent d'autant plus fortement que la distension est plus considérable. Chez quelques sujets, la distension, portée jusqu'à la déchirure des faisceaux longitudinaux, ne triomphe pas de l'obstacle. Chez le plus grand nombre, le bord libre de la valvule inférieure glisse de droite à gauche sous la valvule supérieure, qui reste immobile ; et les gaz et les liquides passent alors du gros intestin dans l'intestin grêle avec une facilité proportionnée au renversement de la valvule inférieure.

on ne trouve plus de valvule, et on voit l'intestin grêle s'ouvrir par une large bouche dans le colon et le cœcum. Il suit de là que la valvule iléo-cœcale est essentiellement constituée par une duplicature de l'intestin grêle.

Membranes qui constituent la valvule.

Quant à sa structure proprement dite, la valvule est formée, 1° centralement par les fibres musculeuses circulaires de l'iléon, qui se prolongent dans son épaisseur jusqu'au bord libre; ces fibres musculeuses circulaires forment deux couches distinctes, vu la duplicature; les fibres longitudinales manquent entièrement; 2° par la membrane fibreuse; 3° par la membrane muqueuse. Cette membrane muqueuse présente une disposition que nous avons déjà eu occasion de faire remarquer plusieurs fois dans la description du canal digestif : c'est un changement brusque de caractère au niveau du bord libre de la valvule.

Changement brusque de la muqueuse au niveau du bord libre de la valvule.

La muqueuse qui recouvre la face de la valvule dirigée du côté du gros intestin offre en effet tous les caractères de la muqueuse du gros intestin ; celle qui revêt la face dirigée vers l'intestin grêle a tous les caractères de la muqueuse de l'intestin grêle. Les maladies respectent en général cette limite.

Appendice vermiculaire.

Ainsi nommée parce qu'on l'a comparée à un ver lombric, *l'appendice vermiculaire* naît de la partie postérieure, inférieure et gauche du cœcum, rarement du fond même du cœcum, dont elle peut être considérée comme une appendice (*appendice cœcale*), et se présente sous la forme d'un petit cordon creux, excessivement étroit, *duodecies nascente colo angustior*, dit Haller. Sa *longueur* et sa direction présentent beaucoup de variétés ; sa *longueur* varie d'un à six pouces. Son calibre, un peu plus considérable à son point de jonction avec le cœcum que dans le reste de sa longueur, est en général de beaucoup inférieur à celui du tuyau d'une plume d'oie.

Figure.

Dimensions.

Direction.

Sa *direction* est tantôt verticale descendante, tantôt verticale ascendante, souvent flexueuse ; je l'ai vue contournée en spirale, d'autres fois parallèle à l'iléon et contenue dans l'épaisseur du mésentère, libre seulement à son extrémité. Chez quelques sujets, l'appendice vermiculaire présente une disposition infundibuliforme, pour se continuer en s'élargissant avec le cœcum, qui est alors extrêmement étroit. Dans ce dernier cas, aucune ligne de démarcation distincte ne sépare le cœcum de l'appendice.

Situation et rapports.

Sa *situation* et ses *rapports* ne présentent pas de moindres différences. Ainsi, le plus souvent, l'appendice cœcale occupe la fosse iliaque droite, au voisinage du détroit supérieur : elle est assujétie au cœcum et à la fosse iliaque par un repli triangulaire ou falciforme du péritoine, qui n'occupe que la moitié de sa longueur, et lui permet une mobilité plus ou moins considérable. Elle est encore plus mobile lorsqu'elle est enveloppée dans tout son pourtour par le péritoine et dépourvue de mésentère. On conçoit d'après cela comment elle peut entrer dans la formation des hernies, comment elle a pu former autour d'une anse d'intestin grêle un anneau qui est devenu cause d'étranglement. Il arrive souvent qu'elle est renversée derrière le colon ascendant, entre cet intestin et le rein : j'ai vu dans un cas de cette espèce l'extrémité libre de l'appendice toucher la face inférieure du foie. Enfin, je l'ai vue une fois renversée derrière la fin de l'intestin grêle, une autre fois embrassant en avant cet intestin. Au reste, ces différences ne portent nullement sur le point de jonction de l'appendice avec le cœcum ; point de jonction qui a toujours lieu à gauche, en bas et en arrière du cul de sac cœcal, à peu de distance de la valvule de Bauhin.

Sa mobilité est invariable.

Cavité de l'appendice.

Si on divise, suivant son axe, l'appendice vermiculaire, on voit qu'elle est creusée d'une cavité si étroite, que les parois restent appliquées l'une contre l'autre ; on y trouve un peu de mucosité, souvent de petites boules de matières fécales endurcies ; on y a rencontré des noyaux de cerises, des grains de plomb. Cette surface interne présente dans toute son étendue l'aspect gaufré de la fin de l'intestin grêle. Une valvule

plus ou moins considérable, suivant les sujets, mais jamais assez pour obturer son orifice, se voit à son ouverture de communication avec le cœcum. La cavité de l'appendice se termine inférieurement en cul de sac comme le cœcum ; c'est dans ce cul de sac, extrêmement étroit, que peuvent séjourner les corps étrangers ; c'est là qu'ils deviennent quelquefois la cause de ces perforations spontanées de l'appendice vermiculaire, dont les exemples sont malheureusement trop fréquents. On
Usages. ignore complètement les usages de cette appendice, qui n'est chez l'homme que le vestige d'une partie importante chez beaucoup d'animaux.

Haller dit avoir rencontré deux fois l'appendice vermiculaire pleine, c'est à dire sans cavité. J'ai également rencontré chez une femme de soixante-dix ans une appendice vermiculaire de quatre à cinq lignes de longueur qui était complètement oblitérée. Ce défaut de cavité est-il le résultat d'une adhérence morbide? Est-il congénial ? Dernièrement j'ai rencontré cette appendice, du volume de l'index, longue de deux pouces. Sa cavité contenait un mucus épaissi et transparent. L'orifice de communication de sa cavité avec celle du cœcum était oblitéré.

COLON.

Limites. Le *colon* (κωλύω, j'arrête) constitue la presque totalité du gros intestin. Il est étendu du cœcum au rectum ; et nous avons déjà dit qu'aucune ligne de démarcation ne le séparait de ces deux portions du gros intestin. Ascendant vertical dans la première partie de son trajet, il devient ensuite transversal, puis vertical descendant, puis se courbe en S romaine pour se
Direction générale du colon. continuer avec le rectum. Ce long circuit, sa direction, ses nombreux rapports, autorisent la division du colon en quatre portions : *colon ascendant* ou *lombaire droit*, *colon transverse* ou *arc du colon*, *colon descendant* ou *lombaire gauche*, *colon iliaque* ou *S iliaque du colon*. Chacune de ces parties mérite une description séparée, au moins sous le

point de vue des rapports. Indiquons d'abord la forme générale du colon.

Le colon présente dans toute sa longueur un aspect bosselé qui lui donne quelque ressemblance avec l'appareil chimique, qui consiste en une longue file d'aludelles. Les bosselures du colon constituent trois séries longitudinales, que séparent trois bandes ou brides musculeuses disposées suivant la longueur de l'intestin.

Forme générale.

Bosselures.

Chacune de ces séries présente une succession de renflements et de rétrécissements ou sillons profonds, dirigés perpendiculairement à la longueur de l'intestin.

Enfoncements

Les renflements et les sillons sont déterminés par les trois brides musculeuses longitudinales lesquelles, n'ayant pas à beaucoup près autant de longueur que l'intestin, le font se replier d'espace en espace en dedans de lui-même. Il suit de là que la section de ces brides, à l'aide du bistouri, ou bien leur déchirure par une distension considérable du gros intestin, doit amener la disparition des bosselures et des plis intermédiaires ; et c'est en effet ce que démontre l'expérience. Par la même expérience, le gros intestin acquiert une longueur de deux à trois fois plus considérable qu'avant la section, et forme un cylindre régulier, à la manière de l'intestin grêle. Une preuve incontestable du rapport qui existe entre les cellules du colon et les brides musculeuses longitudinales, c'est la coïncidence de l'absence des unes et des autres chez un grand nombre d'animaux.

La section des trois bandes musculeuses permet au colon d'acquérir une longueur deux à trois fois plus considérable.

Au reste, les trois séries de bosselures présentent beaucoup de variétés : 1° suivant les sujets, 2° suivant la région du gros intestin qu'on examine. Le colon lombaire gauche et l'S iliaque ne sont pourvus que de deux séries de bosselures, et par conséquent de deux bandes intermédiaires. Les bosselures disparaissent même complètement à la fin de l'S iliaque.

Colon ascendant ou lombaire droit.

Le *colon ascendant* ou *lombaire droit* est limité en bas par

Limites.

le cœcum, en haut par le colon transverse, avec lequel il forme un angle droit au niveau de la vésicule du fiel (1).

Le colon lombaire est une des parties les plus fixes du canal intestinal.

Il est maintenu dans sa position par le péritoine, qui, ne faisant que passer au devant de lui chez quelques sujets, et lui formant chez d'autres un repli ou mésocolon lombaire, l'assujettit avec plus ou moins de fixité. On peut comprendre les colons lombaires droit et gauche parmi les parties les plus fixes du canal intestinal.

Rapports.

En avant, il répond aux parois abdominales, dont il est séparé par les circonvolutions de l'intestin grêle, excepté dans les cas où il est fortement distendu.

En arrière, il répond au muscle carré des lombes et au rein droit. Ce rapport est immédiat, c'est à dire sans l'intermédiaire du péritoine. Un tissu cellulaire extrêmement lâche est le moyen d'union. Ce rapport explique : 1° l'ouverture spontanée d'abcès du rein dans le colon ; 2° la possibilité d'atteindre le colon par la région lombaire, sans intéresser le péritoine. Cette disposition avait suggéré à Littre l'idée de faire de la région lombaire gauche le lieu d'élection pour l'établissement de l'anus artificiel dans le cas d'obstacle au cours des matières siégeant dans le rectum ou l'S iliaque, opération oubliée et qui vient d'être réhabilitée, perfectionnée et pratiquée avec succès par M. Amussat.

Conséquences des rapports du rein en arrière.

En dedans et en dehors, le colon lombaire répond aux circonvolutions de l'intestin grêle. En dedans, il répond en outre au muscle psoas et à la deuxième portion du duodénum.

(1) Chez une femme très âgée de la Salpêtrière, qui avait appartenu dans sa jeunesse à cette époque où la mode faisait consister la beauté dans une taille extrêmement étroite, il n'y avait pas de colon ascendant; le foie, aplati d'avant en arrière et comme effilé par un corset trop serré, descendait jusque dans la fosse iliaque droite ; le colon ascendant et le colon transverse, confondus, formaient une ceinture au dessus du détroit supérieur du bassin ; le colon descendant existait comme de coutume.

Colon transverse ou arc du colon.

C'est la plus longue portion du gros intestin. Etendu du colon lombaire droit au colon lombaire gauche, de l'hypochondre droit à l'hypochondre gauche, le *colon transverse* occupe en général les limites de la région épigastrique et de la région ombilicale. Il n'est pas rare de le voir situé au niveau de l'ombilic et même au niveau de la région hypogastrique. Situation.

Son extrémité droite répond à la vésicule du fiel; son extrémité gauche répond au dessous de la rate.

Il décrit une courbe dont la convexité est en avant et la concavité en arrière; d'ou le nom d'*arc du colon*.

Chez quelques sujets, sa *longueur* est quelquefois double et même triple de celle qu'elle présente le plus ordinairement (1) : de là des inflexions variées. Ainsi, chez certains sujets, on voit la partie moyenne de l'arc du colon se porter en bas, au niveau de la région ombilicale ou hypogastrique, atteindre même le détroit supérieur du bassin. Dans d'autres cas, on le voit descendre parallèment au colon lombaire, en dedans duquel il est situé, pour remonter ensuite, ou bien décrire des flexuosités, plus ou moins considérables (2). Variétés de longueur. Varétés d'inflexion du colon.

(1) Ces différences de longueur ne sont nullement congéniales, car chez tous les enfants nouveau-nés le gros intestin m'a paru avoir, à peu de chose près, la même longueur; mais ces différences sont acquises, et parmi les causes d'allongement, je regarde la constipation comme jouant le principal rôle.

(2) Il serait important de réunir toutes les variétés de longueur et de disposition de l'arc du colon. J'ai remarqué que ces variétés sont bien plus fréquentes chez les femmes que chez les hommes : le corset, les changements de position que et l'état de grossesse détermine dans le canal intestinal, la constipation, si fréquente chez les vieilles femmes : voilà les causes probables de cette différence. Chez la plupart des femmes qui ont fait usage de corsets serrés, l'arc du colon répond à la région ombilicale : il en résulte que la région sus-ombilicale est exclusivement occupée par le foie, la rate et l'estomac; tous les autres viscères abdominaux sont refoulés en bas : d'où inévitablement la prédisposition aux abaissements de l'utérus. — Chez une femme très forte, l'arc du colon décrivait, au devant de l'intestin grêle, trois courbures successives dont le sommes

Mésocolon transverse.

L'arc du colon est soutenu par un repli du péritoine très remarquable, connu sous le nom de *mésocolon transverse*, repli qui forme une cloison horizontale entre l'intestin grêle qui est au dessous, et l'estomac, le foie et la rate, qui sont au dessus. L'étendue de ce repli, qui est un des plus considérables du péritoine, explique la grande mobilité du colon transverse, qui, après l'intestin grêle, est de toutes les parties du canal alimentaire celle qui entre le plus fréquemment dans la composition des hernies.

Mobilité extrême de l'arc du colon.

Rapports :

En haut,

Rapports. En haut, l'arc du colon répond, 1° au foie, qui présente ordinairement une dépression légère, correspondant à son angle de réunion avec le colon ascendant ; 2° à la vésicule du fiel, d'où la coloration par la bile de l'extrémité droite de l'arc du colon ; j'ai vu deux fois la vésicule du fiel s'ouvrir dans le colon (1) ; 3° à l'estomac, qui s'avance sur lui dans l'état de plénitude, et qui s'en éloigne dans la vacuité, au point d'en être séparé par un assez grand intervalle ; 4° à l'extrémité inférieure de la rate. Les deux feuillets antérieurs du grand épiploon qui viennent de la grande courbure de l'estomac, passent, sans y adhérer, sur l'arc du colon. J'ai vu une anse considérable de l'arc du colon interposée au foie et au diaphragme.

atteignait le détroit supérieur, en sorte que l'intestin grêle était complètement recouvert par les circonvolutions du colon.—Chez une vieille femme, l'arc du colon, immédiatement après son origine, descendait perpendiculairement en bas, parallèlement au colon ascendant, eu dedans duquel il était situé, plongeait dans l'excavation du bassin dont il atteignait le plancher, remontait ensuite perpendiculairement en haut pour se continuer avec le colon lombaire descendant ; l'intestin grêle était refoulé tout entier à gauche entre le colon lombaire descendant et la portion ascendante de l'arc du colon.

(1) Il n'est pas rare de voir la vésicule du fiel intimement unie à la portion correspondante de l'arc du colon, et il est bien difficile de déterminer dans quelques cas si l'adhérence est le résultat normal de la disposition du péritoine qui passerait directement de la vésicule sur l'intestin, ou si cette adhérence est accidentelle.

En bas, l'arc du colon répond aux circonvolutions de l'intestin grêle. En bas,

En avant, l'arc du colon répond aux parois abdominales, à travers lesquelles on peut quelquefois le reconnaître, lorsqu'il est distendu par des gaz, il est séparé des parois abdominales par les deux feuillets antérieurs du grand épiploon. De la partie moyenne de son bord antérieur se détachent les deux feuillets postérieurs du grand épiploon. En avant,

En arrière, il donne attache au mésocolon transverse. En arrière.

Colon descendant ou lombaire gauche.

Le *colon descendant* ressemble tellement au colon ascendant et par sa situation, et par ses rapports, que nous ne pouvons que renvoyer à ce que nous avons dit pour ce dernier.

Nous devons noter, 1° sa situation, plus profonde à sa partie supérieure que celle du colon ascendant ; 2° son calibre, qui est moindre. En quoi ses rapports diffèrent de ceux du colon ascendant.

Ses rappotrs immédiats en arrière avec le carré des lombes ont été utilisés, pour l'établissement d'un anus contre nature, dans le cas d'imperforation du rectum. La préférence qu'on lui donne sur le colon ascendant est presque uniquement motivée par sa situation plus rapprochée de l'anus. On peut ajouter que ses rapports avec le rein gauche sont moins étendus que ceux du colon ascendant avec le rein droit.

Portion iliaque ou S iliaque du colon.

La *portion iliaque du colon* est située dans la fosse iliaque gauche, et se continue en bas avec le rectum. Situation.

Ses limites du côté de la portion lombaire gauche du colon sont uniquement établies par sa situation et par la présence d'un repli du péritoine appelé mésocolon iliaque, ou, si l'on veut, par le changement de direction du gros intestin, qui semble se détacher des parois abdominales, au niveau de la crête de l'S iliaque. Limites.

Ses limites du côté du rectum sont déterminées par le lieu où le gros intestin plonge dans l'excavation du bassin, au ni- Sa délimitation inférieure est arbitraire.

veau de la symphyse sacro-iliaque gauche. Mais, comme il arrive très souvent que la branche inférieure, ou même que la totalité de l'S iliaque est contenue dans l'excavation, on conçoit qu'une pareille délimitation ne saurait être rigoureuse.

Mésocolon iliaque.

Maintenue dans sa position par un repli du péritoine très lâche, appelé *mésocolon iliaque*, l'S iliaque partage jusqu'à un certain point la mobilité de l'intestin grêle. Aussi peut-on rencontrer l'S iliaque dans la plupart des régions de l'abdomen, mais surtout dans la zône sous-ombilicale. On a vu cet intestin occuper la région ombilicale, s'étendre même jusqu'au foie par sa première courbure. J'ai vu un cas dans lequel l'S iliaque, d'une part, l'arc du colon, d'une autre part, atteignant l'ombilic, et les deux courbures se touchant par leur convexité, le gros intestin répondait à toute la région antérieure de l'abdomen; et l'S iliaque remplissait à elle seule les régions ombilicale, hypogastrique et iliaque gauche. L'S iliaque et l'arc du colon sont peut-être, de toutes les parties du canal intestinal les plus sujettes à se déplacer dans la cavité abdominale, celles dont la situation véritable est la plus difficile à déterminer.

Situation de l'S iliaque à droite.

Doit-on considérer comme accidentelle ou bien comme congéniale la disposition suivante, que j'ai rencontrée plusieurs fois? A partir du colon lombaire gauche, l'S iliaque se porte transversalement de gauche à droite, au niveau du détroit supérieur, jusque dans la fosse iliaque droite, au dessous du cœcum, qu'elle refoulait en haut dans un cas, et au devant d'elle dans un autre cas; l'S iliaque décrit ensuite ses deux courbures tantôt dans la fosse iliaque droite, et tantôt dans le petit bassin. Cette disposition de l'S iliaque qui entraîne ordinairement un déplacement du rectum, lequel se porte alors de haut en bas et de droite à gauche, m'a paru plus fréquente chez la femme que chez l'homme, et j'ai pensé qu'elle pourrait bien être le résultat d'un déplacement pendant la gossesse.

La disposition suivante est une anomalie bien remarquable.

Chez un sujet dont le colon ascendant et le colon transverse présentaient la disposition normale, j'ai vu le colon lombaire descendant, au lieu de se porter verticalement en bas, se diriger très obliquement de haut en bas et de gauche à droite, s'engager dans l'épaisseur du bord adhérent du mésentère, en passant au devant de la portion transversale du duodénum, venir ensuite s'accoler au cœcum, pour s'enfoncer dans le petit bassin. Dans cette anomalie, qui appartient autant au péritoine qu'à l'insertion, on peut dire qu'il n'y avait pas d'S iliaque, et que le rectum faisait immédiatement suite au colon lombaire descendant. Curieuse anomalie.

La *direction* est le trait le plus caractéristique de l'S iliaque. qui se porte d'abord de bas en haut, en sens inverse du colon lombaire gauche ; puis descend verticalement, se recourbe une seconde fois, pour se diriger à droite ou à gauche, en avant ou en arrière, et se continuer avec le rectum (*flexus iliacus*). Direction.

Rien de plus variable d'ailleurs que ces flexuosités. J'ai vu des S iliaques qui étaient légèrement flexueuses ; mais alors la partie supérieure ou libre du rectum y suppléait en quelque sorte par des flexuosités plus ou moins prononcées ; il est vrai qu'il serait bien difficile de déterminer si ces flexuosités appartiennent au rectum ou à l'S iliaque déplacé. On ne saurait contester le rapport qui existe entre cette double courbure de l'S iliaque et la destination du gros intestin à remplir les fonctions de réservoir des matières fécales. Variétes ou anomalies de direction.

Le *volume* de l'S iliaque présente des différences très considérables. Il était énorme dans un cas d'imperforation de l'anus, chez un enfant qui vécut vingt jours. Chez une vieille femme de la Salpétrière, morte de rétention des matières fécales, qu'elle rendait par regorgement, le rectum et l'S iliaque, énormément distendus, ressemblaient au gros intestin du cheval ; l'S iliaque montait jusqu'à l'épigastre. Volume.

Rapports. En avant, l'S iliaque répond aux parois abdominales. Ses rapports sont médiats, dans l'état de vacuité, à cause de l'interposition de quelques circonvolutions de l'intestin Rapports.

grêle; immédiats dans l'état de distension : d'où la possibilité de sentir à travers les parois abdominales les boules fécales accumulées dans l'S iliaque; d'où le précepte de pratiquer un anus contre nature sur l'S iliaque du colon, dans le cas d'imperforation du rectum.

En arrière, l'S iliaque répond à la fosse iliaque gauchee, à laquelle elle est fixée par le mésocolon ; d'où la compression et l'exploration facile de cet intestin, dans lequel on peut reconnaître, à l'aide du palper, des boules fécales. Dans le reste de sa circonférence, l'S iliaque répond aux circonvolutions de l'intestin grêle.

Surface interne du colon.

Trois saillies parallèles à la longueur.

La surface interne du colon présente : 1° trois saillies longitudinales correspondant aux trois bandes ou brides observées à la surface extérieure; 2° trois séries de cellules intermédiaires dont la concavité est dans un rapport rigoureux avec les bosselures de cette même surface extérieure; 3° les cellules de chaque série sont séparées les unes des autres par des saillies ou cloisons incomplètes correspondant aux plis ou dépressions de la surface extérieure, saillies qu'on a appelées improprement des *valvules*. Pour bien voir la disposition des cellules et celle des cloisons qui les séparent, il faut soumettre à la dessiccation un gros intestin médiocrement distendu. Si les brides ont été préalablement divisées, les cellules et les plis intermédiaires disparaissent.

Trois séries de cellules.

Cloisons incomplètes entre les cellules.

Au reste, la disposition celluleuse intérieure, de même que la disposition bosselée à l'extérieur, présentent beaucoup de variétés, suivant les sujets, et même dans les divers points de la longueur du colon. Ainsi, le plus souvent, il n'existe que deux séries de cellules pour le colon descendant et pour l'S iliaque, parce qu'il n'y a que deux bandes ou brides. Quelquefois même les cellules ont disparu à l'S iliaque.

Plis ou rides.

La surface interne du gros intestin présente en outre des

plis ou rides irrégulières qui s'effacent complètement par la distension.

RECTUM.

Ainsi nommé à cause de sa direction généralement moins flexueuse que celle des autres parties du canal intestinal, le *rectum* est la dernière portion du gros intestin, et par conséquent du tube digestif. Nom.

Il commence au niveau de la base du sacrum, et finit à l'anus. Limites.

Il est *situé* dans le petit bassin, au devant de la colonne sacro-coccygienne.

On voit donc que le canal alimentaire, après avoir abandonné la colonne vertébrale pour décrire ses nombreuses circonvolutions, vient, à sa terminaison, se placer au devant de la partie inférieure de cette colonne, de la même manière qu'à son origine il en occupait la partie supérieure. Le canal alimentaire est adossé au rachis à son origine comme à sa terminaison.

Maintenu dans une position fixe, surtout inférieurement, où il est, d'une part, environné de tous côtés par du tissu cellulaire, et, d'une autre part, assujéti par l'aponévrose pelvienne supérieure et par le releveur de l'anus dont les fibres viennent se continuer sans ligne de démarcation avec celles du sphincter, le rectum n'est susceptible d'aucun déplacement analogue aux changements de position qui constituent les hernies ; mais ses fonctions d'organe d'expulsion des matières fécales concentrant sur lui seul tout l'effort des muscles abdominaux, l'exposent à des déplacements d'un autre ordre, à des invaginations ou renversements (1). Situation.

(1) La fixité de la partie inférieure du rectum favorise le déplacement de cet intestin. Il est même constant que dans les efforts violents, la partie supérieure du rectum tend à s'enfoncer dans l'inférieure et à se rapprocher de l'anus. Ainsi, dans l'exploration du rectum par le doigt, il arrive qu'en conseillant au malade de faire de grands efforts de défécation, on parvient à reconnaître des altérations du rectum qui sont de beaucoup au dessus de la portée du doigt, et qui auraient complètement échappé sans cette précaution.

Fixité. La situation, en quelque sorte invariable, de sa partie inférieure, dans une cavité osseuse, à parois inextensibles, et ses rapports avec l'aponévrose pelvienne, le mettent dans des conditions toutes particulières ; et tandis que la vessie et l'utérus, placés comme lui dans le bassin, viennent, dans l'état de distension, réclamer une place dans la cavité abdominale, le rectum, dans lequel s'accumulent les matières fécales, peut se dilater énormément dans le bassin sans éprouver le moindre changement de position.

Conséquences. Il suit encore de cette fixité du rectum au centre de la cavité pelvienne que, dans le cas de dénudation de cet intestin par suite de la fonte du tissu cellulaire ambiant, il reste écarté des parois pelviennes : d'où le mécanisme des fistules à l'anus; d'où la nécessité de l'incision du rectum pour que les deux bords de la division puissent venir au contact avec les parois pelviennes.

Direction. *Direction*. La direction du rectum mérite de fixer spécialement l'attention, comme un fait anatomique d'où découlent des inductions pratiques d'un haut intérêt. Cette direction n'est nullement rectiligne, mais curviligne, dans le sens antéro-postérieur et dans le sens latéral.

Courbures dans le sens antéro-postérieur. 1° Dans *le sens antéro-postérieur*, le rectum suit la courbure sacro-coccygienne, sur laquelle il se moule : il est donc concave en avant et convexe en arrière. Parvenu au sommet du coccyx, il s'infléchit légèrement en arrière pour se terminer à un pouce au devant de cet os. Par cette inflexion très remarquable, il s'éloigne du vagin chez la femme, et du canal de l'urèthre chez l'homme.

Inclinaison latérale. 2° *Inclinaison latérale*. Situé supérieurement sur la partie latérale gauche de la base du sacrum, au niveau de la symphyse sacro-iliaque, le rectum se porte en bas et à droite, jusqu'à ce qu'il ait atteint la ligne médiane du sacrum, ce qui a lieu au niveau de la troisième pièce de cet os. Là il se dirige d'arrière en avant et de haut en bas, toujours dans le sens du plan médian, en formant une légère courbure avec la partie supérieure. On a dit et répété que la partie inférieure du rectum n'occupait pas rigoureusement la ligne médiane, mais se déviait un peu à droite. Le fait est qu'il n'est pas rare de voir le rectum dépasser à droite la ligne médiane, au niveau de la partie inférieure du sacrum ; mais il s'y replace toujours avant sa terminaison.

Au reste, quelques variétés importantes existent dans la courbure que décrit le rectum. Ainsi, il n'est pas rare de voir la partie supérieure de cet intestin s'infléchir en manière d'S iliaque avant d'atteindre la ligne médiane ; et, dans ce cas, il est incertain de savoir si la partie infléchie appartient au rectum ou à l'S iliaque (1). Dans plusieurs des cas de déviation de l'S iliaque que j'ai signalés plus haut, le rectum commençait à droite de la base du sacrum, et se portait en bas et à gauche. Dans un cas où l'S iliaque était dans sa position normale, le rectum se portait presque transversalement à droite, jusqu'à la symphyse sacro-iliaque droite, pour se diriger ensuite très obliquement de droite à gauche. Chez un jeune homme de 21 ans, mort de fièvre typhoïde, j'ai rencontré la disposition suivante : le colon descendant parvenu à la région iliaque droite ne se réfléchissait pas comme de coutume, pour constituer l'S iliaque ; il plongeait directement dans l'excavation du bassin : là il se réfléchissait de bas en haut, au devant du sacrum, atteignait le détroit supérieur, se réfléchissait de haut en bas, au devant de la symphyse sacro-iliaque droite, et se dirigeait obliquement de droite à gauche pour gagner la ligne médiane du sacrum. La situation à gauche de la partie supérieure du rectum a servi de texte à plusieurs explications relatives à la fréquence de l'inclinaison de l'utérus à droite et à la plus ou moins grande difficulté de l'accouchement, suivant que les positions occipitales sont droites ou gauches. **Anomalies de direction.**

Volume. Cylindroïde, non bosselé, parce qu'il est dépourvu **Volume.**

(1) Le déplacement de l'S iliaque n'entraîne pas toujours le déplacement du rectum.

des bandelettes longitudinales que nous avons remarquées dans les autres parties du gros intestin, le rectum offre à sa surface extérieure une couche uniforme de fibres longitudinales très apparentes, fasciculées, qui lui donnent quelque ressemblance avec l'œsophage. Son calibre, un peu moins considérable supérieurement que celui de l'S iliaque, va en augmentant à mesure qu'on approche de son extrémité inférieure. Là il présente, à un pouce au dessus de l'orifice anal, une dilatation considérable, espèce d'ampoule susceptible d'acquérir un volume énorme, à tel point que, dans certains cas de rétention des matières fécales, on a vu le rectum remplir la totalité de l'excavation pelvienne.

Ampoule rectale.

Rapports :

1° En arrière.

Mésorectum.

Rapports. 1° *En arrière*, le rectum répond à la symphyse sacro-iliaque droite, à la courbure du sacrum et du coccyx ; il est fixé supérieurement au sacrum à l'aide d'un repli du péritoine, connu sous le nom de *mésorectum*, et séparé du sacrum et de la symphyse sacro-iliaque par le muscle pyramidal, le plexus sacré et les vaisseaux hypogastriques. Dans toute la partie qui déborde le coccyx, le rectum répond aux releveurs de l'anus et au sphincter réunis qui lui forment une espèce de gaîne musculaire, qui l'enveloppe dans la hauteur d'un pouce.

2° En avant.

2° *En avant*, le rectum, libre dans sa partie supérieure, est adhérent dans sa partie inférieure. Les rapports varient dans l'un et l'autre sexe. Ils sont de la plus haute importance sous le point de vue chirurgical.

A. Chez l'homme.

Rapports avec la vessie.

A. *Chez l'homme*, il répond, par sa partie supérieure ou libre, à la face postérieure de la vessie, dont il est séparé, excepté dans le cas de rétention d'urine ou de dilatation considérable du rectum, par les circonvolutions de l'intestin grêle ; par sa partie inférieure ou adhérente, il est en rapport avec le bas-fond de la vessie, auquel il répond immédiatement sur la ligne médiane, dans l'espace triangulaire, intercepté par les vésicules séminales, et dont il est séparé de chaque côté par ces mêmes vésicules. Ses rapports immédiats avec le bas fond de la vessie sont plus ou moins étendus suivant les sujets, et suivant l'état de vacuité ou de plénitude de la vessie et du rectum. Nous verrons ailleurs que le péritoine forme entre ces deux organes un cul de sac plus ou moins profond. Chez quelques sujets, ce cul de sac péritonéal s'étend jusqu'à la prostate, en sorte que la totalité du bas fond de la vessie est recouverte par le péritoine.

Rapports avec la prostate.

2° Au devant du bas fond de la vessie, le rectum répond encore à la prostate, à laquelle il est assez intimement uni. Or, dans certains cas, la prostate déborde le rectum de chaque côté ou d'un seul côté ; dans d'autres cas, c'est le rectum qui déborde, soit d'un côté, soit de l'autre, soit des deux côtés à la fois, et qui reçoit la glande comme dans une gouttière.

Avec la portion membraneuse de l'urèthre.

3° Le rectum affecte encore des rapports avec la portion membraneuse du canal de l'urèthre. Mais, à raison de son inflexion en arrière, il est séparé de la portion membraneuse qui se porte en haut, et en avant, par un espace triangulaire dont la base est en avant et en bas, le sommet en arrière et en haut.

Conséquences pratiques de ces rapports.

Comme conséquences pratiques de ces rapports nous signalerons, 1° la saillie que fait la vessie dans le rectum, dans le cas de rétention d'urine ; 2° la possibilité d'explorer la vessie à travers le rectum, et d'arriver à la vessie par la ponction et par la taille recto-vésicale ; 3° le secours que fournit l'introduction du doigt dans le rectum pour le cathétérisme de l'urèthre et pour l'exploration de la prostate ; 4° la nécessité de vider le rectum et de provoquer son resserrement dans l'opération de la taille par la méthode latéralisée ; 5° la possibilité d'inciser la portion membraneuse de l'urèthre sans intéresser le rectum.

B. Rapports chez la femme.

B. *Chez la femme*, le rectum, dans sa portion libre, répond en avant au ligament large, à l'ovaire et à la trompe utérine du côté gauche, à l'utérus et au vagin.

La péritoine forme entre le vagin et le rectum un cul de sac

Cul de sac du péritoine entre le rectum et le vagin.

analogue à celui que nous avons observé entre la vessie et le rectum chez l'homme, et présente les mêmes variétés. Toujours dans l'état de vacuité de l'utérus et du rectum, un certain nombre de circonvolutions intestinales sont interposées entre le rectum et le vagin. Aussi les déchirements de la paroi postérieure du vagin sont-ils accompagnés de l'issue des intestins au dehors.

Il n'est pas rare de voir le vagin et l'utérus déviés à gauche pendant que le rectum est dévié à droite, et alors celui-ci correspond dans sa partie libre au ligament large et à l'ovaire droits. Enfin, dans la rétroversion de l'utérus qui est si fréquente, le fond de cet organe répond au rectum sur lequel il appuie.

Rapports avec le vagin.

Dans sa portion inférieure ou adhérente, le rectum répond au vagin, auquel il adhère moins intimement que le vagin n'adhère à la vessie: aussi l'extension du cancer vaginal au rectum est-elle moins fréquente que celle du cancer en avant de l'utérus et du vagin à la vessie; aussi le déplacement du vagin, qui entraîne toujours le déplacement de la vessie, n'entraîne-t-il que fort rarement le déplacement du rectum. Inférieurement, à raison de son inflexion antéro-postérieure, le rectum s'éloigne du vagin de la même manière qu'il s'éloigne du canal de l'urèthre chez l'homme, et c'est cet espace triangulaire dont la base est dirigée en bas qui constitue le périnée de la femme.

3° Rapports du rectum sur les côtés.

3° *Sur les côtés*, le rectum répond, dans sa portion libre, aux circonvolutions intestinales; dans sa partie adhérente, il plonge au milieu d'un tissu cellulaire graisseux, qui nulle part ne remplit plus manifestement l'usage de combler les vides, et dont l'affaissement par l'amaigrissement, ou la destruction par la suppuration, jouent un si grand rôle dans les maladies de l'anus. A sa partie inférieure le rectum est embrassé par le releveur de l'anus et par le sphincter réunis.

Surface interne du rectum.

Surface interne du rectum. Remarquable par des plis longitudinaux qui s'effacent par la distension de l'intestin, et qui représentent assez bien les plis longitudinaux de l'œsophage. Ces plis, qu'on appelle improprement *colonnes du rectum*, sont coupés par d'autres plis demi-circulaires, qui s'effacent également par la distension. Cette surface interne présente d'ailleurs une dilatation correspondant au renflement extérieur qui surmonte l'anus. Quant au repli horizontal connu sous le nom de *valvule de Houston*, et qu'on dit exister au dessus du sphincter, je suis porté à penser qu'on a pris pour une valvule un des replis demi-circulaires que présente l'intestin dans l'état de resserrement, replis qui disparaissent complètement dans la distension et qui, en conséquence, ne peuvent être considérés comme appartenant à la même catégorie que la valvule pylorique ou les valvules conniventes.

Ses plis longitudinaux.

Structure du gros intestin.

Nous trouvons dans le gros intestin le même nombre de tuniques que dans l'intestin grêle : mais ces tuniques présentent des dispositions particulières dont les unes sont communes à tout le gros intestin, et dont les autres sont propres à quelques unes de ses parties.

Tunique péritonéale.

1° *Tunique péritonéale.* Le péritoine ne forme pas en général au gros intestin une enveloppe aussi complète qu'à l'intestin grêle ; en outre, il offre au pourtour du gros intestin une foule de replis presque toujours chargés de graisse qu'on appelle *appendices graisseuses*. Ces replis, dont le nombre, la largeur et la longueur ne sont assujettis à aucune règle, sont quelquefois disposés suivant des séries régulières. Il en est de si longs qu'ils ont pu entrer dans la formation des hernies, ou même devenir cause d'étranglement, en formant un anneau autour de l'intestin : il est rare de les voir manquer complètement. Ils diminuent lors de la distension de l'intestin et s'allongent lors de son resserrement ; ils se chargent quelquefois d'une quantité énorme de graisse, dont on peut les considérer comme les réservoirs. On les observe dans toute la lon-

Appendices graisseuses.

Dimensions.

gueur du gros intestin, y compris la partie libre du rectum. Leurs usages sont peu connus.

Tunique péritonéale du cœcum.

Le péritoine enveloppe souvent le cœcum en entier, d'autres fois il ne le revêt pas en arrière. Il forme le plus souvent à l'appendice vermiculaire un repli ou mésentère, et ne fait que passer au devant des colons lombaires droit et gauche dont la partie postérieure se trouve habituellement dépourvue de péritoine. Il enveloppe la totalité de l'arc du colon, excepté en arrière, dans un espace triangulaire, qui répond au mésocolon transverse, et en avant, dans un autre espace triangulaire, qui répond au grand épiploon. Il se comporte à l'égard de l'S iliaque comme à l'égard de l'intestin grêle, c'est à dire qu'il l'enveloppe en entier, excepté dans un petit espace triangulaire au niveau de son mésentère. Enfin, au rectum, il se comporte d'abord comme pour l'S iliaque ; puis il ne fait que passer au devant de cet intestin : enfin, la partie inférieure du rectum, complètement dépourvue de péritoine, plonge au milieu d'un tissu adipeux très abondant.

Tunique péritonéale du colon et du rectum.

Il suit de la disposition du péritoine relativement au gros intestin, que celui-ci est plus favorablement disposé que l'intestin grêle pour acquérir un volume considérable, et qu'il est possible de pénétrer dans sa cavité en plusieurs points de sa longueur sans ouvrir le péritoine.

Tunique musculeuse.

2° *Tunique musculeuse.* Elle présente, comme celle de l'intestin grêle, deux ordres de fibres : les unes longitudinales, les autres circulaires.

Fibres circulaires.

Les *fibres circulaires*, qui forment la couche profonde, se comportent comme à l'intestin grêle ; les *fibres longitudinales*, qui forment la couche superficielle, au lieu d'être régulièrement disposées tout autour de la circonférence de l'intestin, sont réunies en trois bandes ou brides, sur lesquelles nous avons déjà fixé l'attention. Ces trois bandes qui, à travers le péritoine, ont l'aspect nacré des ligaments, font suite aux fibres longitudinales de l'appendice vermiculaire. L'antérieure est la plus considérable ; elle devient inférieure au niveau de

Fibres longitudinales réunies en trois bandes.

l'arc du colon, pour redevenir antérieure sur le colon descendant et l'S iliaque, où elle s'épanouit. Des postérieures, qui sont plus étroites, l'une est externe, l'autre interne ; elles deviennent supérieures au niveau de l'arc du colon, pour redevenir postérieures au colon descendant et à l'S iliaque, sur lesquels elles se confondent souvent en une seule bandelette. J'ai déjà dit que ces trois bandelettes, n'ayant qu'un tiers ou tout au plus une moitié de la longueur du gros intestin, déterminaient le froncement de cet intestin et sa disposition en cellules que séparent des rétrécissements circulaires.

La *tunique musculeuse* est remarquablement modifiée dans le rectum. Déjà, dans l'S iliaque, les fibres longitudinales se sont disséminées. A la fin de l'S iliaque, elles occupent toute la circonférence de l'intestin ; mais cette disposition est surtout propre au rectum, dont les fibres musculaires longitudinales se présentent sous l'aspect de faisceaux épais, qui forment une couche non interrompue tout autour de cet intestin.

Au rectum, les fibres longitudinales sont disséminées par faisceaux.

La couche musculaire profonde ou annulaire du rectum est beaucoup plus épaisse que celle du reste du canal alimentaire, l'œsophage excepté ; son épaisseur permet de la séparer en anneaux distincts. Le dernier anneau a paru si remarquable, qu'on l'a décrit comme un muscle particulier, sous le titre de *sphincter interne*. Sous le rapport de sa disposition, la tunique musculeuse du rectum ressemble exactement à la tunique de l'œsophage : la différence d'épaisseur, qui est à l'avantage de l'œsophage, dépend de la différence d'usage des deux conduits ; l'œsophage étant tout pour la progression des aliments, qui doit être rapide, et le rectum ayant pour auxiliaires les muscles abdominaux : de même que l'œsophage, lorsque le rectum est vide, il est contracté sur lui-même, et ses parois sont contiguës.

Epaisseur considérable de la couche circulaire du rectum.

Ce que c'est que le sphincter interne.

3° La *tunique fibreuse* du gros intestion ne présente rien de particulier.

Tunique fibreuse.

4° La *tunique muqueuse* du gros intestin ne présente point

Absence de valvules.

de valvules : les saillies ou crêtes semi-lunaires qui séparent les cellules sont formées aux dépens de toute l'épaisseur de l'intestin. Les plis irréguliers ou rides qui s'y remarquent, s'effacent complètement par la distension. Il n'est pas rare de voir la muqueuse faire hernie à travers la membrane musculeuse, et constituer des petites cavités à goulot étroit, remplies le plus souvent d'une boulette de matière fécale durcie : on dirait au premier abord une varice. Cette disposition, très fréquente chez les vieillards, est peut-être le résultat d'une constipation habituelle (1).

Aspect alvéolaire de la surface intérieure du gros intestin.

Examinée à la loupe et sous l'eau, avec les mêmes précautions que la membrane muqueuse de l'intestin grêle, la surface interne du gros intestin ne présente plus de villosités ; mais on y retrouve exactement la même apparence qu'à la membrane muqueuse de l'estomac, c'est à dire une disposition qui retrace celle d'une ruche à miel. Les ouvertures ou pores de cette muqueuse sont innombrables ; et dans l'hypothèse où ils seraient à la fois exhalants et absorbants, on conçoit avec quelle rapidité devrait se faire et l'exhalation et l'absorption dans le gros intestin.

Follicules.

Cette membrane est parsemée d'une multitude de follicules (*tanquam stellæ firmamenti*, Peyer), déprimés et perforés à leur centre, qui, chez un grand nombre de sujets, et principalement chez le vieillard, présentent une couleur noire. Jamais ces follicules ne se groupent par plaques comme dans l'intestin grêle ; toujours ils sont solitaires. Il n'est pas rare de les trouver enflammés, les autres éléments de la membrane muqueuse étant intacts.

D'après ce qui précède, il serait donc facile de distinguer le

(1) Cette espèce de hernie de la tunique muqueuse à travers les tuniques fibreuse et musculeuse s'observe non seulement dans le rectum, mais encore dans l'S iliaque et dans toute la longueur du colon. Je n'en ai jamais rencontré en plus grand nombre que sur le corps du professeur Alibert. Ces petites hernies de la muqueuse, presque toutes remplies d'une matière fécale durcie, étaient régulièrement placées le long des trois bandes longitudinales de l'intestin.

gros intestin de l'intestin grêle, d'après le seul caractère de sa membrane muqueuse. La limite est le bord libre de la valvule iléo-cœcale : tout ce qui est en deçà présente les caractères de la muqueuse de l'intestin grêle ; tout ce qui est au delà présente les caractères de la muqueuse du gros intestin.

Le gros intestin pourrait être distingué de l'intestin grêle par sa membrane muqueuse.

Dans l'appendice vermiforme on trouve des plaques agminées; quelquefois même la totalité de cette appendice est tapissée par une couche continue de follicules.

Muqueuse de l'appendice vermiculaire.

La muqueuse qui revêt le rectum est plus lâchement unie à la tunique fibreuse que dans le reste du gros intestin. Cette laxité augmente surtout à la partie inférieure du rectum, d'où la possibilité d'un déplacement de la muqueuse, analogue à celui dont nous avons indiqué la possibilité pour l'œsophage, et qu'il faut bien distinguer du renversement du rectum. Je ferai également remarquer le développement du système capillaire veineux, dans la partie inférieure de cette muqueuse, développement qui s'exagère d'une manière considérable chez certains individus, pour constituer des tumeurs hémorrhoïdales.

Laxité des adhérences de la muqueuse du rectum.

Développement du système capillaire veineux de la muqueuse du rectum.

Vaisseaux et nerfs.

Artères. Les artères du gros intestin viennent, pour le cœcum, l'appendice vermiculaire, le colon ascendant et la moitié droite de l'arc du colon, de la mésentérique supérieure ; pour le reste du colon et le rectum, de la mésentérique inférieure. Le rectum reçoit, en outre, sous le nom d'hémorrhoïdale moyenne, une branche de l'hypogastrique, et sous celui d'hémorrhoïdale inférieure, une branche de l'artère honteuse interne.

Artères.

Quelques artérioles sont encore fournies au gros intestin par les artères gastro-épiploïque, splénique, capsulaire, spermatique, etc.

Sous le rapport du nombre et du volume de ses artères, le rectum surpasse toutes les autres parties du gros intestin. Aussi les opérations que l'on pratique sur la partie inférieure du rectum sont-elles souvent suivies d'hémorrhagie.

Le rectum est la partie la plus vasculaire du gros intestin.

Veines. Les *veines* qui portent le même nom et suivent la même direction que les artères concourent à la formation des grandes et petites veines mésentériques ou mésaraïques, qui vont elles-mêmes se jeter dans la veine-porte.

Vaisseaux lymphatiques. Les *vaisseaux lymphatiques*, très nombreux, vont se jeter dans les ganglions lymphatiques qui longent le bord adhérent de l'intestin. On admet pour ce gros intestin des vaisseaux lactés, mais moins évidents que ceux de l'intestin grêle.

Nerfs. Les *nerfs* sont une émanation du plexus solaire, et constituent des plexus qui arrivent à l'intestin avec les artères. Tous ces nerfs appartiennent au système des ganglions.

Le rectum reçoit des nerfs ganglionnaires et des nerfs cérébro-rachidiens. Le rectum seul reçoit à la fois et des nerfs ganglionnaires, et des nerfs provenant du système cérébro-spinal. Ces derniers sont fournis par le plexus hypogastrique et par le plexus sacré. La présence de ces deux ordres de nerfs est en rapport avec les fonctions de l'intestin, qui est en partie soumis à la volonté, et en partie soustrait à son influence.

DE L'ANUS.

Anus. Le mot *anus*, emprunté du latin, désigne l'orifice inférieur du canal alimentaire (*orifice anal*), filière étroite, plus ou moins dilatable, à travers laquelle se moulent et sont comme exprimées les matières fécales.

Situation. Il est *situé* sur la ligne médiane, à un pouce au devant du coccyx, derrière le périnée, entre les tubérosités de l'ischion, au fond de la cavité qui sépare les fesses.

Peau de l'anus. Ses follicules sébacés. Ses plis. Le pourtour de cet orifice, habituellement fermé, est revêtu par une peau abondamment pourvue de follicules sébacés, et garnie de poils chez l'homme : cette peau s'enfonce dans l'ouverture anale pour se continuer avec la membrane muqueuse, et présente une foule de plis radiés qui s'effacent pendant la dilatation de cet orifice.

Ligne de continuité entre la peau et la muqueuse de l'anus. Le lieu de la continuité de la peau avec la membrane muqueuse est remarquable. Cette continuité s'effectue en dedans du rectum, à quelques lignes de l'anus proprement dit. Une ligne sinueuse, offrant une série d'arcades ou de festons à concavité supérieure, indique la ligne de démarcation. Quelquefois, au niveau de ces arcades répondent des petites poches terminées en cûl de sac, et ouvertes en haut. Des angles de réunion des arcades partent des replis muqueux; et dans les culs de sac s'engagent souvent de petits corps étrangers, détachés des matières fécales, qui deviennent la cause de fistules stercorales.

Structure de l'anus. Destiné à nous affranchir de l'horrible incommodité qu'entraînerait la sortie continuelle et involontaire des matières fécales, l'anus a pour base, et en quelque sorte pour charpente, un muscle volontaire, le *sphincter*, muscle constricteur qui a pour antagonistes, non seulement les *releveurs de l'anus*, que je considère comme formant avec le sphincter un seul et même muscle analogue au muscle formé par l'orbiculaire et les buccinateurs, mais encore le diaphragme et les muscles abdominaux. Le défaut de sphincter est l'écueil de tous les anus dits artificiels ou contre nature.

Structure de l'anus.

Sa charpente est un muscle volontaire, le sphincter.

La *peau* et la *membrane muqueuse* qui revêtent cette charpente contractile sont remarquables par le grand développement de la trame érectile, qui constitue la base de toute membrane tégumentaire.

A cette portion de peau et de muqueuse qui revêt l'anus, se rendent les dernières ramifications des artères hémorrhoïdales. De sa trame érectile, et par conséquent toute veineuse, naissent des veinules multipliées, flexueuses, contournées, plexiformes, qui constituent les racines les plus déclives de la veine-porte. Des *nerfs* cérébraux et ganglionnaires, émanation du centre nerveux hypogastrique et du plexus sacré, se distribuent en nombre considérable à cet orifice; enfin on trouve des cryptes muqueux ou plutôt des glandules, vestiges d'un organe glanduleux très développé chez certains animaux.

Artères, plexus veineux et érectile de l'anus.

Nerfs.

Cryptes muqueux.

Ici devrait se placer la description des muscles de l'anus;

mais ces musles sont si intimement liés aux muscles des organes génitaux, que j'ai cru devoir renvoyer la description commune de tous ces muscles à l'occasion des organes de la génération, sous le titre de *muscles du périnée*.

Usages du gros intestin.

Il convertit en matieres fécales le résidu des substances alimentaires.

Dans le gros intestin, 1° les substances alimentaires prennent l'odeur et tous les caractères des matières fécales; 2° elles se dépouillent des restes de substance nutritive et de chyle qu'elles peuvent contenir; 3° elles durcissent, et se moulent dans les cellules du colon.

Il est le siège d'une absorption assez active.

L'absorption est assez active dans le gros intestin pour qu'on ait pu soutenir pendant longtemps, avec de simples lavements nourrissants, des individus qui étaient dans l'impossibilité de recevoir des aliments par les voies supérieures.

Fait l'office de réservoir.

Le gros intestin fait encore l'office de réservoir; son long trajet, ses courbures, sa dilatation facile, ses cellulosités si favorables au séjour des matières, lui permettent de contenir une grande quantité de matières; et par lui nous sommes affranchis de l'incommodité de rendre incessamment les matières fécales.

Les usages de l'appendice vermiforme sont nuls chez l'homme. Elle est le vestige d'un intestin très développé, et même multiple chez les herbivores.

Usages du rectum.

Le rectum est le réservoir définitif et *l'un des agents de l'expulsion* des matières fécales, qui, par leur présence dans cet intestin, déterminent une sensation qui nous avertit du besoin de les rendre. Le sphincter s'oppose, en général, à cette expulsion jusqu'à ce que la volonté ait prononcé. Cette expulsion se fait par l'action du rectum, aidée de celle du diaphragme et des muscles abdominaux.

Développement du canal intestinal.

Le développement du canal intestinal doit être envisagé sous deux points de vue : 1° sous celui des rapports qui existent entre ce canal et la dépendance de l'enveloppe fœtale connue sous le nom de *vésicule ombilicale* ; 2° sous celui du développement considéré en lui-même, indépendamment de ses connexions avec la vésicule.

Le canal intestinal communique-t-il avec la vésicule ombilicale ?

1° Sous le premier point de vue, l'anatomie du fœtus humain est encore plongée dans la plus grande obscurité : les anatomistes sont partagés à cet égard ; et, sans entrer ici dans le fond d'une discussion qui appartient à l'anatomie transcendante, je dirai que les principaux arguments de ceux qui admettent la communication du canal intestinal avec la vésicule ombilicale sont tirés de l'analogie, et en particulier de ce qui se passe chez les ovipares, dont la membrane vitelline est regardée comme l'analogue de la vésicule ombilicale, et chez lesquels la communication existe de la manière la plus manifeste à toutes les époques de la vie fœtale.

Dissidence des partisans de la communication.

Je dirai, en outre, que ces mêmes anatomistes ne s'entendent nullement sur le lieu de cette communication. Suivant Oken, ce serait le point de jonction de l'intestin grêle avec le gros intestin (1) ; suivant Meckel, ce serait la partie inférieure de l'intestin grêle, et les diverticules que l'on observe si fréquemment à cette partie inférieure seraient le vestige du canal de communication. Ce dernier anatomiste, après avoir discuté tous les arguments pour et contre, conclut ainsi (2) : « Je « crois donc jusqu'à présent devoir admettre une continuité « de substance entre la vésicule ombilicale et le canal intes- « tinal, sans avoir la prétention de discerner si les cavités de « ces deux organes s'ouvrent l'une dans l'autre. » Mais, évi-

(1) L'appendice vermiforme et le cœcum seraient, suivant Oken, les débris de cette communication.

(2) *Manuel d'anatomie*, t. III, p. 416, trad. par MM. Jourdan et Breschet.

demment, cette communication des deux cavités est toute la question.

Il est probable que cette communication n'existe p s.

Les arguments de ceux qui rejettent cette communication chez le fœtus humain et chez les mammifères sont fondés sur l'inspection directe. Or, je dois dire avec Emmert, Cuvier et autres, que jamais je n'ai observé cette communication. Je suis loin cependant de la nier absolument; mais il est besoin de nouveaux faits pour la constater.

2° Le développement du canal intestinal, considéré en lui-même, présente, à côté de questions encore indéterminées, des faits positifs sur lesquels il ne saurait y avoir aucune discussion.

Hypothèses sur la formation de l'intestin.

Les questions indéterminées sont relatives : 1° au mode de formation de l'intestin. Le tube digestif ne serait-il d'abord qu'une vésicule oblongue qui s'allongerait en même temps par ses deux extrémités, l'une céphalique, l'autre coccygienne, extrémités imperforées qui s'ouvriraient ensuite pour constituer la bouche et l'anus? A-t-il, dans le principe, la forme d'une gouttière ouverte en devant, ainsi que l'a démontré Wolf chez les oiseaux; ou bien se forme-t-il par deux moitiés latérales, qui se réuniront ensuite, comme le pense M. Serres? Le canal intestinal se forme-t-il d'un seule pièce; ou bien a-t-il plusieurs centres de développement? Se forme-t-il de plusieurs pièces qui viendraient, pour ainsi dire, à la rencontre les unes des autres? L'absence de diverses portions du canal intestinal chez les acéphales, les cloisons qu'on a rencontrées quelquefois dans divers points de sa longueur, viennent-elles à l'appui de cette manière de voir? Je ne le pense pas.

Au reste, cette espèce d'anatomie microscopique qui cherche à saisir les premiers linéaments du développement des organes est encore plongée dans d'épaisses ténèbres (1); et je

(1) Dans l'exposition de leurs doctrines sur le développement des organes, les embryologistes ne parlent pas comme des hommes qui ont vu, mais comme des hommes qui conjecturent.

Brièveté du canal intestinal de l'embryon.

tent à mesure que son développement en longueur devient plus considérable. Déjà du troisième au quatrième mois le canal décrit des contours analogues à ceux qu'il décrira par la suite; à six mois, la proportion définitive entre les diverses parties du canal intestinal est établie.

Calibre.

L'intestin grêle a un calibre d'autant plus grand, relativement au gros intestin, qu'on l'examine sur un embryon moins avancé en âge. Par une sorte de compensation, les dimensions en longueur du gros intestin sont plus considérables qu'elles ne le seront proportionnellement par la suite.

La distinction entre le gros intestin et l'intestin grêle n'existe pas.

La *distinction entre le gros intestin et l'intestin grêle* n'existe pas dans le principe. Il n'y a point de valvule iléo-cœcale, point de cœcum et d'appendice vermiculaire; mais l'apparition de ces trois éléments de démarcation se fait simultanément du deuxième au troisième mois (1). Le cœcum et l'appendice vermiculaire ne sont pas distincts l'un de l'autre, et se présentent sous la forme d'une espèce d'entonnoir. L'appendice, d'abord petite, se développe peu à peu, et acquiert un volume proportionnel supérieur à celui qu'elle doit offrir par la suite; elle atteint à peu près la moitié du calibre de l'intestin grêle.

Chez le fœtus, le cœcum peut être considéré comme la base évasée de l'appendice vermiculaire.

S'il est inexact de dire avec Haller que le cœcum n'existe pas chez le fœtus, on peut admettre qu'à cet âge de la vie il n'est autre chose que la base évasée de l'appendice vermiforme; et le développement qu'il acquiert après la naissance peut, jusqu'à un certain point, être considéré comme le résultat mécanique du poids des matières fécales, qui dilate ses cellules.

Le developpement du cœcum peut être envisagé sous un point de vue purement mécanique.

Les cellules cœcales antérieures, vu l'attitude verticale, éprouvant une dilatation relativement beaucoup plus considérable, il en résulte que l'appendice vermiculaire qui répondait d'abord au centre de l'extrémité inférieure du cœcum, se

(1) *Eadem primordialis hominis ferè fabrica est quæ quadrupedum*, dit Haller au sujet du développement du canal intestinal, lib. XXIV, p. 116, *Elem. physiolog.*, qui semble avoir entrevu dans ce passage et dans beaucoup d'autres la loi d'unité de composition.

trouve refoulée en arrière, en dedans, et à gauche vers l'iléon. Ce n'est d'ailleurs que du quatrième au cinquième mois que le cœcum et l'appendice vermiculaire viennent occuper la région iliaque droite : avant cette époque, ils répondaient au voisinage de l'ombilic.

Absence de bosselures dans le gros intestin pendant les cinq premiers mois.

Dans les quatre ou cinq premiers mois de la vie intra-utérine, le gros intestin est dépourvu de bosselures : en sorte que sa surface extérieure est identiquement semblable à celle de l'intestin grêle; la présence de l'appendice peut seule établir la ligne de démarcation entre le gros intestin et l'intestin grêle ; ce n'est que vers le cinquième mois, suivant la remarque de Morgagni, qu'apparaissent simultanément et les trois dépressions longitudinales, et les plis ou dépressions perpendiculaires à l'axe, et les bosselures intermédiaires. Il paraît que c'est dans le colon transverse que se manifestent d'abord ces caractères.

Apparition des valvules conniventes le septième mois.

Les valvules conniventes de l'intestin grêle n'apparaissent que vers le septième mois de la vie fœtale, et à la naissance elles sont très peu développées. Il n'est pas sans intérêt de remarquer que le fœtus est, sous ce rapport, dans les mêmes conditions que les animaux qui ne présentent jamais de valvules conniventes. Il n'en est pas de même des villosités que l'on peut reconnaître dès le troisième mois, et que Meckel considère comme le résultat de plis muqueux, dont la surface serait tailladée. A la même époque, suivant cet auteur, les villosités du gros intestin sont très manifestes ; mais à partir du septième mois, leur nombre et leur volume vont en diminuant, tandis que dans l'intestin grêle les villosités persistent, si même elles n'augmentent.

Apparition des villosités dès le troisième mois.

Transparence parfaite de l'intestin.

Dans les premiers temps, la distinction des diverses tuniques de l'intestin est impossible. La membrane séreuse et la membrane muqueuse peuvent seules être reconnues. L'intestin est d'une transparence complète.

Apparition et développement de l'épiploon.

Le grand épiploon ne commence à paraître que dans le troisième mois, le long du bord convexe de l'estomac, sous l'aspect d'une petite bordure d'une ténuité excessive; il se développe pendant le cours de la vie intra-utérine, en conservant toujours une extrême ténuité. Jamais, avant la naissance, on ne trouve de graisse dans son épaisseur. Les appendices épiploïques ou graisseuses ne se développent qu'après la naissance.

Absence complète de graisse.

Absence des appendices épiploïques.

État du canal intestinal à la naissance.

A la naissance, le canal intestinal présente les caractères qu'il offrira par la suite; l'intestin grêle est déjà pourvu de valvules conniventes rudimentaires, de villosités très prononcées, de follicules isolés et agminés très évidents. Le gros intestin, très développé, est distendu par le méconium : le cœcum est plus court qu'il ne le sera par la suite, l'appendice vermiculaire plus développée, la valvule iléo-cœcale comme chez l'adulte. La membrane interne du gros intestin est déjà remarquable par ses follicules isolés et son aspect aréolaire.

Méconium.

Dans le gros intestin du fœtus, on trouve, au lieu de matières fécales, une matière épaisse, visqueuse, inodore, d'un vert foncé, qui remplit plus ou moins complètement cet intestin : c'est le *méconium*, ainsi nommé du grec μήκων, pavot, à cause de l'analogie de couleur et de consistance qu'il présente avec le suc de cette plante. Sa quantité est d'autant plus considérable que le fœtus est plus voisin de l'époque de la naissance. On n'est point d'accord sur l'époque de son apparition. J'en ai trouvé chez des fœtus de quatre mois à quatre mois et demi; mais cette matière n'occupait pas encore le rectum. Du septième au neuvième mois, elle est accumulée en grande quantité dans cet intestin, dans l'S iliaque, et sa proportion va en diminuant à mesure qu'on approche de la valvule iléo-cœcale. Il n'est pas rare de voir l'appendice vermiforme distendue par cette matière. L'intestin grêle contient aussi une matière muqueuse; mais elle est moins abondante, moins visqueuse, quelquefois incolore, d'autres fois jaunâtre ou verdâtre.

On trouve le méconium chez des fœtus de quatre mois.

Caractères du méconium de l'intestin grêle.

Les changements qui s'opèrent dans le canal intestinal après

Du canal intestinal après la naissance.

la naissance, changements de calibre, de situation et de longueur, me paraissent dépendre et de sa distension plus ou moins grande par les gaz et les matières fécales, et des déplacements qu'il éprouve par suite d'adhérences, d'augmentation de volume ou de déplacement des autres organes. J'ai constaté que, chez les femmes qui ont eu des enfants, les intestins présentaient plus de variétés dans leur situation que chez les hommes. Au reste, ces différences de position s'observent bien plus souvent dans le gros intestin que dans l'intestin grêle.

ANNEXES

DE LA PORTION SOUS-DIAPHRAGMATIQUE

DU CANAL DIGESTIF.

Sous ce titre, nous comprendrons le *foie*, le *pancréas*, organes glanduleux, qui versent les produits de leur sécrétion dans le duodénum, et la *rate*, qu'on peut considérer comme annexe du foie.

DU FOIE.

Définition. Le *foie* est un organe glanduleux destiné à la sécrétion de la bile; il est, en outre, l'aboutissant du système veineux abdominal chez l'adulte, et d'un double système veineux chez le fœtus.

Situation. Il est *situé* à côté de la portion du canal intestinal dans laquelle la bile doit être versée (le duodénum); il occupe l'hypochondre droit, qu'il remplit entièrement, s'avance dans l'épigastre et jusque dans l'hypochondre gauche. Il est protégé par les sept à huit dernières côtes droites, qui le garantissent contre l'action des corps extérieurs, et séparé des organes thoraciques par le diaphragme.

Moyens de fixité. Il est soutenu, 1° par les replis du péritoine, qui l'attachent au diaphragme, replis que l'on considère comme des espèces de ligaments suspenseurs; 2° par l'estomac et les intestins, qui lui forment une sorte de coussinet élastique; 3° par la veine-cave inférieure, qui lui adhère intimement. Ces moyens de fixité lui permettent des mouvements d'oscillation, et même de légers changements de position, sans déplacement proprement dit. Ainsi, il s'abaisse dans l'inspiration, et déborde un peu le rebord cartilagineux des côtes; il s'élève dans l'expiration; il se porte en bas dans la station verticale, en arrière dans la position horizontale, et se dirige, dans les divers décubitus, du côté où l'entraîne son centre de gravité : les tumeurs abdominales le refoulent en haut, et les épanchements thoraciques en bas. On a attribué au foie, qui pèse sur l'estomac, dans le décubitus gauche, le sommeil pénible que détermine chez un grand nombre d'individus le décubitus sur ce côté. On a également fait jouer un rôle au tiraillement qu'exercerait le foie sur le diaphragme, pour se rendre compte du sentiment de la faim et du soulagement que détermine dans ce cas une constriction circulaire exercée sur l'abdomen. Mais tout cela est hypothétique; et, en général, dans la solution de toutes ces questions, on n'a point tenu un compte suffisant de la plénitude exacte de l'abdomen, et de l'action et réaction réciproques des parois et des viscères. Du reste, les déplacements proprement dits du foie sont excessivement rares, et l'*hépatocèle* (hernie du foie), soit à travers le diaphragme, soit à travers la paroi antérieure de l'abdomen, est toujours congéniale (1).

Changements légers de position.

Explications physiologiques fondées sur ces déplacements.

Les déplacements proprement dits du foie sont très rares.

Volume. Le foie est le plus volumineux et le plus pesant de tous les organes; bien plus, à lui seul il l'emporte en poids et en volume sur la totalité des glandes du corps humain réunies. Il est faux que le foie soit plus volumineux chez l'homme que chez tous les autres animaux, ainsi que le disaient les anciens. Y aurait-il dans l'échelle animale un rapport inverse entre le volume du foie et le développement des organes de la respiration, en sorte qu'il serait beaucoup plus considérable chez les reptiles et les poissons qui respirent peu que chez les animaux qui respirent beaucoup, tels que les mammifères et les oiseaux?

Volume et pesanteur du foie.

(1) J'ai vu tout le lobe droit du foie dans la cavité thoracique, à travers une perte de substance congéniale, chez un enfant de trois ans.

Cette opinion, soutenue par plusieurs naturalistes, n'est pas dénuée de fondement.

Dimensions du foie.

Le foie, dont le poids est de 3 à 4 livres, forme la 36e partie de celui du corps, d'après Bartholin, la 25e suivant d'autres. Ses dimensions sont de 10 à 12 pouces dans son plus grand diamètre, qui est transversal, de 6 à 7 pouces d'avant en arrière, de 4 à 5 pouces dans son diamètre vertical, au niveau de sa grosse extrémité. Au reste, rien n'est plus variable que ces dimensions, qui sont toujours en raison inverse l'une de l'autre. Il est un grand nombre de foies dont le diamètre transversal est le plus petit, et dont le diamètre vertical est le plus grand.

Différences de volume et de poids.

Au reste, il est bien peu d'organes dont le volume et le poids présentent plus de différences individuelles que le foie. Je me suis assuré que le rapport du poids entre les foies de divers individus était de 1 à 6, en l'absence de toute lésion morbide. On pense assez généralement qu'un foie volumineux imprime à toute l'économie des modifications telles qu'on a cru y trouver la source d'un tempérament particulier. Mais est-il bien constant que le tempérament bilieux, le tempérament mélancolique, soient caractérisés par un foie volumineux ; que l'hypochondrie, en particulier (1), soit le résultat d'une prédominance relative du foie? La précision anatomique ne s'accommode guère de semblables théories, qui sont plutôt le résultat d'idées préconçues sur les usages du foie et sur l'influence de la bile que le fruit d'une observation bien positive.

Influence attribuée à un foie volumineux sur toute l'économie.

Influence exercée sur le volume du foie par la plénitude ou la vacuité de ses vaisseaux.

Le volume du foie varie beaucoup, suivant l'état de la circulation de cet organe : lorsque les vaisseaux du foie, et surtout les divisions de la veine-porte, sont vides, le tissu de l'organe est affaissé, sa surface est comme ridée. Lorsqu'au contraire les vaisseaux sont injectés, le foie est dans une sorte de turgescence. J'ai été plusieurs fois surpris de l'augmentation de volume qu'une injection, poussée avec force et d'une manière continue dans la veine-porte, peut donner au foie.

(1) Hippocrate donne quelquefois au foie le nom d'*hypochondre*, d'où sans doute la dénomination d'*hpochondriaque*.

Différence de volume relative aux âges.

Le volume du foie, considéré sous le rapport des âges et des maladies, mérite de fixer toute notre attention. J'indiquerai l'influence des âges à l'occasion du développement. Nous verrons, 1° que c'est pendant la vie intra-utérine que le volume du foie est plus considérable; 2° que ce volume est proportionnellement d'autant moindre qu'on l'examine à une époque plus éloignée de la conception : d'où il résulte que le volume le plus considérable du foie coïncide avec l'époque à laquelle la bile est sécrétée en moindre quantité; d'où l'on pourrait conclure que le foie a quelque autre destination que celle de *sécréter la bile.*

Les maladies donnent au foie un tel accroissement, qu'on a vu cet organe présenter un poids de 30 à 40 livres; mais il est rare que dans ce cas le volume énorme du foie ne soit pas dû au développement de tissus accidentels. On cite cependant quelques cas d'hypertrophie simple du foie sans lésion organique, dans lesquels ce volume était prodigieux. En opposition avec l'hypertrophie, nous devons mentionner l'atrophie (1), dans laquelle le foie, comme ratatiné, présente le tiers, le quart, la sixième partie de son volume ordinaire ; le foie ne pesait qu'une demi-livre environ chez un individu qui nous a offert une persistance de la veine ombilicale avec dilatation variqueuse des veines sous-cutanées abdominales.

Pesanteur spécifique.

La pesanteur spécifique du foie est à celle de l'eau dans le rapport de 15 à 10.

Figure.

Figure. Organe impair et non symétrique, le foie présente une forme irrégulière qui échappe à toute description. Nous le comparerons avec Glisson à un segment d'ovoïde obliquement coupé suivant sa longueur, épais à son extrémité droite, et qui va progressivement en diminuant à mesure qu'on approche de son extrémité gauche qui se termine en languette : la forme du foie est représentée par l'espèce de moule que

(1) Je ne saurais admettre cette proposition de Sœmmering : *Quo sanior homo, eo minus ejus hepar est.*

forme la moitié droite du diaphragme, et que limiterait inférieurement un plan oblique dirigé de bas en haut et de droite à gauche.

Aucun organe ne présente de plus grandes variétés de forme.

Du reste, aucun organe ne se moule plus exactement que le foie sur les parties environnantes, et ne subit plus impunément que lui des changements de forme, par le fait, soit de pressions extérieures, soit de pressions exercées par les autres viscères : on pourrait même dire que le foie est comme ductile ou malléable sous l'influence d'une pression lentement exercée.

Malléabilité, ductilité du foie sous l'action d'une peession lentement exercée.

C'est principalement sur le foie que l'usage des corsets fortement serrés exerce son influence. Un étranglement circulaire et un épaississement fibreux au niveau de la base du thorax attestent quelquefois cette compression : le diamètre transversal et le diamètre antéro-postérieur du foie sont diminués; son diamètre vertical est augmenté : il déborde plus ou moins la base du thorax, descend jusque dans la fosse iliaque droite, et même atteint le détroit supérieur, sans lésion aucune de sa substance. Alors sa face supérieure devient antérieure, et sa face inférieure postérieure (1).

Il est bien peu de cadavres de femmes qui ne présentent une déformation plus ou moins considérable du foie : c'est donc chez l'homme qu'il faut chercher le type de la conformation de cet organe (2).

(1) La connaissance de ces changements de forme est de la plus haute importance pour le diagnostic des maladies. Ainsi j'ai vu traiter comme affectées de maladies du foie des femmes dont le foie, déformé par la compression du corset, mais d'ailleurs parfaitement sain, débordait le rebord cartilagineux des côtes. La considération du sexe est donc importante sous ce rapport. Le foie, ainsi déformé par le corset, peut être divisé en deux parties : l'une thoracique, qui est limitée par la base du thorax; l'autre abdominale, qui, sans lésion morbide, peut atteindre la fosse iliaque droite. Dans beaucoup de cas, la compression par le corset, en diminuant le diamètre antéro-postérieur, augmente proportionnellement le diamètre transversal et le diamètre vertical, et il n'est pas rare de voir le ligament suspenseur du foie un peu à gauche de la ligne médiane.

(2) Sœmmering, sans en indiquer la raison, dit (*Corpor. hum. fabric.*, t. VI, p. 163) : *In sexu masculo magis, minùs in femineo, costis istis tectum latet.*

Aucune conséquence pratique ne saurait donc reposer sur la forme du foie, et je serais tenté de dire avec Vésale que le foie n'a pas de forme déterminée, mais s'accommode à celle des parties voisines.

Le foie s'accommode aux formes des parties voisines.

Ce n'est que dans quelques cas exceptionnels qu'on a trouvé le foie de l'homme divisé en lobules par des scissures profondes, comme chez un grand nombre d'animaux. Les erreurs qui ont longtemps régné dans la science à ce sujet, même après Vésale, viennent d'un respect aveugle pour les anciens, qui, n'ayant pas disséqué de cadavres humains, avaient coutume de confondre dans leur description la disposition observée chez l'homme avec celle observée chez les animaux (1).

Division du foie en lobules.

On considère au foie une face supérieure ou convexe, une face inférieure ou plane, un bord antérieur, un bord postérieur, une base et un sommet.

Face supérieure (*pars gibba*), est convexe, lisse, contiguë au diaphragme qui se moule exactement sur elle : sa convexité, peu régulière, est beaucoup plus considérable à droite qu'à gauche, où la surface est presque plane. Cette face est divisée en deux parties inégales, par un repli péritonéal falciforme, appelé *ligament falciforme* ou *ligament suspenseur du foie*, ligament qui paraît avoir pour destination principale de protéger la veine ombilicale, et qui ne saurait être tiraillé dans l'état de plénitude où se trouve habituellement la cavité abdominale. Il n'est pas rare de voir sur la face convexe du foie une ou plusieurs scissures dirigées d'arrière en avant. Je me suis assuré que ces scissures, pour l'explication desquelles Glisson et Fernel avaient émis des opinions singulières, sont dues, au moins dans quelques cas, à des replis saillants du diaphragme

Face supérieure.

Ligament falciforme.

(1) J'ai déposé au Musée de la Faculté un foie divisé par des sillons profonds en lobules inégaux. Quelques uns de ces lobules ne tenaient au reste du foie qu'à l'aide d'un pédicule formé par les membranes épaissies du foie, et par les vaisseaux et conduits biliaires.

qui s'impriment en quelque sorte sur cet organe (1). Le ligament suspenseur ou falciforme établit supérieurement la ligne de démarcation entre le *lobe droit* et le *lobe gauche* du foie, distinction purement nominale, que je ne conserverai que pour me conformer à l'usage généralement adopté, et qui est une suite de l'habitude ancienne d'admettre plusieurs lobes dans le foie. La partie du foie qui est à gauche du ligament suspenseur est toujours plus petite que celle qui est à droite.

La distinction du lobe droit et du lobe gauche est purement nominale.

La face convexe du foie est limitée en arrière par la réflexion du péritoine qui se porte du diaphragme sur le foie. Cette face est séparée par le diaphragme du cœur, des côtes et de la base du poumon droit. Ses rapports avec la base du poumon droit sont très étendus : la base du poumon et la convexité du foie sont exactement configurées l'une par rapport à l'autre, ainsi qu'on peut s'en assurer en examinant une coupe verticale faite d'avant en arrière, sur la partie latérale droite du tronc. On voit alors que le foie est comme reçu dans une excavation profonde que lui présente la base du poumon droit. Ce rapport explique pourquoi des abcès ou des kystes du foie se sont ouverts dans le poumon ; pourquoi le foie peut augmenter de volume du côté du thorax, et refouler le poumon jusqu'au niveau de la troisième ou même de la deuxième côte ; pourquoi les épanchements de la plèvre peuvent refouler le foie dans l'abdomen ; pourquoi les péritonites circonscrites à la région du foie sont quelquefois prises pour des pleurésies de la base de la poitrine, etc. Chez certains sujets, surtout chez ceux dont le cœur est hypertrophié, le foie présente, au niveau de la face inférieure du cœur, une dépression très prononcée, qui se moule en quelque sorte sur

Rapports:

Avec le poumon.

Conséquences.

(1) Ayant rencontré à la Salpêtrière, chez un très grand nombre de vieilles femmes, la face convexe et le bord postérieur du foie sillonnés plus ou moins superficiellement par des dépressions antéro-postérieures parallèles, j'ai voulu en déterminer la cause, et j'ai vu que chaque dépression répondait à un pli du diaphragme ; il ne m'a pas été difficile de reconnaître dans un corset trop serré la raison anatomique de ce plissement du diaphragme et des dépressions qui en sont la suite.

cette face supérieure. Chez quelques sujets, l'empreinte est tout entière à gauche du ligament suspenseur, et par conséquent elle a lieu aux dépens du lobe gauche; chez d'autres, elle existe à la fois et sur le lobe droit et sur le lobe gauche. Cette dépression est surtout prononcée chez certaines femmes, par suite de l'usage du corset. Dans un cas de ce genre, le foie était aminci au niveau de la dépression; des vaisseaux d'un certain calibre rampaient immédiatement sous les enveloppes du foie, ce qui prouve que les granulations de cet organe avaient été écartées, refoulées.

Avec les côtes.

Les rapports du foie avec les sept ou huit dernières côtes expliquent les empreintes que présente si souvent le foie dans la direction des côtes; ils expliquent encore pourquoi des coups violents donnés sur les dernières côtes ont pu contondre le foie; pourquoi des instruments piquants, portés dans les espaces intercostaux du côté droit, ont pu intéresser ce viscère; pourquoi des abcès du foie se sont ouverts entre les côtes. Ces rapports expliquent pourquoi on peut reconnaître les maladies de la face convexe du foie à travers les espaces intercostaux, par la pression exercée avec le doigt au niveau de ces espaces. J'ai recommandé depuis longtemps d'*explorer le foie par commotion*; j'ai pu reconnaître ainsi des phlegmasies ou des irritations aiguës du foie et même des contusions et des abcès traumatiques qui avaient échappé à tout autre moyen d'investigation. Pour cela, je percute le thorax de haut en bas dans les diverses régions correspondantes au foie, en recommandant aux malades de me prévenir lorsqu'ils éprouveraient un sentiment plus ou moins douloureux. Ce mode d'exploration ne m'a jamais fait défaut.

Conséquences.

Avec les parois abdominales.

Les rapports de la face convexe du foie avec les parois abdominales, si étendus chez l'enfant nouveau-né et surtout chez le fœtus, sont le plus souvent circonscrits chez l'adulte : 1° à l'épigastre, dans une étendue variable; 2° au dessous du rebord des côtes droites. Dans certaines conformations presque toujours acquises du foie, et dans les maladies qui augmentent le volume de cet organe, ces rapports deviennent beaucoup plus étendus, et il n'est pas rare de voir, en l'absence de toute lésion organique, le foie atteindre le voisinage de la région ombilicale, et même la région iliaque droite. Dans l'attitude verticale, le foie tend à déborder les côtes : aussi est-ce dans l'attitude verticale assise, la partie supérieure du corps étant inclinée en avant et appuyée, qu'il convient de faire l'exploration de cet organe (1).

Adhérences accidentelles.

Il n'est pas rare de voir des adhérences accidentelles établies entre le foie et le diaphragme, soit par des filaments celluleux, en forme de brides, soit par un tissu cellulaire plus ou moins serré.

Face inférieure.

Face inférieure ou plane (*pars sima*). Beaucoup plus compliquée que la précédente : c'est par elle que pénètrent et que sortent les vaisseaux hépatiques. On y rencontre des éminences et des sillons ou scissures qui ont motivé la division du foie en plusieurs lobes ; mais cette division qui, chez les animaux, paraît destinée à permettre au foie de s'accommoder à la forme des viscères de l'abdomen, et qui peut-être a des rapports avec la conformation du cœur, n'existe en aucune façon dans l'homme (2). Cette face inférieure, qui regarde en bas et en arrière et quelquefois directement en arrière, présente à considérer : 1° un *sillon antéro-postérieur* ou *sillon de la veine ombilicale*, nommé aussi *sillon longitu-*

Sillon antéro-postérieur.

(1) Chez une vieille femme dont le foie déformé, mais sain, débordait les côtes, j'ai pu diagnostiquer par la percussion médiate une anse intestinale placée entre le foie et les parois abdominales. Tout dernièrement, j'ai trouvé sur le même sujet une anse considérable du colon transverse entre le lobe droit et les parois abdominales, et une anse d'intestin grêle entre le lobe gauche et ces mêmes parois. L'interposition d'une anse du gros intestin entre le foie et les parois abdominales n'est pas une chose rare lorsque le foie déborde les côtes, soit par suite de maladie, soit par suite de l'allongement du foie produit par le corset ; elle est plus rare lorsque le foie ne déborde pas les côtes ; cas dans lequel l'intestin s'interpose au diaphragme et au foie.

(2) Les anciens admettaient dans le foie quatre lobes qu'ils distinguaient par les noms singuliers de *mensa*, *porta*, *gladius*, *unguis*.

dinal, sillon horizontal, qui mesure tout l'intervalle existant entre le bord antérieur et le bord postérieur du foie, et qui est divisé perpendiculairement en deux moitiés, une antérieure, une postérieure, par le *sillon transverse*. La moitié antérieure loge la veine ombilicale chez le fœtus, ou le cordon fibreux qui la remplace chez l'adulte ; la moitié postérieure loge le canal veineux du fœtus, ou le cordon fibreux qui le remplace après la naissance. La moitié antérieure du sillon de la veine ombilicale est beaucoup plus profonde que la moitié postérieure, et souvent convertie en canal complet par une espèce de pont formé par un prolongement de la substance du foie ; quand ce pont est incomplet, il avoisine toujours le sillon transverse : souvent il est formé par une languette fibreuse. Quelque complet qu'il soit, il présente toujours une échancrure au voisinage du bord antérieur.

Moitié antérieure du sillon antéro-postérieur.

La moitié postérieure du sillon antéro-postérieur s'incline plus ou moins obliquement à gauche du lobe de Spigel, donne attache, comme le sillon transverse, à l'épiploon gastro-hépatique, et va communiquer en arrière du lobe de Spigel avec le sillon de la veine-cave inférieure.

Moitié postérieure du sillon antéro-postérieur.

C'est surtout eu égard au sillon antéro-postérieur que le foie a été divisé en *lobe droit*, *grand lobe*, et en *lobe gauche*, appelé aussi *lobe moyen* par ceux qui admettent, comme troisième lobe, un *petit lobe*, le *lobule* ou *lobe de Spigel*. Nous avons vu cette même division en deux lobes, établie à la face supérieure du foie par la présence du ligament suspenseur. De ces lobes, le droit est beaucoup plus considérable que le gauche. Le premier occupe l'hypochondre droit ; le deuxième occupe l'épigastre et l'hypochondre gauche. La proportion entre le lobe droit et le lobe gauche ne saurait être rigoureusement établie. Le lobe gauche est quelquefois réduit à une languette mince, tandis que d'autres fois son volume égale à peu près la moitié du lobe droit. Généralement, le rapport entre ces lobes est : : 6 : 1. Au reste, cette proportion importe peu, car la distinction entre le lobe droit et le lobe gauche étant purement

Division du foie en trois lobes.

Inégalité de volume entre les deux lobes.

fictive, la substance qui appartient au lobe gauche peut, sans le moindre inconvénient, être refoulée dans le lobe droit, et réciproquement.

Sillon transverse.

2° Le ***sillon transverse, sillon de la veine-porte***, est le véritable ***hile*** du foie, car c'est par ce sillon que pénètrent et qu'émergent tous les vaisseaux hépatiques. C'est une très large scissure transversale de quinze à dix-huit lignes de long, occupant à peu près la partie moyenne de la face inférieure du foie, un peu plus rapprochée du bord postérieur que de l'antérieur, de l'extrémité gauche que de l'extrémité droite. Cette scissure est limitée à gauche par le sillon antéro-postérieur, avec lequel elle se confond; à droite de la vésicule, elle se prolonge obliquement en avant par une scissure étroite et profonde. Dans le sillon transverse, se voient : la veine-porte hépatique ou sinus de la veine-porte, l'artère hépatique, les racines du conduit hépatique, un grand nombre de vaisseaux lymphatiques et de nerfs, une assez grande quantité de tissu cellulaire. De cette scissure part l'épiploon gastro-hépatique. Le sillon transverse est situé entre deux éminences, que les anciens ont appelées ***éminences-portes***. Aux sillons antéro-postérieur et transverse, il est facile de rallier toutes les particularités que présente la face inférieure du foie.

Vaisseaux qui occupent le sillon transverse.

Éminences-portes.

Empreintes situées à gauche du sillon antéro-postérieur.

Ainsi, ***à gauche du sillon antéro-postérieur***, se voit la face inférieure du lobe gauche, légèrement concave en arrière, pour s'appliquer sur le lobe de Spigel, dont elle est séparée par l'épiploon gastro-hépatique; concave en avant, pour s'accommoder à la convexité de l'estomac, sur laquelle elle se prolonge plus ou moins. Ce rapport du foie et de l'estomac est extrêmement important. Ainsi, l'estomac distendu refoule le foie en haut et le renverse de telle manière que sa face inférieure regarde un peu en avant. Dans l'ulcère chronique de l'estomac, il n'est pas rare de voir le tissu du foie remplacer l'estomac détruit, et cela dans une grande étendue. Cette face inférieure du lobe gauche du foie affecte souvent des rapports avec la rate, qu'elle enveloppe quelquefois à la manière d'un casque.

A droite du sillon antéro-postérieur, et au devant du sillon transverse, se voit la face inférieure du lobe droit, qui comprend :

Fossette de la vésicule.

1° La *fossette de la vésicule*, fossette plus ou moins profonde, oblongue, dirigée d'avant en arrière, de bas en haut, et de droite à gauche, comme la vésicule à laquelle elle est destinée. Cette fossette ne se prolonge pas toujours jusqu'au bord antérieur du foie.

Éminence-porte antérieure.

2° Entre la fossette de la vésicule et le sillon antéro-postérieur, est une surface quadrilatère, *lobe carré*, *éminence-porte antérieure*, *lobule antérieur*. Cette éminence se termine quelquefois en arrière par un mamelon bien détaché, qui justifie le nom d'éminence qui lui a été donné ; d'autres fois, au contraire, cette portion du foie est aplatie.

Lobule ou lobe de Spigel.

3° Derrière le sillon transverse se voit *l'éminence-porte postérieure*, ou *petit lobe du foie, lobule postérieur*, *lobule*, nommé aussi *lobe de Spigel*, du nom de l'anatomiste qui s'en est attribué la découverte, bien qu'il eût été décrit et même représenté avant lui par Vésale, Sylvius et Eustachi.

Sa situation.

Ce lobule, de volume et de forme variables, est situé entre le sillon transverse et le bord postérieur du foie, entre le sillon du canal veineux qui est à gauche, et le sillon de la veine-cave inférieure qui est à droite. Il est situé à droite de l'orifice œsophagien, au niveau de la petite courbure de l'estomac qui l'embrasse ;

Sa forme.

sa forme est celle d'une languette aplatie, semi-lunaire, convexe par son bord libre inférieur, qui répond au bord supérieur du pancréas, et présente à sa partie moyenne une espèce de mamelon qu'entoure un cercle artériel formé par l'artère coronaire stomachique, l'artère splénique et l'artère hépatique. C'est ce mamelon qui est désigné par Haller sous le titre de *Major colliculus in magnæ papillæ similitudinem* ; *éminence triangulaire* de Winslow.

Prolongements du lobule.

De son extrémité postérieure part une languette située au niveau du bord postérieur du foie, languette qui convertit en canal, quelquefois complet, la gouttière de la veine-cave inférieure. De son extrémité antérieure part un prolongement (*prolongement droit du lobule*), ou crête saillante, qui se porte à droite du sillon transverse, se dirige obliquement en avant, et sépare la dépression rénale de la dépression colique.

Ce prolongement, décrit avec un soin minutieux par les anatomistes anciens, a été désigné par Haller sous le nom de *colliculus caudatus*. A sa jonction avec le lobule, ce prolongement est creusé en avant par une gouttière (*gouttière de la veine-porte ventrale*) assez profonde pour loger la veine-porte et l'artère hépatiques, tandis qu'en arrière ce prolongement et le lobule lui-même sont creusés plus profondément pour loger la veine-cave inférieure (*gouttière de la veine-cave inférieure*).

Gouttière de la veine-porte ventrale.

Gouttière de la veine-cave inférieure.

Quelquefois le bord droit de la gouttière de la veine-porte ventrale présente un mamelon analogue à celui du lobe de Spigel : dans ce cas, on dirait qu'il y a deux lobes de Spigel. Au niveau de sa gouttière, la veine-porte ventrale n'est séparée de la veine-cave que par une languette très mince.

Variétés de volume du petit lobe.

Le petit lobe présente d'assez grandes variétés quant à son volume ; mais ces variétés ne vont jamais jusqu'à permettre de le sentir à travers les parois abdominales, à moins de développement morbide de ce lobule. Ce ne sont pas des médecins anatomistes qui ont prétendu reconnaître par le tact *l'embarras*, *l'empâtement* du lobe de Spigel (1).

Empreinte rénale.

4° Toujours à droite du sillon antéro-postérieur, la face inférieure du foie présente en arrière une excavation plus ou moins profonde et plus ou moins étendue, suivant les sujets ; *empreinte rénale*, qui correspond au rein, sur lequel elle se moule exactement, et auquel le foie est uni d'une manière lâche, et à la capsule surrénale, à laquelle il adhère moins lâche-

(1) Meckel et autres considèrent comme constituant un sillon antéro-postérieur ou longitudinal droit, la fossette de la vésicule du fiel et le sillon de la veine-cave inférieure, sillon qui est creusé en partie sur le lobe de Spigel, en partie sur la portion contiguë au lobe droit, et qui se prolonge sur la face inférieure du foie.

ment. Quelquefois l'empreinte de la capsule est distincte de l'empreinte rénale. On conçoit que l'empreinte rénale doive présenter des variétés suivant que le foie répond au tiers supérieur, à la moitié supérieure, ou à la totalité du rein droit. Cette empreinte est toujours dirigée en arrière.

Empreinte colique.

5° Au devant de l'empreinte rénale est une dépression légère, *empreinte colique*, qui répond à l'angle de réunion du colon ascendant avec l'arc du colon, à cet arc du colon lui-même, et quelquefois à la première portion du duodénum.

Gouttière de la veine-cave inférieure.

6° En arrière, la *gouttière de la veine-cave inférieure* qui anticipe un peu sur la face inférieure du foie, en dedans de l'empreinte rénale et capsulaire. Lorsqu'on enlève cette veine, on voit qu'elle reçoit des rameaux veineux dans toute l'étendue de la gouttière.

7° Quant aux scissures accidentelles que la face inférieure du foie présente quelquefois, elles sont le vestige des divisions qui existent chez un grand nombre de mammifères.

Résumé de la description de la face inférieure du foie.

Ainsi, en résumant les objets nombreux que présente la face inférieure du foie, nous trouvons le sillon antéro-postérieur coupé perpendiculairement par le sillon transverse ; à gauche du sillon antéro-postérieur nous rencontrons, la face inférieure du lobe gauche, qui présente l'empreinte du lobe de Spigel, l'empreinte gastrique, et quelquefois l'empreinte splénique ; à droite et au devant du sillon transverse, se voient la fossette biliaire, l'éminence-porte antérieure ; derrière le sillon transverse, on trouve l'éminence-porte postérieure ou lobule, son prolongement droit, la gouttière de la veine-porte ventrale ; plus à droite, l'empreinte rénale, l'empreinte colique et la gouttière de la veine-cave inférieure.

Circonférence du foie.

Circonférence.

1° *En avant*, cette circonférence présente un bord très mince et comme tranchant, obliquement dirigé de bas en haut de droite à gauche, répondant à droite au niveau de la base

Echancrures : 1° De la veine ombilicale, 2° De la vésicule.

du thorax (1), et débordant cette base au niveau de l'échancrure sous-sternale. Ce bord présente : 1° une échancrure profonde pour la veine ombilicale ; elle est constante ; 2° plus à droite, une autre échancrure, souvent plus large que la précédente, au niveau du fond de la vésicule du fiel. Cette échancrure n'est souvent qu'indiquée ; d'autres fois elle manque entièrement. Chez quelques sujets il n'existe qu'une très grande échancrure commune à la vésicule du fiel et à la veine ombilicale, échancrure à bords sinueux ou coupés par d'autres petites échancrures. Il est presque toujours possible, lorsque les parois abdominales sont relâchées, d'insinuer les doigts entre les côtes et le foie.

2° *En arrière*, le foie présente un bord très épais dans toute la portion qui répond au lobe droit, et s'amincit à mesure qu'il approche de l'extrémité gauche. Ce bord, qui est court, arrondi, comme curviligne, pour s'accommoder à la convexité de la colonne vertébrale, adhère immédiatement au diaphragme par un tissu cellulaire assez dense. C'est, en effet, au dessus et au dessous de ce bord que le péritoine se réfléchit du diaphragme sur le foie, pour constituer ce qu'on appelle le *ligament coronaire* du foie. L'espace celluleux compris entre ces deux lames du péritoine est peu régulier et plus ou moins considérable, suivant les sujets. Ce bord est divisé en deux parties par un sillon profond qui forme les deux tiers, les trois quarts d'un canal, dans lequel est reçue la veine-cave inférieure. Ce sillon, que nous avons dit empiéter plus ou moins sur la face inférieure du foie et qui va se continuer avec le sillon antéro-postérieur, est converti en canal complet, tantôt par une espèce de

Ligament coronaire du foie.

Sillon de la veine-cave.

(1) La situation de ce bord, à l'égard de la base du thorax, varie suivant les attitudes. Il déborde un peu les côtes dans l'attitude verticale; il est entièrement caché par elles dans l'attitude horizontale. Chez les femmes qui ont usé de corsets serrés, il se trouve, sans maladie aucune du foie, à plusieurs travers de doigt au dessous du rebord cartilagineux et osseux de la base du thorax, et se reconnaît aisément chez les personnes même douées de peu d'embonpoint par le tranchant et les échancrures de ce bord.

pont fibreux, tantôt par une languette fournie par l'extrémité postérieure du lobe de Spigel. Pour avoir une bonne idée de la disposition du foie au niveau du sillon destiné à la veine-cave, il faut diviser cette veine suivant sa longueur : on voit alors au fond d'une échancrure profonde une grande cavité qui est le confluent de toutes les veines hépatiques. On voit, en outre, que le sillon antéro-postérieur se continue avec le sillon de la veine-cave, derrière le lobule de Spigel. Vu par derrière, ce lobule se présente sous la forme d'une languette détachée du reste du foie par des sillons et des gouttières qui la circonscrivent.

Cavité creusée dans le foie pour servir de confluent à toutes les veines hépatiques.

3° *A droite*, le foie présente une grosse extrémité lisse, base de la pyramide à laquelle on a comparé cet organe. Un repli triangulaire du péritoine, qu'on appelle *ligament triangulaire droit*, est étendu de la partie moyenne de cette grosse extrémité au diaphragme.

Ligament triangulaire droit.

4° *A gauche*, le foie se termine par une languette angulaire ou obtuse, plus ou moins prolongée, qui atteint assez souvent la rate, à laquelle je l'ai vue adhérer étroitement ; je l'ai vue plusieurs fois passer au dessus de la rate qu'elle débordait à gauche en se moulant sur son extrémité supérieure. Cette languette, qui tient au diaphragme à l'aide d'un repli triangulaire du péritoine qu'on appelle *ligament triangulaire gauche*, est légèrement échancrée en arrière pour recevoir l'extrémité inférieure de l'œsophage, qu'elle circonscrit à gauche. Chez un sujet, j'ai vu cette languette complètement séparée du reste du foie, avec lequel elle ne se continuait que par un pédicule vasculaire de quatre lignes de longueur. Cette disposition était peut-être due au tiraillement exercé sur le corps du foie par la rate, à laquelle la languette était fortement unie.

Ligament triangulaire gauche.

Couleur.

Couleur. La couleur du foie est d'un rouge brun, plus ou moins foncé suivant les sujets. Sa surface, de même que les

La coupe du foie présente l'aspect d'un granit à deux espèces de grains.

diverses coupes auxquelles on le soumet, présente l'aspect d'un granit à deux espèces de grains : l'un brun foncé, l'autre jaunâtre, d'où la distinction, que je crois peu fondée, des deux substances du foie. Aucun tissu ne présente, d'ailleurs, plus de variétés que le foie, sous le point de vue de sa coloration. Indépendamment des nuances si diverses qu'il peut offrir, et qui échappent à toute description, le foie est quelquefois d'une couleur jaunâtre, jaune-serin, jaune chamois (d'où le nom de *cirrhose*, donné à une maladie du foie); quelquefois d'un vert olive plus ou moins foncé; d'autres fois, d'une couleur ardoisée. Ces différences de couleur, qui n'ont peut-être pas été assez étudiées, sont liées à des altérations de texture plus ou moins profondes. La couleur jaune chamois suppose presque toujours la transformation graisseuse du foie ; la couleur verdâtre, vert jaunâtre, vert olive, tient à l'imprégnation du tissu du foie par une bile de même couleur, et suppose une rétention de la bile. La couleur rouge brun tient à l'imprégnation du tissu du foie par le sang. Nous verrons dans un instant que la distinction des deux substances du foie tient uniquement à des différences de coloration.

Variétés de coloration du foie.

Fragilité du foie.

Fragilité du foie.

La fragilité du foie est un des traits les plus importants de son histoire. *Compacte* et *fragile*, il ne saurait être comprimé avec quelque force sans déchirure, d'où le danger des contusions sur la région du foie, d'où les préceptes donnés par les accoucheurs, pour garantir de toute compression l'abdomen du fœtus pendant les manœuvres d'un accouchement laborieux.

Conséquences.

La fragilité et le poids du foie expliquent pourquoi les commotions et les contusions par contre-coup de cet organe sont la suite d'une chute d'un lieu élevé. Dans l'état graisseux, le foie reçoit et conserve l'impression du doigt. Il a perdu en grande partie sa densité et la fragilité. Les foies vert-olives et ardoisés sont denses ; leurs molécules sont beaucoup plus solidement liées entre elles ; ils se lacèrent difficilement. La charpente fibreuse du tissu du foie semble prédominante.

Texture.

Avant les beaux travaux de Glisson et de Malpighi, on disait, d'après Erasistrate, que le foie, comme d'ailleurs tous les organes à structure compliquée, était un *parenchyme*, mot vague qui veut dire épanchement d'un *suc particulier* autour des vaisseaux. Malpighi démontra, contradictoirement à l'assertion de Warthon, que le foie était une glande conglomérée, et étudia les grains glanduleux que plus tard Ruysh sembla convertir en vaisseaux par ses belles injections : les anatomistes se partagent encore entre ces deux grands observateurs, relativement à la structure intime du foie, comme d'ailleurs pour celle de toutes les glandes ; les uns admettant que la structure intime du foie est granuleuse, et les autres qu'elle est vasculaire.

Texture du foie.

Vague du mot parenchyme.

Le foie présente à considérer, 1° des enveloppes ; 2° un tissu propre.

Des enveloppes du foie.

Les enveloppes du foie sont au nombre de deux : 1° la *tunique commune* ou *péritonéale ;* 2° la *membrane propre* qui est *fibreuse.*

La *tunique péritonéale* forme au foie une enveloppe presque complète. Le bord postérieur de cet organe, le sillon transverse, la gouttière de la veine-cave et la fossette de la vésicule du fiel, en sont seuls dépourvus.

Tunique péritonéale.

C'est le péritoine qui, en se réfléchissant du foie sur le diaphragme, constitue ces replis appelés ligament falciforme, ligament coronaire et ligaments triangulaires, dont nous avons parlé. Par la tunique péritonéale, le foie, à surface lisse et toujours humide, glisse sans frottement sur les parties voisines. Il est d'ailleurs extrêmement fréquent de voir des adhérences celluleuses attacher le foie aux organes environnants sans nuire positivement à ses fonctions. La membrane péritonéale adhère intimement à la membrane propre.

Membrane propre ou fibreuse.

Membrane propre ou fibreuse. On voit très bien cette membrane dans les régions du foie qui sont dépourvues du péritoine. Il devient ensuite facile de la démontrer dans tout le reste de la surface de cet organe. Elle constitue l'enveloppe immédiate du foie : très adhérente à la tunique péritonéale par sa face externe, elle adhère, par sa face interne, au tissu du foie à l'aide de *prolongements fibreux* qui s'interposent aux granulations, et forment à chacune d'elles une enveloppe distincte.

Capsule de Glisson.

Prolongements fibreux nés de la surface interne de la capsule de Glisson.

Parvenue dans la scissure transverse, cette membrane la tapisse, et envoie autour des divisions de la veine-porte, de l'artère hépatique et des canaux biliaires correspondants, des prolongements qui forment à ces groupes de vaisseaux des espèces de gaînes cylindriques, lesquelles se divisent et se subdivisent comme eux. Ce sont ces gaînes qui constituent la *capsule de Glisson*, que nous devons par conséquent considérer comme une dépendance de la membrane propre. La surface interne de ces gaînes n'est unie aux vaisseaux que par un tissu cellulaire séreux très lâche. Leur surface externe adhère intimement au tissu du foie à l'aide de prolongements fibreux qui s'entrecroisent sous toutes sortes de directions, forment aux granulations profondes une enveloppe analogue à celle que nous avons vue émaner de la membrane propre. Il en résulte que le foie est traversé dans toutes les directions par des prolongements fibro-cellulaires très déliés, vaste réseau dans lequel les granulations sont contenues. Cette membrane propre est d'ailleurs de nature fibreuse et nullement de nature musculeuse, ainsi que l'avait admis Glisson.

Rôle de la membrane propre dans la texture du foie.

La membrane propre est véritablement la charpente du foie. 1° Elle fournit à cet organe une enveloppe générale; 2° elle envoie un prolongement canaliculé autour de la veine-porte, de l'artère hépatique et des canaux biliaires, prolongement qui se divise et se subdivise comme les vaisseaux ; 3° elle fournit , à chaque granulation du tissu propre du foie, une enveloppe fibreuse ou cellule. Ces cellules fibreuses deviennent très manifestes dans certains cas de maladies du foie. Il n'est pas rare, en effet, de voir ce tissu fibreux acquérir une grande épaisseur, à tel point que les grains glanduleux sont comprimés, atrophiés, et finissent même par disparaître complètement ; c'est dans des cas semblables qu'on voit des portions plus ou moins considérables de foie transformées en tissu fibreux réticulé. La disposition du tissu fibreux du foie est aussi très manifeste dans le cas de ramollissement des grains glanduleux : alors, les granulations peuvent être facilement retirées de leurs cellules, enlevées par l'action de racler, et la surface de la coupe, réduite aux cellules fibreuses, se présente sous l'aspect des alvéoles d'un rayon de miel.

Cellules fibreuses des granulations.

Du tissu propre du foie.

La première chose qui frappe dans l'étude du foie, considéré sous le rapport de sa texture, c'est l'aspect lisse de sa surface extérieure, qui ne présente en aucune manière la disposition lobuleuse de la plupart des autres organes glanduleux. Si on examine avec attention cette surface, soit avant, soit après l'ablation des enveloppes, la disposition granuleuse apparaît de la manière la plus manifeste. Cette même disposition se voit et dans les coupes qu'on fait à cet organe, et dans les lacérations auxquelles on le soumet. Il est vrai que la disposition granuleuse des surfaces lacérées du foie a été considérée comme le résultat même de la lacération.

Disposition granuleuse.

L'aspect granitique à deux grains de la coupe du foie a fait admettre aux uns deux substances dans la même granulation, aux autres deux ordres de granulations dans le foie : des *granulations rouge brun*, et des *granulations jaunes*. C'est à Ferrein (1) qu'est due cette distinction des deux substances qui est aujourd'hui généralement adoptée, et qui a même servi de texte à plusieurs explications plus ou moins ingénieuses. Cet anato-

Des deux substances du foie.

(1) Mém. acad. des Sc. (Histoire), 1735.

miste, qui admet deux substances différentes dans chaque granulation, a donné le nom de *moelle* à la substance brune qui, d'après lui, est placée au centre de chaque granulation, et celui d'*écorce*, de *substance corticale*, à la substance jaune; dénominations évidemment déduites d'une analogie grossière avec la substance médullaire et la substance corticale de l'encéphale. D'autres, et cela importe fort peu, ont donné à ces mots une acception opposée. Ces deux substances, dit Meckel, ne sont pas placées, comme dans l'encéphale, l'une à l'extérieur, l'autre à l'intérieur; mais elles alternent dans toute l'épaisseur du foie, la substance jaune formant la masse du foie, la substance brune remplissant les intervalles.

La distinction des deux substances est mal fondée.

Cette distinction des deux substances me paraît sans fondement. L'erreur vient de ce qu'on a pris pour unique base une double coloration qui, du reste, est loin d'être sensible chez tous les sujets. Les deux couleurs jaune et brune, quand elles existent, n'appartiennent pas à deux granulations distinctes, mais bien à la même granulation, qui est jaune au centre, où se trouve la bile, et rouge-brun à la circonférence, où se trouve le sang.

Isolement des granulations.

Le foie humain, excepté dans le cas de développement considérable des granulations, se prête difficilement à leur étude, vu leur petitesse. Le foie de porc, dont les grains sont naturellement très considérables, m'a paru aussi favorable que possible pour ce genre de recherches. J'ai coutume de soumettre le foie à des coupes dans divers sens, et sur celles des coupes qui présentent des vaisseaux veineux, divisés suivant leur axe, d'enlever ces veines, et d'étudier les granulations dans les espèces de demi-canaux qui résultent de l'ablation de ces vaisseaux. Alors on isole avec la plus grande facilité les granulations, qui se présentent sous la forme de petits corps ovoïdes, ellipsoïdes, ou plutôt polyédriques, à cinq ou six facettes, configurées de manière à se mouler sur les facettes des grains environnants sans laisser le moindre vide.

On voit alors de la manière la plus manifeste, 1° qu'il n'existe qu'un seul ordre de granulations ; 2° que ces granulations ne sont pas disposées en lobules, comme le disait Malpighi, mais bien juxta-posées ; 3° que chacune d'elles a sa cellule propre, formée par les prolongements de la membrane fibreuse.

Il n'existe qu'un seul ordre de granulations.

Du moment qu'on peut les isoler, les détacher de l'espèce d'alvéole dans laquelle elles sont logées sans y adhérer, excepté dans le point par lequel elles reçoivent et émettent leurs vaisseaux, il suit que les granulations du foie sont indépendantes les unes des autres, que l'altération d'une granulation, d'un certain nombre de granulations, peut être portée au plus haut degré, sans que les granulations voisines ou intermédiaires aux granulations affectées y participent en aucune manière, à moins que l'altération ne s'y propage par continuité de tissu.

Indépendance réciproque des granulations.

Du reste, le volume des grains glanduleux présente beaucoup de variétés, suivant les divers individus, et ce volume est tout à fait indépendant du volume du foie lui-même. Les médecins qui s'occupent d'anatomie pathologique ont souvent noté ce développement, sous le titre d'*hepar acinosum*. Il est une maladie caractérisée par la coïncidence de l'atrophie du foie, qui est réduit à la moitié, au tiers de son volume, et du développement considérable des grains glanduleux. Eh bien, dans ce cas appelé *cirrhose*, il y a atrophie de la majeure partie des grains glanduleux (1).

Volume des granulations.

Hepar acinosum.

Le problème de la texture du foie se réduit donc à déterminer, 1° la disposition des granulations des unes par rapport aux autres ; 2° la disposition des vaisseaux du foie ; 3° la texture de la granulation.

Première question. La disposition des granulations, les unes par rapport aux autres et par rapport aux vaisseaux, est

Disposition des granulations les unes par rapport aux autres.

(1) La théorie ingénieuse qu'on a donnée de la cirrhose du foie est donc dénuée de fondement. Dans la cirrhose, ainsi que je l'ai démontré ailleurs, il n'y a pas atrophie de la substance rouge, ni hypertrophie de la substance jaune ; mais bien *atrophie* du plus grand nombre de grains glanduleux, et *hypertrophie* avec coloration jaune des grains glanduleux restants.

révélée par le fait suivant : Il existe une maladie du foie, son *ramollissement* (1), dans laquelle cet organe est comme réduit en bouillie. Aussitôt que les membranes d'enveloppe sont déchirées, le tissu du foie s'écoule, pour ainsi dire, comme une pulpe d'un brun fauve, nullement fétide, ce qui exclut l'idée de la gangrène. Si on plonge cette espèce de pulpe dans l'eau, on verra des myriades de petites granulations jaunâtres bien distinctes, semblables à de petits grains de raisin desséchés, et qui sont appendues aux ramifications vasculaires de divers ordres par des pédicules vasculaires.

Le tissu du foie se compose de petites granulations appendues aux branches vasculaires.

Ce fait d'anatomie de texture, que j'ai eu occasion d'observer plusieurs fois, est parfaitement confirmé : 1° par l'observation d'Harvée, qui, dans son ouvrage sur la génération des animaux, dit que le tissu du foie se forme le long des vaisseaux ombilicaux, comme le raisin sur le sarment, le bourgeon sur le bout des petites branches, l'épi naissant de son tuyau ; 2° par ce fait d'anatomie comparée dont M. Blainville m'a rendu témoin, que, dans certaines espèces animales, le foie est formé par des séries de grains glanduleux appendus le long des vaisseaux.

Le foie est l'aboutissant de deux systèmes veineux spéciaux.

Deuxième question: Vaisseaux du foie. L'étude des vaisseaux du foie constitue un des points les plus importants de l'histoire de cet organe. Indépendamment d'artères et de veines correspondantes aux artères et aux veines des autres parties du corps, le foie est l'aboutissant d'un système veineux particulier, *le système de la veine-porte*, qui se distribue, dans son épaisseur, à la manière des vaisseaux artériels. Il présente, en outre, chez l'adulte les débris d'un système veineux particulier au fœtus, *système de la veine ombilicale;* enfin il contient des canaux destinés à la circulation de la bile, ou *canaux biliaires*.

Système de la veine-porte.

Le système veineux particulier au foie, ou *système de la veine-porte*, a été l'objet d'une description spéciale (*voyez* l'An-

(1) Dictionnaire de médecine et de chirurgie pratiques : *Maladies du foie.*

géiologie). Je me contenterai de rappeler ici que ce système prend ses racines dans tous les viscères abdominaux qui concourent à la digestion; que la veine-porte ventrale, qui résulte de leur réunion, gagne la scissure transverse du foie; que là elle se divise en deux branches, l'une droite, l'autre gauche, lesquelles constituent la veine-porte hépatique; que ces branches se subdivisent et se portent en rayonnant dans tous les points du foie, les unes en avant, les autres en arrière, mais en suivant toujours la direction transversale. C'est autour de cette veine que nous avons vu se déployer la capsule de Glisson; en sorte que dans les coupes du foie, les branches de la veine-porte se reconnaissent toujours à ce double caractère, savoir, 1° leur direction transversale, 2° la présence de la capsule.

Débris de la veine ombilicale.

Débris de la veine ombilicale. On concevra facilement la disposition de ces débris, si on considère que chez le fœtus, la veine ombilicale, qui vient du placenta, gagne le sillon antéro-postérieur du foie, et, parvenue à l'intersection de ce sillon avec le sillon transverse, se divise en deux branches; l'une qui, sous le nom de canal veineux, se rend directement dans la veine-cave inférieure, au moment où elle traverse le bord postérieur du foie; l'autre qui se continue avec la veine-porte hépatique, que nous avons vue occuper le sillon transverse. La portion commune aux deux veines persiste; mais alors elle appartient exclusivement à la veine-porte. Le canal veineux n'est plus qu'un cordon fibreux, ainsi que le tronc de la veine ombilicale lui-même. Il n'est pas fort rare de voir persister chez l'adulte le tronc de la veine ombilicale, par suite de quelque communication anormale entre cette veine et les veines des parois abdominales (1). Il est sans exemple que le canal veineux ait persisté.

L'artère hépatique a une origine commune avec la splénique et la gastrique.

Artères. L'artère hépatique est une branche du tronc cœliaque, qui fournit en même temps à la rate et à l'estomac; bien que les artères ne charrient pas un sang différent suivant le

(1) Voyez *Anat. pathol.*, avec planches, liv. XVII, pl. 6.

lieu d'où elles naissent, cette communauté d'origine n'en est pas moins remarquable, puisqu'elle semble dénoter une communauté, une simultanéité, ou une connexion d'usages. D'ailleurs, les artères étant les supports des plexus nerveux, il en résulte que les nerfs de la rate, de l'estomac et du foie, proviennent d'un plexus commun, le plexus cœliaque. Il est extrêmement fréquent de voir une seconde artère hépatique fournie par la mésentérique supérieure.

Exiguïté de l'artère proportionnellement au volume du foie.

Je ne puis omettre de faire remarquer la petitesse de l'artère hépatique comparée au volume et à la masse du foie. Sous ce rapport, peu d'organes sont aussi mal partagés. Voyez le rein et l'artère rénale, voyez les muscles, je dirais presque les os. La petitesse de ce calibre permet d'établir *à priori* que l'artère hépatique ne saurait fournir en même temps à la nutrition du foie et à la sécrétion de la bile; du reste, cette artère suit rigoureusement la distribution de la veine-porte et des canaux biliaires, et la capsule de Glisson lui est commune avec ces deux ordres de vaisseaux.

Veines sus-hépatiques.

Veines sus-hépatiques. Les veines sus-hépatiques, vaisseaux efférents du foie, ne sont point en rapport de volume avec l'artère hépatique, mais bien avec la veine-porte. Ces veines partent de tous les points du foie, et convergent vers le sillon de la veine-cave inférieure, dans laquelle elles se jettent, surtout au niveau du bord postérieur du foie. Il suit de là que la direction des veines sus-hépatiques et de leurs divisions est antéro-postérieure (1), tandis que celle des divisions de la veine-porte hépatique est transversale. Cette direction transversale des divisions sus-hépatiques d'une part, d'une autre part, l'absence autour de ces veines de la capsule de Glisson, d'où il résulte que les parois de ces veines adhèrent sans intermédiaire au tissu du foie, et par conséquent restent béantes tandis que les coupes de la veine-porte s'affaissent : tel est le double caractère qui, à la

Caractères distinctifs des divisions de la veine-porte et de celles des veines hépatiques.

(1) Au moins dans les troncs principaux, car il est un grand nombre de ramifications des veines sus-hépatiques qui se dirigent transversalement.

simple vue d'une coupe du foie, différencie les divisions des veines sus-hépatiques des divisions de la veine-porte. Ces différences anatomiques entre les deux ordres de veines entraînent-elles quelque différence dans le mécanisme de la circulation du sang dans ces vaisseaux? L'espèce d'indépendance où se trouvent les divisions de la veine-porte par rapport au tissu du foie a-t-elle pour objet de permettre à ces divisions une contraction propre à y faire cheminer le sang? Si on remarque que dans la veine-porte le sang se distribue du tronc vers les branches, comme dans les artères, on concevra quels avantages doivent résulter, pour la circulation, d'une disposition anatomique qui permet aux vaisseaux d'exercer sur le sang une compression directe.

Un dernier caractère qui différencie les ramifications des veines sus-hépatiques de celles de la veine-porte, c'est que les parois des premières sont criblées d'une foule d'ouvertures extrêmement petites ou pores qui sont les orifices de très petites veines qui se rendent directement dans les divisions des veines sus-hépatiques au lieu de se réunir en ramifications, en rameaux et en branches avant d'opérer leur jonction.

Multiplicité des vaisseaux lymphatiques.

Vaisseaux lymphatiques. Ils sont tellement multipliés que c'est dans le foie qu'on les a d'abord découverts (1); aussi a-t-on longtemps considéré cet organe comme l'origine de cet ordre de vaisseaux, de même que plus anciennement on l'avait regardé comme l'origine des veines. Ces vaisseaux lymphatiques sont divisés en *superficiels* et en *profonds*. Les superficiels forment sous la tunique péritonéale un réseau à mailles extrê-

Division des vaisseaux lymphatiques en superficiels et en profonds.

(1) Il n'est pas rare de trouver les vaisseaux lymphatiques remplis de sérosité jaunâtre, dans le cas de rétention de bile. M. le docteur Fauconneau Dufresne a trouvé sur un mendiant fortement ictérique, mort à l'hôpital de la Charité, de gros vaisseaux remplis de bile, sortant du foie et allant se répandre dans le ligament latéral gauche. Ces vaisseaux ne peuvent être que des vaisseaux lymphatiques. Je pense également avec M. Lambron (*Archives générales de Médecine*, janvier 1841, p. 15) qu'il faut rapporter à des vaisseaux lymphatiques les prétendus conduits biliaires que M. Kiernan dit avoir trouvés dans l'épaisseur du ligament latéral gauche du foie.

mement serrées. Les vaisseaux lymphatiques profonds, très volumineux et très multipliés, sortent par la scissure transverse du foie, et vont se rendre en partie aux ganglions lymphatiques qui longent les vaisseaux hépatiques, en partie aux ganglions lombaires. Ces vaisseaux communiquent directement et largement avec le canal thoracique, de telle sorte qu'un des meilleurs moyens pour injecter ce canal consiste à pousser l'injection dans les lymphatiques du foie.

Nerfs.

Nerfs. Ils sont peu considérables, eu égard au volume du foie. Ils proviennent de deux sources : 1° du système cérébro-rachidien ; 2° du système des ganglions. Les premiers viennent des pneumo-gastriques : les seconds constituent le plexus hépatique, émanation du plexus solaire. Ces derniers enlacent l'artère hépatique : quelques uns, cependant, par une exception toute spéciale, accompagnent la veine-porte. On admet généralement que quelques filets du nerf diaphragmatique vont se rendre au foie.

Canaux biliaires.

Canaux biliaires. Quelle que soit l'origine des canaux biliaires, leurs radicules, à quelque degré de ténuité qu'on les suppose arrivées, s'observent toujours dans la capsule de Glisson, avec les radicules correspondantes de la veine-porte et de l'artère hépatique. Ces radicules se réunissent successivement, à la manière des veines, en rameaux, en branches, pour aller constituer le *canal hépatique*. Ils se distinguent facilement des autres conduits vasculaires du foie par leur couleur jaunâtre, par le liquide qu'ils contiennent, et par l'aspect de leurs parois.

La granulation a l'aspect de la moelle du jonc.

Troisième question. Quelle est la texture de la granulation ? En examinant la coupe d'un foie de cochon à l'aide du microscope simple, j'ai vu de la manière la plus manifeste que chaque granulation présentait l'aspect poreux et spongieux de la moelle du jonc ou du sureau, en sorte que le tissu propre du foie représentait une sorte de filtre. Cette disposition était encore bien plus prononcée sur des foies que j'avais fait injecter avec de l'huile de noix, soit pure, soit colorée en bleu.

La matière colorante, poussée dans la veine-porte, s'infiltrant toujours dans un grand nombre de granulations, on dirait que chaque granulation ainsi imbibée de matière colorante est une petite éponge.

Quel que soit le vaisseau qu'on injecte, toutes les granulations du foie sont injectées.

Si l'on cherche à déterminer la texture du foie par le secours des injections, on verra avec Sœmmering, 1° que, quel que soit le vaisseau qu'on injecte, artère hépatique, conduit hépatique, veine-porte, veine sus-hépatique, pourvu que l'injection soit ténue, qu'elle soit composée, par exemple, de gélatine ou d'essence de térébenthine colorées, ou bien encore d'une forte solution aqueuse de gomme-gutte; on verra, dis-je, qu'il n'est pas une seule granulation du foie où la matière de l'injection n'ait pénétré; 2° que la liqueur, poussée par un vaisseau, passe, ou dans un autre ordre de vaisseaux, ou dans deux ordres, ou dans les trois autres ordres de vaisseaux; et la facilité avec laquelle se fait ce passage prouve que la communication a lieu par l'abouchement direct de ces divers ordres de vaisseaux, et non point par l'intermède de cellules ou de petites poches.

Le liquide, poussé par un seul des vaisseaux, pénètre dans tous les autres.

Chez le fœtus ou chez l'enfant mort immédiatement après la naissance, l'injection de la veine ombilicale donne les mêmes résultats : je n'ai jamais vu passer la matière de l'injection dans les vaisseaux lymphatiques, à moins de rupture du tissu du foie. L'air poussé dans un des vaisseaux du foie pénètre plus facilement que les liquides dans les vaisseaux lymphatiques, sans doute à raison de sa plus grande ténuité.

Composition ou éléments de la granulation.

Il suit de là que dans chaque granulation du foie il y a une radicule artérielle, une radicule de la veine-porte, une radicule des veines sus-hépatiques, une radicule des conduits biliaires, probablement des vaisseaux lymphatiques et un filet nerveux; agglomération dont Sœmmering se figure l'image d'après la disposition d'une rose de Damas (1) : en outre il y a communication libre entre ces divers ordres de vaisseaux.

Maintenant, quelle est dans le grain glanduleux la disposi-

(1) Quilibet acinus hepatis è glomeroso constat, vel è particulis arteriæ, venæ

tion respective de ces divers vaisseaux? Cette question ne pouvait être résolue que par des injections simultanées ou plutôt successives; car la pénétration simultanée de l'injection dans tous les vaisseaux du foie est à peu près impossible à obtenir.

J'ai donc fait injecter successivement, 1° la veine-cave, et par conséquent les veines sus-hépatiques, avec de la cire colorée par du bleu de Prusse: une certaine quantité d'huile de noix, également teinte de bleu de Prusse, avait été préalablement poussée dans cette veine; 2° la veine-porte en rouge; 3° l'artère hépatique en rouge; 4° le canal hépatique en jaune. Cette injection a été faite, le foie étant dans l'eau tiède (c'était un foie de cochon); elle a été poussée avec une force continue graduellement croissante. On voyait pendant l'injection de la veine-cave et de la veine-porte les rides du foie s'effacer; les dépressions centrales des grains glanduleux superficiels remplacées par une petite saillie. Il était bien évident que chaque grain glanduleux était creux, et que le vide était rempli par la matière injectée (1).

Résultats de l'injection du foie chez le cochon.

Le foie ainsi injecté, soumis à divers agents chimiques, a présenté les résultats suivants: l'injection bleue, c'est à dire celle de la veine-cave et par conséquent des veines sus-hépatiques, avait pénétré dans la partie centrale des grains glanduleux, partie qu'on appelle substance jaune du foie. Au milieu de la partie centrale était l'injection jaune, c'est à dire l'injection du canal biliaire. Autour de l'injection bleue était l'injection rouge, c'est à dire l'injection de la veine-porte et de l'artère hépatique, qui occupait toute la substance

Disposition respective des divers systèmes vasculaires dans la granulation.

portarum, venæ hepaticæ, ductus biliferi et vasorum absorbentium, cujus formam rosæ sic dictæ Damascenæ imagine fingere nobis licet. *Corporis humani fabrica*, t. VI, p. 180.

(1) Ces préparations ont été faites sous ma direction, dans l'été de 1825, par M. Bogros, très habile prosecteur d'anatomie, qui mourut victime de son zèle pour les préparations anatomiques. Je publiai le résultat du ces injections dans mon cours de l'année 1825-26, et quelques journaux du temps en firent mention.

dite rouge du foie. Il suit de là que chaque grain glanduleux présente un appareil vasculaire ainsi disposé : 1° au centre, un canal biliaire; 2° sur un plan plus excentrique, un cercle vasculaire formé par les ramifications de la veine sus-hépatique ; 3° sur un plan plus excentrique encore, un cercle vasculaire concentrique au précédent, formé par les ramifications de la veine-porte et par celles de l'artère hépatique. Quant à la manière dont se comportent la veine-porte et l'artère hépatique l'une par rapport à l'autre, on voyait, en suivant ces deux ordres de vaisseaux dans l'épaisseur du foie, les divisions de l'artère hépatique accompagner rigoureusement dans leur distribution les divisions de la veine-porte, et les canaux biliaires, que nous avons dit être contenus dans la même gaîne, se ramifier et se perdre sur les parois de cette veine et des canaux, à peu près comme les artères bronchiques se ramifient et se perdent sur les parois des divisions bronchiques. J'ai dû conclure que les divisions de l'artère hépatique étaient, par rapport au foie, les *vasa vasorum* de la veine-porte et des canaux biliaires; ce qui expliquerait la disproportion qui existe entre cette artère et le foie.

Les ramifications des veines hépatiques sont moins nombreuses que celles de la veine-porte.

J'ai déjà dit que les divisions de la veine sus-hépatique présentaient cette singulière disposition que nous retrouverons dans la veine splénique, savoir une multitude de pores ou pertuis dans lesquels s'ouvrent directement de très petites veines. Aussi les ramifications des veines sus-hépatiques sont-elles beaucoup moins multipliées que les ramifications de la veine-porte.

L'injection dont j'ai rapporté les détails explique encore la différence de coloration que présentent et la partie centrale et la partie excentrique de chaque grain glanduleux ; elle démontre en outre qu'il y a une partie des grains glanduleux qui n'est pas injectable; et la disposition spongieuse à la manière de la moelle du sureau ou du jonc apparaît dans toute son évidence, même à l'œil nu, sur une coupe de foie ainsi injecté, qu'on expose à un rayon solaire.

Résumé de la structure du foie.

Ainsi, en résumé, le foie est une agglomération de grains glanduleux, fortement pressés les uns contre les autres, à la manière des grains du fruit du grenadier; grains glanduleux, ovoïdes, ellipsoïdes, ou plutôt polyédriques, exactement moulés les uns sur les autres. Chaque grain glanduleux a sa capsule fibreuse propre ; toutes ces capsules sont liées entre elles par des prolongements fibreux; elles tiennent aussi par le même mode de connexion, 1° à l'enveloppe générale du foie; 2° à son prolongement ou capsule de Glisson. Les grains glanduleux sont indépendants les uns des autres; chacun d'eux présente un tissu propre non injectable, spongieux, analogue à la moelle du jonc, tissu propre que je regarde comme le fond commun d'organisation de toutes les glandes proprement dites, un conduit biliaire qui part du centre, un premier réseau veineux appartenant aux veines sus-hépatiques, un second réseau veineux appartenant à la veine-porte, un réseau artériel très délié, qui se répand et sur les parois de la veine-porte et sur les parois des canaux biliaires. Il n'y a pas deux substances dans le foie, mais une seule et même substance; il n'y a pas deux ordres de granulations, mais un seul et même ordre. Telle est la texture du foie.

M. Kiernan, dans un travail fort remarquable publié en 1833 (1), est arrivé à des résultats un peu différents. « En ré-« sumé, dit-il, chaque lobule (et le mot lobule a le même « sens pour cet auteur que le mot granulation pour moi) est « composé d'un *plexus biliaire lobulaire*, d'un plexus vei-« neux formé par les divisions de la veine-porte, d'une *veine* « *intra-lobulaire*, branche d'une veine hépatique *sublobu-* « *laire*, et de petites artères. On peut présumer que des nerfs et « des vaisseaux lymphatiques entrent aussi dans leur formation; « mais on ne peut les y apercevoir. Les tuniques des conduits « biliaires lobulaires, sur lesquelles se réunissent les vais-

(1) *The Anatomy and Physiology of the liver : from The Philosophical transactions*, London, 1843.

« seaux sanguins, constituent la substance propre sécrétoire « du foie, comme les conduits corticaux du rein et les tuniques « des conduits séminifères constituent la substance sécrétoire « de leurs organes respectifs (1). »

Il me reste maintenant à m'occuper de l'appareil excréteur de la bile.

Appareil excréteur du foie.

Parties constituantes de l'appareil excréteur du foie.

L'appareil excréteur du foie se compose, 1° du conduit hépatique ; 2° du conduit cystique ; 3° de la vésicule du fiel ; 4° du conduit cholédoque.

Les *canaux hépato-cystiques*, admis par quelques auteurs, soit constamment, soit exceptionnellement chez l'homme, sont faciles à démontrer chez les animaux, mais ils n'existent pas dans l'espèce humaine.

1° *Conduit hépatique.*

Conduit hépatique.

Le *conduit hépatique* a son origine dans chaque grain glanduleux du foie, par des radicules, *radicules hépatiques*, les-

(1) Cette manière de voir de M. Kiernan a été adoptée en partie et en partie réfutée par des élèves distingués de cette école, par M. Verger dans sa dissertation inaugurale, août 1838, et par M. Lambron, *Mémoire sur la structure intime du foie* (*Archives générales de Médecine*, janvier 1841). Dans ce dernier travail, qui est fort remarquable, et qui sera consulté avec fruit par tous ceux qui voudront s'occuper soit de la texture, soit de l'anatomie comparée du foie, l'auteur fait observer que M. Kiernan dit lui-même n'avoir jamais vu les plexus biliaires lobulaires, bien qu'il les ait fait représenter par une figure ; or, cette espèce de contradiction vient sans doute de ce que M. Kiernan, préoccupé de l'idée que le ligament latéral gauche du foie était un foie réduit à sa plus simple expression, et que les vaisseaux contenus dans l'épaisseur de ce repli du péritoine étaient non des vaisseaux lymphatiques, mais des conduits hépatiques, a cru pouvoir appliquer aux conduits hépatiques proprement dits la disposition plexiforme qu'il avait observée dans les prétendus conduits hépatiques du ligament latéral gauche (*The least ligament may by considered as a rudimental liver in which this organ presents itself to our examinator in its simplest form. Loco citato*, p. 742). On voit que M. Kiernan pense, avec plusieurs anatomistes transcendants modernes, qu'une glande réduite à sa plus grande simplicité n'est autre chose qu'un conduit sur les parois duquel se ramifient des vaisseaux.

quelles se réunissent successivement à la manière des veines, et constituent des ramuscules, des rameaux et des branches. Ces branches convergent vers le sillon transversal du foie, où, par leur réunion successive, elles donnent naissance à deux troncs d'un calibre à peu près égal ; ceux-ci viennent à la rencontre l'un de l'autre dans le sillon transverse, et se réunissent à angle obtus, pour constituer le canal hépatique proprement dit. Rien de plus variable que la manière dont se comportent dans le sillon transverse les branches du conduit hépatique : ainsi, tantôt le tronc droit est plus considérable que le tronc gauche, et tantôt c'est le contraire. Souvent plusieurs branches opèrent leur jonction tardive dans le sillon transverse : quelles que soient ces variétés, jamais elles ne sont telles que le tronc droit réponde exactement au lobe droit du foie, et le tronc gauche au lobe gauche.

Radicules du conduit hépatique.

Les divisions du conduit hépatique sont contenues dans la capsule de Glisson.

Rapports. Les radicules, ramuscules, rameaux et branches du conduit hépatique sont contenus dans la capsule de Glisson avec les ramifications de la veine-porte et avec celles de l'artère hépatique, auxquelles ils sont unis par un tissu cellulaire assez lâche qui m'a paru présenter les caractères du tissu dartoïque. Dans le sillon transverse, les troncs du canal hépatique occupent le fond de ce sillon, et sont recouverts par le tronc de la veine-porte hépatique et par les branches de bifurcation de l'artère du même nom.

Direction du conduit hépatique.

Formé par la réunion des deux troncs qui occupent le sillon transverse, le canal hépatique se porte en bas et à droite, et, après un pouce, un pouce et demi de trajet, se réunit à angle très aigu avec le conduit cystique, pour se continuer avec le canal cholédoque. Dans ce trajet, le canal hépatique est contenu dans l'épaisseur de l'épiploon gastro-hépatique en même temps que la veine-porte qui est en arrière, que la branche droite de l'artère hépatique qui est en avant, et qu'une multitude de vaisseaux lymphatiques : un tissu cellulaire abondant et lâche l'unit à ces vaisseaux.

Rapports.

De la vésicule biliaire.

Préparation. On peut étudier sans préparation une vésicule remplie de bile; si elle est vide, on la distendra, soit avec un liquide, soit avec de l'air. Deux belles préparations à conserver peuvent être faites de la vésicule. La première, à l'aide de la dessiccation après insufflation; la deuxième, en remplissant la vésicule et les conduits biliaires de suif, dont on se débarrassera ensuite au moyen de l'huile essentielle de térébenthine, dans laquelle on plongera la vésicule ouverte; le suif sera dissous par l'essence, et la vésicule, desséchée, conservera sa forme en devenant transparente.

Situation de la vésicule.

La vésicule biliaire (*cystis fellea*) est le réservoir de la bile. Elle est *située* à la face inférieure du lobe droit du foie et occupe une fossette particulière, *fossette cystique*, à droite du sillon antéro-postérieur, dont elle est séparée par l'éminence-porte antérieure. Elle est maintenue dans sa situation par le péritoine qui ne fait que passer au dessous d'elle, chez le plus grand nombre des sujets, qui, chez d'autres, lui forme une enveloppe presque complète, de telle manière que la vésicule est fixée au foie à l'aide d'une sorte de mésentère. Dans ce dernier cas, elle est en quelque sorte détachée du foie, disposition qu'on rencontre chez quelques animaux.

Sa forme.

Sa *forme* est assez exactement celle d'une poire ou d'un cône à base arrondie, obliquement dirigé, de telle sorte que sa grosse extrémité regarde en avant, en bas et à droite, et sa petite extrémité en arrière, en haut et à gauche.

Le peu de capacité de la vésicule est en opposition avec le volume du foie.

Capacité. La petite capacité de la vésicule biliaire est en rapport avec le peu de développement des autres parties de l'appareil excréteur de la bile, et en opposition avec le volume si considérable du foie. La différence devient encore plus frappante, si l'on compare, d'un côté, le rein au foie, d'un autre côté la vessie urinaire à la vessie biliaire. Il est vrai que la totalité de l'urine doit traverser la vessie urinaire, tandis qu'une partie seulement de la bile doit être déposée dans la vésicule du fiel.

Sa capacité présente beaucoup de variétés.

Cette capacité présente d'ailleurs beaucoup de variétés : elle devient quelquefois triple, quadruple, décuple dans le cas de rétention de bile, par un obstacle situé dans le canal cholédoque (1). On dit même avoir vu des cas dans lesquels elle contenait 6, 8, 10 livres de bile, ce qu'on aurait peine à concevoir, si des exemples analogues ne s'observaient pas tous les jours dans d'autres réservoirs.

Dans d'autres circonstances au contraire, on trouve la vésicule extrêmement petite, appliquée sur un ou plusieurs calculs auxquels elle adhère ; quelquefois même, la vésicule biliaire, complètement oblitérée, est réduite à un cordon fibreux; et c'est sans doute dans des cas de cette espèce qu'on a pu croire à l'absence congéniale de la vésicule.

Rapports de la vésicule avec l'arc du colon.

Rapports. Pour faciliter leur exposition, nous considérerons à la vésicule un *corps*, un *fond* et un *col.*

Le *corps* de la vésicule biliaire est conoïde et affecte les rapports suivants : 1° *En bas*, où il est recouvert par le péritoine, il répond à la première portion du duodénum et à l'extrémité droite de l'arc du colon. Il n'est pas rare de voir la vésicule répondre au pylore, ou même à la portion d'estomac voisine de cet orifice. Quelquefois des adhérences accidentelles ou normales l'unissent au duodénum et à l'arc du colon. Ces rapports expliquent 1° la coloration en jaune ou en vert des parties du canal alimentaire contiguës à la vésicule, coloration qui est tout à fait cadavérique ; 2° le passage des calculs biliaires de la vésicule

Avec l'estomac.

Conséquences de ces rapports.

(1) Une seconde cause du développement de la vésicule, c'est la présence dans le col de cette vésicule d'un calcul mobile qui fait soupape, de telle façon qu'il permette l'abord de la bile à la vésicule, et s'oppose à la sortie de cette bile. Une troisième cause, c'est l'oblitération complète du col de cette vésicule par un calcul ; mais alors la vésicule contient, au lieu de bile, une sérosité limpide : elle est convertie en kyste séreux. La tumeur biliaire, dans ce cas, représente la tumeur lacrymale dans le cas d'obstruction des points ou des conduits lacrymaux. Je dois faire observer que la qualité de la bile n'est pas la même dans la vésicule que dans les conduits hépatiques. Ainsi, chez le même sujet, il n'est pas rare de voir la bile cystique verte, tandis que la bile hépatique est jaune.

dans le duodénum, dans le colon, dans l'estomac. Il n'est pas fort rare de voir la vésicule répondre au rein droit, sur lequel elle est couchée dans toute sa longueur : je l'ai vue répondre à la colonne vertébrale, en dedans du rein; ces deux derniers rapports supposent un déplacement en bas du duodénum et de l'arc du colon.

Avec le foie.

2° *En haut*, la vésicule du fiel adhère à la fossette cystique par un tissu cellulaire plus ou moins lâche (1), par des vaisseaux artériels et veineux, et jamais chez l'homme par des conduits biliaires ou conduits hépato-cystiques.

Avec les parois abdominales.

Le fond de la vésicule du fiel, entièrement recouvert par le péritoine, déborde le plus souvent le bord antérieur du foie, et répond aux parois abdominales, au niveau du bord externe du muscle droit, immédiatement au dessous du rebord cartilagineux des côtes, au voisinage de l'extrémité antérieure de la dixième côte : distendu par la bile ou par des calculs, le fond de la vésicule devient proéminent, soulève les parois abdominales, et a pu être senti à travers ces parois chez les personnes amaigries. Chez plusieurs sujets amaigris, j'ai senti sous mes doigts les calculs qui remplissaient la vésicule, j'ai même entendu le bruit des calculs qui se choquaient sous l'action de la main.

Conséquences des rapports de la vésicule avec les parois abdominales.

Ce rapport explique la possibilité des fistules biliaires abdominales, la sortie des calculs biliaires par l'ouverture extérieure, le projet d'extraire ces calculs par une opération analogue à celle qu'on pratique pour les calculs urinaires, projet d'opération dont je ne parlerais pas, s'il n'avait été conçu par J.-L. Petit.

Variétés dans les rapports du fond de la vésicule.

Au reste, les rapports, de même que la capacité du fond de la vésicule du fiel, présentent beaucoup de variétés. Ce fond, c'est à dire la partie qui déborde le foie, est quelquefois aussi

(1) Ce tissu cellulaire est susceptible d'inflammation ; et, dans ce cas, le pus peut se faire jour dans la vésicule, tandis que la bile pénètre dans le tissu cellulaire : de là des accidents mortels. J'ai observé en peu de temps trois exemples de cette lésion, qui n'a peut-être pas été bien analysée, et dont on m'a présenté plusieurs cas sous le titre de gangrène de la vésicule du fiel.

considérable que le corps de la vésicule. J'ai vu le fond de la vésicule, ou plutôt la partie de cette vésicule qui débordait le foie, renversée à angle droit sur le corps de cette vésicule, et atteignant l'ombilic. On conçoit que les différences de forme et de situation du foie doivent singulièrement influer sur la situation du fond de la vésicule, que j'ai trouvée dans l'hypogastre, dans la fosse iliaque droite, avec ou sans adhérence aux parties voisines.

Incurvations du col de la vésicule.

Col de la vésicule ou sommet. Le col de la vésicule est fortement courbé deux fois sur lui-même, à la manière d'une *S* italique, dont les trois branches seraient contiguës. Il semblerait, dans certains cas, que ces deux courbures imitent un pas de vis. Cette double courbure s'efface avec la plus grande facilité à l'aide de l'ablation du péritoine et de la dissection du tissu cellulaire. Les limites entre le col et le corps de la vésicule, d'une part, entre le col et le conduit cystique, de l'autre, sont marquées à l'extérieur par un rétrécissement.

Surface intérieure de la vésicule.

Surface interne de la vésicule. Elle est teinte en vert ou en jaune, suivant que la bile présente l'une ou l'autre coloration, mais cette couleur est l'effet d'une transsudation cadavérique ; sa couleur naturelle est d'un gris-blanchâtre : du reste, cette surface interne est inégale, comme chagrinée, et présente, 1° des crêtes ou saillies disposées en polygones, subdivisées elles-mêmes par des crêtes moins considérables, à la manière du bonnet des ruminants, en sorte qu'examinées à une forte loupe, cette surface interne est divisée en une foule de petits alvéoles bien distincts ; 2° des papilles ou villosités extrêmement développées, de forme très irrégulière. Pourquoi l'une et l'autre disposition ? serait-ce pour favoriser l'absorption en multipliant les surfaces ? On l'ignore complètement.

Crêtes de figure polygone.

Papilles ou villosités.

Valvules opposées du col.

Au niveau de chacune des deux courbures de l'S décrite par le col, on trouve une valvule très considérable. Ces deux valvules qui sont opposées, de même que les courbures, sont de véritables plis formés aux dépens de toute l'épaisseur des parois du colon, plis qui résultent de l'inflexion alternative du col sur lui-même, et s'effacent par le redressement de cette partie. Il n'est pas rare de voir la portion du col intermédiaire aux deux valvules dilatée en ampoule. Souvent un calcul se forme dans cette portion intermédiaire, où il reste comme enchatonné ou enkysté et intercepte le cours de la bile, et cela d'autant plus facilement que les valvules rétrécissent singulièrement l'orifice de communication, soit du col avec le corps de la vésicule, soit du col avec le canal cystique. Du reste, ces valvules ne s'opposent ni à l'entrée, ni à la sortie de la bile dans la vésicule.

Elles déterminent souvent l'enchatonnement d'un calcul.

Structure. La vésicule est constituée de dehors en dedans : 1° par une *membrane péritonéale* qui se réfléchit de la face inférieure du foie sur cette vésicule, couvre complètement le fond ; incomplètement, mais dans une étendue plus ou moins considérable, le corps et le col, et se continue avec le feuillet antérieur de l'épiploon gastro-hépatique.

Structure.

Membrane péritonéale.

2° Par une *membrane fibreuse aréolaire* qui forme comme la charpente de la vésicule, apporte des limites à sa distension brusque, mais finit par céder sous l'influence d'une distension lentement exercée.

Membrane fibreuse aréolaire.

3° Il ne m'a été donné de voir distinctement les fibres musculaires admises par quelques anatomistes, et qu'il est si facile de démontrer chez les grands animaux, chez le bœuf en particulier, que dans certains cas d'hypertrophie de la vésicule. Ces fibres musculaires étaient disposées en deux couches : la couche superficielle occupait toute la longueur de la vésicule, la couche profonde était formée de fibres circulaires.

4° Une *membrane interne muqueuse* dont j'ai exposé les principaux caractères à l'occasion de la surface interne de la vésicule ; membrane qui présente des *plis* bien faciles à distinguer des aréoles, en ce que ces dernières ne s'effacent pas par la distension. L'examen le plus attentif ne permet d'y recon-

Membrane muqueuse.

Plis de membrane muqueuse.

naître aucun crypte ou follicule, et pourtant les glandes de la vésicule du fiel ont été décrites par Vicq d'Azyr (1).

Vaisseaux. La vésicule reçoit une artère assez considérable : c'est le *rameau cystique*, branche de l'hépatique. La *veine cystique* se rend dans la veine-porte. Les *vaisseaux lymphatiques* sont très nombreux et faciles à démontrer ; ils sont quelquefois teints par la matière colorante de la bile. Les *nerfs* de la vésicule sont une émanation du plexus hépatique.

Nerfs.

Conduit cystique.

Variétés de volume du conduit cystique. Le *conduit cystique*, ou conduit excréteur de la bile, est le moins volumineux des conduits biliaires ; il n'est pas rare cependant de le voir d'un volume égal et même supérieur à celui des autres conduits ; ce qui suppose toujours un obstacle au cours de la bile dans le canal cholédoque. Né du col de la vésicule, il se porte en bas et à gauche, pour se réunir, après un pouce environ de trajet, sous un angle très aigu avec le conduit hépatique.

Direction. *Sa direction* n'est pas rectiligne, mais inflexe et contournée en spirale et comme noueuse.

Rapports. *Rapports*. Il est contenu dans l'épaisseur de l'épiploon gastro-hépatique, situé au devant de la veine-porte et côtoyé à gauche par l'artère cystique.

Valvules de ce conduit. Sa *surface interne* est remarquable par des *valvules* en nombre indéterminé, depuis neuf jusqu'à vingt, suivant Sœmmering ; ce qui me paraît exagéré : j'en ai compté de cinq à douze. Ces valvules, concaves par leur bord libre, sont peu régulières, alternes, obliques, transversales, quelquefois même verticales, réunies entre elles par de petites valvules obliques. Pour bien voir cette disposition, il faut étudier un canal cystique sous l'eau ou bien un canal cystique insufflé et desséché. Cette disposition alterne des valvules donne quelquefois à la

(1) *Mémoires de la Soc. roy. de méd.*, (histoire), page 255, 1777-78.

surface interne du conduit cystique l'aspect d'une spirale (1).

Elles n'existent que chez l'homme.

Ces valvules, qui n'existent que chez l'homme, peut-être à cause de l'attitude bipède qui lui est propre, ne s'effacent pas, comme les valvules du col de la vésicule, par la dissection qui permet le redressement du conduit. Ce sont donc des valvules, et non des plis de toute l'épaisseur des parois du canal ; la membrane interne toute seule entre dans leur composition. Il n'est pas rare de voir de petits calculs engagés dans l'intervalle des valvules donner au conduit cystique un aspect noueux et intercepter la circulation de la bile.

Fonctions de ces valvules.

Du reste, les valvules du conduit cystique ne s'opposent pas plus à la circulation de la bile de haut en bas qu'à la circulation de bas en haut. Il est probable cependant qu'elles facilitent l'ascension de la bile, en soutenant la colonne de liquide, à la manière des valvules veineuses. Peut-être aussi sont-elles destinées à ralentir le cours de la bile, de la vésicule vers le conduit cholédoque. Leur disposition, quelquefois d'apparence spirale, a suggéré à M. Amussat une opinion fort ingénieuse : c'est que l'ascension de la bile s'opérait par le mécanisme de la vis d'Archimède. Mais la vis d'Archimède ne détermine l'ascension du liquide que lorsqu'on lui imprime un mouvement circulaire. Or, où sont les agents du mouvement circulaire dans le canal cystique (2) ?

(1) Quæ possint aliquam spiralis fabricæ imaginem ferre. (Haller. tome VI, liv. XXIII, p. 530.)

(2) Une autre opinion, fondée sur la présence des valvules, est celle de Bachius, qui, croyant avoir expérimenté que les valvules s'opposent à ce que la bile remonte du conduit hépatique dans la vésicule, émit sur la formation et sur les usages de la bile une opinion fort singulière : la bile, suivant lui, était formée dans la vésicule du fiel, portée par le canal cystique dans le canal hépatique et dans le canal cholédoque. D'après sa théorie, la bile, qui arrivait par le canal hépatique au foie, concourait puissamment à l'hématose. Cette opinion, tout erronée qu'elle est, a peut-être exercé une grande influence dans la science, en contribuant à déraciner l'idée d'humeur âcre, corrosive, essentiellement nuisible, et excrémentielle, attribuée à la bile.

Conduit cholédoque.

Conduit cholédoque.

Conduit excréteur définitif de la bile, le ***conduit cholédoque*** (χολή bile, δοχὸς qui contient) semble formé par la réunion du conduit hépatique et du conduit cystique. Une autre manière plus physiologique d'envisager la disposition générale des conduits excréteurs de la bile serait celle-ci : le conduit hépatique, après un certain trajet, émet à droite le conduit cystique, lequel, après un trajet rétrograde, se dilate en ampoule ovoïde pour former la vésicule : d'après cette manière de voir, le conduit cholédoque ne serait autre chose que la continuation du conduit hépatique.

Manière simple de considérer les conduits biliaires.

Direction.

La *direction* du conduit cholédoque est en effet la même que celle du conduit hépatique, c'est à dire oblique en bas et un peu à droite et en arrière ; aucune ligne de démarcation réelle, autre que l'embouchure du canal cystique, n'existe entre ces deux conduits : leur *calibre* ne présente pas de différence notable dans l'état naturel : le canal cholédoque, affaissé sur lui-même, a un calibre égal à celui d'une plume d'oie de moyenne dimension. Les mêmes causes qui déterminent la dilatation du canal cholédoque produisent celle du canal hépatique. Je l'ai vu aussi volumineux que le duodénum (1).

Calibre.

Longueur.

Sa *longueur* est de 2 pouces à 2 pouces et demi.

Rapports du canal cholédoque 1° dans sa première portion ou portion libre;

Rapports. 1° Dans la première portion de son trajet, mesurée par l'intervalle qui sépare son origine du point où il atteint le duodénum, le canal cholédoque est contenu dans l'épaisseur de l'épiploon gastro-hépatique, au devant de la veine-porte, derrière l'artère hépatique, longé à gauche par l'artère gastro-épiploïque droite, environné d'un tissu cellulaire lâche, d'un très grand nombre de vaisseaux et de plusieurs ganglions lymphatiques.

2° Dans sa deuxième portion ou portion pancréatique ;

2° Lorsqu'il a atteint le duodénum, au niveau de la première courbure de cet intestin, le canal cholédoque se place derrière

(1) *Anat. pathol.*, avec planches.

et au côté interne de sa deuxième portion, et là il est reçu dans une gouttière, et plus souvent dans un canal complet que lui forme le pancréas.

3° Il pénètre très obliquement dans l'épaisseur du duodénum, à peu près à la partie moyenne de la deuxième portion ou portion verticale de cet intestin, traverse sa membrane musculeuse, se place entre cette membrane et la membrane fibreuse, puis entre la membrane fibreuse et la muqueuse, qu'il soulève sensiblement lorsqu'il est distendu par la bile ou par un stylet, et, après 7 à 8 lignes de trajet dans l'épaisseur des tuniques, vient s'ouvrir dans le duodénum à la partie inférieure et interne de la deuxième portion, au sommet d'un mamelon plus ou moins proéminent, suivant les sujets.

3° Dans sa troisième portion ou portion duodénale.

Dans cette troisième portion de son trajet, le canal cholédoque est en rapport avec le canal pancréatique qui est situé à sa gauche. Arrivés au niveau de la base du mamelon, ces deux canaux se réunissent, ou plutôt le canal pancréatique s'ouvre dans le canal cholédoque, de telle manière qu'à sa terminaison le canal cholédoque peut être considéré comme un canal à triple origine, savoir : une origine hépatique, une origine cystique, et une origine pancréatique (1).

Rapports du canal cholédoque et du canal pancréatique.

Surface interne des conduits hépatique et cholédoque.

La surface interne des conduits hépatique et cholédoque est remarquable, 1° par l'absence de valvules. Il n'est cependant pas rare de rencontrer un vestige de valvules dans le canal cholédoque ; 2° par l'absence de la disposition aréolaire celluleuse, que nous avons remarquée dans la vésicule ; 3° par une multitude d'ouvertures ou de pores très prononcés, que l'on considère comme appartenant à des follicules mucipares ; 4° par des espèces de vacuoles résultant de l'entrecroisement

Caractères de la surface interne des conduits hépatique et cholédoque.

(1) D'où la définition de Sœmmering : *Ductus choledochus, id est, ductus hepaticus, cysticus et pancreaticus, in unum conflati.* Corpor. hum. fabr., t. VI, p. 186.

de faisceaux d'apparence fibreuse, qui constituent la tunique propre du conduit cholédoque.

Le canal cholédoque et le canal hépatique sont d'un calibre uniforme dans toute leur longueur. Le canal cholédoque se rétrécit un peu au niveau de sa troisième portion, c'est à dire de celle qui traverse le duodénum, se dilate en ampoule olivaire, au niveau de la base de la papille ou mamelon de terminaison, et s'ouvre par un orifice ou bouche assez étroit, suffisant cependant pour admettre l'extrémité boutonnée du stylet ordinaire. Cette disposition en ampoule explique pourquoi les calculs biliaires s'arrêtent si fréquemment dans l'ampoule du conduit cholédoque.

Impossibilité du reflux des liquides intestinaux dans les conduits hépatique et cholédoque.

Il résulte, 1° de l'étroitesse de l'orifice duodénal du canal cholédoque; 2° de la saillie mamelonnée, mobile, ou en quelque sorte flottante, sur laquelle cet orifice est pratiqué; 3° du trajet oblique du conduit cholédoque dans l'épaisseur des parois du duodénum, que la bile et le suc pancréatique peuvent passer librement du canal cholédoque dans le duodénum, mais non refluer du duodénum dans le canal cholédoque. J'ai fait, à ce sujet, plusieurs expériences. J'ai fait injecter fortement dans le duodénum, cerné entre deux ligatures, de l'eau et de l'air : rien n'est arrivé dans les voies biliaires; d'un autre côté, j'ai fait injecter les mêmes fluides de la vésicule biliaire vers le duodénum que j'ai pu distendre à volonté. Alors, comprimant avec une grande force cet intestin distendu, je n'ai jamais pu déterminer le moindre reflux dans les voies biliaires (1).

A la réunion du conduit cystique et du conduit hépatique, se voit une espèce d'éperon très prolongé, formé par la membrane interne réfléchie sur elle-même. A la réunion du con-

(1) Comment concilier ce fait avec cet autre fait non moins incontestable du passage des vers lombrics dans les voies biliaires? C'est que le ver lombric est un corps étranger animé, sensible, qui choisit, qui peut tourner un obstacle, chercher l'orifice du conduit cholédoque et s'y engager.

duit cholédoque avec le conduit pancréatique, existe également un éperon que j'ai vu se prolonger jusqu'à l'embouchure commune dans le duodénum. L'un et l'autre éperon ne s'opposent pas au passage du liquide de l'un dans l'autre conduit. Ainsi, la bile cystique pourrait refluer dans le canal hépatique, le suc pancréatique refluer dans le canal cholédoque, et réciproquement la bile refluer dans le conduit pancréatique, si ces conduits n'étaient pas habituellement pleins. Au reste, l'éperon, intermédiaire au canal cholédoque et au canal pancréatique, ne peut nullement intercepter, en s'appliquant sur l'un ou l'autre orifice, la circulation soit du fluide pancréatique, soit de la bile (1).

Éperon placé entre les conduits qui s'accolent.

Structure des conduits biliaires.

Quatre tuniques :

Cette structure est identique pour tous les conduits biliaires: on y trouve 1° une membrane interne *muqueuse* qui se continue d'une part avec celle de la vésicule, d'une autre part avec celle du duodénum, membrane mince, pourvue de papilles peu développées; 2° une *membrane propre*, composée d'un tissu dense, aréolaire, que l'on regarde généralement comme fibreux, mais qui me paraît de nature dartoïque; 3° une couche celluleuse qui lie ces canaux aux parties voisines; 4° enfin, le péritoine qui leur forme une membrane accessoire, fort incomplète. Ainsi constitués, les conduits biliaires ont des parois fort minces; aussi sont-ils aplatis comme les veines et extrêmement dilatables. Dans certains cas de rétention de bile, on trouve le canal cholédoque et le canal hépatique gros comme le duodénum, les divisions du conduit hépatique dilatées dans la même proportion, et le tissu du foie plus ou

1° Muqueuse,

2° Tunique propre,

3° Celluleuse,

4° Séreuse.

(1) Dans un cas où l'embouchure du canal cholédoque dans le duodénum était oblitérée par un calcul, la bile retenue avait prodigieusement distendu tous les canaux biliaires et même avait reflué dans le canal pancréatique. J'ai pu rendre ce phénomène évident en comprimant la vésicule du fiel distendue par la bile qui pénétrait sans obstacle dans le canal pancréatique et dans ses divisions.

moins atrophié par la compression qu'il a subie. Dans quelque cas de distension avec hypertrophie des conduits biliaires, il m'a semblé reconnaître des fibres musculaires dans l'épaisseur des parois de ces conduits.

Développement du foie.

Le développement du foie est un des points les plus importants de l'histoire de cet organe.

1° Epoque d'apparition.

Sous ce rapport, le foie présente à considérer, 1° *l'époque de son apparition*, qui est antérieure à celle de tout autre organe : dès les premiers jours de la vie intra-utérine, il peut être distingué par sa couleur au milieu de l'espèce de cellulosité que représente le fœtus.

2° Variétés de volume.

2° Son *volume*, qui est proportionnellement d'autant plus considérable qu'on l'examine à une époque plus rapprochée de la conception. Ainsi, d'après Walter, chez l'embryon de trois semaines, le poids du foie est moitié du poids de tout le corps. Ce volume, relativement énorme, se maintient pendant la première moitié de la vie intra-utérine. A dater de cette époque, l'accroissement du foie se ralentit, tandis que celui des autres organes est proportionnellement plus considérable ; si bien qu'à la naissance le poids du foie est la dix-huitième partie du poids du corps (1). Après la naissance, le foie subit une diminution réelle et absolue dans son volume : quelques auteurs ont même avancé que le foie d'enfants nouveaux nés, pesé comparativement avec le foie d'enfants de huit à dix ans, donne une différence d'un quart à l'avantage de l'enfant nouveau né. Cette assertion est erronée. On dit généralement que la diminution de volume porte plus sur le lobe gauche que sur le lobe droit. Cela ne m'a pas paru évident.

Il est d'autant plus considérable qu'on l'examine plus près de la formation.

(1) J'ai eu occasion de remarquer à la Maternité les différences très considérables que présente le volume du foie chez les enfants à l'époque de leur naissance, différences dont je n'ai pu déterminer la raison suffisante. Il est des enfants naissants, très bien constitués, dont le foie n'offre pas un volume proportionnellement plus considérable que celui de l'adulte.

Vers l'âge de la puberté, le foie présente le même volume relatif que celui qu'il aura par la suite. On a cherché à établir le rapport de son poids avec celui du corps, et on a dit qu'il était la trente-sixième partie du poids total du corps. Mais quel rapport établir entre deux termes, dont l'un, le poids du corps, est sujet à de continuelles variations ? Dans la vieillesse, le foie est moins volumineux que chez l'adulte, et cette diminution m'a paru en rapport avec celle qu'éprouvent tous nos organes. Chez une vieille femme de la Salpêtrière très amaigrie, le foie ne pesait qu'une livre et demie.

Epoque de la puberté.

Vieillesse.

3° Les *différences de situation* du foie dépendantes de l'âge sont liées aux différences de volume de cet organe : ainsi, dans la première moitié de la vie intra-utérine, le foie, remplissant la plus grande partie de l'abdomen, est en rapport avec des régions dans lesquelles on ne le rencontre pas à des époques plus avancées ; dans les premiers temps, il descend jusqu'à la crête iliaque ; et quand on ouvre l'abdomen, il se présente sous l'aspect d'une masse rouge, au dessous de laquelle sont placés les autres viscères abdominaux. Pendant la deuxième moitié de la vie intra-utérine et à la naissance, il n'occupe qu'une partie de l'abdomen ; mais il répond encore, dans une assez grande étendue, aux parois abdominales : d'où la facilité des déchirures du foie par une pression exercée sur l'abdomen de l'enfant nouveau né. J'ai observé à l'hospice de la Maternité un fait qui m'a semblé établir que, dans un premier accouchement par les pieds, la pression exercée par les parties génitales de la mère était suffisante pour produire la déchirure du foie (1).

3° Situation.

Première moitié de la vie fœtale.

Deuxième moitié.

Rapports étendus avec les parois abdominales.

Dans les premiers temps, le ligament falciforme du foie répond à la ligne médiane ; à la naissance, il répond un peu à droite de cette ligne, et s'en éloigne davantage dans les années qui suivent la naissance.

4° Le volume si considérable du foie pendant la vie intra-

(1) *Voy.* procès-verbal de la distribution des prix de la Maternité, 1832.

4° Communication avec le système veineux placentaire.

utérine est lié à l'existence de la *veine ombilicale*, par laquelle le fœtus reçoit le sang venu du placenta, c'est à dire tout le sang qui doit servir à sa nutrition. La diminution si rapide du foie après la naissance est probablement due à l'oblitération de cette veine. Un fait fort remarquable, c'est que la persistance de cette veine chez l'adulte n'a nullement pour résultat un volume plus considérable du foie. Dans un cas particulier (1) de persistance de la veine ombilicale, le foie avait un très petit volume.

5° Texture intime du foie.

Coloration.

Consistance.

5° Le tissu du foie du fœtus est d'une couleur rouge-clair dans les premiers temps, et brun foncé dans les derniers temps de la grossesse : sa coloration devient moins foncée après la naissance. Le foie est gorgé d'une plus grande quantité de sang avant qu'après la naissance. Son tissu est d'autant moins consistant, qu'on l'examine à une époque plus rapprochée de la conception, et à sa mollesse se joint une grande fragilité.

6° La distinction des deux substances n'est pas appréciable.

6° La différence de coloration entre le centre et la circonférence de chaque granulation du foie, différence qui avait fait admettre deux substances dans cet organe, n'est pas appréciable pendant la vie intra-utérine. Elle se dessine seulement après la naissance.

Usages.

Sécrétion de la bile.

Le foie est l'organe sécréteur de la bile. La bile est sécrétée dans les grains glanduleux par un mécanisme inconnu. On est encore incertain sur la question de savoir si les matériaux de la sécrétion sont apportés par l'artère hépatique ou par la veine-porte; toutefois l'anatomie, en montrant que l'artère hépatique se répand sur les parois des vaisseaux et conduits hépatiques, et que les divisions de la veine-porte pénètrent chaque granulation, semble établir que le premier vaisseau est un vaisseau nourricier, et que le second appartient essentielle-

(1) *Anat. pathol.*, avec planches, livr. XVII.

ment à la sécrétion biliaire. L'opinion émise par quelques auteurs modernes, que la substance jaune du foie est seule destinée à cette sécrétion, et que la substance brune est affectée à d'autres usages, est une hypothèse purement gratuite.

Excrétion de la bile.

La bile parcourt successivement toutes les ramifications du conduit hépatique : parvenue dans ce conduit, elle peut suivre deux directions, ou bien arriver directement dans le duodénum par le canal cholédoque, ou bien se porter dans la vésicule biliaire à travers le canal cystique. Ce mouvement vers la vésicule, qui est un cours rétrograde, a beaucoup occupé les physiologistes : peut-être s'explique-t-il par l'étroitesse de l'orifice duodénal du canal cholédoque, par son élasticité et surtout par la compression qu'exercent sur la portion duodénale de ce canal les fibres circulaires du duodénum. La vésicule du fiel et le canal cystique ne sont pas indispensables à l'excrétion de la bile. Rien de plus fréquent que de rencontrer chez les vieillards l'appareil excréteur du foie réduit au conduit hépatique et au conduit cholédoque.

Probabilité des usages du foie relatifs à l'hématose.

Le foie remplit-il d'autres usages que celui de sécréter la bile? La disproportion qui existe entre le volume de cet organe et la capacité de l'appareil biliaire, le volume énorme du foie chez le fœtus, c'est à dire à une époque où la sécrétion biliaire est à son *minimum* d'activité, militent en faveur de ceux qui admettent que le foie a une autre destination ; et si l'on considère, d'une autre part, que le foie est l'aboutissant, chez l'homme, d'un système veineux très considérable, et chez le fœtus du système veineux placentaire, on sera fondé à présumer que ces usages inconnus du foie doivent être relatifs à l'hématose.

DU PANCRÉAS.

Préparation. On peut apercevoir le pancréas sans préparation à travers l'épiploon gastro-hépatique, en portant en bas l'estomac.

Pour le mettre à découvert, renverser l'estomac de bas en haut, après avoir divisé les deux feuillets du péritoine qui partent de sa grande courbure pour aller constituer le grand épiploon.

On le découvre plus aisément encore en renversant en haut l'arc du colon, et en divisant le feuillet inférieur du mésocolon transverse.

Par une exception toute spéciale, le conduit excréteur du pancréas occupe l'épaisseur de l'organe. Pour le préparer, il faut diviser et écarter avec beaucoup de précaution, vers le milieu et vers l'extrémité droite de la glande, les granulations qui le recouvrent. On pourrait l'injecter par le canal cholédoque, en liant l'espèce de mamelon ou ampoule commune aux deux conduits.

Situation. Le *pancréas* (παγκρεας, tout chair) est un organe glanduleux, annexe du duodénum, avec lequel il affecte des rapports immédiats, *situé* transversalement et profondément derrière l'estomac, au devant de la colonne lombaire.

Forme. *Forme et volume.* Sous le rapport de sa forme, le pancréas ne ressemble à aucune autre glande : il est oblong transversalement, aplati d'avant en arrière ; volumineux à son extrémité droite, où il présente une espèce de renflement anguleux, à la manière d'un marteau, s'effilant par degré à mesure qu'on approche de son extrémité gauche ; d'où la division scolastique du pancréas en *tête*, en *corps* et en *queue*. Son grand diamètre, ou diamètre transverse, est mesuré par l'intervalle qui sépare la concavité duodénale de la rate. Du reste, le volume et le poids du pancréas présentent beaucoup de variétés. Son poids, qui est pour l'ordinaire de deux onces à deux onces et demie, peut s'élever jusqu'à six onces. Il n'est pas rare de voir le pancréas atrophié, et, dans un autre cas, de ce genre, son poids n'excédait pas une once. Dans un cas le pancréas était formé de deux portions bien distinctes, l'une verticale, l'autre horizontale, réunies à angle droit. La portion verticale, qui naissait de l'extrémité qu'on appelle la tête, était plus considérable que la portion horizontale.

Volume. Poids.

Rapports avec l'estomac. *Rapports. Sa face antérieure*, convexe, recouverte par le péritoine, répond à l'estomac qui glisse librement sur elle.

Dans certains cas de maladie, une adhérence s'établit entre le pancréas et l'estomac : si bien que dans l'ulcère chronique de ce dernier organe, on voit le pancréas remplacer de très grandes portions d'estomac détruites. Lorsque l'estomac est placé plus bas que de coutume, le pancréas répond, soit au foie, soit à la paroi abdominale antérieure, dont il est séparé seulement par l'épiploon gastro-hépatique ; en sorte qu'on peut l'explorer avec la plus grande facilité à travers les parois de l'abdomen (1). Il n'est pas rare de voir des praticiens, d'ailleurs expérimentés, diagnostiquer dans ce cas un squirrhe au pylore. Le pancréas répond encore en avant à la première portion du duodénum et à l'angle de réunion du colon transverse avec le colon ascendant.

Conséquences :

Avec les parois abdominales.

Conséquences.

Sa *face postérieure*, concave, répond à la colonne vertébrale, au niveau de la première vertèbre lombaire ; elle en est séparée par la veine splénique, la veine mésentérique supérieure et le commencement de la veine-porte : ces deux dernières veines sont logées dans une gouttière profonde, ou plutôt dans un canal presque complet, que forme le pancréas à ces veines, à l'artère mésentérique et au plexus nerveux qui environne cette artère. Un grand nombre de vaisseaux et de ganglions lymphatiques, les piliers du diaphragme, la veine-cave à droite, l'aorte à gauche, la séparent encore de la colonne vertébrale. A gauche de cette colonne, le pancréas répond à la capsule surrénale, aux vaisseaux rénaux et au rein gauche. Le rapport du pancréas avec l'aorte est important : c'est donc à travers le pancréas qu'on sent les battements de l'aorte à l'épigastre chez les personnes amaigries, et que l'on comprime ce vaisseau.

Rapports en arrière.

Rapports du pancréas en arrière.

(1) On peut reconnaître à priori cette disposition : c'est lorsque la colonne vertébrale peut être sentie immédiatement derrière les parois de l'abdomen, au niveau de l'épigastre. Je ne l'ai jamais rencontrée que chez les personnes amaigries, lorsqu'une grande partie de l'intestin grêle occupait l'excavation du bassin. Il est probable que c'est la traction exercée par l'intestin grêle contenu dans le bassin qui détermine l'abaissement de l'estomac.

Rapports du bord supérieur.

Son *bord supérieur*, épais, est creusé en gouttière pour loger l'artère splénique, qui souvent parcourt, dans l'épaisseur de cette glande, une espèce de chemin creux qui occupe toute sa longueur. Ce bord répond encore à la première portion du duodénum, au lobe de Spigel et au tronc cœliaque. L'épaisseur de ce bord avait fait dire à quelques anatomistes que le pancréas était prismatique et triangulaire.

Bord inférieur.

Son *bord inférieur*, beaucoup moins épais que le supérieur, est longé par la troisième portion du duodénum, dont il est séparé à gauche par les vaisseaux mésentériques supérieurs.

De la grosse extrémité.

Son *extrémité droite*, ou *duodénale*, ou *grosse extrémité*, répond au duodénum et au canal cholédoque. Cette extrémité duodénale présente une disposition fort remarquable : elle se recourbe sur elle-même de haut en bas, comme le duodénum, par la concavité duquel elle est circonscrite, devient transversale lorsqu'elle a atteint la troisième portion, se porte de droite à gauche derrière les vaisseaux mésentériques, et forme la paroi postérieure du canal qui protège ces vaisseaux. Cette portion réfléchie, disposée en volute, se détache quelquefois du reste de la glande, ce qui lui a valu le nom de *petit pancréas*. Par sa grosse extrémité, le pancréas est comme attaché au duodénum, sur lequel il se moule de manière à offrir une concavité et à le déborder en avant et surtout en arrière. Le pancréas suit le duodénum dans tous ses déplacements, en sorte que lorsque le duodénum est situé plus bas que de coutume, ce qui arrive dans tous les déplacements en bas de l'estomac, la tête du pancréas est déplacée dans le même sens.

Sa réflexion et sa disposition en volute.

Petit pancréas.

Rapports de l'extrémité splénique.

Son *extrémité gauche*, ou *splénique*, ou *petite extrémité*, est étroite, et vient s'appliquer contre la rate, sur laquelle elle s'aplatit et s'émousse en présentant quelquefois un léger renflement.

Traits d'analogie entre les rapports du pancréas et ceux des glandes salivaires.

On voit que, sous le point de vue des rapports, il existe une grande analogie entre le pancréas et les glandes salivaires. Ainsi, des vaisseaux volumineux avoisinent et pénètrent cet organe, qui leur forme en quelque sorte un chemin couvert, et qui est agité par leurs mouvements. Le diaphragme, le duodénum et l'estomac sont encore pour le pancréas une sorte de succussion et de pression.

Structure.

Analogies de structure.

Des analogies non moins multipliées existent, sous le rapport de la structure, entre le pancréas et les glandes salivaires, et justifient pleinement la dénomination de *glande salivaire abdominale* qui lui a été donnée par Siébold : même couleur blanchâtre, même densité (1), même disposition en lobules susceptibles de se diviser en granulations. L'identité est telle qu'il serait impossible de distinguer une portion de pancréas d'une portion de glande salivaire. Soumis l'un et l'autre à la coction, ils présentent le même aspect et la même saveur. Point de capsule fibreuse proprement dite, mais lamelles fibreuses qui séparent les lobules et les granulations : tissu cellulaire séreux assez abondant. Il n'est pas rare de rencontrer une certaine quantité de graisse, soit à la surface, soit dans l'épaisseur du pancréas ; j'ai même vu des cas d'atrophie de cet organe dans lesquels la graisse semblait avoir pris la place des grains glanduleux.

Graisse pancréatique.

Le problème de la structure du pancréas, comme d'ailleurs la détermination de la structure de toutes les glandes, se réduit à ces deux propositions : 1° déterminer la texture d'un grain glanduleux ; 2° déterminer la disposition des vaisseaux et des nerfs dans l'épaisseur de la glande.

Pour la première question, je renvoie à ce que j'ai dit au

(1) Le pancréas a quelquefois une densité extrême, qui a beaucoup d'analogie avec celle du squirrhe, si bien que j'ai vu qualifier de squirrheux des pancréas qui ne présentaient aucune trace de lésion de texture. Dans ce cas, il est nécessaire de s'assurer, par des coupes, de l'intégrité parfaite du tissu glanduleux. Cette dureté, comme pierreuse, coïncide le plus souvent avec l'atrophie de l'organe.

sujet de la texture des glandes salivaires. Quant à la disposition des vaisseaux, elle est parfaitement connue.

Artères. *Artères.* De même qu'aux glandes salivaires, les artères arrivent au pancréas par un grand nombre de points. Elles sont très nombreuses et très considérables, eu égard à la petitesse de l'organe ; elles viennent de l'hépatique, de la splénique et de la mésentérique supérieure. La principale porte le nom de pancréatico-duodénale.

Veines. Les *veines* vont se jeter dans les veines mésaraïque supérieure et splénique.

Vaisseaux lymphatiques. Les *vaisseaux lymphatiques* ne sont pas bien connus, il est probable qu'ils se rendent dans les ganglions nombreux qui les avoisinent.

Nerfs. Les *nerfs* du pancréas viennent du plexus solaire.

Conduit excréteur, ou canal de Wirsung. *Conduit excréteur*, nommé aussi *canal de Wirsung*, du nom du jeune anatomiste, trop tôt enlevé à la science, qui l'a découvert. Par une disposition unique dans l'économie, ce conduit excréteur est contenu tout entier dans l'épaisseur, on peut même dire au centre de la glande, en sorte que, pour le mettre à découvert, il faut diviser avec précaution les couches les plus superficielles de cet organe.

Il est quelquefois double. Ordinairement unique, le canal excréteur est quelquefois double, et alors il y a un canal principal qui appartient au corps même du pancréas, et un petit canal qui appartient à la portion réfléchie, ou petit pancréas.

Direction du conduit pancréatique. Le canal pancréatique mesure toute la longueur de la glande : étroit à l'extrémité splénique qu'on peut considérer comme son origine, il augmente progressivement à mesure qu'il s'approche de l'extrémité duodénale ; là, il s'infléchit en bas, pour atteindre le canal cholédoque, à gauche duquel il est placé, s'accole à ce conduit, le perfore obliquement, et s'ouvre de la manière que j'ai indiquée à l'occasion du foie, dans l'ampoule olivaire qui précède immédiatement l'orifice duodénal du canal cholédoque : il suit de là que le canal cholédoque et le canal pancréatique s'ouvrent chez l'homme par un orifice com-

Le conduit pancréatique s'ouvre toujours par un orifice qui lui est commun avec le canal cholédoque.

mun. Cette disposition est constante, et lorsqu'il arrive de rencontrer un canal pancréatique qui perfore isolément le duodénum, on peut être assuré qu'il existe un autre canal pancréatique qui présente la disposition accoutumée : du moins cette règle ne m'a jamais trompé. Quant au siège précis de l'ouverture isolée du canal pancréatique surnuméraire, il a lieu devant, derrière, au dessous, ou au dessus de l'insertion du canal cholédoque. Tiedemann, qui a recueilli tous les cas connus de canal pancréatique double et toutes les variétés d'insertion qui ont été rencontrées dans l'homme, est parvenu à ce résultat curieux, que ces variétés ont leurs analogues dans les diverses espèces d'animaux.

Canal pancréatique double.

Le mode d'insertion des divisions du canal pancréatique sur le tronc principal mérite d'être noté. Les radicules pancréatiques ne se réunissent pas en effet en ramuscules, rameaux et branches à la manière des veines ; mais les ramuscules provenant de chaque lobule se rendent directement et successivement au conduit général, disposition qui donne à l'appareil excréteur des pancréas l'aspect de ces insectes auxquels on a donné le nom de *mille-pattes*.

Mode d'insertion des divisions du canal pancréatique sur le tronc principal.

Quant à la structure du conduit pancréatique, ses parois sont très minces : il est affaissé sur lui-même, d'un blanc de lait qui tranche sur la couleur blanc-grisâtre du tissu propre du pancréas. Sa surface interne est extrêmement lisse, à la manière d'une membrane séreuse ; sa ténuité rend la détermination de sa texture très difficile ; il est très extensible.

Structure du canal pancréatique.

Développement.

Le développement du pancréas ne présente d'autres particularités que celles relatives au volume de cette glande qui est proportionnellement plus considérable chez le fœtus et chez l'enfant nouveau-né que chez l'adulte. Les maladies du pancréas pendant la vie intra-utérine ne sont pas sans exemple. J'ai trouvé le pancréas squirrheux sur un enfant à terme.

Développement.

Usages.

Usages.

Le pancréas est l'organe sécréteur d'un liquide particulier connu sous le nom de suc pancréatique, dont les caractères physiques et chimiques n'ont été bien connus que dans ces derniers temps. J'ai eu occasion de rencontrer trois cas de rétention du suc pancréatique. Le canal dilaté représentait une sorte de kyste séreux à parois très minces et transparentes; le liquide contenu était extrêmement visqueux, transparent, mais d'un œil blanchâtre, à la manière d'une solution de gomme arabique; je le goûtai, il était légèrement salé : les canaux collatéraux étaient extrêmement dilatés. Il y avait des concrétions blanches comme du plâtre au centre d'une multitude de grains glanduleux. Cette matière qui était très abondante dans quelques granulations, ayant été enlevée, présentait l'aspect d'un petit morceau de plâtre ou de craie. Ce suc pancréatique, soumis à l'analyse chimique par M. Barruel, a donné pour résultat un mucus extrêmement pur. C'est même, m'a dit M. Barruel, le mucus le plus pur qu'il ait eu occasion d'examiner. Il jouit au plus haut degré de la propriété de rendre l'eau visqueuse, soit en s'y dissolvant, soit en la solidifiant. Ce mucus contient de la soude libre, une trace de chlorure de sodium et une trace très minime de phosphate de chaux.

Analyse du suc pancréatique.

Il y a donc analogie entre le suc pancréatique et le suc salivaire, conséquence à laquelle l'étude anatomique de ces glandes avait déjà conduit.

RATE.

Organe spongieux et vasculaire.

La *rate* (*σπλην*, *lien*) est un organe spongieux et vasculaire dont les fonctions peu connues paraissent liées à celles du système veineux abdominal.

Situation.

Elle est située profondément dans l'hypochondre gauche, en arrière et à gauche de la grosse tubérosité de l'estomac, à laquelle elle est liée par un repli du péritoine appelé *épiploon gastro-splénique*. Elle est en outre maintenue dans sa position et par le péritoine qui du diaphragme se réfléchit sur elle, et par les vaisseaux qu'elle reçoit et qu'elle émet. Suspendue plutôt que fixée à des parties mobiles, la rate doit participer à leurs mouvements; et la contraction ou le relâchement du diaphragme, ainsi que les alternatives de distension et de resserrement de l'estomac, exercent sur la rate une influence non équivoque; mais ces changements légers et temporaires de position ne constituent pas un véritable déplacement. On peut même dire que les déplacements de la rate, très rares d'ailleurs, sont presque toujours des déplacements congéniaux. C'est ainsi que Haller a vu cet organe occuper le côté gauche de la vessie chez un enfant d'un an; Desault l'a trouvée dans la cavité droite du thorax, chez un fœtus à terme. Je ne parle ici ni des cas de transposition complète des viscères, ni des cas où le changement de situation est une conséquence de l'augmentation de volume de la rate, ou d'un déplacement de l'estomac (1). J'ai dit ailleurs que j'avais trouvé la rate dans la région ombilicale.

Mobilité.

Déplacement.

Les *adhérences accidentelles* de la rate sont si fréquentes qu'elles méritent d'être mentionnées. Elles sont tantôt filamenteuses, tantôt celluleuses, et rendent douloureux les légers changements de position qu'éprouve cet organe dans les grandes contractions du diaphragme ou dans les grandes distensions de l'estomac : ces adhérences sont presque toujours la suite des fièvres intermittentes.

Adhérences accidentelles.

Nombre. La rate est unique dans l'espèce humaine. Les rates *surnuméraires* que l'on rencontre quelquefois dans son voisinage ne sont autre chose que de petits fragments de rate, ovoïdes ou sphéroïdes, qu'on serait, au premier abord, tenté de prendre pour des ganglions lymphatiques. Je n'ai jamais vu

Nombre.

(1) La grosse tubérosité de l'estomac est la partie la plus fixe de ce viscère, à raison de l'insertion de l'œsophage. Les changements de situation de cet organe portent, d'une part, sur sa portion intermédiaire au pylore et au cardia, et, d'une autre part, sur la portion pylorique elle-même.

Rates surnuméraires. plus de deux rates surnuméraires chez l'homme. On dit qu'elles sont plus fréquentes chez le fœtus que chez l'adulte ; cette opinion est erronée (1). On dit encore avoir vu dix, douze et jusqu'à vingt-trois rates surnuméraires. Sans nier la possibilité du fait, j'étais porté à douter de son existence, lorsque j'ai eu l'occasion de rencontrer sept rates sur le même sujet : 1° une rate d'un volume ordinaire ; 2° une rate moitié volume ; 3° une rate du volume d'un petit œuf de poule ; 4° une rate du volume d'un œuf de pigeon ; 5° une rate du volume d'un œuf de moineau ; 6° et 7° deux rates du volume d'un pois chiche. Les deux premières étaient pourvues d'un épiploon, les cinq dernières étaient appendues à un pédicule vasculaire très long, en sorte qu'elles flottaient librement dans la cavité du péritoine. La rate étant constamment multiple chez un grand nombre d'animaux, on peut considérer les rates surnuméraires de l'homme comme le vestige de cette disposition.

Exemple de sept rates chez le même sujet.

La rate a-t-elle manqué quelquefois ?

Quant aux exemples d'absence congéniale ou accidentelle de la rate qu'on trouve mentionnés dans quelques auteurs, il est à remarquer qu'ils coïncidaient avec des maladies graves de l'abdomen, et que des rates petites, adhérentes, perdues en quelque sorte au milieu des organes environnants, ont bien pu échapper à une observation peu attentive.

Volume et poids.

Volume et poids. Il n'est aucun organe qui présente plus de différence que la rate sous le rapport du volume et du poids. Ces différences peuvent se rattacher aux chefs suivants :

Différences individuelles de volume et de poids.

1° *Différences individuelles* : c'est vainement qu'on a cherché à établir un rapport entre le volume de la rate et celui du foie,

(1) Il est certain qu'on cite un plus grand nombre de cas de rates surnuméraires chez le fœtus que chez l'adulte ; mais il sera facile d'expliquer le fait, si l'on considère que les rates surnuméraires ne peuvent pas échapper chez le fœtus, tandis qu'elles sont souvent difficiles à voir chez l'adulte, à raison de la graisse qui surcharge les épiploons. Sur une femme de quarante-quatre ans, j'ai trouvé deux petites rates surnuméraires : l'une grosse comme un pois, l'autre grosse comme une aveline ; elles étaient appendues au colon, à l'aide d'un repli péritonéal.

entre le volume de la rate et la stature, le poids de l'individu, la constitution, le genre de vie (1).

Différences relatives à des conditions physiologiques.

2° *Différences relatives à des conditions physiologiques.* On rencontre souvent la rate petite, ridée, ratatinée, comme flétrie et affaissée : cet état ne suppose-t-il pas une autre condition préalable, la distension ? Dans d'autres cas, la rate est volumineuse, et comme tendue. Doit-on admettre avec Lieutaud (2) que la pression exercée sur la rate contre les côtes par l'estomac distendu pendant la digestion stomacale diminue le volume de cet organe, qui deviendrait au contraire le siège d'un afflux sanguin dans l'intervalle des digestions ? Cette idée est peut-être erronée quant au temps indiqué pour l'affaissement et pour la turgescence ; mais elle est juste quant au fait principal, c'est à dire l'alternative d'affaissement et de turgescence.

Différences relatives à l'âge.

3° *Différences relatives à l'âge.* La rate est proportionellement plus petite chez le fœtus que chez l'adulte, plus volumineuse chez l'adulte que chez le vieillard.

4° *Différences relatives aux maladies.* Sous le point de vue des différences morbides, la rate donne lieu aux considérations les plus importantes : chez un grand nombre de malades affectés de fièvres intermittentes, surtout lorsque la rate est déjà volumineuse par suite d'accès antérieurs, on sent manifestement la rate se tuméfier pendant chaque accès.

(1) La rate est proportionnellement plus volumineuse chez l'homme que chez les animaux. On a dit, comme s'il était possible d'établir un rapport entre deux termes aussi variables, que la rate était la 200e partie du corps.

(2) Lieutaud prétend qu'il a constamment vu la rate moins volumineuse chez les individus morts pendant la digestion stomacale, que chez ceux qui n'ont succombé qu'après cette digestion ; mais telles sont les différences de volume qu'elle présente, qu'on ne saurait comparer la rate d'un individu à celle d'un autre individu. On a fait une expérience ingénieuse dont le résultat est en opposition avec l'idée de Lieutaud. Quatre chiens nouveau nés, de la même portée, en ont été le sujet. A deux, on a donné du lait ; les deux autres ont été privés de tout aliment. Tous les quatre ont été sacrifiés ; chez tous la rate avait le même volume.

Hypertrophie de la rate. L'hypertrophie de la rate peut être portée à un degré extraordinaire; à tel point que cet organe qui, dans l'état naturel, relégué dans le fond de l'hypochondre gauche, n'est point aperçu à l'ouverture de l'abdomen, remplit dans certains cas la presque totalité de la cavité abdominale, et que le poids de cet organe, qui varie de 2 à 8 onces dans l'état ordinaire, peut être de dix, de vingt, de trente livres. On cite même un exemple où la rate pesait 43 livres.

Atrophie. Les cas d'*atrophie* de la rate ne sont pas très rares; j'ai vu des cas où elle était réduite au poids de 2 gros.

Pesanteur spécifique. La ***pesanteur spécifique*** de la rate est à l'eau comme 1160 est à 1000.

Couleur. La ***couleur*** la plus habituelle de la rate soit à sa surface, soit dans sa profondeur, est lie de vin foncée. Cette couleur présente d'ailleurs beaucoup de variétés depuis le rouge-brun foncé jusqu'au gris pâle. Lorsque sa surface a été quelque temps au contact de l'air, elle devient rosée, comme la surface du sang veineux, retiré d'une veine dans la palette. L'âge, le genre de mort, les maladies influent beaucoup sur cette coloration, qui n'est pas toujours uniforme dans les différents points de la rate. J'ai vu une rate couleur brun-marron foncé.

Consistance. Un des caractères du tissu de la rate, c'est

Friabilité. son extrême ***friabilité***. En général, il se déchire et crie sous le doigt qui le presse en faisant éprouver une sensation de crépitation, semblable à celle connue en minéralogie sous le nom de *cri de l'étain*. On peut considérer la rate comme le plus friable de tous les organes après le cerveau. Aussi existe-t-il des exemples de déchirure de la rate par suite de coups, de chutes sur l'abdomen, et même par suite de commotion générale ou de contraction du diaphragme et des muscles abdominaux, dans un effort violent, etc.

Variétés de consistance. Du reste, la consistance de la rate présente beaucoup de variétés suivant les individus et suivant les maladies. C'est même à l'augmentation ou à la diminution de consistance que se rapportent les altérations les plus importantes de cet or-

tiers postérieur une série peu régulière de trous irréguliers eux-mêmes, plus ou moins nombreux, plus ou moins espacés, disposés suivant la longueur de la rate. C'est cette série de trous qu'on appelle *scissure* ou *hile de la rate*. C'est au niveau de cette scissure que s'attache l'épiploon *gastro-splénique*. Quelques variétés se remarquent dans la disposition de la face interne de la rate. Ainsi, tantôt elle présente une concavité uniforme, tantôt elle offre au niveau de la scissure une espèce d'angle saillant qui la divise en deux parties inégales, une antérieure plus considérable, une postérieure plus petite : dans ce dernier cas, qui est fréquent, la rate présente la forme prismatique et triangulaire.

Scissure ou hile de la rate.

Variétés dans la disposition de cette face interne.

Ses rapports.

Les rapports de cette face interne sont les suivants : dans toute la partie située au-devant de la scissure, elle répond à la grosse tubérosité de l'estomac; à gauche et en arrière de cette tubérosité, à l'épiploon gastro-splénique, et aux vaisseaux courts situés dans son épaisseur. Le foie que nous avons vu recouvrir quelquefois la face externe de la rate répond plus souvent par son extrémité gauche à la face interne de la rate. Derrière la scissure, la rate répond au rein, à la capsule surrénale et au pilier gauche du diaphragme qui la séparent du rachis, et à la petite extrémité du pancréas.

Circonférence.

La *circonférence*, qui est elliptique, présente 1° un *bord postérieur* plus épais en haut qu'en bas : il est en rapport avec le rein, qu'il recouvre quelquefois dans toute sa longueur; 2° un *bord antérieur* plus mince qui s'applique contre l'estomac; 3° une *extrémité supérieure* épaisse, souvent recourbée sur elle-même, et qui répond au diaphragme dont elle est quelquefois séparée par le foie; 4° une *extrémité inférieure*, terminée en pointe, qui appuie sur l'angle que forme le colon transverse avec le colon descendant ou sur la portion de mésocolon transverse qui soutient cet angle. Cette circonférence est sillonnée par des échancrures, et quelquefois par des scissures plus ou moins profondes, qui se prolongent sur l'une et l'autre face de la rate, plus particulièrement sur la face externe

Extrémité inférieure.

Sillons ou scissures de la rate.

et la divisent en lobules plus ou moins nombreux et plus ou moins distincts. Cette disposition lobulaire est le vestige des rates multiples dont nous avons parlé.

Rapports de la rate pendant la distension de l'estomac.

Les rapports que je viens d'exposer sont ceux qu'affecte la rate dans l'état de vacuité de l'estomac ; mais dans l'état de distension de ce viscère, ces rapports présentent quelques différences. La rate que séparait de l'estomac l'épiploon gastro-splénique s'applique alors immédiatement sur l'estomac, se moule sur lui et double en quelque sorte ses parois. Elle abandonne les rapports qu'elle affectait avec le rein et la colonne vertébrale, et occupe la partie inférieure et postérieure de cette tubérosité, et nullement l'extrémité gauche. Sa direction, de verticale qu'elle était dans l'état de vacuité, est devenue horizontale ; son extrémité supérieure regarde en arrière, son extrémité inférieure en avant.

Texture de la rate.

Parties constituantes de la rate.

Deux membranes d'enveloppe, une séreuse, une fibreuse, des cellules à parois fibreuses que remplit un suc boueux, de couleur lie de vin ; des granulations peu distinctes chez l'homme ; une artère très volumineuse ; une veine plus volumineuse encore ; des vaisseaux lymphatiques et des nerfs ; telles sont les parties constituantes de la rate.

Membrane péritonéale.

Membrane séreuse ou *péritonéale*. Elle enveloppe la rate tout entière, à l'exception de la scissure qui répond à l'épiploon gastro-splénique. Cette membrane donne à la rate un aspect lisse et lubrifie sa surface, en même temps que par les liens qu'elle lui fournit elle fixe cet organe aux parties voisines. Par sa face profonde, elle adhère intimement à la membrane fibreuse.

Membrane propre ou fibreuse.

Membrane propre. La membrane propre forme à la rate une espèce de coque fibreuse, résistante malgré sa ténuité et sa transparence. C'est cette membrane qui est le siège de ces plaques cartilagineuses que l'on rencontre si souvent autour de la rate et qui en voilent la couleur ; intimement unie à la membrane péritonéale par sa surface externe, elle adhère plus intimement encore par sa surface interne au tissu de ce viscère à l'aide de *prolongements fibreux* extrêmement multipliés, très denses, qui le pénètrent dans tous les sens, et s'entrecroisent sous toutes les directions pour former des aréoles ou loges dont nous étudierons plus tard la disposition.

Prolongements fibreux.

Ce n'est pas tout encore; la membrane fibreuse n'est pas perforée au niveau de la scissure splénique pour le passage des vaisseaux ; mais par une disposition que nous avons déjà eu occasion de rencontrer au foie, cette membrane, parvenue à la scissure de la rate, se réfléchit autour de ces vaisseaux à la manière de la capsule de Glisson et se prolonge le long des vaisseaux artériels et veineux, auxquels elle forme des gaînes qui se divisent et se subdivisent comme ces vaisseaux eux-mêmes, et qui reçoivent les prolongements émanés de la face interne de la membrane fibreuse.

Prolongements canaliculés autour des vaisseaux.

Cette disposition a été très bien décrite par Delasonne (1) et surtout par Dupuytren (2); il suit de là que la charpente de la rate est constituée par un tissu fibreux qui se compose : 1° d'une membrane fibreuse d'enveloppe ; 2° de gaînes fibreuses qui accompagnent les vaisseaux dans leurs divisions et subdivisions jusqu'à leurs dernières extrémités; 3° de prolongements qui, nés de la face interne de la membrane, s'entrecroisent sous toute sorte de directions et vont se fixer à la face externe des gaînes (3).

Charpente fibreuse de la rate.

La charpente intérieure de la rate est donc une trame aréolaire dont on peut se faire une bonne idée en soumettant un fragment de rate à l'action d'un jet d'eau continu; la pulpe

Préparation pour montrer la disposition aréolaire de la trame fibreuse.

(1) Mém Acad. des Sciences, 1754.

(2) Thèse de M. Assolant.

(3) Cette charpente est plus ou moins développée dans les diverses espèces d'animaux. Elle est bien plus résistante chez le cheval que chez le bœuf. La résistance de cette charpente ne serait-elle pas en rapport avec l'activité musculaire, et par conséquent avec la destination de l'animal à des efforts plus ou moins violents ?

splénique est entraînée ; ce qui reste est un tissu aréolaire et spongieux blanchâtre.

Injection directe des cellules spléniques.

La disposition aréolaire spongieuse se montre dans toute son évidence par l'injection directe soit de mercure, soit d'un liquide coloré, soit même d'air dans le tissu de la rate à l'aide d'une ponction faite à cet organe. On voit alors les enveloppes se soulever çà et là, et la disposition celluleuse se manifester par la dessiccation. Cette expérience démontre encore que la rate est divisée en un certain nombre de départements ; car à moins de déchirure, on ne peut injecter de cette manière qu'une petite partie de l'organe.

Boue splénique.

Atrabile des anciens.

D'après cette sorte d'analyse de la rate, on voit que son tissu propre est constitué : 1° par une trame fibreuse aréolaire ; 2° par une matière pultacée couleur lie de vin, *suc* ou *boue splénique* que les anciens considéraient comme une des humeurs fondamentales de l'économie sous le nom d'*atrabile*, et que les chimistes modernes n'ont pas encore soumise à un assez grand nombre de recherches.

Mais quelle est la disposition des cellules spléniques ? quel est le rapport de ces cellules avec les artères, les veines et les nerfs ? Voilà ce qui nous reste à déterminer.

Artère splénique.

Son volume.

Ses flexuosités.

Artère splénique. Aucun organe, d'un aussi petit volume que la rate, ne reçoit une artère aussi considérable ; l'artère splénique est en effet la branche la plus volumineuse du tronc cœliaque ; disposition qui explique pourquoi les solutions de continuité de la rate sont presque toujours suivies d'une hémorrhagie mortelle; l'artère splénique est encore remarquable par ses flexuosités; réduite à la moitié de son calibre par les branches qu'elle a fournies, elle pénètre dans la rate par quatre ou cinq branches plus ou moins distantes : ces branches se divisent dans l'épaisseur de l'organe de la manière accoutumée, et conservent jusqu'à leur terminaison la disposition flexueuse. Une particularité bien digne d'être notée, c'est que les divisions de l'artère splénique se distribuent dans un rayon déterminé, sans communiquer les unes avec les autres, en sorte que l'air insufflé,

Division de la rate en départements, indépendants les uns des autres.

l'eau ou le suif injectés dans une branche artérielle ne passent pas dans les ramifications des autres branches. Or, cette division par départements s'observe non seulement dans les grandes, mais encore dans les petites branches, si bien que la rate peut être considérée comme l'agglomération d'un nombre considérable de petites rates réunies sous un tégument commun : aussi, chez un animal vivant, si l'on pratique la ligature d'une division de l'artère splénique, la partie de la rate à laquelle se distribue l'artère se flétrit, tout le reste présentant l'état naturel. On peut rendre cette disposition piquante et démonstrative tout à la fois en injectant les différentes branches artérielles de la rate par des matières diversement colorées. Ces matières injectées ne se mélangeront nullement, et la ligne de démarcation qui sépare les lobes deviendra évidente.

Cette structure de la rate explique comment des rates multiples peuvent se rencontrer chez l'homme et chez les animaux, et pourquoi il existe tant de variétés sous ce rapport dans la série animale.

Quelques rameaux artériels, lombaires et spermatiques gagnent la rate à travers l'épiploon gastro-splénique.

Veine splénique.

Veine splénique. La veine splénique, de quatre à cinq fois plus considérable que l'artère, est une des deux racines principales de la veine-porte; elle est à peu près égale à l'autre racine, formée par la veine mésaraïque supérieure : c'est en grande partie à la connexion veineuse de la rate et du foie qu'est due l'opinion de la connexité des fonctions de ces deux organes.

La veine splénique remplit la rate de ses innombrables et volumineuses divisions; on peut même dire que la texture de la rate est essentiellement veineuse, que cet organe est constitué par un plexus veineux, un tissu érectile, que la rate est par rapport aux veines ce que sont les ganglions lymphatiques par rapport aux vaisseaux du même ordre. Les cellules spléniques communiquent toutes avec les veines, ou plutôt ne sont que ces veines elles-mêmes soutenues par les colonnes et gaînes

Les cellules spléniques sont formées par les veines.

fibreuses déjà décrites ; c'est ce que démontrent les considérations et les expériences suivantes :

Examen direct des divisions de la veine splénique chez le bœuf.

1° *Examen direct.* Si, à l'exemple de Delasonne (1), nous étudions la rate du bœuf, en ouvrant, à l'aide d'une sonde cannelée, les veines spléniques et leurs divisions, nous verrons : 1° ces veines réduites presque immédiatement à la tunique interne, percées d'une multitude de pertuis comme avec un emporte-pièce, pertuis à travers lesquels apparaît la matière lie de vin, ou boue splénique ; bientôt ces trous sont tellement multipliés que les veines sont converties en cavités ou cellules à parois criblées d'ouvertures plus ou moins considérables, remplies par la pulpe splénique. Cette disposition, qui est encore plus manifeste sous l'eau, démontre que le tissu de la rate est composé de *cellules veineuses* à la manière du corps caverneux de la verge.

Chez l'homme.

Chez l'homme, chez le cheval, le chien, les grosses veines ne sont pas criblées d'ouvertures ; mais la disposition celluleuse et aréolaire des veines spléniques à une certaine profondeur n'en est pas moins manifeste.

2° *Injections.* Si on injecte l'artère splénique, la rate augmentera très peu de volume dans le premier temps de l'injection, c'est à dire tout le temps que la matière de l'injection n'aura point passé dans le système veineux (1) ; mais aussitôt que ce passage s'est effectué, et il est facile, l'augmentation de volume est rapide : il suit de là que la communication de l'artère avec les cellules spléniques est indirecte. D'un autre côté, si on injecte directement la veine, les cellules se gonflent immédiatement, la rate augmente de volume d'une manière prodigieuse ; et il est aisé de voir que la communication est directe, et que le système veineux fait en quelque sorte le fond de l'organe.

Communication directe des veines dans les cellules spléniques.

(1) Delasonne a décrit la disposition de la rate du bœuf comme appartenant à l'espèce humaine.

(2) On a dit à tort que la communication de l'artère avec la veine est plus facile dans la rate que dans tous les autres organes. La grande anastomose visible à l'œil nu, admise par Spigel, Diemerbroek, Bartholin et autres, entre la veine et l'artère splénique, est imaginaire.

La préparation, ou plutôt la série de préparations suivantes, mettra la structure de la rate dans tout son jour. Je ferai d'abord remarquer qu'il est infiniment rare de rencontrer une rate d'homme assez saine pour permettre de faire ces préparations avec succès. La rate de cheval, dont la structure est beaucoup plus dense, s'y prête infiniment mieux que celle des autres espèces d'animaux qu'on peut avoir à sa disposition, veaux, bœufs, brebis, cochons, etc.

Un premier temps de la préparation consiste à débarrasser les veines et cellules spléniques de la liqueur lie de vin qu'elles contiennent. Pour cela, il faut pousser par l'artère splénique une injection d'eau. Cette eau reviendra par les veines, d'abord bourbeuse, bientôt seulement teinte, et enfin limpide et pure (1).

Injection d'eau dans la rate.

J'ai vainement essayé de faire passer l'injection des veines dans les artères.

Injection d'air.

Après l'injection d'eau, j'ai fait pousser de l'air dans l'artère, afin de vider aussi complètement que possible la rate de l'eau qui a remplacé la boue splénique.

Etat de la rate lorsqu'elle est débarrassée de la boue splénique.

Si on examine une rate ainsi débarrassée de la boue splénique, on voit qu'elle est ridée et comme ratatinée à sa surface, qu'elle a singulièrement diminué de volume ; et si on la divise, on trouve un tissu spongieux, blanc, composé de lames et de fibres qui s'entrecroisent sous toutes sortes de directions.

(1) Cette injection, qui exige d'assez grands efforts, et surtout des efforts soutenus et longtemps continués, a pour résultat une transsudation d'eau parfaitement transparente à la surface de la rate, et cela dans le même temps où l'eau qui revient par la veine est boueuse. C'est là l'image de l'exhalation. Et comme cette transsudation se fait sans déchirure, de deux choses l'une : ou bien il y a un ordre de vaisseaux particuliers par lesquels s'opère cette exhalation, ou bien cette espèce de pluie aqueuse est un simple fait de porosité. On peut, au lieu d'une injection qui est toujours laborieuse, fixer l'artère splénique autour d'un tube, lequel s'ajustera lui-même à un autre tube qui partira du fond d'un seau; la colonne de liquide surmontera la résistance qu'éprouve l'eau à passer des artères dans les veines ; et le lendemain l'eau qui traverse la rate sera d'une limpidité parfaite.

Le deuxième temps de la préparation consiste à remplir de suif les veines et cellules spléniques. Une rate de cheval (1) préparée comme je viens de le dire, et dont le poids était d'une livre, a pu recevoir dix livres de suif. L'injection a été poussée par les veines : à chaque coup de piston, on voyait la rate se gonfler sans effort, preuve bien évidente que les cellules spléniques communiquent directement avec les veines, tandis que, pour obtenir le même effet par les artères, il fallait un effort très considérable. L'injection de la rate par les veines n'a pas lieu d'une manière uniforme, mais successivement ; dans une de nos injections, la partie supérieure de l'organe fut injectée avant la partie inférieure, le bord antérieur avant le bord postérieur. L'indépendance des diverses parties de la rate les unes à l'égard des autres existe pour les veines aussi bien que pour les artères. Nous avons pu voir quelle résistance apportait le tissu splénique à une distension forcée, résistance qui faisait refluer la matière à injection aussitôt que la force d'impulsion venait à cesser. Les cellules sont extensibles jusqu'à un certain degré, passé lequel elles résistent très fortement : elles sont douées d'élasticité.

Injection de suif.

Indépendance des diverses parties de la rate.

Après quelques jours, la dessiccation étant bien complète, nous avons divisé la rate ainsi injectée en plusieurs fragments qui ont été plongés dans l'essence de térébenthine médiocrement chauffée. Le suif qui distendait toutes les cellules et qui avait pris la place de la boue splénique ayant été dissous, nous avons vu les coupes présenter une disposition spongieuse, aréolaire, *érectile*, exactement la même que celle des corps caverneux de la verge ou du tissu du placenta : disposition spongieuse qui ne saurait être considérée, ainsi que le veut Meckel (2), comme le résultat artificiel de l'insufflation et de l'injection,

Structure érectile.

(1) Cette préparation m'a été suggérée par celle qu'avait faite dans le corps caverneux de la verge, Bogros, prosecteur de la Faculté, mort victime de son zèle pour la science.

(2) *Manuel d'anatomie*, t. III, p. 479.

lesquelles déchireraient, suivant cet auteur, une partie des vaisseaux et du tissu fibreux. Cette structure spongieuse, celluleuse, explique pourquoi la rate, de même que le corps caverneux, est susceptible de si remarquables variations dans son volume ; pourquoi on la rencontre tantôt affaissée, ridée, tantôt distendue et comme gonflée. Les cellules spléniques sont-elles tapissées par la membrane interne des veines ? Cela est possible, mais si cette membrane existe, elle est si ténue qu'on ne peut pas la démontrer. Une manière de voir plus philosophique et plus vraie consiste à considérer les cellules spléniques comme des veines dilatées, communiquant par une foule de petites ouvertures avec les cellules voisines.

Conséquences.

Granulations de la rate.

Granulations de la rate. Malpighi admettait dans la rate des granulations qu'il regardait comme l'élément principal de cet organe, et comme imprimant au sang splénique des modifications importantes. Ces granulations, que Ruysh avait considérées comme essentiellement vasculaires, ont été remises sur la scène par Delasonne, qui les démontrait par la macération. Haller rejeta la nature glanduleuse de ces granulations, par la raison, disait-il, qu'il ne doit pas y avoir de glandes là où il ne se fait aucune sécrétion, là où il n'existe pas de conduits excréteurs. Mais il ne s'agit pas de déterminer si les granulations sont ou ne sont pas des glandes, mais bien si elles existent : or, il est certain que chez plusieurs animaux, chez le chien, le chat, par exemple, on voit un très grand nombre de granulations disséminées dans l'épaisseur de la rate, granulations qui, d'après un calcul dont je ne garantis pas l'exactitude, formeraient les deux cinquièmes en poids de l'organe. Ces granulations sont molles, blanchâtres ou rougeâtres, d'un diamètre variable depuis un quart de ligne jusqu'à une ligne : or, ces granulations ne me paraissent pas exister chez l'homme.

Les granulations n'existent pas chez l'homme.

Vaisseaux lymphatiques.

Vaisseaux lymphatiques, divisés en superficiels et en profonds. On ne connaît bien que les superficiels : il y en a un certain nombre qui se portent de la rate à l'estomac ; tous se rendent à des ganglions lymphatiques situés au niveau de la scissure de la rate, dans l'épaisseur de l'épiploon gastro-splénique.

Nerfs de cet organe.

Nerfs. Les nerfs sont une émanation du plexus solaire, et portent le nom de plexus splénique. On dit avoir vu des divisions terminales du nerf pneumo-gastrique se porter à la rate. Plusieurs nerfs sont remarquables par leur volume considérable qui permet d'étudier parfaitement sur eux la structure des nerfs ganglionnaires, et de les suivre profondément dans l'épaisseur de l'organe (1). On ignore comment ils se terminent.

Il n'existe pas de conduits spléniques particuliers.

Quant aux *conduits propres* de la rate qui se rendraient directement de cet organe dans la grosse tubérosité de l'estomac, ou même dans le duodénum, et qui y verseraient un liquide particulier, ils sont purement imaginaires. D'une autre part, les trois ordres de communications vasculaires qui existent entre la rate et l'estomac ne peuvent en aucune manière expliquer l'abord à l'estomac de liquides venus de la rate : en effet, 1° les vaisseaux courts artériels de l'estomac se détachent de l'artère splénique avant que cette artère ait atteint la rate ; 2° les veines courtes ne se rendent dans la veine splénique qu'après sa sortie de la scissure de l'organe ; les vaisseaux lymphatiques seuls se rendent directement de la rate à l'estomac ; mais ce sont des vaisseaux superficiels tout à fait étrangers aux cellules spléniques.

Il n'y a point de tissu cellulaire.

Il n'y a point de tissu cellulaire proprement dit dans la rate, cependant elle est susceptible d'inflammation et de suppuration.

Développement.

En opposition avec le foie, la rate est d'autant plus petite

(1) La rate jouit d'une sensibilité très obtuse : chez un animal vivant, on divise, on déchire la rate sans qu'il manifeste la moindre sensibilité. On a vu des chiens dévorer leur propre rate qui avait été attirée hors de l'abdomen par des expérimentateurs ! Quelle différence sous le rapport de la sensibilité entre la rate et l'intestin ! Et cependant ils reçoivent leurs nerfs de la même source.

qu'on l'examine à une époque plus rapprochée de la conception.

Epoque d'apparition.

Son apparition est tardive; elle ne commence à être appréciable que vers la fin du second mois de la vie intra-utérine, et se présente sous l'aspect d'un grumeau de sang : je n'ai pas vu que son développement se fît par lobules isolés, lesquels seraient ensuite réunis par une enveloppe commune. A la naissance, ses proportions sont à peu près celles qu'elle doit présenter par la suite. La rate est dure et comme tendue, chez la plupart des enfants morts pendant le travail de l'accouchement; ce qui tient peut-être à la gêne qu'a éprouvée la circulation.

Les variations que subit la rate pendant l'accroissement, soit dans sa densité, soit dans son volume, sont les unes physiologiques; elles sont peu remarquables; les autres pathologiques : elles sont très considérables et sortent de mon sujet. Chez les vieillards, la rate diminue comme tous les autres organes; et son atrophie, qui peut être portée au point qu'elle pèse seulement quelques gros, coïncide souvent avec le développement d'une coque cartilagineuse.

Usages.

Usages déduits de sa structure vasculaire.

Les usages de la rate me paraissent ressortir de sa structure et de ses connexions vasculaires. La grande quantité de sang qu'elle reçoit et qu'elle émet, sa structure toute vasculaire, les qualités physiques de la boue splénique, ne prouvent-elles pas, d'une part, que le sang de la rate a d'autres usages que celui de servir à la nutrition de cet organe; d'une autre part, que le sang y subit des modifications importantes ? Mais quelles sont ces modifications ? Nous les ignorons complètement, parce que les moyens d'analyse nous manquent; mais quelles qu'elles soient, elles sont incontestablement en rapport avec les usages du foie (1); car chez tous les animaux qui ont une

(1) On ne peut pas dire avec Malpighi que la rate est l'organe préparatoire

rate, lors même que le sang artériel ne lui vient pas d'un tronc commun avec l'artère hépatique, les vaisseaux veineux de la rate vont se rendre dans le système veineux du foie. Il est donc infiniment probable que la rate joue un rôle important dans le système veineux abdominal ; mais quel est ce rôle? Nous l'ignorons complètement, et ce qui achève de confondre toutes nos combinaisons, c'est que l'extirpation de cet organe, chez les animaux, ne détermine pas de changement notable dans la manière d'être de ces animaux ; c'est que les atrophies les plus complètes de la rate se concilient avec l'exercice le plus régulier des fonctions, et que l'hypertrophie, portée au point que cet organe remplisse la presque totalité de l'abdomen, se borne à produire une décoloration de la peau, une diminution dans la nutrition, et à enrayer l'accroissement chez les jeunes sujets.

Elle joue un rôle dans le système veineux abdominal.

L'extirpation et l'atrophie de la rate se concilient avec la santé.

La texture spongieuse et vasculaire de la rate, l'absence de valvules qui permet au sang veineux de refluer dans la rate lorsqu'il existe quelque obstacle à la circulation, ont fait admettre l'opinion que la rate n'est autre chose qu'un *diverticulum* destiné à rétablir l'équilibre du système veineux abdominal dérangé ; et cette opinion, qui appartient à Haller, est assez généralement admise (1). Une variante de cette opinion, c'est que la rate remplit, relativement à la circulation en général, et surtout relativement à la circulation abdominale, l'office du tube de sûreté de Wolf dans les appareils chimiques. Il est certain que la compression exercée sur la veine splénique chez un animal vivant détermine un gonflement de la rate, qui fait place à un affaissement brusque, comme par un resserrement élastique, lorsque la compression vient à cesser ; il est certain

Hypothèse qui considère la rate comme un diverticulum.

La rate remplit-elle l'office d'un tube de sûreté ?

de la bile, car nous avons vu qu'il est extrêmement probable que le foie remplit des usages relatifs à l'hématose.

(1) Ne peut-on pas citer, à l'appui de cette manière de voir, la douleur qu'on éprouve dans la région de la rate à la suite d'une course forcée, douleur qui ne peut être rapportée qu'à la distension extrême de cet organe?

que tout dans la texture de la rate, annonce que cet organe doit éprouver des alternatives d'expansion et de turgescence, d'affaissement et de flaccidité ; que, pendant l'accès d'une fièvre intermittente, on sent la rate déborder les fausses côtes, etc. Mais tout cela constitue des présomptions, et non point une certitude.

Des considérations qui précèdent, il suivrait que la rate n'est qu'un organe accessoire et ne remplit que des usages secondaires.

ORGANES

DE

LA RESPIRATION.

A la suite de l'appareil digestif qui a pour but l'élaboration des substances solides et liquides destinées à réparer nos pertes, en même temps qu'il fournit une vaste surface à l'absorption de ces mêmes substances, se place naturellement l'*appareil de la respiration*, qui a pour but la revivification du sang par l'air atmosphérique attiré dans les poumons.

Énumération des parties constituantes de l'appareil respiratoire.

Cet appareil, beaucoup moins compliqué que le précédent, se compose : 1° des *poumons*, organes essentiels de la respiration ; 2° de l'espèce de soufflet ou de boîte, à parois susceptibles de dilatation et de resserrement alternatifs, qui constitue le *thorax ;* 3° d'un conduit à l'aide duquel les poumons communiquent avec l'air extérieur, conduit qui se compose des *bronches* et de leurs divisions, de la *trachée-artère*, du *larynx*, du *pharynx* et des *fosses nasales :* car ce n'est, pour ainsi dire, qu'accidentellement et pour rendre la respiration plus assurée que la cavité buccale peut livrer passage à l'air.

Déjà le thorax a été décrit (voyez OSTÉOLOGIE et MYOLOGIE), ainsi que le pharynx, qui est commun aux voies respiratoires et aux voies digestives.

Les fosses nasales, situées à l'entrée des voies respiratoires, sont la voie naturelle de l'introduction de l'air, et servent en même temps de réceptable à l'organe de l'odorat, qu'on peut considérer comme le sens explorateur des qualités de l'air. Leur charpente osseuse a été décrite dans l'ostéologie. La membrane pituitaire qui les revêt sera décrite à l'article des organes des sens ; nous ne nous occuperons ici que des poumons, de la trachée et du larynx.

DES POUMONS.

Les *poumons* (πνευμων, de πνεω, je respire) sont les organes essentiels de la respiration ; tandis que la présence du canal digestif est l'attribut de l'animalité, celle des poumons est limitée à ceux des animaux vertébrés qui vivent dans l'air. D'autres moyens de respiration existent pour les autres classes d'animaux destinées à la respiration aérienne.

Nombre. *Nombre*. Les poumons sont au nombre de deux; mais comme ils reçoivent d'un même conduit l'air qui les pénètre, et d'un même tronc vasculaire le sang qui s'y distribue, on peut les considérer comme les parties séparées d'un même organe; par cette disposition, la respiration est plus assurée et son unité maintenue.

Situation. *Situation*. Les poumons sont *situés* dans la cavité thoracique, qu'ils remplissent en grande partie, et qui les protège efficacement contre l'action des corps extérieurs ; sur les côtés du cœur, avec lequel ils ont des connexions physiologiques si immédiates, ils sont séparés l'un de l'autre par le médiastin ; d'où l'indépendance des deux cavités dans lesquelles ils sont contenus. Séparés par le diaphragme de l'estomac, du foie et des autres organes abdominaux, circonscrits de toutes parts, ils ne sont pas susceptibles de déplacement, ou bien ces déplacements sont partiels et dus à une perte de substance des parois de la cavité thoracique.

Volume. *Volume*. Le volume des poumons est en rapport exact et nécessaire avec la capacité du thorax, et par conséquent variable comme cette capacité. Et comme, d'une part, le volume du poumon mesure en général l'énergie de la respiration ; comme, d'une autre part, l'énergie de la respiration mesure celle de la vigueur musculaire, on ne sera pas étonné qu'une vaste poitrine, qui coïncide avec de larges épaules, soit l'attribut du tempérament sanguin et athlétique.

Preuves qu'il n'existe ni sérosité ni air entre les parois thoraciques et le poumon.

Il n'existe dans l'état naturel ni couche d'eau, ni couche d'air, entre les parois thoraciques et la surface du poumon : l'absence de l'air et de l'eau peut être démontrée sur le cadavre comme sur un animal vivant, en enlevant les muscles intercostaux jusqu'à la plèvre costale exclusivement (1), ou bien encore en enlevant les fibres musculaires du diaphragme. On voit alors que le poumon est toujours en contact avec les parois thoraciques : il semble même, chez quelques individus, qu'il soit prêt à s'échapper ; mais à peine le thorax est-il ouvert que les poumons, qui tendent incessamment à revenir sur eux-mêmes en vertu de leur élasticité, s'affaissent à l'instant par l'expulsion de l'air qu'ils contenaient dans leur cavité. Il est très fréquent de rencontrer une ou deux cuillerées de sérosité dans la cavité de la plèvre ; mais il est probable que ce liquide n'y existait pas pendant la vie. Il n'y a pas ici de vide à remplir, comme dans le crâne.

Différences de volume.

Relatives :

1° A l'état d'inspiration ou d'expiration ;

2° A l'âge ;

3° A l'état de maladie.

Les différences de volume des poumons peuvent se rapporter : 1° à l'état d'inspiration ou d'expiration : on a cherché à déterminer cette différence de volume en appréciant le volume d'air inspiré ou expiré, qui est de trente pouces cubes environ, et qui peut s'élever jusqu'à quarante dans les fortes inspirations ou expirations ; 2° à l'âge : c'est ainsi que chez le fœtus les poumons sont proportionnellement beaucoup moins considérables qu'après la naissance ; 3° à l'état de maladie. Ils diminuent lorsque les viscères abdominaux empiètent sur la capacité du thorax, dans l'ascite, dans la grossesse, et dans les maladies du foie, qu'on a vu, dans certains cas, se développer entièrement aux dépens du thorax, et s'élever jusqu'au niveau de la

(1) Pour démontrer l'absence de l'air, on peut encore répéter cette autre expérience de Haller, qui consiste à ouvrir le thorax d'un cadavre sous l'eau.

deuxième côte. Ils diminuent encore lorsque le cœur augmente de volume dans l'anévrisme, où lorsqu'une grande quantité de liquide s'accumule dans le péricarde. Dans les épanchements thoraciques, le liquide épanché prenant la place du poumon, celui-ci se flétrit peu à peu, et se réduit à une lame si mince, ou à un noyau si petit, qu'il a quelquefois échappé à une observation superficielle ; mais alors si l'on insuffle la trachée, on voit l'organe apparaître dans tout son développement, et remplir peu à peu le vide énorme de la cavité. Cette réduction excessive du poumon, sans altération aucune de sa substance, prouve que le volume de cet organe tient essentiellement à la présence de l'air. On a cherché à évaluer d'une manière exacte la quantité d'air contenue dans la cavité des poumons, ou, ce qui revient au même, la capacité de ces organes : elle serait de cent dix pouces cubes d'air dans l'expiration, et de cent quarante pouces dans l'inspiration ordinaire, d'après une évaluation qu'on ne peut donner que comme approximative.

Le poumon se réduit à une lame mince et à un noyau très petit.

Atrophie du poumon.

A la suite d'un épanchement qui a été longtemps à se résorber, le poumon du côté de l'épanchement reste atrophié, et la cavité thoracique rétrécie, tandis que l'autre poumon acquiert un très grand développement ; à tel point que le médiastin est dévié, et que le poumon du côté sain dépasse la ligne médiane (1). Dans certaines pneumonies chroniques, dans le rachitisme du thorax, il arrive souvent de voir l'un des poumons réduit à de très petites dimensions, tandis que l'autre est très développé (2).

(1) Dans un cas d'induration chronique du poumon gauche, la déviation du médiastin était telle que le poumon droit répondait aux cartilages costaux gauches.

(2) L'augmentation de volume produite par l'inflammation est moins considérable dans le poumon que dans beaucoup d'autres organes ; et cette différence s'explique par la structure vésiculaire du poumon, le développement ou l'augmentation de volume se faisant aux dépens de la cavité des vésicules. Dans la pneumonie, chaque vésicule ou cellule pulmonaire devient une granulation, d'où la dénomination d'hépatisation du poumon, par laquelle on exprime l'apparence du poumon induré par l'inflammation.

Du reste, le volume des deux poumons n'est pas absolument le même : à raison de la proéminence du cœur dans la cavité gauche du thorax, le diamètre transverse du poumon gauche est plus petit que celui du poumon droit ; et à raison de la proéminence du foie dans la cavité droite, le diamètre vertical du poumon droit est moindre que celui du poumon gauche. Compensation faite, la différence est à l'avantage du poumon droit.

Différences de volume entre les deux poumons.

Dans la détermination du volume des poumons, il faut bien avoir égard à cette circonstance, savoir, que le poumon, de même que la cavité thoracique, acquiert dans un sens ce qu'il perd dans l'autre : les poumons oblongs, qui sont regardés comme plus particulièrement disposés à la phthisie pulmonaire, ne m'ont pas paru d'un volume moindre que les poumons d'un individu à poitrine large et de même taille.

Le poumon acquiert dans un sens ce qu'il perd dans un autre.

Le *poids* des poumons doit être envisagé sous le rapport : 1° de leur pesanteur spécifique ; 2° de leur poids absolu.

La *pesanteur spécifique* des poumons est moindre que celle de tous les autres organes, et même beaucoup moindre que celle de l'eau. Cette légèreté spécifique tient à la grande quantité d'air qui les pénètre de toutes parts : aussi les poumons surnagent-ils le liquide dans lequel ils sont plongés.

Pesanteur spécifique.

Cette pesanteur spécifique présente des différences importantes. 1° *Suivant l'âge*. Avant la naissance, et chez l'enfant mort-né, qui n'a pas respiré, les poumons se précipitent au fond de l'eau ; les poumons surnagent au contraire lorsque l'enfant a respiré, non parce qu'il s'opère quelque changement dans la nature intrinsèque de l'organe, mais parce que l'air s'insinue dans les cellules. C'est l'appréciation de la pesanteur spécifique des poumons qui constitue ce qu'on appelle en médecine légale *docimasie pulmonaire hydrostatique*. Chez l'adulte, le poumon surnage toujours, quelque effort que l'on fasse pour expulser l'air contenu dans les cellules pulmonaires ; il semble que l'air entre en quelque sorte dans la composition du poumon, et dans le vide même on ne parvient pas à l'en dé-

Ses différences.

Docimasie pulmonaire hydrostatique.

barrasser complètement. 2° *Suivant les maladies.* Les poumons infiltrés de sérosité, indurés par l'inflammation, privés complètement ou en partie de l'air qui détermine leur légèreté spécifique, doivent se rapprocher plus ou moins des organes compactes, tels que le foie, la rate.

Pesanteur absolue.

Ses différences suivant l'âge.

La *pesanteur absolue* du poumon varie suivant les mêmes circonstances. 1° Suivant l'âge. Ainsi, bien que la pesanteur spécifique du poumon du fœtus soit beaucoup plus considérable que celle de l'adulte, néanmoins la pesanteur absolue du poumon chez le fœtus le cède de beaucoup à la pesanteur absolue chez l'adulte. Chez les enfants qui n'ont pas respiré, le poids des poumons est au poids du corps, terme moyen, comme 60 : 1; tandis que chez les enfants qui ont respiré, le rapport est comme 30 : 1; d'où il résulte que la respiration détermine dans les poumons des modifications telles qu'ils doublent de poids. On conçoit aisément toute l'importance de ce fait pour la médecine légale. Ce mode d'évaluation du poids des poumons est connu sous le nom de *docimasie pulmonaire par la balance.*

Docimasie pulmonaire pour la balance.

Différences de la pesanteur absolue, suivant les maladies.

2° La pesanteur absolue des poumons varie beaucoup suivant les maladies. Les poumons sains sont très légers; les poumons malades peuvent acquérir un poids de huit à dix fois plus considérable que celui qu'ils ont ordinairement, sans augmenter de volume : les poumons s'engouant presque toujours à leur bord postérieur dans les derniers temps de la vie, il ne faut pas estimer leur pesanteur par celle du cadavre ordinaire. C'est sans doute sur des poumons engoués que les auteurs ont établi le poids de quatre livres comme terme moyen du poids des poumons.

Couleur.

Couleur. La couleur des poumons varie suivant l'âge et suivant les maladies. Chez le fœtus, elle est d'un rouge brun; après la naissance, sa couleur est d'un blanc rosé; chez l'adulte et chez le vieillard, elle est grisâtre, azurée et presque toujours parsemée de taches noires, disposées par points, par lignes, par plaques, qui décrivent des polygones plus ou moins

Taches-contures noires de la surface du poumon.

réguliers. Ces taches mélaniques, d'autant plus multipliées qu'on les observe chez un individu plus avancé en âge, coïncident avec la couleur noire des ganglions bronchiques, et tiennent probablement à la même cause : elles sont subjacentes à la membrane séreuse d'enveloppe, et sont très superficielles, à moins d'un état pathologique. Si la partie postérieure des poumons est ordinairement d'un brun rougeâtre, cela tient à ce qu'elle est pénétrée de sang et de sérosité. Il n'est pas démontré que cet état soit purement cadavérique, et la conséquence nécessaire du décubitus du cadavre sur la région dorsale ; plusieurs faits tendraient, au contraire, à faire admettre que cet état a précédé la mort.

Couleur de la partie postérieure des poumons.

Densité.

Densité, crépitation, cohésion. Organe spongieux, aérien pour ainsi dire, le poumon est le moins dense de tous nos organes, et cède à la main qui le presse ; et si aucune cause n'empêche la sortie de l'air, il se réduit à un volume très peu considérable, en le comparant à celui qu'il présentait d'abord. J'ai dit, à l'occasion de la rate, que cet organe comprimé faisait entendre un bruit, ou plutôt éprouver une sensation qu'on peut comparer au cri de l'étain , et que ce bruit était le résultat de la déchirure des prolongements fibreux qui traversent son tissu. La pression du poumon fait éprouver une sensation et entendre un bruit qui a quelque rapport avec le précédent : ce bruit est connu sous le nom de *crépitation*. Il peut en effet être comparé au son qui résulte de la décrépitation du sel ou du froissement du papier. Cette crépitation ne s'observe que sous l'action d'une pression un peu forte ; et si l'on se rend bien compte de ses sensations, on éprouve celle d'une résistance vaincue. Si on examine avec soin la partie du poumon qui a crépité, on trouve des bulles d'air sous la plèvre ; il y a emphysème, donc il y a eu rupture de quelque vésicule pulmonaire.

Crépitation.

Cohésion.

Malgré son peu de densité, le tissu des poumons jouit d'une assez grande force de cohésion ; il résiste jusqu'à un certain point à la déchirure ; toutes ses parties sont liées entre elles avec une assez grande solidité.

Résistance à la distension.

Résistance à la distension. Le poumon qui se déprime sous le doigt sans revenir sur lui-même, ou qui n'y revient que très incomplètement, est cependant doué d'une grande élasticité, mais d'une élasticité en harmonie avec ses fonctions. Il oppose également une très grande résistance aux causes de distension.

Difficultés qu'on éprouve à produire des déchirures par l'insufflation.

Ainsi, adaptez un robinet à la trachée d'un cadavre; insufflez les poumons à l'aide d'un soufflet à double soupape; ils acquièrent une tension et une dureté extrêmes; et vous serez étonnés de l'effort qu'il faudra exercer pour déchirer quelques cellules et produire l'emphysème. En opposition avec les auteurs qui parlent des dangers de l'insufflation artificielle dans les poumons des asphyxiés, j'ai vainement épuisé tout l'effort de ma puissance expiratrice pour produire une déchirure des cellules pulmonaires: et comment, sans une résistance très grande à tout effort qui tend à les dilater outre mesure, les poumons pourraient-ils résister dans le mécanisme de l'effort?

Elasticité des poumons.

Elasticité. Les poumons sont très *élastiques*, c'est à dire qu'ils ont une tendance continuelle à revenir sur eux-mêmes, et à se débarrasser d'une partie de l'air contenu dans leurs cellules. C'est cette élasticité qui maintient la voussure du diaphragme, lorsque l'abdomen a été ouvert; c'est par elle que le poumon revient brusquement sur lui-même après l'ouverture des parois thoraciques: car avant cette ouverture, la pression atmosphérique qui s'exerçait par la trachée ne permettait pas à l'élasticité des poumons d'être mise en jeu. Cette élasticité se manifeste encore par le retrait brusque des poumons insufflés. J'avais coutume de montrer à mes leçons les poumons parfaitement sains d'un supplicié conservés dans l'alcool. Après avoir démontré jusqu'à quel point l'insufflation pouvait être portée, je faisais ouvrir le robinet qui servait à l'expérience, et immédiatement les poumons revenaient sur eux-mêmes en chassant l'air avec force.

Forme.

Rapports.

Figure et rapports. La forme des poumons ne peut être bien appréciée que lorsque ces organes ont été distendus par l'insufflation ; on voit alors que cette forme est celle d'un cône peu régulier, profondément excavé en dedans, dont la base est en bas et le sommet en haut ; on leur considère une face externe, une face interne, un bord antérieur, un bord postérieur, une base et un sommet.

Face externe ou costale. D'une convexité peu régulière, comme la concavité des parois thoraciques à laquelle elle est contiguë, et sur laquelle elle est exactement moulée, cette face répond à la plèvre costale qui la sépare des côtes et des muscles intercostaux. **Face externe.**

Elle présente une scissure profonde, ***scissure interlobaire***, qui pénètre toute l'épaisseur des poumons jusqu'à la racine. Cette scissure commence au dessous du sommet de l'organe, se porte de haut en bas et d'arrière en avant jusqu'à la partie antérieure de la base du poumon sur laquelle elle se termine en empiétant un peu sur elle. Cette scissure, simple pour le poumon gauche, se bifurque en avant pour le poumon droit ; la branche inférieure de cette bifurcation suit la direction primitive ; la branche supérieure se porte en haut et en avant. Il en résulte que le poumon gauche est divisé en deux portions ou *lobes* distingués en ***supérieur*** et en ***inférieur***, et que le poumon droit est divisé en trois lobes distingués en ***supérieur***, ***inférieur*** et ***moyen***. De ces lobes, l'inférieur, qui comprend la base, est plus volumineux que le supérieur qui comprend le sommet. Le moyen est le plus petit. Les faces par lesquelles ces lobes se correspondent sont planes, tapissées par la plèvre ; souvent elles sont adhérentes entre elles, quelquefois du pus ou de la sérosité s'amassent dans leur intervalle : circonscrits de tous côtés par des adhérences, ce pus ou cette sérosité se creusent pour ainsi dire, une cavité, aux dépens des faces correspondantes des lobes voisins, et simulent un abcès du poumon. **Scissure interlobaire.** **Lobes pulmonaires.**

Il existe beaucoup de variétés dans la disposition des lobes du poumon. Ainsi, quelquefois les scissures, et plus particulièrement celles qui limitent le lobe moyen, n'arrivent pas jusqu'à la racine des poumons, elles ne sont qu'indiquées. Il n'est pas

Variétés dans le nombre des lobes.

rare de trouver trois lobes dans le poumon gauche, ou quatre dans le poumon droit : il y avait quatre lobes sur un poumon de nègre présenté dernièrement à la société anatomique (1).

On cite des exemples de poumons à cinq, six et même sept lobes ; mais en général cette multiplicité des lobes n'est qu'à l'état de vestige, et représente une disposition normale chez la plupart des animaux. (Le chien, le mouton, le bœuf, ont des poumons à sept lobes.)

Face interne ou médiastine.

Racine des poumons.

Face interne ou *médiastine.* Elle répond au médiastin. Cette face présente la *racine* des poumons, c'est à dire la partie de la surface de ces organes au moyen de laquelle ils communiquent avec la trachée par les bronches, avec le cœur par les artères et par les veines pulmonaires ; c'est encore par la racine que pénètrent les nerfs destinés à ces organes, et que se voient réunis en groupes les vaisseaux lymphatiques qni émergent de ces organes ; ; là aussi se trouvent les principaux ganglions lymphatiques qui répondent à ces vaisseaux. Cette racine des poumnns, qui occupe sur la face interne de ces organes un espace très circonscrit, savoir, un pouce de haut et un demi-pouce de large, est située à la réunion des deux tiers antérieurs avec le tiers postérieur de la face interne, à peu près à égale distance du sommet et de la base.

Rapports.

La partie de la face interne du poumon, qui est postérieure à la racine, répond à la colonne vertébrale et au médastin postérieur, lequel contient dans son épaisseur : du côté gauche, l'aorte descendante, et la partie supérieure du canal thoracique ;

(1) Dans un cas, le poumon gauche présentait sur son bord postérieur la scissure accoutumée, mais cette scissure ne dépassait pas le bord postérieur, et le reste du poumon en était dépourvu.

Il n'est pas rare de voir la base du poumon divisée en plusieurs lobules presque complètement séparés du reste du poumon, auquel ils ne tiennent que par un pédicule dans lequel on trouve toujours canal aérien, artères et veines pulmonaires. Ces scissures n'influent d'ailleurs en aucune façon sur la structure et sur les fonctions du poumon, chaque lobule étant indépendant des lobules qui l'avoisinent.

du côté droit, la veine azygos, l'œsophage et la partie inférieure du canal thoracique.

Excavation des poumons pour loger le cœur.

Dans toute la partie qui est antérieure aux vaisseaux pulmonaires, la face interne du poumon répond au médiastin antérieur, et se trouve excavée pour recevoir le cœur; et comme le cœur proémine plus à gauche qu'à droite, il en résulte que le poumon gauche qui répond au bord gauche et à la pointe du cœur, et plus haut à la crosse de l'aorte, est plus profondément excavé que le poumon droit qui répond à l'oreillette droite et à la veine-cave supérieure. On ne peut avoir une bonne idée de la manière dont les poumons sont ainsi creusés pour loger le cœur, qu'en examinant ces organes insufflés : on est alors frappé de la justesse de l'expression d'Avicenne qui appelle le poumon *le lit du cœur*. On conçoit aussi comment les maladies avec augmentation de volume du cœur peuvent influer directement sur la respiration en réduisant les poumons à de plus petites dimensions. Du reste, les rapports de ces organes avec le cœur ont lieu par l'intermède du péricarde et de la plèvre : je ne dois pas omettre le rapport avec le nerf diaphragmatique qui est accollé contre le péricarde par la plèvre. Chez le fœtus, le poumon est en rapport antérieurement avec le thymus qui le refoule en arrière.

Bord antérieur.

Bord antérieur. Mince et comme sinueux, présentant : à gauche, deux échancrures, une inférieure très considérable qui répond à la pointe du cœur, une supérieure petite pour l'artère sous-clavière. A droite, sont également deux échancrures, mais moins considérables que celles du côté gauche : une inférieure pour l'oreillette droite, une supérieure pour la veine-cave supérieure.

Bord postérieur.

Bord postérieur. C'est la partie la plus volumineuse du poumon. Il remplit la gouttière profonde costo-vertébrale, qui occupe les côtés de la colonne dorsale.

Base.

Base. Elle est concave et exactement moulée sur la convexité du diaphragme, par conséquent un peu plus profondément excavée à droite qu'à gauche. Sa circonférence est très mince et légèrement sinueuse. De même que le diaphragme, la base du poumon présente un plan incliné d'avant en arrière, et remplit l'espèce de gouttière profonde et anguleuse que forment en arrière le diaphragme et les parois thoraciques. A raison de la coupe oblique de sa base, le poumon présente un diamètre vertical beaucoup plus considérable en arrière qu'en avant ; et comme le bord postérieur est la partie la plus volumineuse de l'organe, on conçoit que l'exploration des poumons doit porter principalement sur ce bord postérieur. Il importe de se faire une bonne idée de la manière dont la base du poumon droit et la convexité du foie sont disposées l'une par rapport à l'autre. Le foie est comme reçu dans la concavité de la base du poumon ; si bien que la partie postérieure de cette base répond à peu de chose près au niveau de la face inférieure du foie (1). Le rapport du foie avec la base du poumon droit, qui n'en est séparé que par le diaphragme, explique comment des abcès et des kystes du foie se sont ouverts dans ce poumon.

Concavité et coupe très oblique de la base.

Réception du foie dans la concavité de la base du poumon droit

Sommet. Obtus, il dépasse en haut la première côte qui imprime sur ce sommet une dépression très sensible en avant. J'ai observé que la hauteur de la portion qui déborde la première côte varie suivant les sujets. Chez plusieurs, elle était d'un pouce à un pouce et demi. Chez une femme âgée, dont la base du thorax avait été soumise à une constriction extrême, le sommet du poumon (c'est à dire la partie limitée en bas par une dépression en rapport avec la première côte) avait deux pouces de hauteur. Je me suis demandé si la circonstance mécanique de la pression du bord interne de la première côte sur le som-

Sommet.

Il déborde en haut la première côte.

Variétés dans la hauteur du sommet.

Aperçu sur la fréquence des tubercules du sommet.

(1) Je ne connais pas d'erreur plus accréditée que celle qui admet que l'hypochondre droit est mat en arrière, parce que, dit-on, cette région répond au foie. Pour que l'hypochondre droit soit mat en arrière, il faut ou qu'il y ait un épanchement à la base de la poitrine, ou que le foie, volumineux, refoule en haut le poumon et le déloge de l'espèce de gouttière qu'il occupe entre les parois thoraciques et le diaphragme: dans l'état normal, l'hypochondre droit et l'hypochondre gauche, percutés en arrière, donnent absolument le même son.

met du poumon ne pouvait pas exercer quelque influence sur le développement si fréquent des tubercules dans cette région et sur les indurations de tissu qui peuvent exister indépendamment de la présence des tubercules. Au reste, pour se faire une bonne idée de la configuration du sommet du poumon, il faut préalablement insuffler cet organe.

Toute la surface du poumon est libre, lisse et humectée de sérosité ; le poumon ne tient au reste du corps que par sa racine qui le fixe aux bronches et au cœur, et par un repli de la plèvre. Disons, toutefois, qu'il est extrêmement rare de rencontrer des poumons complètement libres d'adhérences à leur surface, tellement que les anciens regardaient les adhérences filamenteuses et autres comme des adhérences naturelles.

Fréquence des adhérences du poumon à la plèvre costale.

Structure des poumons.

Examiné dans sa structure, chaque poumon présente, 1° une membrane d'enveloppe, sac séreux, qui est formé par la *plèvre* ; 2° un tissu propre. Nous allons commencer par la plèvre.

De la plèvre.

Préparation. Pour voir la plèvre costale, diviser par un trait de scie les six ou sept premières côtes en arrière, au niveau de leurs angles ; couper les cartilages de ces mêmes côtes à quelques lignes de leur articulation sternale ; enlever avec précaution les côtes et les muscles intercostaux, de manière à laisser intacte la plèvre costale. On pourra insuffler la cavité de la plèvre.

Pour voir la portion médiastine et la portion pulmonaire, il faut ouvrir la plèvre costale et en suivre la continuité.

La *plèvre* (πλευρα, le côté) est une membrane séreuse, par conséquent un sac sans ouverture, qui est déployée d'une part sur les parois de la poitrine, d'une autre part sur les poumons.

Il y a deux plèvres, une pour le poumon droit, une pour le poumon gauche.

Voici quelle est la disposition générale de ce sac séreux :

Distribution générale de la plèvre.

1° La plèvre tapisse les parois thoraciques, côtes et diaphragme, *plèvre costale*, *plèvre diaphragmatique ;* 2° elle revêt le poumon dans toute sa surface, et lui forme une espèce de tégument, *plèvre pulmonaire ;* 3° elle s'adosse à la plèvre du côté opposé, pour former une cloison qui sépare les deux poumons l'un de l'autre, *plèvre médiastine.*

Pour faciliter la description de la plèvre, nous la supposerons partir d'un point quelconque de sa continuité ; nous suivrons son trajet sans interruption, et nous la ramènerons au point de départ.

Son trajet sur la face interne du thorax.

Si donc, par la pensée, nous faisons commencer la plèvre à la face postérieure du sternum, et si nous étudions le trajet de cette membrane de dedans en dehors, nous verrons qu'elle tapisse la surface interne du thorax, appliquée contre les côtes et les muscles intercostaux, recouvrant en avant les vaisseaux et les ganglions mammaires internes, en arrière les vaisseaux et nerfs intercostaux, et au niveau de la tête des côtes, les ganglions du grand sympathique ; en bas, la plèvre se réfléchit sur le diaphragme, dont elle revêt toute la face supérieure ; en haut, elle se réfléchit sous la première côte, et se termine par un cul de sac destiné à recevoir le sommet des poumons qui déborde plus ou moins le niveau de cette côte.

Médiastin postérieur.

Arrivées sur les côtés de la colonne vertébrale, les deux plèvres se réfléchissent d'arrière en avant jusqu'à la racine des poumons et constituent, par leur adossement, une cloison connue sous le nom de *médiastin postérieur*. Cette cloison contient dans son épaisseur l'aorte, l'œsophage, les nerfs pneumogastriques, le canal thoracique, la veine azygos, beaucoup de tissu cellulaire, un très grand nombre de ganglions lymphatiques, et la trachée-artère : on voit que l'adossement des deux plèvres est bien loin d'être immédiat.

Sa disposition sur les poumons.

Arrêtée pour ainsi dire dans sa réflexion d'arrière en avant par le pédicule ou la racine des poumons, la plèvre se réfléchit de dedans en dehors derrière ce pédicule, revêt une petite partie de la région postérieure du péricarde, recouvre toute la portion de la face interne des poumons qui est en arrière de leur racine, revêt le bord postérieur de ces organes, et, parvenue sur leur face externe, s'enfonce dans la scissure interlobaire, revêt complètement les faces correspondantes des lobes, se réfléchit sur le bord antérieur du poumon, sur sa face interne, qu'elle tapisse jusqu'au pédicule pulmonaire, recouvre la partie antérieure de ce pédicule, se réfléchit ensuite d'arrière en avant, sur les côtés du péricarde, au devant duquel elle s'adosse à la plèvre du côté opposé, et arrive ainsi aux bords du sternum d'où nous l'avons supposée partir.

Médiastin antérieur.

On appelle *médiastin antérieur* la cloison antéro-postérieure formée par les deux plèvres depuis la racine des poumons jusqu'au sternum (1). Cette cloison n'est pas verticale et médiane comme le médiastin postérieur, mais obliquement dirigée de haut en bas et de droite à gauche; disposition qui est en rapport avec l'obliquité dans la direction du cœur, lequel empiète plus sur la cavité gauche que sur la cavité droite du thorax. Il suit de là qu'à sa partie supérieure le médiastin antérieur répond derrière le sternum, tandis qu'inférieurement il anticipe sur les cartilages costaux du côté gauche, d'où la possibilité d'arriver dans ce médiastin sans ouvrir la cavité de la plèvre, en plongeant l'instrument le long du bord gauche du sternum, au niveau de la cinquième côte.

Evasement en haut et en bas du médiastin antérieur.

Le médiastin antérieur, étroit à sa partie moyenne, est évasé en haut et en bas, à la manière de cette horloge de verre qu'on appelle sablier. Le cône ou l'évasement supérieur, très développé chez le fœtus, est rempli par le thymus que remplace plus tard du tissu cellulaire; le cône ou l'évasement inférieur,

(1) Suivant Meckel, le médiastin antérieur serait la portion de cloison située devant le cœur, de même que le médiastin postérieur est la portion de cloison située derrière cet organe. Je ferai remarquer que la distinction entre le médiastin antérieur et le médiastin postérieur n'est possible qu'au niveau de la racine du poumon : il n'existe véritablement qu'un seul médiastin.

plus considérable, contient le cœur et le péricarde, les nerfs diaphragmatiques, et au devant du cœur une grande quantité de tissu cellulaire (1).

Communications du tissu cellulaire du médiastin antérieur.

Le tissu cellulaire, qui est contenu en si grande abondance dans le médiastin antérieur, communique librement en haut avec celui de la partie antérieure du cou, en bas avec celui de la paroi abdominale, à travers l'espace triangulaire que le diaphragme présente derrière le sternum. Cette double communication explique comment le pus d'un abcès formé au cou ou dans l'épaisseur du médiastin peut venir se faire jour à la région épigastrique.

La plèvre, étudiée d'une manière générale, présente à considérer deux surfaces : une externe, une interne.

Surface externe : 1° De la plèvre costale;

A. *Surface externe* ou *adhérente.* Elle adhère inégalement aux parties qu'elle revêt. 1° *Plèvre costale.* Peu adhérente dans sa portion costale, elle peut être séparée des côtes et des muscles intercostaux avec la plus grande facilité. Quelquefois elle est soulevée au niveau de ces muscles par des flocons adipeux. Elle est supportée par une lame fibreuse qui, nonobstant sa ténuité, joue un rôle important dans les maladies de la poitrine ; car elle explique pourquoi il est si rare de voir des abcès, développés dans l'épaisseur des parois thoraciques, s'ouvrir dans la cavité de la plèvre, et des épanchements de la

(1) Chez l'homme, le médiastin forme une cloison complète qui isole entièrement la cavité de la plèvre droite de la cavité de la plèvre gauche, d'où l'indépendance des deux plèvres et de leurs maladies. Chez le cheval, la portion du médiastin située au devant du cœur, portion qui est très considérable, est percée à jour, à la manière d'une dentelle, de telle sorte que l'épanchement d'air ou de liquide qui a lieu dans l'une des plèvres passe nécessairement dans l'autre. Cette portion du médiastin représente donc exactement le grand épiploon de certains sujets. Si on examine avec soin cette portion réticulée, soit de la plèvre, soit du péritoine, on voit que les aréoles sont le résultat de la séparation des vaisseaux lymphatiques que nous avons vu constituer essentiellement les membranes séreuses. Je suis persuadé que cette disposition aréolaire serait bien plus fréquente dans les séreuses si ces membranes n'étaient pas en général doublées et soutenues par une lamelle fibreuse.

plèvre s'ouvrir au dehors. Cette lamelle fibreuse est rendue on ne peut plus sensible par l'eau acidulée. J'ai vu quelques flocons de graisse déposés entre la plèvre proprement dite et la lame fibreuse. Il faut bien distinguer ce siège fort rare du tissu adipeux des cas beaucoup plus fréquents où le tissu adipeux est placé entre la lamelle fibreuse et les muscles intercostaux.

2° La *plèvre diaphragmatique* est plus adhérente que la plèvre costale. On y remarque quelquefois, principalement autour du péricarde, des appendices graisseux très développés qui rappellent les appendices graisseux du gros intestin. 2° De la plèvre diaphragmatique;

3° *Plèvre pulmonaire*. Sur les poumons, la plèvre qui n'est plus supportée par une lame fibreuse, est extrêmement ténue; et bien qu'elle soit plus adhérente que la plèvre pariétale, elle peut facilement y être démontrée. 3° De la plèvre pulmonaire;

4° *Plèvre médiastine*. La plèvre médiastine, unie aux parties contenues dans l'épaisseur du médiastin par un tissu cellulaire très lâche, adhère moins lâchement aux côtés du péricarde, contre lequel les nerfs diaphragmatiques sont comme accolés (1). 4° De la plèvre médiastine.

B. La *surface interne* ou *libre* de la plèvre est lisse, humide de sérosité, et contiguë à elle-même dans toute son étendue, disposition commune d'ailleurs à toutes les membranes séreuses. Les adhérences qu'il est si commun d'y rencontrer sont tout à fait accidentelles. Surface interne.

C. *Structure*. La structure de la plèvre est celluleuse ou plutôt entièrement lymphatique. Il est positif qu'elle ne reçoit aucun vaisseau sanguin. Le réseau vasculaire, qui est quelquefois si développé à la suite d'une pleurésie, lui est étranger, et est appliqué contre sa surface externe. Les injections les plus pé- Structure.

(1) Il est extrêmement fréquent de rencontrer sur la surface libre des plèvres des granulations transparentes d'une excessive ténuité, visibles seulement dans un certain jour, reconnaissables au toucher, lorsque le doigt est promené délicatement sur cette surface libre, granulations bien distinctes des granulations miliaires et tuberculeuses, que l'eau acidulée et l'eau alcoolisée développent par la corrugation qu'elles déterminent dans la membrane.

nétrantes poussés par les artères et par les veines, ne colorent jamais cette membrane. Pour se faire une idée de la ténuité de la plèvre proprement dite, il faut l'isoler complètement des parties subjacentes et surtout de la lamelle fibreuse qui la revêt : si, après cet isolement, on place un lambeau de plèvre entre deux lames de verre et qu'on l'examine à l'aide d'une forte loupe, on verra manifestement que la plèvre proprement dite se décompose en filaments aréolaires, lesquels ne sont autre chose que des petits vaisseaux lymphatiques, ainsi que le démontre cette même expérience faite sur une lamelle séreuse préalablement injectée. On n'a pas suivi de nerfs dans cette membrane.

Usages.

Usages. Tégument du poumon qu'elle isole des parois thoraciques et des autres viscères, la plèvre facilite son glissement sur les parois thoraciques par la sérosité qui est incessamment exhalée et absorbée à la surface interne de cette membrane.

Tissu propre des poumons.

Aspect spongieux ou vésiculeux.

Le tissu pulmonaire se présente sous l'aspect d'un tissu spongieux ou vésiculeux, dont les cellules sont remplies d'air : cette disposition ressort de l'observation la plus simple de la surface du poumon examiné, soit à l'œil nu, soit à la loupe, avec ou sans insufflation préalable. L'étude à la loupe des coupes faites à un poumon desséché démontre la texture celluleuse ou vésiculeuse de la manière la plus évidente, et cela dans toute l'étendue des poumons. On peut apprécier les formes diverses de ces cellules et leur inégale capacité.

Mais quels sont les rapports de ces cellules entre elles ? Communiquent-elles dans toute l'étendue du poumon ? Communiquent-elles dans un espace déterminé, ou bien sont-elles indépendantes les unes des autres ? Pour résoudre ces questions, il faut examiner le poumon d'un très grand animal, celui du bœuf par exemple, dont la structure est la même que celle de l'homme, chez lequel on peut ensuite répéter les mêmes observations. On voit, 1° la surface du poumon parcourue par

Disposition des cellules les unes par rapport aux autres.

des lignes losangiques ; et si le poumon a été insufflé, on trouve qu'il est légèrement déprimé au niveau de ces lignes et bombé dans les intervalles. 2° Si, à l'aide d'un tube délié, on insuffle de l'air sous la plèvre, ou encore si on insuffle fortement le poumon par la trachée, de manière à déterminer la rupture de quelque vésicule, et par conséquent un emphysème du tissu cellulaire interlobulaire, alors on voit ces lignes losangiques répondre à des couches minces de tissu cellulaire très délié, mais assez lâche, qui divisent le poumon en un nombre considérable de groupes de cellules qu'on parvient à isoler complètement les unes des autres par la dissection, jusqu'à ce qu'enfin on arrive aux pédicules par lesquels ces groupes de cellules sont liés à la masse commune.

Lobules du poumon.

Tissu cellulaire interlobulaire.

Ces groupes de cellules sont les *lobules du poumon ;* le tissu cellulaire qui les unit est le *tissu cellulaire interlobulaire*, qui est d'une grande ténuité, jamais graisseux, mais souvent infiltré de sérosité et susceptible d'emphysème ; tissu cellulaire dans lequel rampent des vaisseaux lymphatiques très multipliés, souvent visibles à l'œil nu, toujours faciles à injecter, et qui viennent de la profondeur des poumons.

Indépendance des lobules pulmonaires.

Les lobules pulmonaires ne communiquent nullement entre eux ; ils sont complètement indépendants les uns des autres. L'insufflation le démontre ; la dissection le prouve de la manière la plus manifeste : l'étude des poumons du fœtus ne saurait d'ailleurs laisser la moindre équivoque à cet égard. La plèvre et le tissu cellulaire interlobulaire ayant peu de cohérence chez le fœtus, les lobules se séparent sans dissection, et représentent comme des grains de raisin appendus à leur pédicule, et portés sur une tige commune qui est constituée par les divisions des bronches et des vaisseaux pulmonaires.

Cette indépendance des lobules est encore prouvée par l'anatomie pathologique : ainsi on voit tous les jours un lobule infiltré de sérosité, de pus, de matière tuberculeuse, au milieu de lobules parfaitement sains.

Chaque lobule est donc un petit poumon qui peut agir indé-

Chaque lobule peut être considéré comme un petit poumon.

pendamment des lobules qui l'environnent. Je me suis assuré par un grand nombre d'expériences que les lobules sont inégalement perméables à l'air ; qu'une insufflation modérée des poumons, faite autant que possible dans les limites d'une inspiration ordinaire, ne dilate peut-être pas le tiers des lobules pulmonaires. J'ai observé, et ce fait me paraît d'une haute portée, que les lobules les plus perméables étaient les lobules du sommet du poumon ; d'où il suivrait que ces lobules agiraient plus habituellement que les lobules des autres régions du poumon ; d'où peut-être la plus grande fréquence des tubercules dans le sommet du poumon (1). Il y a dans le poumon des lobules qui sont pour ainsi dire en réserve, et qui n'agissent que dans les grandes inspirations (2).

Inégale perméabilité des lobules.

Variétés de forme des lobules pulmonaires.

Les lobules pulmonaires ont une forme très variable : tous les lobules superficiels représentent une pyramide dont la base répond à la surface du poumon ; les lobules profonds, couchés le long des tuyaux bronchiques, sont taillés à facettes, et se moulent exactement les uns sur les autres, à la manière des pièces de marquetterie; mais ils sont tellement irréguliers dans leur forme, qu'il serait aussi difficile qu'inutile d'en donner la description.

Vue générale sur la structure des poumons.

Ainsi, le poumon est le groupement d'une multitude innombrable de lobules couchés le long des tuyaux bronchiques et des vaisseaux qui leur servent de soutien et de charpente, et

(1) Il y a de l'exagération à dire que la pneumonie attaque presque toujours la base des poumons : la pneumonie n'a pas de siège spécial ; elle envahit peut-être aussi souvent le sommet que la base.

(2) Dans les respirations ordinaires, il n'y a peut-être pas le tiers des poumons qui agisse : le besoin d'exercice, les bâillements, tiennent probablement à la nécessité de faire agir la totalité des poumons. Ainsi des milliers de tubercules peuvent infester le poumon sans qu'ils manifestent leur présence par de la gêne dans les respirations ordinaires. Ce n'est que dans les grandes inspirations, dans l'exercice, dans les efforts de la voix, dans tous les mouvements où l'action de la totalité des poumons est réclamée, que l'on s'aperçoit qu'il y a une lésion dans l'organe central de la respiration.

auxquels ils sont appendus par des pédicules ; lobules réunis par un tissu cellulaire séreux, et revêtus par une vaste cellule, la plèvre, qui ne fait qu'un tout d'un aussi grand nombre de parties.

Le problème de la texture du poumon se trouve donc réduit à la détermination de la texture d'un lobule ; mais la difficulté se trouve reculée plutôt que détruite ; car un lobule, c'est un petit poumon : or, chaque lobule reçoit un canal aérien, un vaisseau artériel ; il émet une ou plusieurs veines et des vaisseaux lymphatiques.

Avant d'exposer la disposition du canal aérien et des vaisseaux par rapport à chaque lobule, disons un mot de la structure de ce lobule, considéré en lui-même.

Structure d'un lobule.

Inégalités dans la capacité et dans la perméabilité des cellules.

Un lobule est une agglomération de cellules ou de vésicules toujours pleines d'air. Leur capacité n'est pas la même : M. Magendie a parfaitement observé que les cellules pulmonaires de l'enfant sont plus petites que celles de l'adulte, celles de l'adulte plus petites que celles du vieillard (1) ; la capacité des diverses cellules qui entrent dans la composition d'un même lobule n'est pas non plus la même. Mais comment ces cellules se comportent-elles les unes par rapport aux autres ? Sont-elles indépendantes les unes des autres et simplement juxtaposées, ou bien les cellules de chaque lobule communiquent-elles toutes entre elles ? En un mot la structure du poumon est-elle vésiculaire ou bien est-elle aréolaire ? Voilà la question en litige qui divise en ce moment les anatomistes.

Les uns pensent avec Malpighi (2) que la structure du tissu du poumon est vésiculeuse ; que les vésicules pulmonaires,

(1) Les maladies influent singulièrement sur cette capacité : dans le catarrhe chronique, dans certaines variétés de l'asthme, on trouve des cellules pulmonaires excessivement dilatées. Laennec a donné à cette dilatation le nom d'emphysème pulmonaire.

(2) Avant Malpighi, que je regarde comme le créateur de l'anatomie de texture, on disait vaguement que la substance du poumon était de nature charnue, analogue à celle du foie ou de la rate.

qu'il compare aux cellules d'une ruche d'abeilles, sont des espèces d'ampoules, de sinus ampullaires formés par la terminaison des bronches.

Les autres pensent que les cellules de chaque lobule pulmonaire sont ouvertes les unes dans les autres.

Opinions de Malpighi et de Reisseisen.

L'opinion de Malpighi sur la structure vésiculaire du poumon a été développée avec beaucoup de talent, 1° par Reisseisen (1), d'après lequel les bronches se divisent en rameaux de plus en plus nombreux et de moins en moins volumineux jusqu'à leurs extrémités et se terminent par des culs de sac arrondis, sans ampoule ; et récemment 2° par M. Bazin, qui, dans un mémoire présenté à l'Institut et appuyé d'injections nombreuses faites dans les poumons de plusieurs classes d'animaux, a établi cette même terminaison en cul de sac arrondi, à peine renflé des dernières ramifications bronchiques.

Bien que les préparations de M. Bazin, qui consistent tout simplement dans une injection au mercure des dernières ramifications bronchiques, m'aient paru favorables à cette manière de voir, voici les faits et les arguments qui me paraissent en faveur de l'opinion qui admet la communication des cellules de chaque lobule entre elles.

Arguments en faveur de la structure cellulaire et aréolaire.

1° Si les cellules de chaque lobule sont indépendantes les unes des autres ; si un lobule est formé par une multitude de ramifications bronchiques closes qui partent d'une branche plus considérable, à la manière des pédicelles qui soutiennent les fleurs d'une ombelle dans la classe des ombellifères, comment se fait-il que la dissection la plus délicate, la macération dans les acides étendus, macération qui devrait convertir en gelée le tissu cellulaire interposé à ces ramifications, comme il le fait pour le tissu cellulaire qui unit les lobules entre eux, comment se fait-il que jamais on n'ait vu, on n'ait mis en évidence ces ramifications bronchiques isolées ?

2° L'anatomie du fœtus, qui nous montre à une certaine pé-

(1) *De fabricâ pulmonum commentatio.*

riode les lobules séparés, isolés, appendus comme des grains de raisin aux tuyaux bronchiques, ne nous montre jamais dans l'état d'isolement les vésicules de chaque lobule.

Arguments déduits de l'anatomie comparée.

3° L'anatomie comparée, qui nous montre chez les batraciens le poumon réduit à sa plus grande simplicité, ne résout-elle pas la question en faveur de la structure aréolaire des lobules? Chez les batraciens, en effet, le poumon consiste dans un sac unique, de la surface interne duquel s'élèvent des cloisons incomplètes qui divisent ce sac en des compartiments polygones. Or, ce sac pulmonaire, ainsi divisé en aréoles multiples, vient se rendre en un seul tuyau bronchique.

4° Si les cellules de chaque lobule étaient indépendantes les unes des autres, un lobule injecté au mercure ne devrait pas se vider tout entier par le fait d'une simple piqûre faite à l'un des points de ce lobule.

De l'anatomie pathologique.

5° Dans l'opinion de l'indépendance des cellules de chaque lobule, comment expliquer l'emphysème de Laennec, qui se présente sous la forme d'ampoules dans l'intérieur desquelles se voient des cloisons ou filaments qui attestent que plusieurs cellules qui communiquaient entre elles ont pris part à la dilatation (1)?

6° Pour démontrer que les cellules pulmonaires sont indépendantes, il faudrait pouvoir injecter isolément chacune d'elles, et c'est ce qui est impossible. On conçoit très bien d'ailleurs, par la structure celluleuse et aréolaire, l'apparence d'isolement que présentent les cellules injectées au mercure.

Cela posé, voici la structure des lobules du poumon telle que me l'ont démontré mes injections particulières. Chaque lobule est constitué par une membrane très tenue, mais résistante et élastique de la face interne de laquelle se détachent des filaments et des lamelles qui s'entrecroisent sous toute sorte de directions. D'après ma manière de voir, la structure du poumon

(1) L'œdème lobulaire, la pneumonie lobulaire, m'ont paru occuper toujours la totalité d'un lobule, jamais une portion de lobule.

n'est donc point vésiculaire, mais bien aréolaire, et c'est à travers ces aréoles que marchent les vaisseaux sanguins qui se ramifient et sur les filaments et lamelles, et sur la membrane d'enveloppe du lobule. Une seule ramification bronchique s'ouvre dans chaque lobule (1).

Des canaux aérifères.

Idée générale des canaux aériens du poumon.

Les *conduits aériens* du poumon, considérés dans leur ensemble, se composent : 1° d'un tuyau ou tube, la *trachée*, qui fait suite au larynx, descend au devant de la colonne vertébrale dont il est séparé par l'œsophage, pénètre dans le thorax par l'ouverture supérieure de cette cavité, et, parvenu au niveau de la troisième vertèbre dorsale, se bifurque en deux conduits inégaux, l'un droit, l'autre gauche : ce sont les *bronches*. Chaque bronche gagne la racine du poumon pour lequel elle est destinée, s'enfonce dans l'épaisseur de cet organe et en pénètre toutes les parties, en divisions successives. Les canaux aérifères du poumon se composent donc : 1° de la trachée ; 2° des bronches et de leurs divisions.

(1) Comme favorables à l'opinion que je soutiens, j'invoquerai plusieurs autorités : 1° celle d'Helvétius fils (*Mém. Acad. des Sc.*, 1718), soutenant contre Malpighi que les lobules sont constitués par une multitude de cellules ouvertes les unes dans les autres, à la manière du tissu de la rate ; 2° celle de Sœmmering, dont le mémoire fut couronné par l'Académie de Berlin, préférablement à celui de Reisseisen, qui n'eut que l'accessit : Sœmmering dit que les canaux des bronches se changent en tissu cellulaire lorsqu'ils ont atteint un huitième de ligne de diamètre. Cette transformation est de la dernière évidence, dit-il, sur les poumons des tortues, où les bronches, plus cartilagineuses que dans l'homme, sont, dès leur entrée dans le poumon, converties en un tissu de structure cellulaire ; 3° celle de M. Magendie (*Journal de physiologie*, tome I) qui n'admet pas la terminaison des bronches dans des cavités closes ; mais qui pense que les vaisseaux seuls, arrivés à leur dernière division, circonscrivent, par leurs anastomoses dans tous les sens, des espaces resserrés où l'air pénètre. Voyez d'ailleurs, pour la texture des poumons, l'excellente thèse de concours de M. A. Bérard, aujourd'hui professeur de la Faculté, sur la *texture et sur le développement des poumons*, juin 1836.

DE LA TRACHÉE-ARTÈRE.

La *trachée-artère* (de τραχὺς, âpre, et ἀρτηρία, artère) est le tronc commun des canaux aérifères du poumon : elle est située entre le larynx, dont elle semble la continuation, et les bronches, qui ne sont autre chose que sa bifurcation, au devant de la colonne vertébrale, et s'étend depuis la cinquième vertèbre cervicale jusqu'à la troisième vertèbre dorsale (1). Situation.

Elle est mobile dans la place qu'elle occupe, et peut être facilement portée à droite et à gauche. Cette mobilité, qui a entraîné de graves accidents dans l'opération de chirurgie par laquelle on divise ce conduit, a suggéré l'idée d'un instrument propre à la fixer (2). Mobilité

Sa *direction* est verticale. En haut, elle occupe la ligne médiane ; en bas, elle semble s'infléchir un peu à droite. Je l'ai vue plusieurs fois légèrement flexueuse ; mais ces flexuosités légères n'avaient lieu que pendant l'inclinaison du cou sur le thorax ; elles disparaissaient pendant l'extension. Direction.

Dimensions. La *longueur* de la trachée mesure l'intervalle qui sépare la cinquième vertèbre cervicale de la troisième vertèbre dorsale. Cette longueur, qui est de quatre à cinq pouces, varie suivant que le larynx est élevé ou abaissé, et suivant que la colonne cervicale est étendue ou fléchie. La différence entre la limite du plus grand allongement et la limite du plus grand raccourcissement de la trachée peut être de moitié, c'est à dire de deux pouces à deux pouces et demi : la limite du raccour- Dimensions en longueur.

(1) La dénomination de trachée vient de la saillie que font les cartilages de ce conduit, qui est rude au toucher. La dénomination d'artère donnée par les anciens aux vaisseaux à sang rouge vient d'une grave erreur anatomique. Ces vaisseaux étant habituellement vides sur les cadavres, on s'imagina qu'ils contenaient de l'air pendant la vie, d'où le nom d'artère qui leur est resté. Le mot *artère*, d'après son acception étymologique, ne conviendrait donc qu'aux vaisseaux aérifères.

(2) Au chirurgien Bouchot. La mobilité de la trachée s'oppose à ce qu'on y arrive par ponction dans l'opération de la trachéotomie.

Limites du raccourcissement. cissement est établie par le contact des bords des cerceaux cartilagineux (1).

Calibre. Le *calibre* de la trachée est déterminé par celui du cartilage cricoïde du larynx : aussi ce calibre est-il bien plus considérable chez l'homme que chez la femme, avant qu'après l'époque de la puberté. Les individus qui ont été tourmentés pendant plusieurs années par des catarrhes chroniques, sont remarquables par les dimensions considérables qu'ont acquises les voies aériennes et la trachée en particulier. Le diamètre moyen de la trachée est chez la femme de neuf à dix lignes, et chez l'homme de dix à douze lignes. Ce calibre n'est pas uniforme dans toute la longueur de ce conduit. Presque toujours la trachée se dilate à son extrémité inférieure au moment de sa bifurcation. Chez quelques sujets, ce canal augmente progressivement de calibre de haut en bas, et représente une espèce de cône tronqué dont la base serait inférieure.

Surface externe.

Figure et rapports. *Figure et rapports*. Vue par devant et de côté, la trachée est cylindroïde ; vue par derrière, elle est aplatie ; en sorte qu'elle représente un cylindre dont le quart ou le tiers postérieur aurait été enlevé. La surface extérieure est rude au toucher, et comme interrompue par des reliefs circulaires qui répondent aux cerceaux cartilagineux de la trachée. Les rapports de sa surface externe doivent être examinés au cou et dans le thorax.

(1) L'allongement et le raccourcissement de la trachée ont des limites bien plus restreintes dans l'homme que dans les oiseaux, chez lesquels, mus à l'aide de muscles longitudinaux, les cerceaux de la trachée se reçoivent réciproquement, chez les oiseaux, dans le plus grand raccourcissement possible, trois cerceaux rapprochés s'imbriquant au point de ne présenter que la hauteur d'un seul cerceau, il en résulte que la trachée de l'oiseau peut diminuer des deux tiers. Cette différence de disposition est en rapport avec la différence d'usages, la trachée de l'homme et des mammifères étant seulement un *porte-vent*, tandis que la trachée des oiseaux est un *porte-voix*.

Rapports de la portion cervicale de la trachée : 1° En avant,

A. *Rapports de la portion cervicale de la trachée.* 1° *En avant*, glande thyroïde, dont l'isthme, quelquefois très étroit, d'autres fois très développé, recouvre un nombre plus ou moins considérable de cerceaux cartilagineux. En général, le premier cerceau de la trachée est au dessus de l'isthme. Au dessous du corps thyroïde, la trachée répond aux muscles sterno-thyroïdiens, dont les bords rapprochés ne sont séparés l'un de l'autre que par la ligne blanche cervicale ; elle répond en outre à l'aponévrose cervicale, au plexus veineux thyroïdien, à une assez grande quantité de tissu cellulaire libre, à l'artère thyroïdienne de Neubauer, lorsqu'elle existe, au tronc brachio-céphalique, qui déborde toujours un peu la fourchette sus-sternale. Tous ces rapports sont de la plus haute importance pour l'opération de la trachéotomie.

2° Sur les côtés,

2° *Sur les côtés*, la trachée est embrassée par les parties latérales de la glande thyroïde. Aussi dans les maladies de cette glande, la portion correspondante de la trachée est-elle déformée, aplatie d'un côté à l'autre, elliptique ou triangulaire : si bien que la compression de ce conduit peut être portée jusqu'à la suffocation. L'artère carotide primitive et le nerf pneumo-gastrique côtoient les parties latérales de la trachée : d'où la possibilité de la division de cette artère dans l'opération de la trachéotomie. Des ganglions lymphatiques, très multipliés, longent encore les parties latérales de ce conduit, et peuvent devenir assez volumineux pour intercepter la circulation de l'air. Du reste, tous les rapports de la trachée, à l'exception de ceux qu'elle affecte avec la glande thyroïde, se font par l'entremise d'un tissu cellulaire très lâche, au milieu duquel ce canal est comme plongé.

3° En arrière.

3° *En arrière*, la trachée est plane, membraneuse, et répond à l'œsophage qui la déborde un peu à gauche, et qui la sépare de la colonne vertébrale. Le nerf récurrent gauche se place dans la gouttière que forment dans ce sens la trachée et l'œsophage ; le nerf récurrent droit est postérieur à la trachée.

Les rapports immédiats de la trachée avec l'œsophage ex-

Rapports de la trachée avec l'œsophage.

pliquent pourquoi des corps étrangers arrêtés dans l'œsophage ont déterminé la suffocation et nécessité l'opération de la trachéotomie.

La mollesse et la flexibilité de la trachée au niveau de l'œsophage ont paru à quelques physiologistes n'avoir d'autre but que de favoriser la dilatation de ce dernier conduit pour le passage du bol alimentaire ; mais nous verrons que les canaux aériens conservent en arrière la disposition membraneuse dans des points où ils ne sont nullement en rapport avec l'œsophage. L'anatomie comparée, en montrant la trachée cylindrique chez l'oiseau, anguleuse en arrière chez le bœuf, le mouton, etc., réfute d'ailleurs pleinement cette manière de voir.

Rapports de la trachée dans le thorax.

B. *Rapports de la portion thoracique de la trachée. Dans le thorax,* la trachée occupe le médiastin postérieur. Elle répond : 1° *en avant*, et de haut en bas, 1° au sternum et aux muscles sterno-thyroïdiens, au thymus chez le fœtus et l'enfant nouveau-né ; 2° à la veine sous-clavière gauche ; 3° au tronc brachio-céphalique, dont l'anévrysme peut s'ouvrir dans la trachée : sa partie latérale gauche est comme embrassée entre ce tronc brachio-céphalique et l'artère carotide primitive gauche ; 4° à la partie postérieure de la crosse aortique, laquelle repose immédiatement sur la trachée dans toute sa hauteur : d'où la dyspnée, qui accompagne si fréquemment l'anévrysme de l'aorte, et la fréquence de l'ouverture de cet anévrysme dans la trachée ; 5° plus bas, à la bifurcation de l'artère pulmonaire, qui répond à la bifurcation de la trachée.

1° En avant,

2° En arrière.

2° *En arrière*, la trachée répond à l'œsophage qui la sépare de la colonne dorsale ; sur les côtés, aux plèvres qui forment le médiastin, aux nerfs pneumo-gastriques, et à la partie supérieure des nerfs récurrents.

Des ganglions lymphatiques entourent la trachée.

Dans toute sa portion thoracique, la trachée est entourée de vaisseaux et de ganglions lymphatiques extrêmement multipliés, et d'un tissu cellulaire lâche et très abondant qui communique avec celui de la région cervicale. Ces vaisseaux et ganglions lymphatiques et ce tissu cellulaire lâche constituent les rapports immédiats de la trachée ; on conçoit que l'engorgement des ganglions doive déterminer de graves accidents.

Surface interne.

La surface interne de la trachée est de couleur rosée, et présente des reliefs circulaires plus prononcés que ceux de la surface externe ; elle est en outre remarquable dans toute la partie membraneuse par le relief des faisceaux verticaux, sur lesquels nous reviendrons à l'occasion de la structure. **Surface interne.**

Des bronches.

Les *bronches* (βρόγχος, trachée-artère) sont les deux branches de bifurcation de la trachée qui s'écartent l'une de l'autre, en décrivant un angle droit ou légèrement obtus : l'une est destinée au poumon droit, l'autre au poumon gauche. Un ligament triangulaire, assez fort, occupe l'angle de bifurcation de la trachée, et semble destiné à prévenir l'écartement trop considérable des bronches. **Au nombre de deux.**

Les bronches diffèrent entre elles sous plusieurs rapports. 1° Sous le rapport du *calibre*. La bronche droite a un diamètre beaucoup plus considérable que la gauche, et ne le cède pas de beaucoup à la trachée sous ce rapport. Chez une femme dont la trachée avait dix lignes de diamètre, la bronche droite en avait huit, et la bronche gauche cinq. Cette différence de calibre est en harmonie avec la différence de volume des deux poumons, et peut donner la mesure assez exacte de leur volume respectif. 2° Sous le rapport de la *longueur*. La bronche droite a un pouce, la bronche gauche en a deux ; disposition qui me paraît tenir à la légère déviation à droite qu'a subie la partie inférieure de la trachée, par suite de la déviation du cœur à gauche. 3° *Par leur direction*. La bronche droite paraît moins oblique que la bronche gauche, ce qui tient peut-être à ce que la première pénètre plus promptement que la seconde dans le poumon correspondant. 4° *Par leurs rapports*. La bronche droite est embrassée par la veine azygos, qui forme une anse immédiatement au dessus d'elle, pour se jeter **Différences entre la bronche droite et la bronche gauche. 1° Calibre. 2° Longueur. Rapports des bronches.**

dans la veine-cave supérieure. La bronche gauche est embrassée supérieurement par la crosse de l'aorte, et affecte en arrière un rapport important avec l'œsophage, qu'elle coupe obliquement. Toutes deux ont des connexions avec le plexus nerveux pulmonaire ; toutes deux sont entourées de ganglions lymphatiques, remarquables par leur couleur noire et par la fréquence de leurs maladies : ces ganglions remplissent en quelque sorte l'angle de bifurcation de la trachée. Enfin toutes deux sont dans les rapports suivants avec l'artère et les veines pulmonaires. Chaque artère pulmonaire est d'abord située au devant de la bronche correspondante, pour se porter ensuite au dessus d'elle, puis en arrière, au moment où la bronche va pénétrer dans le poumon. Les deux veines pulmonaires sont situées sur le même plan que l'artère ; elles se dirigent de bas en haut entre l'artère et la bronche, qui se trouve par conséquent postérieure à tous les vaisseaux.

La forme des bronches est la même que celle de la trachée.

Du reste, la *forme* des bronches est exactement la même que celle de la trachée, c'est à dire que ces conduits aériens représentent un cylindre dont on aurait enlevé le quart postérieur, et qui serait constitué par des cerceaux parallèles. La capacité des deux bronches réunies est plus considérable que celle de la trachée, de même que la capacité des divisions bronchiques est plus considérable que celle des bronches : d'où il résulte que dans l'expulsion de l'air la vitesse de ce fluide doit être accélérée.

Capacité.

Parvenues à la racine des poumons, les bronches se divisent en deux branches égales, mais d'une manière un peu différente. La branche supérieure de la bifurcation de la bronche droite, plus petite, est destinée au lobe supérieur du poumon ; et pour y atteindre, elle se renverse un peu en haut. La branche inférieure de bifurcation, plus volumineuse, suit la direction primitive, et, après un pouce environ de trajet, se divise en deux rameaux inégaux : un plus petit, pour le lobe moyen ; un plus volumineux, pour le lobe inférieur. J'ai vu une fois une petite bronche naître directement de la partie inférieure de la trachée, et se rendre au sommet du poumon droit : la veine azygos

Bifurcation des bronches.

passait entre cette petite division bronchique et la bronche droite proprement dite (1).

Divisions secondaires.

Du reste, les divisions bronchiques secondaires sont identiquement les mêmes des deux côtés. Chacune des branches de bifurcation se bifurque à son tour. Toutes ces divisions vont en divergeant : les unes sont ascendantes, les autres descendantes ; elles se bifurquent encore, après un trajet variable ; en sorte qu'en écartant un peu la substance pulmonaire, on voit partir du tronc bronchique des séries divergentes et successives de conduits, qui s'enfoncent de dedans en dehors dans la substance pulmonaire. La *division dichotomique*, c'est à dire la division en deux branches égales, que nous avons vue ailleurs (voyez ARTÉRIOLOGIE) être la plus favorable à la rapidité de la circulation, domine dans les poumons. Les deux branches de bifurcation se séparent toujours à angle aigu, disposition non moins favorable à cette rapidité : une espèce de saillie anguleuse ou d'éperon, placé intérieurement à l'angle de division, coupe la colonne d'air. Cependant il n'est pas rare de voir de petits tuyaux bronchiques naître directement d'une division principale, pour se distribuer aux lobules pulmonaires les plus voisins. Du reste, le nombre de ces divisions, toujours en rapport avec celui des veines pulmonaires, n'est pas aussi considérable qu'on le croirait d'abord : il ne dépasse guère le nombre de quinze.

Division dichotomique des bronches.

Avantages de cette disposition.

Les divisions bronchiques présentent un cylindre complet.

La *forme* des divisions bronchiques diffère notablement de celle des bronches et de la trachée. Ces divisions représentent en effet un cylindre complet qui n'est nullement tronqué en arrière ; mais la disposition des cartilages en cerceau est remplacée par une autre disposition que j'indiquerai à l'occasion de la structure.

Rapports des premières divisions bronchiques.

Rapports. Les premières divisions des bronches sont entourées, même dans l'épaisseur du poumon, par des ganglions bronchiques très multipliés, d'une couleur noire dont l'engor-

(1) Cette disposition me paraît normale chez le mouton et chez le bœuf.

gement, suite fréquente de catarrhes pulmonaires chroniques, détermine des accidents de suffocation.

Ces divisions bronchiques, ainsi que je l'ai dit, servent de support aux lobules pulmonaires qui s'appliquent et se moulent sur elles et auxquels elles sont unies par un tissu cellulaire très lâche.

Avec les vaisseaux pulmonaires.

Leurs rapports avec les divisions de l'artère et des veines pulmonaires sont les suivants : l'artère suit constamment la bronche derrière laquelle elle est placée ; la veine s'en écarte souvent : il n'est pas rare de voir l'artère et la veine pulmonaires s'entrecroiser autour de la bronche correspondante.

Avec les lobules pulmonaires.

Rapports des divisions bronchiques avec les lobules pulmonaires. Chaque lobule pulmonaire a son tuyau bronchique. Ce tuyau est cylindrique, d'un diamètre uniforme dans toute sa longueur, à parois entièrement membraneuses, dont la surface interne, examinée à l'aide d'une forte loupe ou même à l'œil nu sous une vive lumière, présente et les lignes longitudinales et les fibres circlaires si manifestes dans les divisions bronchiques plus considérables : au moment où il atteint le lobule, chaque tuyau bronchique présente une petite ampoule et disparaît.

Chaque lobule pulmonaire a son tuyau bronchique.

J'ai étudié avec le plus grand soin sur l'homme et sur diverses espèces d'animaux, sur le bœuf en particulier, les rapports des tuyaux bronchiques avec les lobules, et il m'a paru de la dernière évidence qu'un tuyau bronchique unique était destiné à un groupe de cellules ou lobules, qu'au tuyau bronchique succédait sans transition la cellulosité des lobules. En injectant du suif dans un poumon qui a été préliminairement privé d'air, soit par un épanchement thoracique survenu pendant la vie, soit par une injection artificielle faite dans le thorax, on voit que le suif est divisé en petits globules ou tubercules arrondis qui répondent à autant de cellules pulmonaires, et que ces globules aboutissent tous à un pédicule commun qui est formé par le tuyau bronchique (1)

(1) Reissesen, qui a fait cette injection, a cru voir dans la granulation

Structure de la trachée, des bronches et de leurs divisions.

1° *Structure de la trachée.*

La trachée se présente sous l'aspect d'une série de cerceaux cartilagineux superposés que séparent autant de cerceaux fibreux, ce qui lui donne un aspect noueux. Il résulte de la présence des cartilages que ce canal se trouve dans un état de tension permanente. Si la trachée avait été purement membraneuse, elle se serait affaissée, au moment de l'inspiration qui détermine une espèce de vide dans le thorax, et cet affaissement aurait intercepté l'accès de l'air. Le nombre des cerceaux cartilagineux est de seize à vingt. Ils sont plus saillants, ou, si l'on veut, plus détachés du côté de la surface interne que du côté de la surface externe de la trachée. Ils forment, chez certains sujets, les 2/3, chez d'autres les 3/4, les 4/5 d'un cercle. Chaque cerceau présente deux faces, l'une antérieure, convexe, l'autre postérieure, concave; un bord supérieur et un bord inférieur minces qui donnent attache aux cerceaux fibreux, et deux extrémités qui sont brusquement coupées sans inflexion, sans épaississement. En général, il y a peu de régularité dans la disposition de ces cerceaux qui ne sont pas rigoureusement parallèles et qui n'ont pas la même hauteur, les uns ayant une ligne, les autres une ligne et 1/2, les autres 2 lignes, 2 lignes et 1/2 : le même cartilage présente une hauteur inégale dans les divers points de son étendue. Souvent deux cerceaux sont réunis dans une partie de leur longueur, etc. D'autres fois un cerceau est bifurqué, et il est probable que les différences qui existent dans le nombre des cerceaux cartilagineux tiennent ou à leur soudure, ou à leur division. Du reste, ces cartilages sont assez minces pour pouvoir être comprimés, affaissés, de manière à ce que leurs deux moitiés se touchent, sans rupture. Leur élasticité leur permet de revenir immédiatement sur eux-mêmes, et par conséquent de donner à l'air un libre accès. Ces

Cerceaux cartilagineux.

Leur utilité.

Leur nombre.

Ils forment les deux tiers d'un cercle.

Faces.

Bords.

Extrémités.

Défaut de régularité.

Flexibilité.

Elasticité des cerceaux.

que présente la matière injectée l'image des culs-de-sac dans lesquels cette matière aurait été fondue.

cartilages ne peuvent se rompre que dans le cas d'ossification, laquelle n'est pas très rare chez les vieillards.

Disposition du premier anneau trachéal.

Le premier et les deux derniers cerceaux cartilagineux de la trachée présentent une disposition particulière : le premier cerceau a plus de hauteur que tous les autres, surtout à sa partie moyenne ; souvent il se continue avec le cartilage cricoïde (1).

Du dernier anneau de la trachée.

Le dernier anneau de la trachée qui sert de transition entre la trachée et les bronches présente la disposition suivante : la partie moyenne de ce cerceau s'infléchit en bas, se recourbe en arrière en formant un angle aigu, très prolongé, et constitue une espèce d'éperon saillant dans l'intérieur de la trachée, éperon qui sépare les deux bronches ; les deux demi-cerceaux qui résultent de cette disposition constituent les deux premiers cerceaux des bronches ; l'avant-dernier cerceau de la trachée présente déjà à sa partie moyenne une inflexion anguleuse, mais moins prononcée que celle du dernier.

De l'avant-dernier cerceau.

Tissu fibreux de la trachée. Voici la manière dont il faut concevoir la disposition du tissu fibreux de la trachée. Un cylindre fibreux naît de la circonférence inférieure du cartilage cricoïde. Dans l'épaisseur de ce cylindre sont contenus les cerceaux cartilagineux, tellement disposés que la couche la plus épaisse du tissu fibreux se trouve occuper leur face antérieure ; en sorte qu'il semble, au premier abord, que la face postérieure des cartilages soit en rapport immédiat avec la membrane muqueuse (2). En arrière, en l'absence des cerceaux cartilagineux, ce tissu fibreux constitue à lui seul la charpente de la trachée.

Tissu fibreux de la trachée.

(1) J'ai vu un cas dans lequel les trois premiers cerceaux de la trachée et le cartilage cricoïde étaient réunis, mais seulement d'un côté : le muscle crico-thyroïdien antérieur et le constricteur inférieur du pharynx naissaient bien évidemment du premier cerceau de la trachée. Cette continuité du cartilage cricoïde avec la trachée prouve manifestement que les cerceaux de ce dernier sont des cartilages et non point des fibro-cartilages.

(2) C'est ce qui a fait dire que la membrane fibreuse de la trachée était interrompue au niveau des cerceaux cartilagineux.

Fibres musculaires de la trachée. Si on enlève avec précaution la membrane fibreuse de la trachée, en arrière et au niveau de sa partie membraneuse, on arrivera à des fibres musculaires transversales, étendues de l'extrémité d'un cerceau à l'autre, et occupant aussi l'intervalle de ces cerceaux. L'existence de ces fibres musculaires, que j'ai vues constituer une couche épaisse d'une demi-ligne dans certains catarrhes chroniques, ne saurait être révoquée en doute. Il est évident que leur contraction a pour effet le rapprochement des extrémités de ces cerceaux, et par conséquent le rétrécissement de la trachée, rétrécissement dont la limite est déterminée par le contact de ces extrémités.

Fibres musculaires de la trachée.

Faisceaux longitudinaux jaunes. Au niveau de la portion membraneuse de la trachée, entre la couche musculaire et la membrane muqueuse, se voient un certain nombre de faisceaux jaunes ou colonnes longitudinales, parallèles, semblables, au premier aspect, à des plis longitudinaux, mais qui ne s'effacent nullement par la distension ; ces faisceaux sont adhérents à la muqueuse qu'ils soulèvent, et, parvenus à la bifurcation de la trachée, se bifurquent eux-mêmes pour se continuer dans les bronches.

Faisceaux longitudinaux jaunes.

La nature de ce tissu n'est pas bien connue ; il ne peut être que du tissu musculaire ou du tissu jaune élastique. Je penche davantage pour cette dernière opinion : et dans l'une et l'autre hypothèse, ce tissu aurait pour usage de s'opposer à l'allongement exagéré de la trachée et des bronches : activement dans un cas, par son élasticité dans l'autre. Il n'est pas rare de voir quelques faisceaux longitudinaux derrière les cerceaux cartilagineux.

Glandules trachéales. Si on examine avec soin la face postérieure de la trachée, on trouvera un certain nombre de glandules ovoïdes, aplaties, accolées à la face externe de la membrane fibreuse ; et si on enlève cette membrane fibreuse, on verra une couche assez épaisse et non continue de glandules de même nature, intermédiaire à la membrane fibreuse et à la

Glandules trachéales.

Placées entre la musculeuse et la muqueuse.

couche musculaire. Ce n'est pas tout ; si on enlève avec précaution, soit la couche interne, soit la couche externe du tissu fibreux qui sépare les cerceaux cartilagineux, on verra une série de glandules plus petites que les précédentes, intermédiaires à ces deux feuillets, occupant tout l'intervalle des cerceaux et s'étendant même derrière eux.

Membrane muqueuse.

Membrane muqueuse. Elle fait suite à la membrane muqueuse du larynx ; elle est remarquable, 1° par sa ténuité, qui permet de voir au travers la couleur des parties subjacentes ; 2° par son adhérence intime aux parties qu'elle revêt (1) ; les plis longitudinaux dont on a parlé n'existent en aucune manière : on a pris pour tels les faisceaux longitudinaux jaunes, que nous avons dit faire saillie à l'intérieur de la trachée ; 3° par le grand nombre d'ouvertures dont elle est criblée, et desquelles on fait sourdre du mucus par la compression.

Ces ouvertures ne sont autre chose que les orifices des petits conduits excréteurs des glandules trachéales.

Vaisseaux et nerfs.

Vaisseaux et nerfs. Les *artères* de la trachée sont fournies par les thyroïdiennes supérieures et inférieures ; les *veines* sont en général disposées de la manière suivante : des troncs veineux , couchés le long de la trachée, à la face interne de ce conduit, et subjacents à la muqueuse, reçoivent de chaque côté, à la manière des veines azygos, de petites veines qui répondent aux espaces qui séparent les cerceaux cartilagineux et vont se rendre dans les veines voisines. Les *vaisseaux lymphatiques*, très nombreux, vont aux ganglions lymphatiques ambiants, qui sont très considérables. Les *nerfs* sont fournis par les pneumo-gastriques.

(1) L'adhérence de la muqueuse trachéale aux cerceaux cartilagineux et aux espaces membraneux intermédiaires est telle, qu'il est impossible d'admettre que dans l'opération de la trachéotomie la canule introduite dans la trachée ait pu détacher et soulever la muqueuse, ainsi qu'on prétend que cela a eu lieu quelquefois.

2° *Structure des bronches.*

La structure des bronches est identiquement la même que celle de la trachée. La bronche gauche présente de dix à douze cerceaux cartilagineux ; la bronche droite, de cinq à six. Du reste, comme à la trachée, fibres musculaires transversales, faisceaux longitudinaux, glandules, etc. Les *artères* des bronches viennent ordinairement de l'aorte sous le nom d'artères bronchiques. Les *veines* se rendent, celles du côté droit dans l'azygos, celles du côté gauche dans l'intercostale supérieure.

Structure des bronches.

3° *Structure des ramifications bronchiques.*

Le cylindre fibreux de la trachée et des bronches se prolonge sans modification aucune sur les ramifications bronchiques ; mais les cerceaux cartilagineux présentent, dès la première division des bronches, de notables modifications ; ils se divisent en segments qui forment par leur rapprochement un anneau complet, en sorte qu'il n'existe plus de portion membraneuse proprement dite, et que les divisions bronchiques, parfaitement cylindriques, ne présentent plus cette portion membraneuse si remarquable de la trachée et des deux bronches. Les segments des divisions bronchiques sont oblongs, curvilignes, et terminés par des angles très allongés, disposés de manière à ce qu'ils puissent chevaucher les uns sur les autres, et être réciproquement reçus dans leurs intervalles. Ils sont d'ailleurs unis entre eux par un tissu fibreux. Cette disposition en segments curvilignes et anguleux existe jusqu'à la dernière division des bronches ; mais le volume de ces segments va en diminuant, de telle sorte qu'ils ne forment bientôt plus que des lignes étroites, et enfin des tubercules cartilagineux. La portion membraneuse du cylindre l'emporte de plus en plus sur la portion cartilagineuse, qui cesse au niveau de la dernière bifurcation des divisions bronchiques, par un tubercule cartilagineux, lequel occupe l'angle de cette bifurcation : les dernières ramifications bronchiques sont réduites à la partie membraneuse.

Division des cerceaux cartilagineux en segments curvilignes.

Disposition de ces segments.

Leur diminution progressive.

La membrane muqueuse se prolonge dans les divisions bronchiques jusqu'aux dernières ramifications, en conservant sa ténuité qui devient excessive. Les faisceaux longitudinaux, qui dans les bronches étaient limités à la partie membraneuse, s'épanouissent dès la première division bronchique, et sont comme disséminés sur toute la surface interne de ces divisions.

Les fibres musculaires deviennent annulaires.

Les fibres musculaires, qui, aux bronches et à la trachée, étaient limitées à la partie membraneuse, deviennent circulaires, se placent en dedans des tuyaux bronchiques, et forment une couche non interrompue, mais très mince, qui représente parfaitement la couche circulaire des fibres du canal intestinal. Il suit de là que les mouvements qui se passent dans les segments cartilagineux des ramifications bronchiques ont beaucoup d'analogie avec ceux des animaux articulés extérieurement : dans l'un et l'autre cas, la puissance est située en dedans des leviers qu'ils doivent mouvoir. Quant à la structure musculeuse de ces fibres circulaires, elle est manifeste même à l'œil nu chez les grands animaux ; elle ne l'est pas moins chez l'homme dans certains catarrhes chroniques.

Les ramifications bronchiques présentent un appareil de mouvement.

Lorsqu'on considère, d'une part, la disposition des segments cartilagineux, qui semblent avoir été taillés tout exprès pour s'emboîter les uns dans les autres par leurs extrémités et pour constituer un appareil de mouvement ; d'une autre part, l'existence des fibres contractiles circulaires, placées à la face interne de ces segments, on ne saurait révoquer en doute les mouvements de ces segments les uns sur les autres ; et l'étendue de ces mouvements peut être mesurée par l'espace qu'ils doivent parcourir pour arriver au contact. Or l'arrivée au contact doit avoir pour résultat l'oblitération presque complète de ces conduits (1).

(1) Ces faits anatomiques expliquent merveilleusement tous les phénomènes de l'asthme nerveux, de la suffocation nerveuse, etc., et tous les phénomènes spasmodiques de suffocation qui se passent dans les voies respiratoires.

Des vaisseaux et des nerfs pulmonaires.

Vaisseaux pulmonaires.

Indépendamment de la trachée, des bronches et de leurs divisions, qui peuvent être considérées comme la charpente du poumon, cet organe reçoit en outre deux ordres d'artères : l'*artère pulmonaire* et l'*artère bronchique*; il émet deux ordres de veines : les *veines pulmonaires* et les *veines bronchiques*. Un très grand nombre de *vaisseaux lymphatiques* naissent de sa profondeur et de sa surface; des *nerfs* importants le pénètrent.

Artères pulmonaire et bronchiques.

L'*artère pulmonaire*, *veine artérieuse* des anciens, qui égale, si elle ne le surpasse, le volume de l'aorte, beaucoup plus volumineuse encore chez le fœtus, offre cette particularité remarquable qu'elle charrie du sang veineux, alors qu'elle offre la structure des artères. Les *artères bronchiques* paraissent destinées aux bronches et à leurs divisions, dont elles suivent exactement la distribution. Je n'ai jamais vu les ramifications de ces artères pénétrer jusqu'aux lobules pulmonaires.

Veines pulmonaires et bronchiques.

Les *veines pulmonaires* répondent à l'artère pulmonaire. Elles sont au nombre de deux pour chaque poumon. On croit généralement que les quatre veines pulmonaires réunies ont un calibre moindre que le tronc commun des artères pulmonaires ; mais cela n'est rien moins que prouvé. Les veines pulmonaires sont d'ailleurs dépourvues de valvules, et présentent toutes les apparences de texture des veines en général. *Les veines bronchiques* répondent aux artères bronchiques, et se rendent à droite dans la veine azygos, à gauche dans l'intercostale supérieure (1).

Disposition respective des divers éléments du tissu pulmonaire.

Dans l'épaisseur du poumon, de même qu'à sa racine, les artères et les veines pulmonaires marchent toujours à côté des tuyaux bronchiques. On les distingue dans les coupes faites à cet organe, aux caractères suivants : *Artère*, béante ou à peu

(1) La disposition anatomique des veines bronchiques ne me paraît pas parfaitement connue, malgré les laborieuses recherches auxquelles s'est livré Reisseisen à ce sujet. D'après cet auteur, les veines bronchiques se divisent en deux ordres : les unes vont se jeter directement dans les veines pulmonaires, les autres vont se jeter dans le système de la veine-cave supérieure. Mais je voudrais

près béante et blanche ; *bronche*, béante, offrant à sa face interne une couleur plus ou moins rosée et contenant un mucus écumeux, qu'on fait sortir par la pression ; *veine*, affaissée et par conséquent plus difficile à voir que l'artère. Les rapports de ces trois ordres de vaisseaux ne m'ont pas paru constants.

Communication facile des artères avec les veines et les divisions bronchiques.

Je dois faire remarquer la facile communication des artères avec les veines pulmonaires et avec les divisions bronchiques. L'injection la plus grossière, poussée avec une force médiocre, passe avec la plus grande facilité des artères dans les veines pulmonaires et dans les tuyaux bronchiques ; les parties enflammées seules m'ont paru imperméables. Je ferai remarquer que les injections poussées par les veines pulmonaires ne passent jamais dans les artères, circonstance qui avait fait croire à la présence de valvules dans le premier ordre de ces vaisseaux. Les injections poussées dans les tuyaux bronchiques ne passent ni dans les artères ni dans les veines.

Quant à la disposition respective des artères et des veines bronchiques relativement aux artères et aux veines pulmonaires, la question paraît décidée par Haller, dont les observations ont été confirmées par Sœmmering, Reissesen et Meckel. Suivant ces auteurs, il y aurait communication manifeste entre les artères bronchiques et l'artère pulmonaire. Haller assure avoir vu des rameaux anastomotiques de l'artère pulmonaire avec les artères bronchiques, ayant encore un cinquième de ligne de diamètre. Meckel renchérit en disant que ces anastomoses acquièrent un développement considérable lorsque les artères pulmonaires sont rétrécies ou oblitérées.

Vaisseaux lymphatiques.

Les *vaisseaux lymphatiques*, superficiels et profonds du poumon, sont extrêmement nombreux ; les superficiels viennent de la plèvre, les profonds viennent de la muqueuse ; ils sont

bien savoir comment on peut distinguer les radicules des veines pulmonaires des radicules des veines bronchiques, et comment on peut rapporter aux veines bronchiques des radicules veineuses qui vont se jeter dans les veines pulmonaires. Haller a vu le tronc des veines bronchiques s'ouvrir dans le sinus des veines pulmonaires.

extrêmement faciles à démontrer : les uns et les autres vont se rendre aux ganglions bronchiques et trachéaux dont le nombre et le volume attestent assez l'importance ; la couleur noire de ces ganglions ne commence à se manifester que de dix à vingt ans.

Nerfs.

Les *nerfs* du poumon viennent les uns du pneumo-gastrique, les autres du système ganglionnaire. Nous verrons plus tard que ces nerfs ganglionnaires sont beaucoup plus nombreux qu'on ne l'a cru jusqu'à ce jour. Ils constituent un plexus très considérable situé derrière les bronches, avec les divisions desquelles ils pénètrent dans l'épaisseur du poumon. Je ferai remarquer qu'il n'existe qu'un grand plexus pulmonaire commun aux deux poumons : d'où, sans doute, au moins en partie, la solidarité de ces deux organes.

Tissu cellulaire.

Tissu cellulaire. J'ai vainement cherché au dessous de la plèvre pulmonaire une membrane celluleuse distincte, décrite par M. Stokes comme le dédoublement de la plèvre, enveloppant tout le poumon comme dans un moule, faiblement adhérente à la plèvre par sa face externe, se continuant par sa face interne avec les cloisons celluleuses interlobulaires, pénétrant d'ailleurs dans l'épaisseur du poumon avec les vaisseaux à la racine de cet organe, se comportant en un mot comme la membrane propre du foie. Je n'ai vu qu'une couche celluleuse très déliée, impossible à disséquer comme membrane, et qu'infiltre l'air dans l'emphysème sous-pleural. Le tissu cellulaire interlobulaire est d'ailleurs facile à démontrer, en rendant le poumon emphysémateux, ou en l'infiltrant de sérosité par une injection d'eau poussée avec force dans l'artère pulmonaire. Nous verrons ailleurs que ce tissu cellulaire interlobulaire joue un rôle important dans les altérations organiques du poumon.

Matière noire pulmonaire. La couleur noire, ardoisée, que nous avons dit se manifester de dix à vingt ans dans les ganglions bronchiques, se manifeste aussi dans les poumons sous la forme de taches noires, de lignes, de pointillé, de plaques plus ou moins nombreuses, plus ou moins considérables, qui parais-

Matière noire du poumon. sent en raison directe de l'âge. La plupart de ces taches s'accompagnent d'un épaississement léger de la partie du poumon qui les supporte, et en examinant avec attention à l'aide d'une forte loupe un très grand nombre de ces taches, j'ai constamment reconnu qu'elles résultaient de l'agglomération d'une foule de petits vaisseaux plus ou moins contournés très minces, qui paraissent remplis de matière noire ; en sorte qu'il est plus que probable que ces taches noires répondent à des groupes de vaisseaux oblitérés: mais il est une matière noire pulmonaire qui reconnaît une tout autre cause. J'ai fait récemment à l'hôpital de la Charité l'ouverture ducorps d'un charbonnier dont les poumons étaient imprégnés d'une quantité énorme de matière noire. La source de cette matière noire, que l'on exprimait avec la plus grande facilité par la pression, c'était de la poussière de charbon, ainsi qu'il a été constaté par l'analyse chimique. Ce cas rappelle l'idée de Laennec et de Pearson sur l'étiologie de la matière noire pulmonaire, qu'ils ont soupçonnée provenir de la fumée des lampes ou autres corps combustibles ; mais la production de la matière noire dans le poumon me paraît un phénomène qui appartient à la fois à la pathologie et à la physiologie. L'idée de Bichat, qui regardait les taches noires pulmonaires comme de petits ganglions lymphatiques, est contraire à l'observation des faits.

Développement.

Ordre d'apparition. Suivant Meckel, le poumon est un des derniers organes qui apparaissent chez le fœtus ; on ne commence à le distinguer des autres parties contenues dans le thorax qu'à la fin du second mois de la vie intra-utérine.

Volume. Le volume du poumon est d'autant moins considérable qu'on l'examine à une époque plus rapprochée de sa formation. Il semble remplacé alors par le thymus, seul organe qui se présente lorsqu'on ouvre la poitrine et derrière lequel on est obligé d'aller chercher les poumons relégués de chaque côté de la colonne vertébrale. Le développement du poumon s'effectue

Il est rigoureusement inverse de celui du thymus.

en raison inverse de celui du thymus. Le volume du poumon augmente dans la même proportion que celui du thymus diminue : dans les deux derniers mois de la grossesse, le poumon est complètement développé et apte à respirer.

Le poids du poumon offre chez le fœtus et chez l'adulte des différences bien dignes de fixer l'attention. Pendant tout le temps de la vie intra-utérine, le poumon du fœtus a une pesanteur spécifique de beaucoup supérieure à celle de l'eau ; aussitôt que l'enfant a respiré, sa pesanteur spécifique devient de beaucoup inférieure à celle de l'eau ; il surnage.

Poids du poumon.

Pesanteur spécifique.

Et cependant le poids total du poumon a notablement augmenté, parce que, indépendamment de l'air qu'il reçoit, le poumon admet une bien plus grande quantité de sang qu'il ne le faisait pendant la vie intra-utérine. Avant la naissance, le rapport du poids du poumon au poids absolu de tout le corps est comme 1 à 60 ; après la naissance, il est comme 1 est à 30. Il suit de là que des poumons qui, d'une part, surnagent, et qui, d'une autre part, ont acquis un poids absolu bien supérieur à celui qu'ils présentaient chez le fœtus, attestent que l'enfant a respiré.

Poids total.

Après la naissance, le poumon participe au développement du reste du corps. A l'époque de la puberté, il acquiert les proportions qu'il doit offrir par la suite. J'ai observé que chez le vieillard les poumons présentaient moins de volume et de poids que chez l'adulte, et que dans la vieillesse décrépite, ainsi que j'ai pu le constater à la Salpêtrière, les poumons éprouvaient une sorte d'atrophie sénile. Nous devons aussi mentionner comme phénomène sous la dépendance de l'âge, l'ossification de la trachée.

Développement du poumon après la naissance.

Sous le rapport de la *couleur*, le poumon examiné aux divers âges de la vie offre des différences très tranchées. D'un rose tendre chez le fœtus dans les premiers temps de la conception, il devient plus tard d'un rouge foncé, lie de vin, couleur qu'il conserve jusqu'à l'époque de la naissance. Après la naissance, sa couleur redevient rosée. Plus tard, de dix à vingt ans, des points noirs se manifestent çà et là,

Couleur.

le long des lignes losangiques qui traversent sa surface : ces points deviendront des lignes, des plaques, qui donnent à la surface grisâtre de l'organe un aspect tigré. Le développement de la matière noire est si bien l'effet de l'âge, qu'il est rare de ne pas trouver de petites masses de cette matière dans le sommet ou dans tout autre point du poumon chez les vieillards. Il est digne de remarque que la couleur noire se manifeste en même temps et à la surface du poumon, et dans les ganglions lymphatiques situés à la racine du poumon et le long des bronches.

La production de la matière noire est en rapport avec l'âge.

Structure du poumon aux divers âges.

Sous le rapport de la *structure* : dans les quatre ou cinq premiers mois de la gestation, les lobules pulmonaires sont parfaitement distincts les uns des autres ; on peut les séparer par une traction légère, vu le peu de résistance de la plèvre et du tissu cellulaire qui les unit, comparativement à la cohésion du tissu pulmonaire lui-même. Les cerceaux cartilagineux ont commencé à être visibles dès le troisième mois.

Raréfaction du tissu du poumon chez les vieillards.

M. Magendie avait signalé l'agrandissement des aréoles du poumon et la raréfaction du tissu de cet organe par les progrès de l'âge ; MM. Hourmann (1) et Dechambre ont repris ce travail et sont arrivés à un même résultat. En soumettant à la dessiccation sans insufflation préalable le poumon des vieillards et en regardant contre le jour une lame mince de l'organe, ils ont vu qu'elle était criblée de trous exactement arrondis comme les mailles d'une dentelle. Or, le diamètre de ces trous est d'autant plus grand que l'individu est plus éloigné du moment de la naissance. Ainsi les cellules du poumon d'un vieillard ont environ un quart de ligne de diamètre ; les cellules du poumon d'un adulte n'ont présenté qu'un huitième ou au plus un sixième de ligne : les cellules du poumon d'un enfant de quatre à six ans n'ont guère qu'un douzième de

(1) M. le docteur Hourmann, agrégé de la Faculté, médecin des hôpitaux, est mort victime de son dévouement pour les malades confiés à ses soins à l'hôpital de l'Ourcine. La science et l'humanité ont également à déplorer cette perte prématurée.

duit cartilagineux à pièces multiples et mobiles, formant un appareil complexe de mouvements destiné à être l'organe de la voix.

Situation. Il est *situé* sur la ligne médiane, sur le trajet des voies aériennes, ouvert supérieurement dans le pharynx, et se continuant en bas avec la trachée : il occupe la partie antérieure et supérieure du cou, au dessous de l'os hyoïde dont il suit les mouvements, au devant de la colonne vertébrale dont il est séparé par le pharynx : il est recouvert par les muscles de la région sous-hyoïdienne qui le séparent de la peau, et par conséquent il est très accessible à l'action des instruments vulnérants, de même qu'à la main du chirurgien dans l'opération de la laryngotomie.

Sa mobilité. Sa mobilité lui permet de s'élever, de s'abaisser, de se porter en avant, en arrière; et ces divers mouvements sont en rapport avec la déglutition, et avec la production des divers tons de la voix. Le larynx peut également être porté à droite et à gauche : mais ces déplacements latéraux, qui sont le plus souvent produits par une force étrangère, peuvent être le résultat du développement de tumeurs.

Volume. *Volume.* Le larynx se présente sous l'aspect d'un renflement situé au dessus de la trachée dont il a été appelé la tête, *caput asperæ arteriæ.* La détermination exacte de ses dimensions suivant les âges, suivant les sexes et suivant les individus, dans ses rapports avec les différentes qualités de la voix, serait un des travaux les plus intéressants de la physiologie. Ses dimensions plus considérables chez l'homme que chez la femme, le développement qu'il acquiert dans l'un et l'autre sexe, mais plus particulièrement chez l'homme, à l'époque de la puberté, sont un des phénomènes les plus remarquables de l'économie.

Forme. *Forme.* Cylindrique en bas comme la trachée, il s'élargit supérieurement et devient prismatique et triangulaire. On peut donc comparer le larynx à une pyramide triangulaire, dont le sommet tronqué serait en bas, et dont la base serait dirigée en haut ; il est parfaitement symétrique.

Parties constituantes du larynx.

Le larynx étant un organe très compliqué, je vais décrire successivement les nombreuses parties qui entrent dans sa composition. Or, le larynx, étant destiné à donner continuellement passage à l'air dans l'acte de la respiration, devait offrir une cavité toujours ouverte, à parois résistantes et élastiques. En tant qu'organe de la voix, il devait présenter un appareil de mouvements soumis à la volonté : cet appareil présente à considérer : 1° un squelette ou charpente cartilagineuse bien autrement résistante que celle de la trachée ; 2° des articulations et des ligaments, et un appareil vocal composé de quatre rubans fibreux ou cordes vocales ; 3° des muscles qui meuvent les différentes pièces de ce squelette cartilagineux, et déterminent dans l'appareil vocal des changements de rapports indispensables pour la production des sons ; 4° une membrane muqueuse qui revêt la surface interne du larynx ; 5° des glandes qui versent un liquide sur cette surface ; 6° des vaisseaux et des nerfs.

Ce n'est qu'après avoir étudié isolément les parties constituantes du larynx que nous pourrons saisir son ensemble dans une description générale de l'organe.

Des cartilages du larynx.

Les *cartilages du larynx* sont au nombre de cinq, savoir : trois médians, impairs, symétriques : ce sont le *cricoïde*, le *thyroïde* et l'*épiglotte ;* deux latéraux, ce sont les *aryténoïdes* dont les *cartilages corniculés* ne sont qu'une appendice. Quant aux noyaux cartilagineux décrits par quelques auteurs sous le nom de *cartilages cunéiformes*, et qu'ils placent dans l'épaisseur du repli membraneux étendu des cartilages aryténoïdes à l'épiglotte, ils n'existent pas chez l'homme.

Du cartilage cricoïde.

Situation.

Le *cartilage cricoïde* ou *annulaire* est la base du larynx ; il est beaucoup plus épais et plus résistant que les autres cartilages. Sa forme est celle d'un anneau, d'où lui est venu son nom (χρικος, anneau) : étroit en avant où il représente un cerceau cartilagineux de la trachée, il offre en arrière une hauteur de trois à quatre fois plus considérable (d'un pouce environ), et constitue à lui seul dans ce sens la partie fixe du larynx.

Forme.

Surface externe.

Surface externe. Sous-cutanée *en avant* sur la ligne médiane, elle donne attache de chaque côté aux muscles crico-thyroïdiens, et présente une sorte d'apophyse articulaire, pour s'articuler avec le cartilage thyroïde ; *en arrière*, où elle est revêtue par la muqueuse du pharynx, elle offre, sur la ligne médiane, une saillie verticale qui donne insertion à quelques fibres longitudinales de l'œsophage, et de chaque côté, une dépression pour le muscle crico-aryténoïdien postérieur.

Surface interne.

Surface interne. Revêtue par la muqueuse laryngée.

Circonférences : 1° Inférieure.

Circonférence inférieure. Parfaitement circulaire, légèrement sinueuse, unie au premier cerceau de la trachée par une membrane, et souvent en partie continue à ce premier cerceau dont il ne se distingue alors que par son épaisseur.

2° Supérieure.

Circonférence supérieure. Elle n'est point exactement circulaire, mais oblongue d'avant en arrière, comme si l'anneau avait été aplati latéralement. Très obliquement coupée d'arrière en avant et de haut en bas, ou plutôt fortement échancrée *en avant*, où elle est concave, elle donne attache, 1° sur la ligne médiane, à la membrane crico-thyroïdienne ; 2° sur les côtés, par la lèvre interne de cette circonférence, à une membrane fibreuse qui se continue avec la corde vocale inférieure, et, dans le reste de son épaisseur, au muscle crico-aryténoïdien latéral.

Facette aryténoïdienne.

En *arrière* et de chaque côté est une facette articulaire et oblongue, *facette aryténoïdienne*, regardant en dehors et en haut, et qui s'articule avec le cartilage aryténoïde. Entre ces deux facettes, la circonférence supérieure du cricoïde est horizontale, très légèrement échancrée, et donne attache au muscle aryténoïdien. Ainsi la circonférence supérieure du cartilage cricoïde est horizontale en arrière, oblique sur les côtés, horizontale et légèrement concave en avant. C'est sur la portion oblique qu'est pratiquée la facette aryténoïdienne.

Cartilage thyroïde ou scutiforme.

Cartilage thyroïde.

Le cartilage *thyroïde*, ainsi nommé parce qu'on l'a comparé à une espèce de bouclier (θύρεος, bouclier) (1), occupe la partie antérieure et supérieure du larynx. Il est formé de deux lames quadrilatères, réunies à angle aigu sur la ligne médiane, et qui embrassent en arrière le cartilage cricoïde à la manière de la carapace d'une tortue. On lui considère : *une face antérieure* ou *cutanée* qui présente : 1° *Sur la ligne médiane*, une saillie anguleuse plus prononcée à sa partie supérieure, où elle est profondément échancrée, qu'inférieurement, où elle s'efface complètement ; beaucoup moins prononcée chez la femme, où elle est remplacée par une surface arrondie, que chez l'homme, où elle a reçu un nom particulier (pomme d'Adam). Cette saillie anguleuse ne se manifeste qu'à l'époque de la puberté, et présente des différences individuelles qui ne m'ont pas paru en harmonie avec les qualités de la voix.

Forme.

Face antérieure.

Saillie anguleuse.

Surface quadrilatère.

Tubercules.

2° *De chaque côté*, surface plane, quadrilatère, présentant en arrière deux *tubercules* dont un supérieur et un inférieur. Ce dernier, plus considérable, se prolonge sur le bord inférieur. Ces deux tubercules sont unis par une arcade aponévrotique ; mais il n'existe pas de ligne intermédiaire oblique, comme on le dit généralement. Ces tubercules, et la ligne fictive qui les unit, séparent les trois quarts antérieurs de la surface quadrilatère qui sont recouverts par le muscle thyro-hyoï-

(1) Cette dénomination peut encore avoir été déduite de ses usages.

dien du quart postérieur que recouvrent le muscle constricteur inférieur et le sterno-thyroïdien. Les tubercules donnent attache à ces trois muscles.

Face postérieure.

Face postérieure. 1° *Sur la ligne médiane*, angle rentrant qui donne attache aux ligaments thyro-aryténoïdiens ou cordes vocales, aux muscles thyro-aryténoïdiens et à l'épiglotte. Cet angle est quelquefois si aigu qu'il semblerait que le cartilage thyroïde ait été déprimé par une forte pression latérale exercée de chaque côté de l'angle.

2° *Sur les côtés*, cette face postérieure déborde le cartilage cricoïde, et fait partie de la gouttière latérale du larynx. Elle est revêtue par la membrane pharyngienne, et répond en partie aux muscles thyro et crico-aryténoïdiens.

Bord supérieur.

Bord supérieur. Horizontal, sinueux, donnant attache dans toute son étendue à la membrane hyo-thyroïdienne. Il présente une écrancrure médiane, moins profonde, plus large et plus arrondie chez la femme que chez l'homme. Sur les côtés, petite saillie qui fait suite au tubercule supérieur : cette saillie manque souvent : plus en arrière, échancrure superficielle limitee par des prolongements qu'on appelle les *grandes cornes* ou les *cornes supérieures* du cartilage thyroïde.

Bord inférieur.

Bord inférieur. Sinueux, moins long que le précédent, d'où la forme pyramidale du larynx, ce bord présente une légère saillie médiane, à laquelle s'attache le ligament crico-thyroïdien. Dans tout le reste de son étendue, il fournit des insertions au muscle crico-thyroïdien, et présente une éminence rugueuse faisant suite au tubercule inférieur ; plus en arrière, est une échancrure légère, limitée par les *petites cornes* ou *cornes inférieures* du cartilage thyroïde.

Bord postérieur.

Bord postérieur. Légèrement sinueux, donnant attache aux muscles stylo-pharyngiens et pharyngo-staphylins, et appuyant contre la colonne vertébrale. Comme ce bord dépasse en arrière la portion correspondante du larynx, on peut considérer le cartilage thyroïde comme protégeant le larynx à la manière d'un arc-boutant qui prendrait son point d'appui sur la colonne vertébrale.

Cornes du cartilage thyroïde. Elles sont au nombre de quatre, *deux supérieures* et *deux inférieures*, et semblent des prolongements du bord postérieur de ce cartilage. Toutes sont arrondies, déjetées en dedans et en arrière ; les supérieures, ordinairement plus longues (*grandes cornes*), sont unies à l'os hyoïde à l'aide d'un ligament ; les inférieures, ordinairement plus petites (*petites cornes*), viennent s'articuler avec le cartilage cricoïde.

Cornes.

Grandes cornes.

Petites cornes.

Cartilages aryténoïdes.

Les *cartilages aryténoïdes*, au nombre de deux (1), situés à la partie postérieure et supérieure du larynx, sont prismatiques et triangulaires ; verticalement dirigés, déjetés en arrière, à la manière d'un bec d'aiguière, d'où leur est venu ce nom (ἀρύταινα, entonnoir). Ils présentent, 1° une *face postérieure* triangulaire, large et concave, dans laquelle est reçu le muscle aryténoïdien ; 2° une *face interne* tapissée par la muqueuse laryngée ; 3° une *face antérieure*, convexe, étroite, rugueuse, sillonnée, qui répond à la série des glandes connues sous le nom de glandes aryténoïdes, et à la corde vocale supérieure ; 4° une *base* très profondément échancrée, qui s'articule avec le cartilage cricoïde, et que terminent deux apophyses, une *postérieure et externe*, qui donne attache aux muscles crico-aryténoïdiens latéral et postérieur ; une *antérieure*, pyramidale, plus ou moins prolongée, au sommet de laquelle s'insère la corde vocale inférieure : cette apophyse pyramidale, que nous verrons former le quart et quelquefois le tiers du diamètre antéro-postérieur de la glotte, donne aux cartilages aryté-

Situation.

Forme.

Faces postérieure,

Interne,

Antérieure.

Base.

Ses deux apophyses.

(1) Longtemps on a cru qu'il n'existait qu'un seul cartilage aryténoïde, parce qu'on étudiait le larynx enveloppé de ses membranes : aussi le mot d'aryténoïde qu'on trouve dans Galien s'applique-t-il aux deux cartilages réunis. Galien n'admettait que trois cartilages dans le larynx ; le thyroïde, le cricoïde et l'aryténoïde.

noïdes la forme d'une levier anguleux dont la branche horizontale serait constituée par l'apophyse antérieure, et la branche verticale par le corps même du cartilage. Nous verrons bientôt que cette disposition anguleuse du levier représenté par le cartilage aryténoïde rend compte des mouvements de bascule qu'il subit, mouvements de bascule sans lesquels il est impossible de se rendre compte des mouvements qui se passent dans la glotte pour la phonation. 5° Les cartilages aryténoïdes présentent un *sommet* que surmonte, ou plutôt que constitue, un très petit noyau cartilagineux déjeté en dedans et en arrière, recourbé en crochet, *cornicula*, si bien que les deux sommets du cartilage aryténoïde arrivent presque au contact. Ces noyaux cartilagineux ont été décrits avec beaucoup d'exactitude par Santorini, sous le nom de sixième et de septième cartilage du larynx. Aujourd'hui on les connaît généralement sous le nom de *tubercules de Santorini* ou de *cartilages corniculés*. Ils m'ont paru constants, tantôt fortement unis et comme soudés aux cartilages aryténoïdes, et n'exécutant aucun mouvement sur ces cartilages; tantôt parfaitement distincts et très mobiles. Il n'est pas rare de trouver quelques grains cartilagineux anormaux, avoisinant le cartilage aryténoïde. J'ai trouvé sur un crieur public mort de phthisie pulmonaire et laryngée un cartilage oblong, situé dans l'épaisseur de la portion verticale de la glande aryténoïde dont il occupait toute la longueur. Ce cartilage n'était pas lisse à sa surface, il était intimement uni aux grains glanduleux qui l'entouraient; le cartilage aryténoïde surnuméraire existait des deux côtés : il était probablement congénial.

Sommet.

Cartilages corniculés.

Epiglotte.

Situation.

L'épiglotte (lingula) (ἐπι, sur, γλοττις, la glotte), espèce de soupape mobile et très élastique, est une lame cartilagineuse située derrière la base de la langue, au devant de l'ouverture supérieure du larynx, et non sur la glotte, comme son nom semblerait l'indiquer.

Direction.

Sa *direction* est verticale, excepté au moment de la déglutition, où elle devient horizontale pour protéger l'orifice supérieur du larynx à la manière d'un couvercle (*laryngis operculum*); sa *forme* triangulaire a été assez heureusement comparée à celle d'une feuille de pourpier. Pour en avoir une bonne idée, il est nécessaire d'étudier une épiglotte isolée des parties voisines.

Figure.

Ses *dimensions*, très variables suivant les sujets, m'ont paru généralement en rapport avec l'ouverture supérieure du larynx, que l'épiglotte déborde presque toujours dans son abaissement.

Dimensions.

La *face antérieure* ou *linguale* présente une partie libre et une partie adhérente. La *partie libre* surmonte la base de la langue; on peut la sentir avec le doigt, on peut l'apercevoir en abaissant fortement la base de la langue (1). Trois replis muqueux, un médian et deux latéraux vont de l'épiglotte à cette base.

Face antérieure.

Partie libre.

La *partie adhérente* répond en avant à la base de la langue, à l'os hyoïde et au cartilage thyroïde. Pour la mettre à découvert, il est nécessaire d'avoir recours à la dissection ; alors on voit, 1° un *ligament médian glosso-épiglottique*, jaune, très fort, élastique, qui me paraît concourir au redressement de l'épiglotte abaissée : il est remplacé par des fibres musculaires chez les grands animaux ; 2° un ligament *épiglotti-hyoïdien* étendu de l'épiglotte au bord postérieur de l'os hyoïde ; 3° sous ce ligament, un tissu adipeux, jaune, connu improprement sous le nom de *glande épiglottique ;* ce tissu adipeux remplit l'intervalle qui existe entre l'épiglotte et la concavité du cartilage thyroïde.

Partie adhérente.

Ligament glosso-epiglottique.

Epiglotti-hyoïdien.

Tissu adipeux.

Du reste, la face antérieure de l'épiglotte, examinée dans le sens vertical, est concave en haut, convexe au milieu, concave encore à sa partie inférieure ; dans le sens transversal, elle est convexe.

(1) Dans les maladies du larynx, j'attache une grande importance à l'inspection de l'épiglotte.

Face postérieure. La *face postérieure* ou *laryngée*, dont les courbures sont en sens inverse de la face antérieure, est libre dans toute son étendue, et recouverte par la muqueuse laryngienne.

Circonférence. *Circonférence.* Le bord supérieur de l'épiglotte, base du triangle qu'elle représente, est libre, déjeté en avant, légèrement échancré, et se continue par deux angles arrondis avec les bords latéraux, desquels partent de chaque côté deux replis, 1° un repli épiglotti-aryténoïdien, repli muqueux étendu de l'épiglotte au cartilage aryténoïde, dans l'épaisseur duquel est un ligament; 2° un repli *épiglotti-pharyngien*, antérieur au précédent, qui se porte presque transversalement en dehors, et va se perdre sur les côtés du pharynx.

Repli épiglotti-aryténoïdien.

Repli épiglotti-pharyngien.

Ligament thyro-épiglottique. En bas l'épiglotte se termine par une espèce de pédicule extrêmement grêle, qui va se fixer à l'angle rentrant du cartilage thyroïde, immédiatement au dessus de l'insertion des cordes vocales. Cette insertion se fait à l'aide d'un ligament, *ligament thyro-épiglottique.*

Pertuis de l'épiglotte. L'épiglotte est remarquable, 1° par le grand nombre de pertuis ou perforations qu'elle présente, ce qui lui donne un aspect assez semblable aux feuilles de plusieurs plantes des laurinées. Dans ces pertuis se trouvent de petites glandules qui s'ouvrent pour la plupart à la face laryngée de l'épiglotte. Le tissu adipeux connu sous le nom de glande épiglottique n'a aucune espèce de rapport avec ces ouvertures.

Glandules épiglottiques.

2° Elle est encore remarquable par sa flexibilité et son élasticité. Aussi, depuis Bichat, est-elle classée parmi les *fibro-cartilages*, genre de tissus que nous avons dit ne pas exister. Sa couleur jaune l'a fait rapprocher du tissu jaune ou fibreux élastique. Elle est fragile et se morcelle entre les doigts : cette particularité tient en partie à son tissu, en partie aux trous nombreux dont elle est criblée et qui diminuent nécessairement sa force de cohésion. J'ai rencontré l'épiglotte partiellement ossifiée.

Couleur jaune.

Fragilité.

Des articulations et des ligaments du larynx.

On peut diviser les articulations du larynx en extrinsèques et en intrinsèques.

A. Les *articulations extrinsèques* sont :

Articulation hyo-thyroïdienne.

1° L'*articulation hyo-thyroïdienne.*

Trois ligaments unissent le cartilage thyroïde à l'os hyoïde.

Ligament thyro-hyoïdien moyen.

Le *ligament thyro-hyoïdien moyen* est une membrane lâche, jaunâtre, étendue du bord supérieur du cartilage thyroïde à l'os hyoïde. Ses dimensions verticales sont plus grandes sur les parties latérales qu'à la partie moyenne : aussi les cornes de l'os hyoïde se relèvent bien plus que le corps de cet os ; et cette plus grande mobilité permet aux parties latérales de la langue de se relever de chaque côté pour former la gouttière dans laquelle glissent les aliments.

Cette membrane est épaisse à la partie moyenne, mince et comme celluleuse de chaque côté.

Rapports.

Rapports. Sous-cutanée à sa partie moyenne, elle est recouverte de chaque côté par le muscle thyro-hyoïdien. En arrière elle répond : à l'épiglotte dont elle est séparée par du tissu adipeux, et à la muqueuse qui revêt la face postérieure du larynx. Son insertion au corps de l'os hyoïde a lieu non pas au bord inférieur, mais à la lèvre postérieure du bord supérieur. Ce ligament passe donc derrière l'os hyoïde.

Ligaments hyo-thyroïdiens latéraux.

Les *ligaments hyo-thyroidiens latéraux* peuvent être considérés comme les bords de la membrane hyo-thyroïdienne.

Ce sont de petits cordons étendus des grandes cornes du cartilage thyroïde aux extrémités tuberculeuses des grandes cornes de l'os hyoïde. Dans l'épaisseur de ce ligament on trouve souvent un noyau cartilagineux ou osseux.

Synoviale.

Synoviale. Une synoviale très prononcée existe entre la face postérieure du corps de l'os hyoïde et la partie supérieure du cartilage thyroïde. Sa présence atteste des mouvements répétés entre l'os hyoïde et le cartilage thyroïde, mouvements pendant lesquels la partie moyenne et supérieure du cartilage se place derrière l'os hyoïde.

Articulation trachéo-cricoïdienne.

2° *Articulation trachéo-cricoïdienne.* Le premier cerceau de la trachée est uni au bord inférieur du cartilage cricoïde par une membrane fibreuse de même nature que celle qui sépare les cerceaux de la trachée : sur la ligne médiane en avant, un petit cordon fibreux vertical lui est surajouté. Cette membrane permet quelques mouvements entre le cartilage cricoïde et le premier cerceau trachéal ; et, dans ces mouvements, les parties latérales de ce cerceau s'enfoncent derrière le cartilage cricoïde.

B. *Articulations intrinsèques.* Ce sont les articulations *crico-thyroïdiennes* et *crico-aryténoïdiennes.*

Je ne dois mentionner ici que pour mémoire l'union du cartilage aryténoïde avec le cartilage corniculé.

1° *Articulations crico-thyroïdiennes.*

Ce sont des arthrodies.

Ce sont des *arthrodies.*

Les petites cornes du cartilage thyroïde se terminent par une facette plane, dirigée en bas et en dedans, qui s'appuie sur une facette également plane de l'apophyse du cartilage cricoïde, laquelle regarde en haut et en dehors. Un ligament orbiculaire à fibres resplendissantes, fasciculées et parallèles entoure cette articulation. Le faisceau postérieur, remarquable par sa longueur et par sa forme, s'étend jusqu'au voisinage de l'articulation crico-aryténoïdienne.

Ligament orbiculaire.

Faisceau postérieur.

Une synoviale lubrifie cette articulation. Chez quelques sujets, le ligament orbiculaire est très lâche ; chez d'autres, l'articulation est extrêmement serrée.

Mouvements de bascule.

Mouvements. Ils sont bornés à un simple glissement, qui se combine avec un mouvement de bascule d'arrière en avant et d'avant en arrière qu'exécute le cartilage thyroïde. La direction des facettes du cricoïde les rend propres à servir de point d'appui.

Membrane thyro-cricoïdienne ou *ligament thyro-cricoï-*

dien moyen. Indépendamment des articulations précédentes, le bord inférieur du cartilage thyroïde est uni au bord supérieur du cricoïde par une membrane épaisse, triangulaire (*ligament pyramidal* ou *conoïde*), qui s'attache par son sommet sur la ligne médiane, au bord inférieur du cartilage thyroïde et dont la base se fixe au bord supérieur du cartilage cricoïde. Cette membrane est fibreuse, épaisse, très forte, percée de trous vasculaires, jaune et élastique.

Membrane thyro-cricoïdienne.

Ligaments thyro-cricoïdiens latéraux. On ne peut bien voir ce ligament que par la face interne du larynx : il consiste dans des fibres très fortes qui naissent de la lèvre interne du bord supérieur du cartilage cricoïde au devant de l'articulation crico-aryténoïdienne et qui se portent horizontalement en dedans à l'angle rentrant du cartilage thyroïde au dessous de l'insertion de la corde vocale inférieure. Ce ligament, qui est très fort, semble être continué en haut par la corde vocale inférieure. Recouvert en dedans par la muqueuse laryngée, il répond en dehors aux muscles thyro et crico-aryténoïdiens qui le séparent du cartilage thyroïde.

Ligaments thyro-cricoïdiens latéraux.

2° *Articulations crico-aryténoïdiennes.*

Ce sont des articulations par emboîtement réciproque.

Articulations par emboîtement réciproque.

Facettes articulaires. Du côté du cartilage cricoïde, facette elliptique obliquement dirigée en avant et en bas, oblongue et légèrement concave dans le même sens ; du côté de la base des cartilages aryténoïdes, facette articulaire oblongue et fortement concave de dehors en dedans, c'est à dire en sens oppsé de la facette cricoïdienne qu'elle emboîte exactement.

Facettes articulaires.

Moyens d'union. Il n'existe, à proprement parler, qu'un *ligament interne et postérieur.* Ce ligament naît du cartilage cricoïde et va s'insérer en rayonnant à la partie interne et postérieure de la base de l'aryténoïde et à la partie interne de son apophyse antérieure, en arrière de la corde vocale inférieure.

Moyens d'union.

Ce ligament est très fort, et néanmoins assez lâche pour permettre des mouvements étendus.

Synoviale. La *synoviale* très lâche peut être facilement démontrée.

Mouvements. *Mouvements.* Comme toutes les articulations paremboîtement réciproque, cette articulation exécute des mouvements dans tous les sens; mais les mouvements en dedans et en dehors sont bien plus étendus que les mouvements en avant et en arrière. A raison de l'insertion des muscles, les mouvements du cartilage aryténoïde ne se font pas directement, mais bien par une espèce de *mouvement de bascule* dont le centre est dans l'articulation. Dans ce mouvement de bascule qui est oblique, vu l'obliquité des surfaces articulaires, le sommet du cartilage aryténoïde est porté tantôt en dehors et en arrière, et tantôt en dedans et en avant. Ces mouvements de bascule doivent être étudiés avec d'autant plus de soin qu'ils sont la clef des changements qui se passent dans la glotte pendant la phonation.

Mouvements de bascule très étendus.

Ligament aryténo-épiglottique.

Ce sont des fibres ligamenteuses, radiées, contenues dans l'épaisseur du repli muqueux aryténo-épiglottique, et qui vont en rayonnant de la face antérieure du cartilage aryténoïde aux bords de l'épiglotte. Ces fibres sont remplacées par des fibres musculaires chez quelques animaux.

Ligaments thyro-aryténoïdiens (cordes vocales).

Cordes vocales. Bien qu'il n'y ait pas de rapport immédiat entre le cartilage thyroïde et le cartilage aryténoïde, quatre ligaments très importants les unissent entre eux. Ces ligaments, connus sous le nom de *ligaments thyro-aryténoïdiens* ou *cordes vocales*, méritent une description particulière.

Les *cordes vocales* sont encore appelées *rubans vocaux*, *ligaments thyro-aryténoïdiens*, parce que, d'une part, elles ont l'aspect ligamenteux, et, d'une autre part, elles sont étendues de l'angle rentrant du cartilage thyroïde aux cartilages aryténoïdes.

Au nombre de quatre, deux de chaque côté.

Il y a deux cordes vocales de chaque côté, *l'une supérieure, l'autre inférieure;* l'espace qui sépare la corde vocale supérieure de la corde vocale inférieure se nomme *ventricule du larynx*; l'espace qui sépare les deux cordes vocales droites des deux cordes vocales gauches s'appelle *glotte*. Je reviendrai tout à l'heure sur ces objets.

Ventricule.

Glotte.

Corde vocale inférieure.

1° La *corde vocale inférieure*, beaucoup plus forte que la corde vocale supérieure, se présente sous la forme d'un cordon fibreux arrondi, horizontalement étendu de l'angle rentrant du cartilage thyroïde à l'apophyse antérieure du cartilage aryténoïde : elle est libre dans tous les sens, excepté en dehors, où elle répond au muscle thyro-aryténoïdien : elle est recouverte dans sa portion libre par la membrane muqueuse du larynx qui lui adhère intimement et qui est tellement ténue à son niveau qu'on voit au travers l'aspect nacré du tissu fibreux. L'épaisseur de cette corde vocale est moins considérable qu'elle ne paraît l'être au premier abord, et la saillie qu'elle forme est en grande partie déterminée par celle du muscle thyro-aryténoïdien. Sa structure est entièrement fibreuse, elle est formée de fibres antéro-postérieures toutes parallèles, résistantes, mais inextensibles et nullement élastiques.

Sa saillie es due en grande partie au muscle thyro-aryténoïdien.

La corde vocale inférieure se continue en bas avec le ligament thyro-cricoïdien latéral.

Corde vocale supérieure.

2° *Corde vocale supérieure*. Moins volumineuse, située sur un plan moins rapproché de l'axe du larynx que la corde vocale inférieure, elle s'étend de la partie moyenne de l'angle rentrant du cartilage thyroïde à la partie moyenne de la face antérieure du cartilage aryténoïde : comme la corde vocale inférieure, elle présente l'aspect fasciculé et fibreux; mais ses faisceaux sont peu nombreux, et à peine les a-t-on entamés, qu'on trouve une traînée de grains glanduleux entremêlés de tissu fibreux, grains glanduleux que nous verrons appartenir aux glandules aryténoïdes. On ne distingue la corde vocale supé-

En quoi elle diffère de l'inférieure.

rieure du reste des parois du larynx que parce que la muqueuse se réfléchit au dessous d'elle pour constituer les ventricules. En haut, elle se continue sans ligne de démarcation avec le ligament aryténo-épiglottique.

Muscles du larynx.

Ils sont divisés en *extrinsèques* et en *intrinsèques* ; les premiers, qui impriment des mouvements de totalité au larynx, ont été déjà décrits : ce sont les sterno-hyoïdiens, omoplat-hyoïdiens, sterno-thyroïdiens et thyro-hyoïdiens ; on pourrait y ajouter tous les muscles de la région sus-hyoïdienne, et ceux du pharynx, qui s'insèrent aux cartilages cricoïde et thyroïde.

Les muscles intrinsèques sont au nombre de neuf, savoir : quatre pairs et un impair ; les muscles pairs sont, 1° le crico-thyroïdien ; 2° le crico-aryténoïdien postérieur ; 3° le crico-aryténoïdien latéral ; 4° le thyro-aryténoïdien. Le muscle impair est le muscle aryténoïdien.

Crico-thyroïdien.

Préparation. Ce muscle est tout préparé lorsqu'on a isolé le larynx des muscles qui le recouvrent. Pour bien voir la partie profonde de ce muscle, il faut entamer en bas le cartilage thyroïde.

Situation. Figure. Le *crico-thyroïdien* est un muscle pair, court, épais, triangulaire, situé à la partie antérieure du larynx, de chaque côté de la membrane thyro-cricoïdienne, et divisé en deux faisceaux distincts. Insertions fixes. Il s'insère en bas, au cartilage cricoïde, à côté de la ligne médiane : cette insertion occupe toute l'étendue de la face antérieure, et même en partie le bord inférieur de ce cartilage. Direction. Les fibres charnues se portent en rayonnant ; les plus internes un peu obliquement en haut et en dehors, les moyennes très obliquement, les inférieures horizontalement, Insertions mobiles. au bord inférieur du cartilage thyroïde (la partie moyenne exceptée), et au bord inférieur des petites cornes de ce cartilage. Le plus grand nombre va s'insérer à la face postérieure du cartilage thyroïde:

ce muscle se continue par quelques fibres avec le constricteur inférieur du pharynx.

Recouvert par les muscles sterno-thyroïdiens et par la glande thyroïde, il recouvre le muscle crico-aryténoïdien latéral, et le thyro-aryténoïdien. Les bords internes de ces muscles sont séparés l'un de l'autre par un espace triangulaire, large en haut, étroit en bas, où se voit la membrane thyro-cricoïdienne. Rapports.

Action. Elle n'est pas encore bien déterminée; en prenant son point fixe sur le cartilage cricoïde, il me paraît devoir faire exécuter au cartilage thyroïde un mouvement de bascule en vertu duquel le diamètre antéro-postérieur de la glotte est agrandi.

Crico-aryténoïdien postérieur.

Préparation. Ce muscle est préparé lorsqu'on a enlevé la muqueuse qui revêt la face postérieure du larynx.

Muscle pair, triangulaire, situé à la partie postérieure du cartilage cricoïde. Les fibres naissent de la dépression latérale que nous avons décrite sur la face postérieure de ce cartilage, et se portent dans différentes directions; les supérieures, qui sont les plus courtes, sont presque horizontales; les moyennes sont obliques, les inférieures sont presque verticales, toutes convergent vers l'apophyse postérieure et externe de la base du cartilage aryténoïde, au devant du crico-aryténoïdien latéral. Situation. Direction. Attaches.

Rapports. Recouvert par la muqueuse pharyngienne à laquelle il est très lâchement uni, il recouvre le cartilage cricoïde.

Action. Ce muscle est *dilatateur de la glotte.* Il porte la base de l'aryténoïde en arrière, en dehors et en bas, et imprime au cartilage aryténoïde, par suite de cette contraction, un mouvement de bascule, par lequel la corde vocale inférieure est tendue.

Crico-aryténoïdien latéral.

Préparation. Enlever avec précaution l'une des moitiés latérales du cartilage thyroïde. Il est impossible de séparer ce muscle du thyro-aryténoïdien.

Forme. Direction. Muscle pair, irrégulièrement quadrilatère, situé profondément sous le cartilage thyroïde. Ses fibres naissent de la partie latérale du bord supérieur du cartilage cricoïde, au devant de l'articulation crico-aryténoïdienne : de là, elles se portent

Attaches. obliquement en haut et en arrière pour s'insérer à l'apophyse postérieure et externe du cartilage aryténoïde, par un tendon qui lui est commun avec le muscle thyro-aryténoïdien. Recouvert par le cartilage thyroïde et par le muscle crico-thyroïdien, ce muscle recouvre la membrane crico-thyroïdienne latérale.

Action. La même que celle du thyro-aryténoïdien.

Thyro-aryténoïdien.

Préparation. La même que celle des précédents. On peut préparer ce muscle par l'intérieur du larynx, en enlevant les cordes vocales.

On pourrait, à la rigueur, comprendre dans la même description, sous le nom de *thyro-crico-aryténoïdien*, le thyro-aryténoïdien et le crico-aryténoïdien latéral; car ces deux muscles ont la même insertion aryténoïdienne : leurs fibres sont placées sur le même plan sans autre ligne de démarcation qu'une ligne celluleuse plus ou moins prononcée, et d'ailleurs ils remplissent les mêmes usages.

Insertions à l'angle rentrant du thyroïde. Le *thyro-aryténoïdien*, quadrilatère, très mince en haut, très épais en bas, naît, de chaque côté, de l'angle rentrant du cartilage thyroïde, aux deux tiers inférieurs de la hauteur de cet angle. Le plus grand nombre des insertions a lieu à la partie inférieure de cet angle, et constitue un faisceau extrêmement

Direction. épais. De là, les fibres se portent horizontalement d'avant en arrière, et de dedans en dehors, et se terminent : savoir, un faisceau épais au côté externe de l'apophyse antérieure de l'aryténoïde et à une cavité d'insertion que présente, en dehors, la base de ce cartilage entre les deux apophyses. Les fibres supérieures vont se terminer au bord externe du cartilage aryténoïde. Chez les grands animaux, on voit manifestement les fibres supérieures de ce muscle se porter à l'épiglotte : c'est le muscle *thyro-épiglottique* de quelques auteurs.

Il n'y a pas de muscle thyro-épiglottique.

Rapports. En *dehors*, le muscle thyro-aryténoïdien répond au cartilage thyroïde, dont il est séparé par un tissu cellulaire lâche, quelquefois un peu adipeux; en *dedans*, il répond aux cordes vocales et au ventricule qui les sépare. C'est au niveau de la corde vocale inférieure que répond la partie la plus épaisse de ce muscle, qui détermine en presque totalité la saillie que fait cette corde dans l'intérieur du larynx. On peut même considérer ce faisceau comme logé dans l'épaisseur de la corde vocale inférieure. L'adhérence de cette corde vocale au muscle est telle, qu'il faut beaucoup de soin pour les isoler l'un de l'autre. Plusieurs anatomistes ont même cru que les fibres du thyro-aryténoïdien venaient successivement se terminer à cette corde vocale, qui, d'après eux, serait le tendon de ce muscle; mais l'isolement complet de la corde et du muscle est toujours possible.

Rapports.

Adhérence du thyro-aryténoïdien à la corde vocale inférieure.

Action. Il porte le cartilage aryténoïdien en avant : ce mouvement semblerait devoir entraîner un relâchement de la corde vocale inférieure, ainsi que l'avait cru Haller (1) : *cartilagines guttales* (les aryténoïdes), *antrorsum ducunt, glottidem dilatant, ligamentorum glottidis tensionem minuunt*. Mais remarquons que, 1° vu le mécanisme de l'articulation crico-aryténoïdienne; 2° vu l'insertion des muscles thyro-aryténoïdiens, en dehors de la base des cartilages aryténoïdes, en même temps que ces cartilages sont portés en avant, ils éprouvent un mouvement de bascule, par lequel l'apophyse antérieure ou pyramidale est portée en dedans. Les ligaments de la glotte sont donc tendus et rapprochés l'un de l'autre. Ce mouvement de

Action.

Mouvements de bascule.

(1) *Elementa physiol.*, tom. III, liv. IX, l. 16

bascule peut être porté au point que les apophyses pyramidales se touchent, ce qui réduit d'autant le diamètre antéro-postérieur de la glotte.

Constricteur et tenseur de la glotte.

Le thyro-aryténoïdien est donc constricteur et tenseur de la glotte : c'était d'ailleurs l'opinion de Cowper et d'Albinus, opinion que Haller a cherché à réfuter (1).

Du reste, la pression exercée par le muscle thyro-aryténoïdien sur le ventricule du larynx imprime à ce ventricule une secousse qui peut le débarrasser des mucosités qui l'obstruent.

Muscle aryténoïdien.

Préparation. Enlever la membrane muqueuse et les grains glanduleux qui la recouvrent en arrière. La détacher par un de ses bords pour avoir une bonne idée de son épaisseur.

Situation. Figure.

L'*aryténoïdien*, muscle impair, court, épais, trapézoïde, situé derrière les cartilages aryténoïdes, remplit la concavité des faces postérieures de ces cartilages, et l'intervalle qui les sépare. Il s'insère à toute la longueur du bord externe du cartilage aryténoïde droit, et se termine à toute la longueur du bord externe du cartilage aryténoïde gauche. Un certain nombre de fibres naît du bord supérieur du cartilage cricoïde. Ces fibres présentent une triple direction, et forment trois couches qui ont été considérées comme autant de muscles particuliers.

Insertion.

Couches en sautoir.

Les deux couches les plus superficielles sont obliques, et se croisent en sautoir : l'une va de la base de l'aryténoïde droit au sommet de l'aryténoïde gauche; l'autre présente une direction opposée : c'est l'*aryténoïdien oblique* d'Albinus. Ces deux couches sont minces.

Couche transverse.

La couche la plus profonde est très épaisse; elle est formée de fibres transverses : c'est l'*aryténoïdien transverse* d'Albinus.

(1) *Loc. cit.* Cum magni viri glottidem dixerint ab istis musculis arctari, experimento facto *diducere* didici. Neque potest ille ad latus cartilaginis arytænoïdæ musculus terminari quin *eam rimam diducat.*

Aucune de ces fibres ne va jusqu'au cartilage corniculé. On a décrit, sous le nom de muscle *ary-épiglottique*, des fibres musculeuses qu'on dit avoir vues s'étendre du muscle aryténoïdien jusqu'aux bords de l'épiglotte. On dit aussi que le muscle aryténoïdien se continue par quelques fibres avec le thyro-aryténoïdien. Il n'y a pas de muscle ary-épiglottique.

Rapports. En arrière, avec la membrane muqueuse et quelques grains glanduleux, qui adhèrent au muscle par un tissu cellulaire lâche ; en avant, il répond à la face postérieure des cartilages aryténoïdes ; et, dans l'intervalle, à une membrane fibreuse, mince, étendue du bord supérieur du cartilage cricoïde à toute l'étendue des bords internes des cartilages aryténoïdes. Rapports.

Action. Il semble, au premier abord, que ce muscle doive rapprocher énergiquement les deux cartilages aryténoïdes l'un de l'autre, et qu'il est en conséquence le constricteur de la glotte; mais si l'on considère qu'il s'insère aux bords externes de ces cartilages, on comprendra que, tout en les rapprochant l'un de l'autre, il leur fasse exécuter un mouvement de bascule, en vertu duquel le sommet de l'apophyse pyramidale de la base soit porté en dehors, et la corde vocale tendue, mais écartée de l'axe. Si on se rappelle que le thyro-aryténoïdien fait exécuter un mouvement de bascule en sens opposé, on comprendra que l'action simultanée de ces muscles doive avoir pour résultat la tension de la corde avec immobilité de l'apophyse. Les deux muscles aryténoïdien et thyro-aryténoïdien sont donc antagonistes sous le rapport du sens dans lequel se fait le mouvement de bascule. Tous deux sont tenseurs de cordes vocales, mais l'aryténoïdien est un dilatateur et le thyro-aryténoïdien un constricteur. Action.

Maintenant que nous connaissons les cartilages du larynx, les articulations qui les unissent et les muscles qui les meuvent, nous allons décrire cet organe d'une manière générale.

Du larynx en général.

Le larynx, dont nous avons déjà exposé la situation générale, présente dans ses *dimensions* des différences, dont les unes Dimensions.

sont individuelles, d'autres sexuelles, d'autres relatives à l'âge.

Différences sexuelles. Ces différences portent à la fois sur l'ensemble du larynx et sur ses diverses parties. Ainsi, le larynx d'une femme pourra toujours être distingué du larynx d'un homme : 1° par l'exiguité de ses dimensions ; en représentant le larynx de l'homme par l'unité, le larynx de la femme sera représenté par deux tiers ; 2° par la moindre saillie des angles, des apophyses et des dépressions des cartilages. Ces différences, qui sont en harmonie avec les caractères de la voix, ont principalement trait aux différences que présentent les dimensions de la glotte dans les deux sexes.

Individuelles. Les différences individuelles des dimensions du larynx n'ont pas été bien appréciées.

Les différences relatives à l'âge seront exposées à l'occasion du développement.

On considère au larynx une *surface extérieure* et une *surface intérieure*.

Surface extérieure du larynx.

Région antérieure. A. *Région antérieure.* Sur la *ligne médiane*, saillie verticale, formée par l'angle thyroïdien ; au dessous, membrane crico-thyroïdienne ; plus bas, convexité de l'anneau cricoïdien.

Sur les côtés, lames obliques du cartilage thyroïde ; portion de l'anneau cricoïdien, recouverte par le muscle crico-thyroïdien ; articulation thyro-cricoïdienne.

Rapports de la région antérieure. Sous-cutanée sur la ligne médiane, où elle n'est séparée de la peau que par la ligne blanche cervicale, cette face est recouverte de chaque côté par les muscles de la région sous-hyoïdienne et latéralement par le constricteur inférieur et par la glande thyroïde. La position superficielle de cette face permet de l'explorer à travers les téguments, et l'expose à l'action des corps vulnérants. Sa position, plus superficielle encore sur la ligne médiane, a suggéré l'opération de la laryngotomie.

B. *Région postérieure. Sur la ligne médiane*, saillie en

forme de petit baril, que déborde de chaque côté le cartilage thyroïde. Ce baril est formé par l'anneau postérieur du cartilage cricoïde, et par les cartilages aryténoïdes. La partie renflée du baril répond à la base de ces derniers cartilages. Une membrane muqueuse, pâle et plissée, les recouvre. Sous cette membrane, se voient de haut en bas le muscle aryténoïdien, la ligne saillante verticale du cartilage cricoïde, les muscles crico-aryténoïdiens postérieurs et les articulations crico-aryténoïdiennes.

Région postérieure.

De chaque côté de la saillie en forme de baril est une gouttière profonde, anguleuse, qui résulte de la rencontre de deux plans, écartés en haut, rapprochés en bas, dans lesquels on suppose que coulent les liquides lors de la déglutition. La paroi externe de cette gouttière est formée par la face postérieure du cartilage thyroïde, par l'os hyoïde et par la membrane hyo-thyroïdienne. La paroi interne est formée par la partie latérale supérieure du baril que représentent les cartilages cricoïde et aryténoïdes. Cette gouttière est revêtue par une membrane muqueuse qui y adhère lâchement. Il est à remarquer que les gouttières n'existent qu'au niveau des cartilages aryténoïdes ; que conséquemment c'est seulement dans cette région que le larynx est protégé en arrière par le cartilage thyroïde, qui appuie sur la colonne vertébrale à la manière d'un chevalet. La face postérieure du cartilage cricoïde est de niveau avec les bords postérieurs du cartilage thyroïde, et porte comme eux contre la colonne vertébrale.

Gouttière du larynx.

Surface intérieure du larynx.

La ***surface intérieure du larynx*** n'est nullement en rapport avec les formes et les dimensions extérieures de ce conduit, et cette sorte d'indépendance de forme tient à ce que le cartilage thyroïde ne concourt à la cavité du larynx que par son angle rentrant, et qu'il lui est complètement étranger par ses lames.

Cylindrique en bas, où elle est formée par l'anneau cricoï-

Forme cylindrique de la portion inférieure.

dien, la cavité du larynx est prismatique et triangulaire en haut, où elle est constituée en avant par l'épiglotte, en arrière par les cartilages aryténoïdes et par le muscle aryténoïdien, sur les côtés par deux replis muqueux, étendus des bords de l'épiglotte aux cartilages aryténoïdes (*replis muqueux épiglotti-aryténoïdiens*). De ces deux portions de la cavité laryngienne, l'inférieure présente des dimensions fixes comme l'anneau cricoïdien; la supérieure, au contraire, dont la plus grande largeur est en devant, a des dimensions variables, vu la mobilité de l'épiglotte et des cartilages aryténoïdes. Entre ces deux portions, vers le milieu du larynx, existe une fente plus étroite que le reste de la cavité, oblongue d'avant en arrière: c'est la *glotte*, ou *appareil vocal* proprement dit, que l'on aperçoit très bien sans préparation, en plongeant la vue dans le larynx, et qui mérite une description toute particulière. Il suit de là que, vu intérieurement, le larynx peut être distingué en trois parties bien distinctes: 1° une moyenne ou la *glotte*, portion fondamentale du larynx; 2° une supérieure ou *portion sus-glottique*, qu'on pourrait appeler portion épiglottique; 3° une inférieure ou *portion sous-glottique*, qu'on pourrait appeler portion cricoïdienne. Cette distinction mérite d'autant mieux d'être conservée qu'elle présente une application fort importante dans les maladies du larynx (1).

Forme triangulaire de la portion supérieure.

Glotte.

Portion sus-glottique.

Portion sous-glottique.

Glotte ou appareil vocal.

La *glotte* (γλοττις, *languette*, de γλωσσα, langue), partie essentielle du larynx, que l'on confond souvent à tort avec l'ouverture supérieure du larynx (2), est une ouverture ou fente (*rima*) triangulaire, oblongue d'avant en arrière, comprise entre les cordes vocales droites et les cordes vocales gauches.

(1) *Voyez* Dictionnaire de méd. et de chir. pratiques, article *Laryngite*.

(2) Cette erreur est peut-être due au mot *épiglotte*, tant les mots ont d'influence sur les idées. Cette erreur était également commise du temps de Haller, qui dit à ce sujet: *Etiam hoc* (*laryngis*) *ostium non benè pro glottide sumitur*.

Elle se présente sous la forme de deux triangles isocèles, superposés, parfaitement réguliers (1), dont la base est en arrière et le sommet en avant. Le triangle isocèle inférieur est formé par les *cordes vocales inférieures* (*rubans de Ferrein*). Le triangle isocèle supérieur est formé par les *cordes vocales supérieures.* Les cordes vocales inférieures débordent en dedans les cordes vocales supérieures, en sorte que si on tire un plan vertical le long des cordes vocales supérieures, il laissera au dedans de lui les cordes vocales inférieures. Cette circonstance explique en partie pourquoi les cordes vocales inférieures prennent une bien plus grande part à la phonation que les cordes vocales supérieures.

La glotte représente deux triangles isocèles superposés.

Cordes vocales,

Inférieures,

Supérieures.

Plusieurs auteurs réservent le nom de *glotte* au triangle inférieur. Cette manière de voir se trouve justifiée par l'absence des cordes vocales supérieures chez un grand nombre d'animaux, chez le bœuf en particulier. Le nom de glotte, donné exclusivement à l'ouverture interceptée par les cordes vocales, me paraît devoir comprendre et l'ouverture et les cordes vocales elles-mêmes.

Dimensions de la glotte. La glotte est la partie la plus étroite du larynx, et cette étroitesse explique le danger de l'introduction d'un corps étranger ou de la formation des fausses membranes à son niveau. C'est pour la glotte qu'existent les muscles intrinsèques du larynx, lesquels n'ont d'autre but que de dilater ou de rétrécir l'ouverture interceptée par les cordes vocales, en imprimant à ces cordes, ou de la tension ou du relâchement. Nous avons vu que tous ces muscles, à l'exception des crico-thyroïdiens, étaient en quelque sorte ramassés autour de l'articulation crico-aryténoïdienne, dont les mouvements mesurent les dimensions de la glotte.

Dimensions.

C'est aux différences que présentent les dimensions de la glotte qu'il faut rapporter les différences vocales individuelles

(1) Le double triangle isocèle que représente la glotte est peut-être la seule forme géométrique rigoureuse qui existe dans l'économie.

qui constituent le caractère du chant dans les voix de ténor, de baryton ou de basse : c'est à la même cause que se rattachent les différences qu'on observe dans la voix de femme et dans la voix d'homme, et les changements qui s'opèrent chez les deux sexes et plus particulièrement chez l'homme dans le ton de la voix à l'époque de la puberté. La voix grave est en rapport avec de grandes dimensions dans la glotte, et la voie aiguë en rapport avec son étroitesse. Chez l'homme adulte, le diamètre antéro-postérieur de la glotte est de 10 à 11 lignes ; chez la femme, il n'est que de 8 lignes ; chez l'homme, le plus grand diamètre transversal est de 3 à 4 lignes ; chez la femme, il est de 2 à 3 (1).

Différences dans les dimensions de la glotte

Chez l'homme,

Chez la femme.

On conçoit, d'après ces dimensions, comment un louis d'or a pu traverser la glotte, en présentant sa circonférence, et descendre jusque dans la trachée. Dans ce cas, la plupart des consultants appelés repoussaient l'idée de la présence de ce corps étranger dans les voies aériennes, parce que, disaient-ils, la glotte ne pouvait pas permettre son introduction. Le malade mourut au bout d'un an : on trouva le louis d'or dans la trachée. Je ferai remarquer que les cordes vocales pouvant être déprimées lorsqu'elles sont dans le relâchement, on conçoit parfaitement le passage à travers la glotte de corps étrangers trop volumineux pour la traverser en l'absence de cette dépression, par exemple d'une bille d'ivoire.

Un louis d'or a pu traverser la glotte.

Ventricules du larynx.

Ventricules du larynx. Au niveau de la glotte, entre la corde vocale supérieure et la corde vocale inférieure, de chaque côté, se voit une cavité appelée *ventricule* ou *sinus du larynx*, cavité oblongue d'avant en arrière comme les cordes vocales, dont elle mesure la longueur. La profondeur des ventricules est déterminée par l'intervalle qui sépare les cordes vocales du cartilage thyroïde ou plutôt des muscles thyro-aryténoïdiens, qui forment le fond de ces ventricules. Leur orifice,

(1) Ces mesures sont prises au niveau des cordes vocales inférieures : le diamètre transversal est un peu plus considérable au niveau des cordes vocales supérieures.

un peu plus étroit que le fond, est elliptique dans le sens de la longueur, et peut permettre l'introduction d'un corps étranger dans leur cavité. Dans le ventricule existe une *arrière-cavité* qu'on trouve parfaitement décrite et représentée dans l'ouvrage de Morgagni ; cette cavité, à base largement ouverte dans le ventricule, à sommet étroit, représente assez bien un bonnet phrygien; elle se voit à la partie antérieure des ventricules, se prolonge en dehors de la corde vocale supérieure, entre cette corde et le cartilage thyroïde, sur les côtés de l'épiglotte. Ses dimensions varient beaucoup. Dans un cas, son diamètre vertical était de 6 lignes; elle était divisée en deux parties par une bride transversale. Il serait curieux de voir si les différences de capacité de cette arrière-cavité sont en rapport avec le timbre de la voix (1).

Arrière-cavité des ventricules.

Circonférences du larynx.

Circonférence supérieure. Beaucoup plus évasée que l'inférieure, elle présente : 1° le bord supérieur anguleux du cartilage thyroïde et les grandes cornes qui le terminent. 2° Derrière le cartilage thyroïde est l'épiglotte, et entre le cartilage thyroïde et l'épiglotte, un petit espace triangulaire rempli par une masse adipeuse, serrée, qu'on décrit à tort sous le nom de *glande épiglottique :* j'ai déjà dit que cette masse adipeuse était limitée supérieurement par une membrane fibreuse, étendue de l'épiglotte au bord postérieur de l'os hyoïde.

Bord supérieur du cartilage thyroïde.

Epiglotte.

Masse adipeuse épiglottique.

3° Derrière l'épiglotte, est *l'orifice supérieur du larynx qu'il ne faut pas confondre avec la glotte*, orifice coupé obliquement, d'avant en arrière, et de haut en bas, ayant la forme d'un triangle dont la base est en avant et le sommet en arrière,

Orifice supérieur du larynx.

(1) J'ai vu pour la première fois cette arrière-cavité chez un individu affecté de phthisie laryngée, où elle était très développée. Je fis des recherches sur le larynx d'autres individus, et je trouvai que cette disposition était constante, mais que cette arrière-cavité présentait de grandes variétés chez les divers individus. Je ne savais pas alors que Morgagni avait indiqué et fait représenter la même disposition. *Advers. anatom.* 1. *Epist. anat.* VIII.

par conséquent en sens inverse de la glotte. Cet orifice est formé en avant par le bord libre légèrement échancré de l'épiglotte, et sur les côtés : 1° par la partie supérieure des bords latéraux de l'épiglotte ; 2° par le bord libre des replis muqueux étendus de l'épiglotte aux cartilages aryténoïdes (*replis épiglotti-aryténoïdiens*) ; en arrière par les cartilages corniculés ou les sommets des cartilages aryténoïdes que sépare l'un de l'autre une échancrure profonde médiane.

L'orifice supérieur est la partie la plus évasée du larynx.

L'orifice supérieur est la partie la plus évasée du larynx, et permet l'introduction de corps étrangers trop volumineux pour pouvoir traverser le reste de ce conduit et qui sont arrêtés par l'espèce de diaphragme incomplet que forment les cordes vocales. L'épiglotte, par son abaissement, recouvre en général complètement l'orifice supérieur du larynx, et peut même le déborder sur les côtés.

Circonférence inférieure.

La *circonférence inférieure du larynx*, parfaitement circulaire, est formée par le cartilage cricoïde et se continue avec la trachée.

Muqueuse et glandules du larynx.

Membrane muqueuse.

La *membrane muqueuse du larynx* est la continuation de la muqueuse buccale et de la muqueuse pharyngienne. On a vu que, par une exception unique dans l'économie, une partie de la surface externe du larynx, sa face postérieure, était recouverte par une membrane muqueuse ; cette exception est motivée sur cette circonstance que la face postérieure du larynx fait paroi dans le pharynx.

Le larynx est recouvert par une membrane muqueuse dans une partie de sa surface externe.

Muqueuse laryngée.

Voici d'ailleurs comment se comporte la muqueuse laryngée : en la supposant partir de la base de la langue, elle se réfléchit sur la face antérieure de l'épiglotte, et dans cette réflexion forme les trois replis muqueux glosso-épiglottiques, un médian et deux latéraux, déjà décrits ; elle adhère assez intimement à l'épiglotte, se réfléchit sur son bord libre, revêt sa surface postérieure, et pénètre dans le larynx ; de chaque côté, elle se porte de l'épiglotte aux cartilages aryténoïdes, pour se continuer avec la membrane pharyngienne qui revêt la face postérieure du larynx. Au niveau de l'ouverture supérieure du larynx, elle se réfléchit sur elle-même pour former les replis muqueux épiglotti-aryténoïdiens, lesquels constituent les parois latérales de la région sus-glottique du larynx, recouvre la corde vocale supérieure, s'enfonce dans le ventricule et envoie un prolongement dans son arrière-cavité. Dans ce ventricule, elle est remarquable par son peu d'adhérence aux parties qu'elle revêt; du ventricule elle se réfléchit sur la corde vocale inférieure. Là, de même qu'au niveau de la corde vocale supérieure, elle est si mince qu'elle ne voile nullement l'aspect nacré de ce ligament, et si adhérente qu'il est difficile de l'en séparer. Enfin, elle recouvre la surface interne du cartilage cricoïde et les membranes crico-thyroïdiennes moyenne et latérales.

La membrane muqueuse laryngienne est remarquable par sa ténuité, par son adhérence aux parties qu'elle revêt, et par sa couleur rose pâle. Elle est criblée d'ouvertures visibles quelquefois à l'œil nu qui ne sont autre chose que des orifices muqueux. On connaît son exquise sensibilité, surtout à l'orifice supérieur, et dans la partie sus-glottique du larynx (1). Les replis muqueux épiglotti-aryténoïdiens, qui contiennent dans leur épaisseur un ligament du même nom et chez les grands animaux des fibres musculaires, sont remarquables par la grande quantité et par la laxité du tissu cellulaire séreux qu'on y rencontre. Cette disposition anatomique les expose à cette infiltration séreuse si rapidement mortelle qui est connue sous le nom de laryngite *œdémateuse*.

Ténuité et adhérence de la muqueuse laryngienne.

Glandules du larynx. Les *glandes* du larynx sont les glandules épiglottiques et les glandules aryténoïdes. La glande ou corps thyroïde ne saurait être considérée comme appartenant

(1) La sensibilité de la partie sous-glottique du larynx est beaucoup moins développée, ainsi qu'on l'observe dans les expériences sur les animaux et dans l'opération de la laryngotomie, lors de l'introduction de la canule.

au larynx : si elle appartenait à quelque organe, ce serait à la trachée.

Glandes épiglottiques.

1° *Glandules épiglottiques.* On appelle ordinairement *glande épiglottique* la masse adipeuse que j'ai dit être placée entre le corps thyroïde et l'épiglotte : on a même prétendu qu'elle s'ouvrait à la face postérieure de l'épiglotte par des conduits particuliers. Il n'y a de glande épiglottique que les glandules placées dans l'épaisseur de l'épiglotte, laquelle est criblée d'une infinité de trous pour les contenir dans son épaisseur : ces glandules, qui sont tellement multipliées que Morgagni (1) les a considérées comme constituant une seule glande, s'ouvrent toutes sur la face laryngée de l'épiglotte par des pertuis très manifestes, à travers lesquels on peut exprimer un mucus assez abondant.

Glandes aryténoïdes.

2° *Glandules aryténoïdes.* Parfaitement décrites par Morgagni, qui les considère avec raison comme un seul et même corps glanduleux, situées dans l'épaisseur du repli muqueux épiglotti-aryténoïdien, elles sont rangées suivant deux lignes réunies à angle, à la manière de la lettre L (2), et leur disposition anguleuse semble déterminée par celle du cartilage aryténoïde ; ainsi, la branche verticale de la glande longe la face antérieure du cartilage aryténoïde et du cartilage corniculé, et fait en dedans du repli muqueux épiglotti-aryténoïdien une légère saillie bien distincte de celle de ces cartilages ; la branche horizontale, moins saillante, est comme logée dans l'épaisseur de la corde vocale supérieure dont la présence augmente beaucoup le relief. Les glandules aryténoïdes s'ouvrent par une multitude de pertuis sur la muqueuse qui revêt leur face interne.

Leur disposition anguleuse.

Vaisseaux et nerfs.

Les *artères du larynx* viennent de la thyroïdienne supé-

(1) *Advers.* I, page 1 ; *advers.* V, page 68.

(2) Gnomonis, sed obtusanguli figuram utervis acervus habet (Haller).

rieure, branche de la carotide externe, et de la thyroïdienne inférieure, branche de la sous-clavière. Les *veines* vont se rendre dans les troncs veineux correspondants. Les *vaisseaux lymphatiques*, peu connus, vont en grande partie dans les ganglions lymphatiques de la région sus-hyoïdienne, si j'en juge par l'inflammation de ces ganglions, qui est si fréquente dans la laryngite aiguë, etc.

Veines.

Vaisseaux lymphatiques.

Ses *nerfs* lui sont fournis par les nerfs pneumo-gastriques : ce sont les *laryngés supérieurs* et les *laryngés inférieurs* ou *récurrents*. Un physiologiste célèbre avait avancé que les laryngés supérieurs sont exclusivement affectés aux muscles dits constricteurs (aryténoïdien et crico-thyroïdien), et les laryngés inférieurs aux muscles dits dilatateurs (crico-aryténoïdiens postérieurs et latéraux, thyro-aryténoïdiens)(1); mais cette distinction hypothétique a été démentie par les faits, et M. Blandin (Dissertation inaugurale, 1823) a parfaitement établi, et les recherches de tous les anatomistes ont confirmé, 1° que le nerf laryngé supérieur se distribue exclusivement à la muqueuse du larynx, que le muscle crico-thyroïdien reçoit seul une branche de son rameau interne; 2° que le nerf laryngé inférieur fournit aux muscles aryténoïdiens, crico-aryténoïdiens postérieur et latéral et thyro-aryténoïdien.

Nerfs.

Développement.

L'évolution du larynx présente ceci de remarquable, que depuis le moment où il est formé jusqu'à l'époque de la puberté, il ne présente aucun changement notable. Dans les premières années de la vie, les ventricules sont si peu développés, qu'on en a nié l'existence jusqu'à l'âge de puberté. La saillie de l'os hyoïde efface en quelque sorte celle du larynx. Il n'existe,

Point de changement notable jusqu'à l'époque de la puberté.

(1) Les mouvements de bascule des cartilages aryténoïdes qui me paraissent aussi clairement démontrés que les mouvements de bascule de l'omoplate dans le mécanisme de l'épaule, modifient singulièrement la classification des muscles du larynx en dilatateurs et en constricteurs.

comme l'a très bien prouvé M. Richerand (1), aucune différence bien remarquable entre le larynx d'un enfant de trois ans, et celui d'un enfant de douze ans; en outre, le larynx n'offre aucun vestige des différences sexuelles qui deviendront si remarquables plus tard. En regard de ces données anatomiques, nous devons placer le timbre grêle de la voix et l'uniformité des sons vocaux dans les deux sexes, à cet âge de la vie.

Changements à l'époque de la puberté.

A l'époque de la puberté, en même temps que les organes génitaux, le larynx se développe si rapidement, que dans l'espace d'une année son évolution est terminée : alors, d'uniforme qu'elle était chez les enfants, la voix acquiert et son timbre et sa qualité; alors aussi les différences sexuelles de l'appareil vocal se prononcent.

Serait-ce parce que le développement ne se fait pas d'une manière égale dans les diverses parties du larynx, ou bien par le besoin d'une certaine éducation, que la voix présente alors ces sons discordants, bien sensibles surtout dans le chant, et qui caractérisent ce qu'on appelle *mue de la voix ?*

Le développement du larynx est sous la dépendance des organes génitaux.

La coïncidence du développement de l'organe de la voix et du développement des organes génitaux a fait admettre entre ces organes une relation de cause à effet, et l'observation a prononcé que l'organe vocal était en quelque sorte sous la dépendance des organes génitaux. Chez les castrats, cet organe conserve, avec la petitesse du larynx de la femme, un timbre particulier qui est intermédiaire, pour ainsi dire, au timbre de la voix de l'homme et au timbre de la voix de la femme (2).

Par le développement qu'elle éprouve à la puberté, la glotte acquiert des dimensions d'un tiers en sus chez la femme, et presque doubles chez l'homme.

Après la puberté, les changements qui peuvent avoir lieu dans le larynx sont le résultat de l'exercice, et non point du développement proprement dit.

(1) Mémoires de la Société médicale d'émulation, t. III.

(2) Dupuytren, *Mémoires de la Société philomat*. t. II.

Ossification des cartilages.

L'ossification des cartilages du larynx n'est pas toujours l'effet de l'âge. Je l'ai observée chez des adultes de trente ans, indépendamment de toute maladie. L'inflammation chronique du larynx amène une ossification précoce de ces cartilages : le cartilage thyroïde est celui qui a le plus de tendance à s'ossifier; en deuxième lieu, vient le cricoïde; en troisième lieu, les aryténoïdes : l'ossification de l'épiglotte est plus rare, mais elle est réelle; j'ai eu occasion d'en observer un exemple.

Usages.

C'est dans la glotte que se produit le son vocal.

Le larynx est l'organe de la voix. Une multitude d'expériences sur les animaux vivants et de faits chirurgicaux démontrent que c'est exclusivement dans la glotte que se produit le son vocal. Les poumons, les bronches et la trachée font, par rapport à la voix, l'office d'un porte-vent élastique, susceptible de resserrement et de dilatation, d'allongement et de raccourcissement. Le thorax fait l'office d'un soufflet qui chasse l'air avec une force que la volonté peut faire varier à l'infini : d'où il résulte que le volume et la rapidité de l'air qui traverse le larynx peuvent parcourir une échelle extrêmement variée.

Mécanisme de la voix.

Quel est le mécanisme de la voix? S'opère-t-elle par le mécanisme du cor (Dodart), par celui d'un instrument à cordes (Ferrein), par celui de la flûte (Cuvier), par celui d'un instrument à anche (MM. Biot et Magendie), par celui de l'appeau (1) (Savart)? Y a-t-il vibration des cordes vocales tendues? Y a-t-il seulement vibration de l'air à son passage à travers une ouverture étroite et incapable de vibrer elle même? J'abandonne ces questions aux physiologistes. Il nous suffit de voir dans le jeu des muscles du larynx et dans la disposition de l'appareil vocal tout ce qui est nécessaire pour opérer, soit

A raison des mouvements de bascule, les muscles du larynx opèrent la tension des cordes vocales.

(1) Un appeau est une cavité à parois élastiques percées sur deux faces opposées. Les cavités sont représentées par les ventricules, et les ouvertures par l'intervalle des cordes vocales. Si on adapte à l'appeau un tuyau vocal susceptible de resserrement et de dilatation, on aura des tons variés à l'infini.

une dilatation, soit un rétrécissement de la glotte ; et tel est le mécanisme de la glotte, à raison des mouvements de bascule des cartilages aryténoïdes, que les cordes vocales sont toujours tendues, quelle que soit d'ailleurs l'action des muscles qui se contractent.

La voix qui sort du larynx est une voix brute : le larynx est, relativement à la voix, ce qu'est l'embouchure pour la flûte, l'anche pour le basson ; elle est modifiée en traversant le tuyau vocal, qui se compose de l'épiglotte, du pharynx, de l'isthme du gosier, de la cavité buccale et des fosses nasales.

Action de l'épiglotte.

L'épiglotte représenterait, suivant une théorie fort ingénieuse de M. Magendie, les soupapes molles et mobiles que M. Grénié place dans les tuyaux d'orgue pour permettre d'enfler le son sans modifier le ton.

Action de l'isthme du gosier.

L'isthme du gosier représente le larynx supérieur des oiseaux, qu'on sait être formé par une ouverture contractile qu'ils peuvent rétrécir et même fermer à volonté ; et c'est en grande partie par ce mécanisme que la petite glotte des oiseaux peut parcourir une échelle de tons si étendue. En effet, on sait que, dans les tubes sonores, l'occlusion complète de l'extrémité inférieure fait baisser le ton d'une octave, et l'occlusion incomplète fait baisser le ton d'une étendue proportionnelle. Eh bien, l'isthme du gosier présente un mécanisme tout à fait semblable à celui du larynx supérieur des oiseaux. Voyez un homme qui veut rendre un son très grave, il abaisse et fléchit légèrement la tête sur la région cervicale, afin de rapprocher le menton du thorax. Or, cet abaissement n'a d'autre but que le rétrécissement vertical de l'isthme du gosier, le larynx étant porté en haut dans cette attitude, et le voile du palais abaissé ; on comprend, d'après cela, le rôle important que joue le voile du palais dans les modulations de la voix.

Action du pharynx.

Si on rapproche de ces faits les différences de longueur et de diamètre que peut présenter le pharynx (voy. *pharynx*), et si on se rappelle qu'en diminuant de moitié la longueur ou le diamètre du tube ou corps d'un instrument à vent, on hausse le ton d'une octave, on pourra se rendre compte comment, avec une glotte si petite, l'homme peut parcourir dans le chant une série de tons aussi considérable.

La voix est modifiée en traversant les cavités buccale et nasale.

Action des fosses nasales.

Les *fosses nasales* favorisent-elles le retentissement de la voix, ou bien le passage de l'air à travers les fosses nasales n'a-t-il lieu que pour la production de certains sons, des sons nasaux ? Cette dernière opinion, qui est celle de M. Gerdy, me paraît la plus conforme aux faits. MM. Biot et Magendie avaient déjà fait observer avec raison que la voix ne devient nasillarde que lorsqu'elle traverse les fosses nasales.

Voix articulée.

La voix s'articule en traversant la cavité buccale, c'est à dire que le son vocal est coupé, modifié par la percussion plus ou moins rapide des lèvres et de la langue contre les dents et le voile du palais.

Bien distincte de la parole.

La voix articulée est bien distincte de la parole. On peut faire articuler les sons à des animaux très distants de l'homme sous le rapport de la conformation des organes vocaux, un perroquet par exemple. L'homme seul parle, parce que seul il est intelligent.

GLANDE THYROÏDE.

Situation.

La *glande thyroïde* est un organe glanduliforme, à usages inconnus ; couché, à la manière d'un croissant à concavité supérieure, au devant des premiers cerceaux de la trachée, et sur les parties latérales du larynx.

En la décrivant à l'occasion du larynx, j'obéis à un usage généralement reçu, qui, en l'absence de connexions directes de fonctions entre le corps thyroïde et le larynx, s'est attaché à une connexion de contiguité.

Volume de la glande thyroïde.

Son *volume* présente beaucoup de variétés, suivant les individus. Il est peu d'organes dont les différences individuelles de volume soient plus multipliées.

Différences sexuelles.

Les différences sexuelles de volume, comme d'ailleurs toutes les différences qui se rattachent à l'appareil vocal, sont très marquées, mais en sens inverse : c'est à dire que le corps thyroïde est moins volumineux chez l'homme que chez la femme, où il forme un relief arrondi qui concourt à diminuer la saillie, déjà moins prononcée chez elle, du cartilage thyroïde.

De climat.

Le climat, et plus particulièrement certaines qualités d'eaux, influent singulièrement sur ce volume, qui devient monstrueux dans plusieurs cas de goître.

Au reste, ces différences de volume portent tantôt uniformément sur la totalité du corps thyroïde, tantôt sur l'un ou sur l'autre lobe, et quelquefois enfin sur la partie moyenne toute seule.

Poids.

Le *poids* du corps thyroïde, qui est d'une once environ, peut être porté jusqu'à une livre et demie et même davantage.

Forme. Lobes. Isthme.

Forme. Le corps thyroïde se compose en général de deux *lobes* latéraux ou *cornes*, réunis entre eux par une portion rétrécie et aplatie d'avant en arrière, qu'on appelle *isthme.* Les variétés de forme portent principalement sur l'isthme, qui peut être très étroit, long ou court, régulier ou irrégulier, manquer complètement, avoir la même épaisseur et le même diamètre vertical que les lobes eux-mêmes. J'ai vu un cas dans lequel la partie la plus épaisse de la glande thyroïde répondait à la partie moyenne de cette glande : les lobes se terminent en pointe très étroite supérieurement.

C'est sans doute à l'étroitesse ou à l'absence de l'isthme, ou plutôt à la séparation et à l'indépendance complète des deux lobes de la glande thyroïde chez un grand nombre d'animaux, qu'est due cette opinion des anciens qu'on retrouve encore dans Vésale, savoir, qu'il y a deux glandes thyroïdes chez l'homme. La surface de la glande thyroïde est lisse, bien limitée, quelquefois divisée en lobules par des sillons superficiels.

Rapports :

Nous examinerons successivement ses *rapports* à la partie moyenne et sur les parties latérales.

Rapports de la partie moyenne ou *isthme.* En avant, où elle est convexe, elle est séparée de la peau par tous les muscles de la région sous-hyoïdienne.

1° De la partie moyenne ou isthme.

En arrière, où elle est concave, elle répond aux premiers cerceaux de la trachée.

Du reste, cette partie moyenne descend plus ou moins bas, suivant les sujets, et quelquefois si bas, qu'entre elle et le sternum il n'existe pas assez d'espace pour pratiquer l'opération de la trachéotomie.

Rapports des lobes latéraux. En avant, où ils sont convexes, les lobes latéraux répondent aux muscles de la région sous-hyoïdienne. Je dois mentionner plus particulièrement les rapports du muscle sterno-thyroïdien, qui recouvre immédiatement la glande thyroïde, et dont la largeur semble mesurée sur celle des lobes latéraux de cette glande : j'ai vu, dans plusieurs cas de goîtres, ce muscle avec une largeur double ou triple de l'état naturel.

2° Des lobes latéraux : En avant,

En dedans, les lobes latéraux sont concaves, pour embrasser les parties latérales de la trachée, du cartilage cricoïde, la partie inférieure et latérale du cartilage thyroïde, la partie inférieure du pharynx et la partie supérieure de l'œsophage. Ces lobes latéraux forment, avec la partie moyenne ou isthme, un demi-canal et quelquefois les trois quarts d'un canal, qui embrasse toutes ces parties. Ce rapport, extrêmement important, explique comment certains goîtres aplatissent la trachée latéralement, gênent la déglutition, et finissent par amener une véritable asphyxie par strangulation.

En dedans,

En arrière, les lobes latéraux répondent à la colonne vertébrale, dont ils sont séparés en dehors par l'artère carotide primitive, la veine jugulaire interne, le nerf pneumo-gastrique et le grand sympathique : or, suivant le volume de la glande thyroïde, toutes ces parties sont tantôt recouvertes par la glande thyroïde, et tantôt en rapport seulement avec son côté externe.

En arrière.

L'*extrémité supérieure* de chacun des lobes latéraux de la glande thyroïde est terminée en pointe, d'où la forme bicorne,

Rapports des extrémités.

qui a été attribuée à cette glande, et répond, en dedans de l'artère carotide primitive, à la partie latérale et postérieure du cartilage thyroïde, et s'étend quelquefois jusqu'au voisinage de son bord supérieur. Son *extrémité inférieure* épaisse, arrondie, descend plus ou moins bas suivant les sujets, et répond du cinquième au septième cerceau de la trachée : elle est située entre la trachée et l'artère carotide primitive. C'est par cette extrémité inférieure qu'arrive au corps thyroïde l'artère thyroïdienne inférieure.

Bord supérieur.

Bord supérieur. Concave, échancré à sa partie moyenne, et longé par les artères thyroïdiennes supérieures.

C'est de ce bord que part un prolongement (*Colonne*) parfaitement représenté par Bidloo, et désigné par Lalouette sous le nom de *pyramide.*

Prolongement ascendant.

Ce prolongement, qui est à peu près constant, se porte perpendiculairement en haut, à droite ou à gauche de la ligne médiane, et présente de nombreuses variétés : 1° sous le rapport de son origine ; il naît tantôt de l'isthme, tantôt de l'un ou l'autre lobe, sur les côtés de l'isthme ; 2° sous le rapport de sa terminaison : il finit quelquefois au niveau de l'échancrure du cartilage thyroïde, d'autres fois au niveau de la membrane hyo-thyroïdienne, d'autres fois enfin au niveau du corps même de l'os hyoïde; toujours il adhère fortement soit à la membrane hyo-thyroïdienne, soit à l'os ; 3° sous le rapport de la composition : quelquefois c'est un cordon fibreux, d'autres fois un cordon rougeâtre, linéaire, qui a toutes les apparences d'un faisceau musculaire, et qui a été effectivement décrit comme un muscle ; souvent c'est une succession de granulations disposées linéairement; d'autres fois, au milieu ou à l'extrémité de ce cordon, se voit un renflement glanduliforme qui a tout à fait l'aspect du tissu de la glande thyroïde ; enfin il est double, il est bifurqué, il manque complètement, mais il n'en existe pas moins un corps glanduliforme à une certaine hauteur. Ce prolongement dans lequel j'ai été tenté, après tant d'autres, de chercher un conduit excréteur, est évidemment plein. Serait-il le vestige, soit d'une

Ses variétés.

Il ne contient pas de conduit excréteur.

partie qui aurait existé chez le fœtus, soit d'une disposition normale chez quelques animaux ?

Bord inférieur.

Bord inférieur. Convexe, plus ou moins profondément échancré à sa partie moyenne; il est longé par les artères thyroïdiennes inférieures.

Couleur.

Consistance.

La glande thyroïde présente tous les caractères des glandes.

Texture. Le tissu propre de la glande thyroïde a une *couleur* variable, tantôt lie de vin foncée, tantôt jaunâtre ; sa *consistance* est assez ferme, et donne au tact la sensation de granulations. Cet organe présente tous les caractères anatomiques des glandes, et comme elles se sépare par la dissection en grains glanduleux ; mais il y a entre ces grains glanduleux et ceux des glandes ordinaires cette différence que, dans la glande thyroïde, les cavités ou cellules des grains glanduleux communiquent toutes les unes avec les autres, tandis qu'elles sont indépendantes dans les glandes ordinaires. La communication des grains glanduleux entre eux est démontrée par les préparations suivantes. Si on pique la glande thyroïde à l'aide d'un tube à injection lymphatique rempli de mercure, on verra ce liquide se précipiter dans les cellules, qu'il distend, et au bout d'un certain temps tous les grains glanduleux sont remplis. Il est facile de s'assurer que le mercure n'est pas infiltré dans le tissu cellulaire, mais bien contenu dans le tissu propre de la glande, au centre même des granulations. Le lobe droit ne communique pas avec le lobe gauche ; mais toutes les granulations de chacun des lobes communiquent entre elles.

Elles communiquent toutes entre elles dans chaque lobe.

La glande thyroïde a donc une structure vésiculeuse ou celluleuse, et ses cellules communiquent toutes entre elles (1). Si on examine à l'aide du microscope simple les coupes faites à cette glande, la surface de la coupe présentera l'aspect spongieux, et comme poreux, à la manière de la moelle de jonc,

(1) Nous verrons plus tard que telle est également la structure de la glande thymus, avec cette différence que dans cette dernière glande il y a des réservoirs du suc thymique, tandis que dans la glande thyroïde les vésicules paraissent avoir toutes la même capacité.

disposition que je regarde comme caractéristique du tissu glanduleux proprement dit.

Autres preuves de la nature glanduleuse du du corps thyroïde.

La nature glanduleuse du corps thyroïde est encore démontrée :

Liqueur sécrétée par cette glande.

1° Par l'humeur visqueuse, limpide, d'un œil jaunâtre dont il est pénétré chez quelques sujets, liqueur qu'on pourrait, chez certains sujets, recueillir en assez grande quantité pour la soumettre à l'analyse ;

2° Par la rétention de cette même matière dans un nombre plus ou moins considérable de vésicules, lorsque les orifices de communication de ces vésicules avec les vésicules voisines viennent à s'oblitérer. Il est, en effet, une espèce de goître qui consiste dans la rétention du suc thyroïdien, épaissi dans les vésicules où il est déposé.

Point de conduit excréteur.

Mais à côté de cette texture glanduleuse, nous cherchons vainement des conduits excréteurs. Si, les yeux fixés sur la trachée et le larynx, si, l'œsophage ouvert, on presse la glande thyroïde, rien ne transsude dans l'intérieur de ces canaux divers. Vainement a-t-on prétendu conduire le canal excréteur de la glande thyroïde jusqu'au *foramen cœcum* de la langue, ou bien dans les ventricules du larynx, ou bien encore dans la trachée, au niveau du premier cerceau. Comme Santorini, on a été forcé d'abandonner de prétendues découvertes annoncées trop légèrement.

Adhérence fibreuse intime de la glande thyroïde au premier anneau de la trachée.

Je signalerai une adhérence intime de la partie latérale du corps thyroïde avec le premier anneau de la trachée, adhérence qu'on démontre très bien en détachant la glande thyroïde d'avant en arrière ; adhérence fibreuse, au milieu de laquelle j'ai cru voir quelquefois un conduit traverser la membrane qui unit la trachée au cartilage cricoïde, sans avoir jamais pu le démontrer d'une manière bien positive.

Soupçon de conduit excréteur dans ce point.

L'absence de conduit excréteur doit-elle faire rayer la glande thyroïde du nombre des glandes de l'économie? je suis loin de le croire. Je pense qu'il existe dans l'économie des glandes sans conduits excréteurs, telles que le thymus, la capsule surrénale et la glande thyroïde. Le liquide produit dans l'intérieur de la glande est absorbé en entier, et remplit d'ailleurs des usages inconnus.

Artères.

Artères. Le calibre et le nombre des artères qui se distribuent à la glande thyroïde attestent qu'il s'opère dans cette glande autre chose qu'un travail nutritif; cette autre chose ne paraît être qu'un travail de sécrétion. Ces artères sont au nombre de quatre, et quelquefois au nombre de cinq : deux supérieures viennent de la carotide externe ; deux inférieures de la sous-clavière; une cinquième, la thyroïdienne de Neubauer, quand elle existe, prend son origine à la crosse de l'aorte.

Veines.

Veines. Les veines, proportionnellement aussi volumineuses que les artères, forment au devant de la trachée un plexus si considérable, qu'il a pu s'opposer, dans certains cas, à ce qu'on terminât l'opération de la trachéotomie.

Vaisseaux lymphatiques.

Les *vaisseaux lymphatiques* vont dans les ganglions cervicaux correspondants.

Nerfs.

Les *nerfs* viennent des pneumo-gastriques et des ganglions cervicaux du grand sympathique.

Membrane celluleuse.

Une membrane celluleuse, mince, enveloppe la glande, et envoie des prolongements très déliés dans son épaisseur où se voit un tissu cellulaire très ténu, jamais graisseux.

Développement.

Développement. La glande thyroïde se développe par deux moitiés latérales qui se réunissent plus tard à l'aide d'une portion moyenne. Il n'est pas sans intérêt de remarquer que cette disposition, transitoire chez le fœtus, représente l'état permanent de cette même glande chez un grand nombre d'animaux. Son volume, pendant la vie intra-utérine et pendant l'enfance, est proportionnellement plus considérable que dans les âges suivants. Toutefois les changements que subit la glande thyroïde après la naissance ne peuvent pas être mis en parallèle avec ceux que subit le thymus, et nous ne pouvons pas dire comme pour le thymus, que l'existence de cette glande se rapporte plus spécialement à la vie fœtale.

Usages.

Usages. Organe de sécrétion. Les usages du liquide thyroïdien sont inconnus.

THYMUS.

Préparation. Enlever le sternum; écarter les deux lames du médiastin antérieur; prolonger la dissection jusqu'à la région cervicale, disséquer avec soin les muscles de la région sous-hyoïdienne, sous lesquels le thymus se prolonge. Cette préparation doit être faite sur le corps d'un enfant nouveau-né ou sur celui d'un fœtus de 7 à 9 mois.

Situation.

Le *thymus,* organe de structure glanduleuse, bien que, comme la glande thyroïde, il soit dépourvu de canal excréteur, est situé dans l'épaisseur du médiastin antérieur, derrière le sternum, et se prolonge jusqu'à la région cervicale à travers l'orifice supérieur du thorax.

Le thymus n'est pas un organe permanent.

Le thymus présente ce caractère remarquable, qu'il est un organe transitoire appartenant essentiellement à la vie fœtale et qu'on n'en rencontre pas même de vestiges chez l'adulte et chez le vieillard. Son volume et son poids, si variables suivant les âges, ne sont pas moins variables suivant les individus; sa forme est irrégulière et diffère, d'ailleurs, suivant les sujets:

Variétés de forme.

c'est une masse glanduleuse, convexe en avant, aplatie, un peu concave en arrière, bilobée en bas et surtout en haut où elle présente deux espèces de prolongements ou cornes. Sir Astley Cooper (1), qui a fait sur l'anatomie comparée du thymus un travail des plus intéressants, dit n'avoir pas rencontré deux thymus semblables quant à la forme, qui est tantôt ronde, tantôt allongée, et, dans ce dernier cas, le thymus est quelquefois si peu épais, que la disposition tortueuse de ses lobes peut être aperçue sans aucune dissection préalable.

Rapports.

Rapports. Bien que la portion cervicale du thymus humain soit peu considérable, et une sorte d'appendice, tandis que dans le fœtus de la vache cette portion cervicale sort très volumineuse, unie à la portion thoracique par une sorte d'isthme, j'étudierai

(1) *Anatomie de la glande thymus* (traduction de MM. Pigné et Tobin, *Journal hebdomadaire*, 1832, p. 134 et 183).

successivement les rapports de cette glande et dans sa portion thoracique, et dans sa portion cervicale.

1° Dans sa portion thoracique, le thymus occupe la partie supérieure du médiastin antérieur ; au moment du maximum de son développement, il occupe toute la hauteur du médiastin et atteint le diaphragme (1) : il répond *en avant* à la partie supérieure du sternum, aux articulations sterno-claviculaires, dont il est séparé par les insertions inférieures des muscles sterno ou cléido-hyoïdien , et sterno-thyroïdien. *En arrière,* il répond au péricarde, auquel il adhère par des prolongements fibreux émanés de cette membrane, à la crosse de l'aorte et aux trois troncs artériels qui en partent, aux veines thyroïdiennes inférieures et au tronc veineux brachio-céphalique gauche : sur *les côtés*, le thymus répond aux plèvres qui le séparent du poumon.

Rapports de la portion thoracique du thymus.

2° Dans sa *portion cervicale* que j'ai vue se prolonger jusque sur les côtés du larynx, le thymus répond *en avant* aux muscles de la région sous-hyoïdienne dont il est séparé par le feuillet profond de l'aponévrose cervicale ; — *en arrière* , à la trachée , aux veines jugulaires internes, aux artères carotides primitives.

Rapports de la portion cervicale.

Structure. La glande thymus est composée de deux lobes inégaux, l'un droit, l'autre gauche, juxta-posés, toujours séparables, lors même qu'ils paraissent intimement unis.

Lobes.

Ces lobes se divisent en lobules et les lobules en granulations; point de membrane d'enveloppe : une cellulosité lâche, fibreuse surtout en arrière, unit le thymus aux parties environnantes et pénètre entre ses lobules et granulations.

Lobules.

Granulations.

Son aspect est assez exactement celui des glandes salivaires, et plus particulièrement des glandes sous-maxillaires et sublinguales ; mais sa couleur est infiniment plus rosée, quelquefois

(1) Rappelons ici que le médiastin antérieur représente la forme d'un sablier dont la moitié supérieure serait moins évasée que la moitié inférieure. C'est la moitié supérieure qui est destinée au thymus , tandis que la moitié inférieure est destinée au cœur.

même elle est d'un rouge lie de vin foncée. Sa densité moindre tient à l'absence du tissu fibreux.

Suc thymique.

Si on divise la glande thymus, on voit qu'elle est pénétrée d'une plus ou moins grande quantité de suc visqueux blanchâtre, analogue, pour l'apparence, à la crême de lait; chez un certain nombre de sujets, cette quantité est très considérable, et on voit que la glande est creusée de cellules d'inégale capacité, qui paraissent s'ouvrir les unes dans les autres. Mais quels sont les rapports de ces cellules entre elles? Cette question a été parfaitement résolue par Astley Cooper dans le travail indiqué.

Disposition cellulaire.

1º Si on dissèque avec soin les lobules et les granulations qui constituent le thymus, on trouve que les lobules de chaque lobe sont inégaux en volume et arrangés autour d'une cavité centrale ou presque centrale; que chaque lobe développé et comme étalé par la dissection représente un cordon parsemé de nœuds, ou mieux, un collier de perles. La chaîne des lobules du côté droit ne communique pas avec celle du côté gauche (1).

Chaque lobe représente un collier de perles.

2º Si on entame la glande, on voit que chaque granulation est creusée d'une petite cellule qui restera béante, si on a fait préalablement durcir la glande par son immersion dans l'alcool; et de cette cavité s'échappera un liquide blanc et visqueux. En examinant avec attention ces cellules durcies, on voit qu'elles communiquent par leur base avec d'autres cellules, et si on ouvre largement la glande, on voit que chaque lobe est creusé d'une grande poche centrale que sir Astley Cooper nomme le *réservoir du thymus*. Il y a donc un réservoir pour le lobe droit, un réservoir pour le lobe gauche. Chaque réservoir est en communication avec tous les lobules et toutes les granulations. Sa direction est tortueuse ou spirale; les lobules ne s'ouvrent pas isolément dans ce réservoir, mais ils se réunissent par

Cellules thymiques.

Réservoir thymique.

(1) Pour pouvoir disséquer à fond le thymus, Astley Cooper recommande de commencer cette dissection sous l'eau, et de ne la poursuivre qu'après avoir fait durcir cette glande dans l'alcool.

groupes dont les cavités s'ouvrent dans une cavité commune pour aboutir en définitive au réservoir commun.

Préparation nécessaire pour bien voir le réservoir thymique.

Pour bien étudier cette disposition, il faut, d'après Astley Cooper, piquer la glande avec un tube à injection, injecter de l'alcool dans son réservoir, plonger la pièce dans l'alcool ou dans une solution d'alun : lorsque le durcissement est opéré, on voit manifestement la cavité centrale de chaque granulation s'ouvrir dans celle du lobule correspondant, les cavités centrales des lobules s'ouvrir les unes dans les autres, de manière à former des réservoirs particuliers, lesquels s'ouvrent dans le réservoir commun.

Quant à la membrane qui tapisse les cavités, fondé sur l'analogie, sir Astley Cooper n'hésite pas à la regarder, malgré sa ténuité, comme une membrane muqueuse.

Structure des granulations thymiques.

La structure de chaque granulation du thymus est d'ailleurs identique à celle des glandes salivaires : les *artères thymiques* viennent surtout de la mammaire interne et de la thyroïdienne inférieure. Les *veines thymiques* principales vont se rendre dans le tronc veineux brachio-céphalique gauche : quelques veines thymiques se jettent dans la veine mammaire interne et dans la thyroïdienne inférieure.

Les *vaisseaux lymphatiques* et les *nerfs* du thymus n'ont pas été suffisamment étudiés.

Usages.

Usages. Les usages du thymus sont, sans aucun doute, relatifs au liquide qu'il sécrète et qui séjourne au dedans de lui : l'absence de conduits excréteurs nous oblige à admettre que ce liquide doit être absorbé et probablement mêlé au sang. L'analyse chimique du suc thymique du veau fait par M. Morin (1) et par M. Dowler (2) ne jette aucune lumière sur la question des usages de cette glande. Cette circonstance, que le thymus appartient à la vie fœtale et par conséquent à une époque où la respiration n'est pas encore établie, a induit

(1) *Journal de chimie médicale*, t. III, p. 40.

(2) *Voyez* le Mémoire de sir Astley Cooper.

à admettre qu'il remplissait en quelque sorte des fonctions supplémentaires de celles du poumon.

L'anatomie pathologique de cette glande pourra peut-être un jour éclairer sur ses fonctions. J'ai trouvé le thymus tuberculeux à la manière des poumons, chez un enfant d'un an mort dans le marasme (1).

Développement.

Développement. Voici en quels termes Haller décrit le développement du thymus : ***In fœtu ingens glandula, cumque pancreate et thyroïdea omnino glandularum maxima, vix ipso rene minor est, adulto homine diminuitur, et constricta, exsucca, durior, multo in adipe circumfuso ferè sepelitur. In modò nato homine granorum vero*** 28, ***granorum*** 90.

Le thymus commence à paraître au troisième mois de la grossesse, il augmente de volume jusqu'au moment de la naissance. Suivant Meckel, son volume absolu augmente jusqu'à la fin de la première et même de la deuxième année, mais son volume relatif diminue notablement.

A dater de deux ans, il diminue rapidement de volume et finit par s'atrophier complètement : à l'époque de la puberté, il est déjà remplacé par du tissu cellulaire, et ce n'est que dans des cas exceptionnels qu'on en rencontre des vestiges chez l'adulte et chez le vieillard.

(1) Je suis porté à admettre que c'est au développement de la partie moyenne du corps thyroïde, laquelle se serait prolongée derrière le sternum, et non au thymus, comme le pense sir Astley Cooper, qu'il faut rapporter les accès de dyspnée auxquels succomba la jeune fille de dix-neuf ans dont parle ce chirurgien célèbre.

ORGANES GÉNITO-URINAIRES.

J'ai cru devoir rapprocher dans la description les *organes génitaux* et les *organes urinaires*, lesquels constituent deux ordres d'organes bien distincts par leurs fonctions, mais ayant entre eux les connexions anatomiques, physiologiques et pathologiques les plus intimes.

DES ORGANES URINAIRES.

Parties constituantes des organes urinaires.

Les organes urinaires constituent un appareil de sécrétion très complexe, qui se compose, 1° de deux organes sécréteurs, les *reins ;* 2° d'un réservoir provisoire, les *calices* et le *bassinet ;* 3° d'un premier conduit excréteur, l'*uretère ;* 4° d'un deuxième réservoir qui est définitif, la *vessie ;* 5° d'un deuxième canal excréteur qui est aussi définitif, et qui, chez l'homme, est commun aux organes génitaux et aux organes urinaires, le *canal de l'urèthre*.

DES REINS.

Les *reins* (νεφροι) sont des organes glanduleux, destinés à la sécrétion de l'urine.

Situation.

Ils sont *situés* profondément dans la région lombaire, appelée pour cette raison *région des reins*, de chaque côté de la colonne vertébrale, en dehors du péritoine qui ne fait que passer au devant d'eux, entourés par une grande quantité de tissu adipeux, qui leur forme une sorte d'atmosphère, et comme suspendus aux vaisseaux qui y pénètrent et à ceux qui en sortent.

Variétés congéniales de situation.

Maintenus d'une manière fixe dans le lieu qu'ils occupent, les reins sont peu susceptibles de déplacements. La plupart des changements de situation qu'ils présentent sont congéniaux. Le rein droit descend ordinairement un peu plus bas que le rein gauche, ce qui tient sans doute à la présence du foie. Il n'est pas rare de voir l'un des reins occuper, soit le devant de la colonne vertébrale, soit l'excavation du bassin ; et cette situation insolite peut, dans certains cas, jeter sur le diagnostic une grande obscurité (1).

Déplacement produit par des pressions extérieures.

J'ai rencontré plusieurs fois chez les femmes qui usent de corsets fortement serrés, le rein droit tantôt dans la fosse iliaque du même côté, tantôt au devant de la symphyse sacro-iliaque, quelquefois même au devant de la colonne vertébrale, au niveau du bord adhérent du mésentère, dans l'épaisseur duquel il était placé. Le rein ainsi déplacé accidentellement jouit d'une certaine mobilité. Ce déplacement du rein arrive lorsque, par la pression exercée par le corset sur le foie, le rein est chassé de l'espèce de loge qu'il occupe à la face inférieure de cet organe, à peu près comme un noyau entre les doigts qui le pressent. Or, il est d'autant plus important d'être au fait de cette disposition, que j'ai vu un grand nombre de fois la tumeur formée par le rein droit déplacé, traitée comme une obstruction du foie ou comme une production morbide (2). S'il est quelquefois diffi-

(1) Dernièrement j'avais dans mes salles une femme qui était minée par une fièvre hectique, dont je cherchai inutilement la cause, soit dans le thorax, soit dans l'abdomen ; elle mourut. A l'ouverture, je trouvai les deux reins réunis, occupant le petit bassin, derrière le rectum, et débordant un peu le détroit supérieur. Ce rein double contenait une grande quantité de pus, qui s'était fait jour par le rectum.

(2) Si le rein gauche n'est pas aussi souvent déplacé que le droit, cela tient à ce que l'hypochondre droit, occupé par la rate et par la grosse tubérosité de l'estomac, supporte bien plus impunément la pression du corset que l'hypochondre gauche.

cile de distinguer sur le vivant ces déplacements accidentels des déplacements congéniaux, il ne l'est nullement sur le cadavre : car, dans tout déplacement congénial, il y a modification dans l'origine des vaisseaux artériels, et le rein congénitalement déplacé reçoit constamment un vaisseau de l'artère qui l'avoisine. Une circonstance que je ne saurais passer sous silence, c'est que la capsule surrénale reste constamment étrangère à tous les déplacements, soit accidentels, soit congéniaux du rein.

Possibilité de distinguer les déplacements accidentels des déplacements congéniaux.

Nombre. Les reins sont au nombre de deux.

Variétés de nombre.

Il est assez fréquent de ne trouver qu'un seul rein ; et alors, presque toujours les deux reins sont réunis en croissant au devant de la colonne vertébrale, le bord concave dirigé en haut. On voit encore les deux reins réunis, occuper l'une ou l'autre région lombaire, ou même l'excavation du petit bassin. Il faut bien distinguer ce dernier cas de celui où l'un des reins est atrophié (1).

D'une autre part, Blasius, Fallope, Gavard, etc., rapportent des exemples d'individus qui avaient trois reins ; dans ces cas, tantôt deux reins étaient situés du même côté, tantôt le rein surnuméraire était placé au devant de la colonne vertébrale

Volume et poids.

Volume. Le rein n'est pas soumis à des variations de volume et de poids aussi considérables que beaucoup d'autres organes. Ses dimensions ordinaires sont de trois pouces et demi à quatre

(1) La réunion des reins en un seul placé au devant de la colonne vertébrale est une des anomalies les plus fréquentes que présente l'économie. Dans ce cas, la disposition la plus constante des reins est celle-ci :

La concavité du croissant que représentent les deux reins réunis est en haut ; les deux bassinets bien distincts, pourvus chacun d'un uretère, occupent la partie antérieure et supérieure de l'organe. Les deux uretères sillonnent en avant la partie du rein sur laquelle ils reposent ; le bord inférieur du rein présente une échancrure médiane pour l'aorte, et sa face postérieure une sorte de gouttière ou de dépression pour le même vaisseau. Le rein reçoit : 1° une artère aortique qui, née de la région antérieure de l'aorte, se divise en deux branches, l'une pour le rein droit, l'autre pour le rein gauche ; 2° deux artères hypogastriques, l'une droite, l'autre gauche. Les deux veines rénales présentent la disposition accoutumée. Une troisième veine rénale va se jeter dans la sacrée moyenne.

Différence de volume et de poids.

pouces de long, deux de large et un d'épaisseur. Son *poids* est de deux à quatre onces. Les reins m'ont présenté un tiers en sus de leur volume habituel chez un diabétique. Lorsqu'un rein est atrophié, l'autre rein se développe d'une manière proportionnelle, et quelquefois au point de doubler de volume. L'atrophie du rein peut être telle, que cet organe, réduit au poids d'un gros et demi à deux gros, semble avoir disparu au milieu de son chaton adipeux ; la présence de ce chaton ne permet pas de confondre ce cas avec celui d'absence congéniale d'un rein (1).

Densité, fragilité.

Densité, couleur. Le tissu du rein est plus dur que celui des autres glandes. Sa *fragilité* explique sa déchirure par l'effet de chocs directs, ou de commotions produites par une chute d'un lieu élevé. Sa *couleur* est d'un rouge lie de vin, assez analogue à celle de la chair musculaire, et présente d'ailleurs diverses nuances.

Couleur.

Figure.

Figure. La figure du rein ne saurait être mieux comparée qu'à celle d'un haricot (Eustachi), dont le hile serait en dedans. Cette forme permet de lui considérer deux faces et une circonférence.

Rapports du rein en avant.

Rapports. La *face antérieure* du rein, qui regarde un peu en dehors, est convexe (2) et recouverte par le colon lombaire, correspondant quelquefois par le péritoine seulement, le colon lombaire étant en dedans du rein : elle est en outre en rapport à gauche avec la rate, le pancréas et la grossse tubérosité de l'estomac; à droite avec le foie et la deuxième portion du *duodénum*.

(1) Je ne parle pas ici des cas d'augmentation pathologique dans le volume des reins. On trouve plusieurs exemples de reins extrêmement volumineux dans l'*Anatomie pathologique*, avec planches, 1re et 18e livraisons.

(2) Il n'est pas très rare de voir la scissure du rein occuper la face antérieure de cet organe. Dans un cas de ce genre, le rein (c'était le droit) occupait la fosse iliaque droite. Il y avait deux artères : la supérieure, qui se rendait directement à la scissure; l'inférieure, qui naissait de l'angle de bifurcation de l'aorte, au devant de l'artère sacrée moyenne, et se rendait à l'extrémité inférieure de cet organe.

Les rapports du rein avec le foie sont plus ou moins étendus ; quelquefois il est entièrement recouvert par le foie, qui est excavé à son niveau pour le recevoir ; dans d'autres cas, le rein, refoulé en bas, n'affecte aucun rapport avec ce dernier organe.

Le rein droit a quelquefois des rapports avec la vésicule biliaire qui est couchée au devant de lui dans toute son étendue. Enfin j'ai vu le rein en rapport immédiat avec la paroi antérieure de l'abdomen, à travers laquelle on le sentait avec la plus grande facilité.

Comme conséquences pratiques de ces rapports, nous noterons, 1° la difficulté de l'exploration des reins à travers la paroi antérieure de l'abdomen, à cause de leur situation profonde ; 2° l'ouverture des abcès du rein dans le colon.

Conséquences.

La *face postérieure*, moins convexe que l'antérieure, regarde en dedans ; elle répond au carré des lombes, dont la sépare le feuillet antérieur du transverse, au diaphragme qui la sépare des deux ou trois dernières côtes, et au psoas qui la sépare de la colonne vertébrale. Ces rapports expliquent, 1° la possibilité de l'exploration du rein par la région lombaire à travers le carré des lombes ; 2° l'ouverture d'abcès du rein à la région lombaire ; 3° pourquoi des calculs rénaux se sont fait jour par la même voie ; 4° pourquoi on a pu proposer l'opération de la néphrotomie. Il importe de faire remarquer que les rapports du rein avec les côtes sont plus ou moins étendus, et qu'il arrive assez souvent que cet organe ne dépasse pas la dernière côte.

Rapports en arrière.

Conséquences.

Circonférence. Elle présente, 1° un bord externe, convexe, demi-elliptique, dirigé en arrière ; 2° un bord interne dirigé en devant, profondément échancré à sa partie moyenne, pour constituer la *scissure du rein* (*hilus renalis*). Cette échancrure, plus prononcée en arrière, où elle répond au bassinet du rein, qu'en avant, où elle répond à la veine rénale, a de quinze à dix-huit lignes de hauteur.

Circonférence.

Scissure ou hile.

Quand on écarte les bords de cette scissure, on pénètre dans

Cavité du hile. une cavité remplie de tissu adipeux, cavité profonde dans laquelle se voient le bassinet, les calices et les divisions de l'artère et de la veine rénales.

Extrémité supérieure du rein. 3° L'extrémité supérieure qui regarde en dedans est embrassée, plus ou moins immédiatement, en manière de casque par la capsule surrénale ; elle est ordinairement plus volumineuse que l'inférieure qui regarde un peu en dehors, et qui déborde la dernière côte.

Structure.

Préparation. Couper le rein verticalement de son bord convexe vers son bord concave. Détacher dans le même sens la membrane propre. Injecter sur des reins différents, et sur le même rein, les artères, les veines et les uretères. Injecter directement les conduits urinifères.

Capsule adipeuse. *Membrane propre.* Le rein est dépourvu de tunique péritonéale. La masse adipeuse si remarquable dans laquelle il est plongé porte le nom de *capsule adipeuse* du rein. Il est en

Membrane propre. outre pourvu d'une membrane propre, fibreuse, adhérente par sa face externe au tissu adipeux, à l'aide de lamelles fibreuses qui le traversent ; adhérente au tissu du rein par sa face interne, à l'aide d'une foule de petits prolongements, lesquels se déchirent avec la plus grande facilité, lorsqu'on détache cette membrane de la face externe de l'organe.

Le rein est composé de deux substances. *Tissu du rein.* Bien différent en cela des autres organes glanduleux, qui présentent tous une texture homogène et granuleuse, le tissu du rein est composé de deux substances : l'une extérieure, *substance corticale* ou *glanduleuse;* l'autre profonde, *substance médullaire* ou *tubuleuse.* Quelques anatomistes ont admis une troisième substance, la *substance mamelonnée ;* mais les mamelons ou papilles qui la constituent appartiennent à la substance tubuleuse.

Voici, du reste, quelle est la disposition respective de ces deux substances.

Substance corticale. A. La *substance corticale* forme une couche d'apparence granuleuse, molle, rouge, quelquefois jaune, de deux lignes d'épaisseur, qui occupe la surface du rein, et qui envoie des prolongements en forme de colonnes ou de cloisons d'une à trois lignes d'épaisseur entre les cônes de la substance tubuleuse.

Substance tubuleuse.

B. La *substance tubuleuse* ou médullaire, plus rouge, se présente sous l'aspect de cônes ou de pyramides d'apparence fibreuse ou striée (*pyramides de Malpighi*), dont les bases adhèrent à la substance corticale, et dont les sommets libres sont dirigés du côté de la scissure rénale, où ils se présentent sous la forme de mamelons. Bellini, et avant lui Bérenger de Carpi, ont considéré les fibres ou stries de la substance médullaire comme autant de tubes urinifères, *tubes de Bellini*, d'où le nom de substance tubuleuse.

Le rein résulte de l'agglomération d'un nombre plus ou moins grand de reins plus petits.

Il résulte de cette disposition que le rein est divisé en un nombre de compartiments correspondants au nombre des cônes de la substance tubuleuse ; compartiments dont le nombre varie de dix à vingt, et qui représentent les lobules temporaires du fœtus humain, et les lobules permanents du plus grand nombre des animaux (1). Il suit de là que le rein est le résultat de l'agglomération d'un nombre plus ou moins considérable de reins plus petits, accolés et réunis sous la même membrane. Nous verrons bientôt que sous le rapport de la circulation, ces petits reins sont tout à fait indépendants les uns des autres.

La portion corticale flexueuse des tubes est connue sous le nom de conduits de Ferrein.

Bien que la distinction entre les deux substances soit tranchée, il est facile de voir qu'un certain nombre de fibres ou stries de la substance tubuleuse pénètrent dans la substance corticale en décrivant de légères flexuosités, et arrivent jusqu'à la superficie de l'organe. Cette pénétration de la substance corticale par les tubes devenus flexueux de la substance tubuleuse a été parfaitement exposée par Ferrein, qui les a consi-

(1) Chez un certain nombre d'animaux, le rein ressemble à une grappe de raisin.

dérés comme les conduits excréteurs des granulations. On appelle ***conduits de Ferrein*** ou ***conduits corticaux*** cette portion flexueuse et corticale des tubes, lesquels deviennent droits aussitôt qu'ils atteignent la substance médullaire.

Pyramides de Ferrein.

Ferrein ayant examiné au microscope les tubes de Bellini, a vu ou cru voir que chacun d'eux forme une pyramide analogue aux pyramides de la substance tubuleuse, que chacune de ces pyramides secondaires est constituée par une centaine de conduits : d'où le nom de ***pyramides de Ferrein*** donné aux tubes de la substance tubuleuse par opposition aux pyramides de Malpighi.

Quelle est la structure de la substance corticale et celle de la substance tubuleuse?

Structure de la substance tubuleuse.

Structure de la substance tubuleuse. La substance tubuleuse, qui offre au premier abord l'aspect de fibres musculaires, à raison de sa couleur et de sa disposition linéaire, est bien manifestement formée de tubes ou conduits; en effet, 1° l'inspection, à l'aide du microscope simple, d'une coupe faite perpendiculairement à l'axe des tubes démontre l'existence d'une foule de petites ouvertures dont chacune répond à un tube ; et si, l'œil fixé sur la coupe, on comprime le rein, on voit l'urine suinter par tous les points de la surface de la section. 2° L'injection directe de ces conduits, à l'aide d'un tube à injection lymphatique rempli de mercure, qu'on plonge au hasard dans l'épaisseur de la substance tubuleuse, injection qui pénètre dans les tubes, quel que soit le sens suivant lequel on dirige l'instrument, prouve d'ailleurs que les tubes de la substance tubuleuse ne constituent pas des conduits accolés et distincts dans toute leur longueur, mais bien un tissu spongieux à travers lequel l'urine est exprimée comme à travers un filtre. 3° L'expérience ingénieuse de Galvani, qui, en liant les uretères des oiseaux, est parvenu à obtenir les conduits de la substance tubuleuse injectés de matière plâtreuse, ne permet pas le plus léger doute à cet égard.

Du reste, les tubes de la substance tubuleuse se réunissent dans les mamelons, pour s'ouvrir, soit sur toute leur surface, soit dans une petite dépression qu'ils présentent quelquefois à leur sommet.

Structure de la substance corticale. La substance corticale est tubuleuse et granuleuse. Les granulations sont régulièrement disposées autour des tubes flexueux de Ferrein (1).

Structure de la substance corticale.

En examinant au microscope simple une trachée mince de rein non injecté, on voit une foule de granulations ovoïdes, sphéroïdes (grains glanduleux de Malpighi), que la macération isole les uns des autres, et à côté de ces granulations intactes, les granulations qui ont été entamées présentent cet aspect spongieux, moelle de jonc, qui me paraît appartenir à toutes les glandes. Lorsque la coupe est verticale, on voit les grains glanduleux appendus aux tubes de Ferrein, comme des grains de raisin sur la tige qui les supporte.

Vaisseaux et nerfs.

Artère rénale.

Artères. L'*artère rénale* est remarquable, 1° par son calibre énorme, eu égard à la petitesse de l'organe ; 2° par son origine à angle droit de l'aorte ; 3° par sa brièveté. Quelquefois il y a deux ou trois artères rénales. Il n'est pas rare de voir deux artères rénales s'entortiller en spirale l'une autour de l'autre.

Dans le cas où le rein est dans la fosse iliaque ou dans le bassin, l'artère rénale ou les artères rénales viennent le plus ordinairement de l'artère iliaque primitive.

Veine rénale.

La *veine rénale*, proportionnellement aussi volumineuse que l'artère, sort au devant d'elle et vient se rendre dans la veine-cave. Les *vaisseaux lymphatiques* sont peu connus.

Vaisseaux lymphatiques.

Nerfs.

Les *nerfs* sont très nombreux et viennent du plexus solaire.

(1) Ces tubes flexueux formeraient, suivant Ferrein, par leurs nombreuses anastomoses, un réseau dans les mailles duquel seraient contenues les glandules.

En outre, le petit nerf splanchnique se rend directement au rein.

Le plexus nerveux spermatique est une émanation du plexus rénal, et cette circonstance peut expliquer l'étroite connexion sympathique qui existe entre le testicule et le rein. Le grand nombre de nerf ganglionnaires qui se distribuent au rein peut rendre compte du caractère particulier des douleurs rénales.

Injection artificielle des vaisseaux rénaux.

Injection des vaisseaux rénaux. L'injection la plus grossière poussée par l'artère revient par la veine rénale et par l'uretère. L'injection poussée par la veine revient par l'uretère, mais ne revient pas par l'artère. J'ai fait injecter l'artère avec une substance rouge, la veine avec une substance bleue, l'uretère avec une substance jaunâtre. Voici le résultat de mes observations.

Disposition de l'artère rénale dans la scissure.

Disposition en réseau sur les limites de la substance corticale et de la substance tubuleuse.

L'artère rénale se divise en plusieurs branches dans la scissure du rein où elle est entourée de graisse, pénètre entre les calices, puis entre les cônes de la substance tubuleuse. Elle parvient sur les limites de la substance tubuleuse et de la substance corticale, sans fournir aucune branche; mais là elle se divise et se subdivise un très grand nombre de fois pour former un réseau vasculaire dont les mailles, inscrites les unes aux autres, sont quadrilatères et de divers ordres. Les plus considérables de ces mailles embrassent la base tout entière des pyramides de la substance tubuleuse; les moins considérables traversent en divers sens l'épaisseur de cette base.

Pour bien voir cette disposition, il faut, sur un rein injecté et divisé par son bord convexe, enlever en grattant la substance tubuleuse dont le peu de cohérence rend cette ablation facile. Alors on voit que le réseau artériel et veineux qui répond à la base de chaque cône est entouré par une gaîne fibreuse très épaisse, qui paraît une émanation de la membrane fibreuse d'enveloppe que nous avons dit pénétrer dans la scissure. Toute la substance tubuleuse ayant ainsi été enlevée, le rein réduit à la substance corticale représente une série de loges ou alvéoles bien distinctes les unes des autres, dont chacune répond à un cône de substance tubuleuse. Cette préparation est très belle.

Terminaison des artères.

Mais comment se terminent les artères ? De la convexité du réseau vasculaire partent des vaisseaux qui traversent la substance corticale, se contournent à la manière de vrilles, et semblent se terminer dans les pièces injectées au vermillon par de petites masses rouges régulièrement disposées le long des conduits de Ferrein. Ces petites masses rouges sont formées par la matière à injection qui a pénétré dans la cavité de chaque granulation, ainsi que le prouve l'examen à la loupe d'une coupe du rein. Si l'artère et la veine ont été injectées sur le même rein (et il importe que l'injection de la veine ait précédé celle de l'artère pour prévenir le mélange des deux injections), on verra la matière à injection de la veine circonscrite, dans chaque granulation, à la matière à injection de l'artère.

La presque totalité des vaisseaux est destinée à la substance corticale.

La presque totalité des vaisseaux est destinée à la substance corticale ; la substance tubuleuse reçoit à peine quelques rameaux ; les vaisseaux de chaque lobule ne communiquent pas avec ceux des lobules voisins, et cette indépendance de circulation des lobules explique leur indépendance dans l'état de maladie.

Quant à l'injection poussée dans l'uretère, elle n'arrive pas dans les conduits urinifères, ou du moins elle n'y pénètre que très incomplètement.

Développement.

Disposition lobuleuse.

Les reins présentent chez le fœtus la même disposition que chez les animaux, c'est à dire que leur surface est sillonnée et lobuleuse.

Chaque lobule est formé par la substance médullaire, recouverte par une couche de substance corticale.

Après la naissance, les sillons s'effacent, et la surface du rein devient plane et lisse.

Elle disparaît vers l'âge de dix ans.

Ce changement s'effectue dans les trois années qui suivent la naissance ; il n'est pas rare cependant de voir la disposition lobuleuse persister jusqu'à neuf ou dix ans, et même pendant toute la vie. Lorsque le rein est le siège des maladies, et plus particulièrement lorsqu'il est distendu par l'urine accumulée dans les calices et le bassinet, la disposition lobuleuse reparaît. Chaque lobule est alors converti en une poche particulière bien distincte des poches voisines.

Le volume du rein est proportionnellement plus considérable chez le fœtus que chez l'adulte.

Usages.

Usages.

Les reins sont les organes sécréteurs de l'urine ; l'urine est sécrétée par la substance corticale, et comme filtrée par la substance tubuleuse qui, sans doute, leur imprime une certaine élaboration ; car on trouve l'urine toute formée dans la première substance. Le mécanisme de la sécrétion de l'urine n'est pas mieux connu que celui des autres sécrétions ; sa rapidité s'explique par la grande quantité de sang que reçoivent les reins.

Calices, bassinet, uretères.

Préparation. 1° Enlever la graisse de la scissure ; étudier la disposition du bassinet et des calices à leur surface extérieure ; 2° diviser le rein en procédant du bord convexe vers la scissure.

Forme cylindrique des calices.

Les *calices* sont des entonnoirs (*infundibula*), ou plutôt de petits cylindres membraneux qui embrassent, par une de leurs extrémités, la base des mamelons de la substance tubuleuse, à peu près de la même manière que la corolle d'une fleur embrasse les étamines et le pistil, et qui, par l'autre extrémité, s'abouchent avec d'autres calices pour constituer le bassinet.

Réunion des calices en trois troncs.

Leur nombre est variable comme celui des mamelons, et même plus variable encore, puisqu'il arrive assez souvent que deux ou trois mamelons voisins s'ouvrent dans le même calice. Quel que soit leur nombre, les calices se réunissent ordinairement en trois troncs, un supérieur, un moyen, un inférieur, qui correspondent aux trois groupes de lobules en lesquels le rein peut être divisé. Ces trois troncs réunis constituent le ***bassinet***.

Les calices sont en rapport, par leur surface externe, avec une grande quantité de graisse, et avec les divisions des artères et des veines rénales.

Bassinet.

Bassinet. Petite poche membraneuse (*pelvis*), située derrière la veine et l'artère rénales, au niveau de l'échancrure profonde que présente le bord postérieur de la scissure du rein, en sorte que, vu par derrière, le bassinet déborde complètement cette scissure. Allongé dans le sens vertical, aplati d'avant en arrière, susceptible d'une grande dilatation dans le cas de rétention d'urine ou de calculs rénaux, il se rétrécit presque immédiatement après son origine, pour prendre le nom d'*uretère*. Il semblerait, dans certains cas, qu'il n'existe pas de bassinet, et que l'uretère succède immédiatement aux deux ou trois troncs qui résultent de la réunion des calices.

Rapports du bassinet.

Le bassinet n'est donc autre chose que l'origine évasée ou infundibuliforme de l'uretère.

Uretères.

Uretères (*ουρον*, urine). Conduits excréteurs du rein, obliquement étendus du bassinet au bas-fond de la vessie. Le plus souvent unique pour chaque rein, l'uretère est quelquefois double; or, un double uretère s'observe dans deux circonstances bien différentes : 1° dans le cas d'unité de rein, les deux reins étant réunis en un seul ; alors l'existence d'un double uretère est constante, à quelques exceptions près ; 2° dans le cas où, les deux reins existant, l'un de ces organes est divisé en deux portions distinctes. Dans cette dernière circonstance, les deux uretères se réunissent souvent en un seul, après quelques pouces de trajet. Il n'existe pas alors de bassinet proprement dit, et on peut considérer les deux uretères comme le prolongement de deux troncs de calices qui se réunissent plus tardivement que de coutume.

Double uretère pour un seul rein.

Dimensions de l'uretère.

L'uretère représente un cylindre affaissé sur lui-même, à parois blanchâtres, minces, extensibles, d'un volume variable, depuis celui d'une plume de corbeau jusqu'à celui d'une plume à écrire. La partie la plus rétrécie de ce canal est celle qui est contenue dans l'épaisseur des parois de la vessie. Quelquefois il présente dans divers points de sa longueur des dilatations circonscrites qui semblent supposer que le cours de l'urine a été momentanément interrompu. Ce canal est susceptible d'une dilatation extrême par suite d'obstacle au cours de l'urine : je l'ai vu de la grosseur de l'intestin grêle. Or, lorsque l'uretère est très dilaté, il décrit des flexuosités en zigzag tout à fait semblables à celles que décrivent les veines affectées de varices serpentines et par le même mécanisme.

Direction de l'uretère.

Sa *direction* est oblique de haut en bas et de dehors en dedans, jusque sur les côtés de la base du sacrum ; de là il se porte en bas, en avant, et enfin en dedans, pour gagner la partie latérale du bas-fond de la vessie ; là, il s'engage entre la muqueuse musculaire et la membrane muqueuse, pour s'ouvrir, après un trajet oblique de dix lignes environ, dans l'épaisseur des parois de cet organe, à l'un des angles postérieurs du trigone vésical, par un orifice plus étroit que le canal, orifice de forme parabolique, dont la cavité regarde en dedans.

Rapports.

Rapports. A partir du bassinet jusqu'à la base du sacrum, l'uretère longe le bord antérieur du psoas ; il est recouvert par le péritoine et par les vaisseaux spermatiques qui le croisent très obliquement. En outre, l'uretère *droit* affecte des rapports avec la veine-cave inférieure, en dehors de laquelle il est situé : au niveau de la base du sacrum, l'un et l'autre uretère croisent l'artère et la veine iliaques primitives ; puis l'artère et la veine iliaques externes. Dans l'excavation du bassin où il est appliqué contre les parois de cette cavité, et recouvert par le péritoine, ce conduit croise successivement l'artère ombilicale ou le cordon fibreux qui la remplace, les vaisseaux obturateurs, le canal déférent chez l'homme, la partie supérieure et latérale du vagin chez la femme. Dans la partie de son trajet qui est contenue dans l'épaisseur de la vessie, il répond immédiatement au col de l'utérus, et ce rapport important explique pourquoi les cancers

Dans la région lombaire. — Dans l'excavation pelvienne. — Dans la portion vésicale.

du col utérin sont si souvent accompagnés de rétention d'urine. A l'hôpital de la Maternité, j'ai également observé que les uretères de toutes les femmes mortes par suite d'accouchement, ou dans les derniers temps de la grossesse, sont remarquablement dilatés.

Surface interne.

Surface interne. La surface interne des calices, du bassinet et de l'uretère est blanche, lisse et plissée suivant sa longueur: les plis s'effacent par la distension. Point de valvules ni à l'embouchure des calices dans le bassinet, ni à l'embouchure du bassinet dans l'uretère, ni dans la longueur de l'uretère.

Structure.

Structure. La même pour les calices, le bassinet et l'uretère: ils sont constitués par deux membranes ; 1° par une *membrane interne*, continuation de la muqueuse vésicale, très ténue, offrant l'aspect d'une membrane séreuse et se réfléchissant des calices sur les mamelons ; on suppose même qu'elle se prolonge dans les conduits urinifères de la substance tubuleuse ; 2° par une *membrane externe* épaisse; on croit qu'elle est continue à la capsule fibreuse des reins, et par conséquent de nature fibreuse. D'autres l'ont regardée comme musculeuse : je la crois formée par un tissu analogue au dartos.

Vaisseaux et nerfs.

Des vaisseaux artériels et veineux, probablement aussi des lymphatiques et des nerfs, sont destinés aux calices, au bassinet et aux uretères, et ne méritent pas une description particulière.

VESSIE.

La *vessie* est une cavité musculo-membraneuse qui sert de réservoir à l'urine.

Situation.

Elle est *située* dans l'excavation du bassin, sur la ligne médiane, derrière la symphyse pubienne, au devant du rectum chez l'homme et de l'utérus chez la femme : elle est maintenue dans sa position par le péritoine, qui ne l'enveloppe qu'en partie, et par l'*ouraque*, espèce de ligament qui l'assujétit à l'ombilic.

Moyens de fixité.

Ces moyens de fixité, qui se concilient avec le grand développement dont cet organe est susceptible, ne peuvent s'opposer à ces déplacements partiels connus sous le nom de *hernies de vessie.* Efficacement protégée contre l'action des corps extérieurs dans l'état de vacuité, elle déborde, dans l'état de plénitude, l'enceinte osseuse dans laquelle elle est contenue, et vient ainsi réclamer une place dans une cavité éminemment dilatable, l'abdomen, où elle peut sans inconvénient acquérir toute la capacité dont elle est susceptible.

Nombre. La vessie est toujours unique; les exemples de vessie *double*, d'ailleurs assez fréquents, rapportés par les auteurs, sont des exemples de hernies de la membrane muqueuse, à travers un éraillement des fibres musculaires. Mais quelle que soit la capacité de ces vessies accidentelles (et je l'ai vue double de celle de la vessie aux dépens de laquelle la vessie surnuméraire avait été formée), elles se distingueront toujours de la véritable vessie par l'absence de membrane musculeuse. Les cas d'absence de la vessie sont pour la plupart des cas de vice de conformation dans lesquels la vessie, ouverte en devant, est renversée de manière à figurer une masse fongueuse.

Ce qu'on doit entendre par vessie double.

Cas d'absence de la vessie:

Capacité.

Dimensions. La vessie est, de tous les réservoirs de sécrétion, celui qui offre la plus grande capacité. Cette capacité varie d'ailleurs suivant une foule de circonstances qui peuvent se rapporter : 1° aux *habitudes :* ainsi les personnes qui ont l'habitude de conserver leurs urines ont la vessie plus volumineuse que celles qui les rendent au premier besoin ; 2° au *sexe:* si la vessie de la femme présente généralement plus de capacité que celle de l'homme, cela tient exclusivement à ce qu'elle est plus esclave que lui des bienséances sociales ; 3° aux *maladies* : que de variétés depuis ce racornissement morbide de la vessie dans lequel les parois contiguës de cet organe permettent à peine l'accumulation d'une cuillerée de liquide, jusqu'à ces dilatations excessives dans lesquelles elle peut admettre plusieurs litres de liquide, remplit l'hypogastre et atteint l'ombilic!

Ses différences.

Direction.

Direction. La direction de la vessie est déterminée par celle de la paroi antérieure du bassin, c'est à dire que son axe est oblique de haut en bas et d'avant en arrière. Il suit de cette obliquité qu'une légère inclinaison du tronc en avant fait du col de la vessie la partie la plus déclive de l'organe. Cette obliquité devient encore plus prononcée lorsque, distendue par l'urine, la vessie a franchi le détroit supérieur, et plonge dans la cavité abdominale. Son axe est alors exactement celui du détroit supérieur, c'est à dire dirigé de l'ombilic à la partie moyenne de la courbure du sacrum. On a dit depuis Celse que la partie supérieure de la vessie est un peu inclinée à droite et la partie inférieure un peu inclinée à gauche; mais je n'ai point observé cette inclinaison. Axe de la vessie.

Figure. La figure de la vessie est celle d'un ovoïde dont la grosse extrémité serait dirigée en bas et le sommet en haut. Cette figure présente d'ailleurs les différences relatives à l'âge, au sexe et aux individus. Les différences sexuelles ne sont pas primitives, et paraissent le résultat de la compression à laquelle la vessie de la femme est soumise pendant la grossesse; mais l'allongement transversal et le raccourcissement vertical de la vessie de la femme qui a eu des enfants ne sont pas aussi prononcés qu'on le dit généralement. Figure de la vessie.

Rapports. Pour les déterminer, plusieurs auteurs ont divisé la vessie en *fond*: c'est la partie la plus élevée et la plus étroite; en *corps* ou partie moyenne; en *bas-fond*: c'est la partie la plus inférieure et la plus large. Je la diviserai, comme tous les organes creux, en surface externe et surface interne. Rapports.

Surface extérieure de la vessie.

La surface externe de la vessie, convexe, présente à considérer six régions dont nous allons étudier les rapports, et dans l'état de vacuité et dans l'état de plénitude de l'organe.

1° *Région antérieure.* Dépourvue de péritoine, elle répond à la symphyse, aux corps des pubis et aux muscles obturateurs internes: un tissu cellulaire séreux, très lâche, et, chez les Rapports de la région antérieure:

sujets pourvus d'embonpoint, un tissu adipeux plus ou moins abondant, l'unissent à ces diverses parties. De la partie inférieure de cette région partent des trousseaux fibreux, qui vont, d'une autre part, s'implanter sur les côtés de la symphyse. Ces trousseaux fibreux, appelés *ligaments antérieurs de la vessie*, que traversent des veines nombreuses, sont considérés comme une dépendance de l'aponévrose pelvienne.

Dans l'état de vacuité ;

Chez la femme, il résulte de l'absence de la prostate que la région antérieure de la vessie dépasse en bas la symphyse, disposition qui pourrait être utilisée pour l'extraction des calculs de la vessie.

Dans l'état de plénitude.

Dans l'état de plénitude, la région antérieure de la vessie répond immédiatement aux parois abdominales, et s'élève quelquefois jusqu'au niveau de l'ombilic.

Conséquences pratiques des rapports de la région antérieure.

Les conséquences pratiques des rapports de la région antérieure de la vessie sont relatives, 1° à l'exploration de la vessie par l'hypogastre; 2° à la ponction hypogastrique ; 3° à la taille hypogastrique ; 4° à la symphyséotomie ; 5° aux solutions de continuité de la vessie, à la suite de la fracture du pubis, etc. (1).

Rapports de la région postérieure.

2° *Région postérieure.* Recouverte par le péritoine dans toute son étendue, elle répond chez l'homme au rectum et chez la femme à l'utérus. Presque toujours des circonvolutions intestinales s'interposent entre la vessie et ces organes.

Des régions latérales.

3° *Régions latérales.* Egalement recouvertes par le péritoine, elles sont côtoyées par les artères ombilicales ou par les ligaments qui les remplacent après la naissance, et chez l'homme, par les canaux déférents. Lorsque la vessie est revenue sur elle-même, elle se trouve à distance de ces vaisseaux et de ces canaux.

(1) On a même proposé de pratiquer la ponction de la vessie à travers la symphyse avec un troisquarts aplati ; mais la difficulté de tomber juste sur cette symphyse s'opposera probablement à ce que ce projet soit jamais mis à exécution.

Région inférieure ou *base de la vessie*. Ses rapports, qui sont tous très importants, diffèrent chez l'homme et chez la femme.

Rapports de la région inférieure.

A. *Chez l'homme*, la base ou le bas-fond de la vessie répond au rectum, dont elle est séparée en avant par les vésicules séminales et par les canaux déférents. Son rapport direct avec le rectum est donc limité à l'espace triangulaire compris entre la vésicule et le canal déférent du côté droit et les mêmes parties du côté gauche.

Il importe de remarquer que le péritoine, en se réfléchissant du rectum sur la région postérieure de la vessie, forme entre ces deux organes un cul de sac plus ou moins profond, et sur les côtés deux petits replis qu'on a mal à propos désignés sous le titre de *ligaments postérieurs de la vessie*.

Cul de sac formé par le péritoine entre la vessie et le rectum.

Lorsque la vessie est fortement revenue sur elle-même, le péritoine revêt toute la portion de la base de cet organe intermédiaire aux vésicules séminales et aux canaux déférents d'un côté et aux mêmes parties du côté opposé, en sorte qu'à proprement parler la vessie n'a aucun rapport avec le rectum. Dans l'état de plénitude, la vessie, se développant en arrière, répond au rectum dans une plus grande étendue (1).

Disposition variable du péritoine suivant l'état de dilatation ou de resserrement de la vessie.

Il importe d'ailleurs de remarquer que le péritoine est très lâchement uni à la base de la vessie, en sorte qu'il serait facile de le décoller, si on voulait attaquer la vessie par le rectum.

Sur les côtés du rectum, la base de la vessie répond au tissu cellulaire du bassin. L'aponévrose pelvienne supérieure et les muscles releveurs de l'anus embrassent les côtés de cette base sur lesquels ils semblent se fixer. Nous verrons qu'un

(1) Les variétés dans la profondeur du cul de sac de réflexion du péritoine, indiquées par les chirurgiens modernes, me paraissent en général devoir être interprétées par les variétés de capacité dans la vessie des individus chez lesquels ces observations ont été faites; elles tiennent aussi à ce qu'on a observé la vessie dans divers états de distension. La disposition du péritoine m'a paru identiquement la même chez tous les individus.

certain nombre de fibres du releveur de l'anus se continuent directement avec les fibres musculaires de la vessie.

Rapports de la base de la vessie chez la femme.

B. *Chez la femme*, la base de la vessie répond non seulement au vagin, mais encore à la moitié inférieure du col de l'utérus. L'adhérence de la vessie au vagin est serrée ; l'adhérence au col de l'utérus est lâche.

Conséquences pratiques.

Comme conséquences pratiques de ces rapports, je signalerai : *chez l'homme*, 1° l'exploration de la vessie par le rectum ; 2° les fistules recto-vésicales ; 3° la possibilité d'arriver à la vessie par le rectum. *Chez la femme :* 1° l'exploration de la vessie par le vagin ; 2° la possibilité de la ponction vésicale par le vagin ; 3° les fistules vésico-vaginales ; 4° la taille par le vagin ; 5° la fréquence du cancer de la vessie consécutivement au cancer du col de l'utérus, etc.

Sommet de la vessie.

Ouraque.

Sommet. Il est dirigé en avant et en haut, revêtu par le péritoine. De ce sommet part l'*ouraque*, espèce de cordon d'apparence musculeuse, qui s'étend directement de la vessie à l'ombilic, dans lequel il semble s'engager.

Il paraît musculeux.

Ce cordon adhère assez fortement au péritoine (1), qui lui forme un repli falciforme, et qu'il peut entraîner dans son déplacement. Dans un cas d'hypertrophie de la vessie, j'ai trouvé ce cordon hypertrophié lui-même, et faisant suite aux fibres musculeuses longitudinales de la vessie, à peu près comme le ligament rond de l'utérus fait suite aux fibres de cet organe. L'ouraque est le vestige d'un canal qui existe chez le fœtus des quadrupèdes, et que plusieurs auteurs admettent chez le fœtus humain.

L'ouraque est toujours plein chez l'adulte et même chez le fœtus.

De grandes discussions se sont élevées à son sujet ; les uns le disent creux, les autres plein. Ce que je puis assurer, c'est que je l'ai constamment vu plein chez l'adulte et même chez le fœtus. Dans un cas, j'ai trouvé dans son épaisseur une petite

(1) Il semblerait résulter d'un fait que j'ai eu occasion d'observer, que la vessie ne serait entraînée dans l'un ou l'autre anneau qu'à la suite de l'ouraque, entraîné lui-même par le péritoine, auquel il est assez intimement uni.

concrétion que je regrette beaucoup de n'avoir pas soumise à l'analyse chimique. Il est très fréquent de voir l'ouraque volumineux à son origine, se rétrécir après deux ou trois pouces de trajet, et aller se confondre avec le cordon qui remplace l'artère ombilicale gauche ; d'autres fois il s'éparpille dans le tissu cellulaire, et les filaments qui résultent de sa division vont les uns à l'ombilic, les autres aux cordons qui représentent les artères ombilicales.

Les intestins pèsent sur le sommet de la vessie.

Dans l'attitude verticale, les intestins pèsent sur le sommet de la vessie, qu'ils refoulent en bas ; d'où la nécessité de l'attitude horizontale et même du plan incliné, disposé de manière à ce que le bassin soit plus élevé que les épaules, dans certaines opérations chirurgicales, et en particulier dans la lithotritie.

Surface intérieure de la vessie.

Plis ou rides.

Disposition réticulée.

Revêtue par une membrane muqueuse, comme toutes les cavités qui communiquent à l'extérieur, la surface interne de la vessie est remarquable : 1° par des plis ou rides qui s'effacent par la distension ; 2° par la saillie réticulée des faisceaux, quelquefois très considérables, de sa tunique musculeuse. Dans certains cas, ces faisceaux sont si volumineux qu'ils forment comme des colonnes, qui font relief à la face interne de la vessie, d'où le nom de *vessie à colonnes*. Il n'est pas rare de voir la muqueuse s'insinuer dans les aréoles interceptées par ces colonnes et constituer des cellules, d'où le nom de *vessie à cellules*. La base de la vessie présente trois ouvertures : 1° les orifices des deux uretères; 2° l'orifice du canal de l'urèthre. Ces trois ouvertures occupent les angles d'un triangle équilatéral (*collicula ab ureteribus ad urethram producta*, Haller) à surface lisse, blanche, constamment dépourvue de rides ou de colonnes. C'est le *trigone vésical* ou *trigone de Lieutaud*, auquel on a attribué une sensibilité particulière. Le bord postérieur de ce trigone est plus ou moins saillant suivant les sujets, et formé par une ligne étendue de l'embouchure d'un uretère à l'autre ; cette saillie est prolongée

Vessie à colonnes.

Des trois orifices de la vessie.

Trigone vésical.

en dehors par la portion d'uretère qui occupe l'épaisseur des parois de la vessie. On a dit à tort que le trigone était constitué par la saillie de la prostate, car il existe chez les femmes comme chez les hommes. Il est vrai qu'il est un peu moins proéminent chez les femmes. On appelle communément *bas-fond de la vessie* toute la partie de la base de cet organe qui est postérieure au trigone vésical (1).

La luette vésicale n'existe que dans les cas de maladie. On décrit généralement, depuis Lieutaud, sous le nom de *luette vésicale* (*uvula vesicæ*), un tubercule qui, né de la partie inférieure de l'orifice uréthral, remplirait en partie cet orifice; mais ce tubercule n'existe que dans le cas de maladie, et résulte du développement hypertrophique de cette partie moyenne de la prostate que Home a appelée lobe moyen.

De l'embouchure des uretères. L'embouchure des uretères est telle qu'elle permet facilement l'abord de l'urine des uretères dans la vessie, mais s'oppose complètement au reflux de l'urine dans les uretères.

Valvule de l'uretère. Le long trajet oblique que parcourt l'uretère, sous la muqueuse, avant de s'ouvrir dans la vessie, explique cette disposition. On pourrait appeler cette muqueuse soulevée et réfléchie *valvule de l'uretère*.

Du col de la vessie. L'ouverture du canal de l'urèthre, qu'on appelle aussi *col de la vessie*, est habituellement fermée et comme froncée. Il faut une certaine force pour vaincre la résistance qu'elle présente. La forme de croissant attribuée à cet orifice ne m'a pas paru évidente.

Structure de la vessie.

Trois membranes, une péritonéale incomplète, une musculeuse, une muqueuse, que réunissent deux couches cellulaires; en outre des vaisseaux et des nerfs; telles sont les parties constituantes de la vessie.

Membrane péritonéale. *Membrane péritonéale.* Elle recouvre les régions postérieure, latérales, et le bas-fond de la vessie. La région anté-

(1) Il n'est pas rare de voir la vessie former derrière ce trigone un cul de sac profond que j'ai vu s'insinuer entre le trigone et le rectum.

rieure, et la partie de la base de la vessie qui est antérieure au bas-fond, en sont dépourvues. Un tissu cellulaire très lâche l'unit à la membrane musculeuse.

Membrane musculeuse.

Membrane musculeuse. Elle est formée de faisceaux entrecroisés, dont il paraît au premier abord bien difficile de déterminer la direction. Extrêmement mince et ne formant pas, à beaucoup près, un plan continu dans les vessies qui ont beaucoup de capacité, elle est continue, constituée par plusieurs couches dans les vessies petites et racornies, et peut même acquérir une épaisseur de huit à dix lignes dans certaines hypertrophies. C'est dans des cas de cette espèce qu'on peut assez facilement déterminer la direction des fibres charnues qui paraissent former une multitude de plans qu'on peut réduire à deux : 1° la couche la plus extérieure présente des fibres longitudinales qui semblent toutes partir du col de la vessie, et qui s'épanouissent sur toute l'étendue de la surface de l'organe : un certain nombre de ces fibres longitudinales qui occupent la région antérieure de la vessie appartiennent au releveur de l'anus; 2° la couche subjacente est formée de fibres circulaires, lesquelles sont les unes irrégulièrement entrecroisées et les autres parallèles. Les fibres circulaires régulières dominent au bas-fond de la vessie; elles font suite aux fibres annulaires du col de la vessie. Les fibres circulaires irrégulières occupent surtout la paroi postérieure de cet organe.

Direction des fibres charnues.

Fibres transversales du trigone.

Au niveau du trigone, la couche musculeuse est formée de fibres transversales, juxta-posées, parallèles, formant un plan parfaitement régulier. Un faisceau transversal, épais, étendu entre les embouchures des uretères, a été considéré par C. Bell comme le muscle des uretères. La contraction de ce faisceau, élargissant les orifices de ces conduits, est en effet propre à favoriser l'abord de l'urine dans la vessie.

Du sphincter de la vessie.

On a appelé *sphincter de la vessie*, depuis Galien, un anneau musculeux qui fait suite aux fibres circulaires du corps de la vessie, et qui occupe l'orifice vésical. Le vague et l'incohérence des descriptions de ce sphincter prouve assez qu'il n'existe aucune disposition anatomique bien évidente au col de la vessie ; ainsi Winslow avait décrit comme sphincter vésical des fibres venues du pubis, et qui embrassent latéralement l'orifice vésical, mais ces fibres appartiennent bien évidemment au releveur de l'anus. Ce qu'il y a de certain, c'est qu'on trouve au col vésical une couche extérieure mince formée par les fibres musculaires longitudinales de la vessie et une couche profonde très épaisse formée par les fibres circulaires de ce même organe. Les unes et les autres semblent se continuer dans la portion prostatique du canal de l'urèthre (1).

Tunique muqueuse. *Tunique muqueuse.* Extrêmement mince et blanchâtre ; elle présente des papilles peu développées. **De ses follicules.** Les follicules sont tellement difficiles à y démontrer qu'on a nié leur présence. Avec

(1) J'engage les personnes qui voudront étudier d'une manière plus approfondie la tunique musculaire de la vessie à consulter : 1° la description de Thompson (voy. *Anat. chirurg.* de M. Velpeau, t. I, p. cxvi de l'introduction) ; 2° celle de M. Auguste Mercier (*Recherches anat., pathol. et chirurg. sur les maladies des organes urinaires et génitaux*, 1841, p. 30).

D'après Thompson, toutes les fibres de la vessie semblent venir de l'ouraque et des muscles droits de l'abdomen aux environs de l'ombilic. Elles se séparent ensuite en six éventails peu réguliers, dont trois à droite, trois à gauche ; les uretères sont engagés dans une espèce de boutonnière formée par l'entrecroisement des fibres latérales ; le col de la vessie est également renfermé dans une espèce de boutonnière beaucoup plus forte constituée par l'entrecroisement des fibres antérieures avec les fibres postérieures : c'est d'après cette dernière disposition qu'on peut admettre l'existence d'un véritable sphincter au col de la vessie.

D'après M. Mercier, le système musculaire de la vessie comprendrait :

1° Un plan antérieur étendu du pubis à la paroi antérieure de la vessie, et qu'on pourrait appeler *pubio-vésical* ;

2° Un plan postérieur qui s'attache au bord supérieur et postérieur de la prostate, pour s'étendre aux parties supérieures de la vessie (*prostato-vésical antérieur*) ;

3° Deux faisceaux qui naissent des parties latérales de la même glande se portent dans toutes les directions sur les parois antérieure et postérieure du réservoir urinaire (*vésico-prostatiques latéraux*) ;

4° Un plan profond externe qui s'étend du trigone aux parois de la vessie (*trigono-pariétal*) ;

5° Un plan profond interne qui naît de la paroi postérieure de la portion postérieure de l'urèthre et gagne celle de la vessie (*uréthro-vésical*) ;

6° De petits faisceaux qui s'étendent du pubis aux crêtes prostatiques (*pubio-prostatiques*).

un peu d'attention, on en rencontre toujours au voisinage du col de la vessie et sur le trigone vésical où ils abondent. J'en ai vu sur tous les points de la vessie, sous la forme de vésicules miliaires. Leurs parois sont tellement minces qu'ils ne sont visibles que lorsqu'ils sont distendus par du mucus, et qu'ils disparaissent après l'expulsion de ce mucus.

La membrane muqueuse se moule en quelque sorte sur toutes les saillies de la membrane musculeuse. Elle s'enfonce quelquefois entre les faisceaux musculaires, pour constituer des cellules dans lesquelles s'engagent et peut-être se forment des calculs. On appelle *vessies à cellules* les vessies qui présentent cette disposition. Les vessies à cellules sont presque toujours en même temps des vessies à colonnes, c'est à dire des vessies dans lesquelles les faisceaux musculaires, extrêmement développés, soulèvent la membrane muqueuse.

Vessies à cellules.

Le tissu cellulaire qui unit la membrane muqueuse à la membrane musculeuse est assez lâche, séreux et extrêmement délié.

Vaisseaux et nerfs. Les *artères vésicales* viennent de l'hypogastrique, soit directement, soit par l'intermédiaire de quelques unes de ses branches. Elles sont en nombre variable. Les *veines* forment autour du col de la vessie un plexus très remarquable qui se prolonge sur les côtés du bas-fond, pour se jeter dans la veine hypogastrique.

Artères.

Veines.

Les *vaisseaux lymphatiques* viennent de deux sources : 1° de la muqueuse dont le réseau lymphatique s'injecte avec la plus grande facilité ; 2° du péritoine. Les troncs de ces vaisseaux sont placés pour la plupart entre la tunique péritonéale et la tunique musculeuse, et vont se rendre aux ganglions hypogastriques.

Vaisseaux lymphatiques.

Nerfs.

Les *nerfs* proviennent du plexus hypogastrique, qui se compose à la fois de nerfs ganglionnaires et de nerfs rachidiens, d'où le caractère mixte de la vessie qui est en partie soumise et en partie soustraite à la volonté.

Développement.

La vessie du fœtus est remarquable par la prédominance de

Prédominance du diamètre vertical chez le fœtus.

son diamètre vertical sur ses diamètres transverse et antéro-postérieur qui sont très petits : cette disposition, combinée avec le peu de développement du bassin, explique pourquoi la vessie proémine tout entière au dessus du détroit supérieur à cet âge de la vie. Le bas-fond n'existe pas. Le sommet se continue d'une manière insensible avec l'ouraque, qui est à cette époque de la vie beaucoup plus volumineux et dont la vessie paraît n'être qu'un renflement. La capacité de la vessie du fœtus m'a paru proportionnellement plus considérable avant qu'après la naissance. Je dois également signaler comme un fait fort remarquable le développement considérable de la tunique musculeuse de la vessie pendant les derniers mois de la vie intra-utérine.

De la vessie dans la première enfance.

La vessie conserve encore dans la première enfance les caractères qu'elle offre chez le fœtus, et il résulte de ses rapports plus étendus avec les parois abdominales des conséquences importantes pour la pratique de la chirurgie. A mesure que le bassin se développe, et peut-être aussi à mesure que l'urine accumulée dilate la vessie dans ses diamètres transverse et antéro-postérieur, cet organe s'enfonce dans l'excavation pelvienne et présente, à l'époque du développement complet, les caractères que nous lui avons assignés.

L'ouraque est-il creux chez le fœtus ?

L'*ouraque*, que nous avons vu consister chez l'adulte en un petit cordon musculeux qui se perd quelquefois avant d'arriver à l'ombilic, est beaucoup plus développé chez le fœtus. On peut le suivre jusqu'au delà de l'ombilic et même, suivant quelques anatomistes, dans toute la longueur du cordon. L'ouraque est-il creux pendant la vie intra-utérine ? L'analogie et quelques observations recueillies chez l'homme sembleraient le prouver. L'analogie ; car chez les animaux la cavité de l'ouraque peut être suivie jusqu'à une poche qu'on appelle *allantoïde*, située entre les membranes de l'œuf ; en outre, plusieurs auteurs assurent avoir fait pénétrer dans l'ouraque, et à des hauteurs variables, du mercure injecté dans la vessie : ainsi on dit avoir vu le mercure s'élever dans l'ouraque à un demi-pouce, un pouce, un pouce et demi, et même pénétrer dans une longueur plus ou moins considérable du cordon ombilical.

D'une autre part, on a vu des enfants nouveau nés et même quelques adultes rendre les urines par l'ombilic. Mais, dans tous ces cas, il y avait oblitération du canal de l'urèthre. J'ai déjà dit avoir rencontré une concrétion calculeuse dans l'épaisseur de l'ouraque, et je lis dans Haller que Harder avait fait la même observation ; *arenulæ in uracho visæ*. Boyer dit avoir disséqué la vessie d'un homme de vingt-six ans, dont l'ouraque formait un canal d'un pouce et demi de long, et contenait douze pierres urinaires de la grosseur d'un grain de millet. Une d'elles, plus grosse, ressemblait à un grain d'orge. Il s'est assuré que le conduit qui contenait ces calculs n'était pas formé par le prolongement de la membrane interne de la vessie à travers les autres tuniques. D'un autre côté, un bon nombre d'observateurs (et je suis du nombre) affirment avoir rencontré l'ouraque plein chez le fœtus. De nouveaux faits sont donc nécessaires pour établir ce point d'anatomie, bien qu'il soit infiniment probable que l'ouraque de l'homme se comporte comme celui des animaux, avec cette différence que son oblitération serait beaucoup plus prompte.

Concrétions urinaires trouvées chez l'adulte.

Observations contradictoires au sujet de l'ouraque.

Usages.

La vessie est destinée à servir de réservoir à l'urine ; elle est en outre le principal agent de son expulsion. Les urines arrivent incessamment et goutte à goutte dans la vessie : elles ne sauraient refluer dans les uretères à raison du mécanisme que nous avons indiqué. La vessie distendue fait éprouver le sentiment du besoin d'uriner, et l'urine est expulsée par l'action combinée de la vessie et des muscles abdominaux. J'ai dit que la vessie était l'agent principal de cette expulsion, car dans le cas de rétention d'urine par affaiblissement ou par distension excessive de la vessie, la contraction la plus vigoureuse des muscles abdominaux ne peut rien pour cette expulsion.

Elle est le réservoir et l'agent d'expulsion de l'urine.

CAPSULES SURRÉNALE

Les *capsules surrenales* sont des organes à usage inconnu

Situation.

qui avoisinent l'extrémité supérieure des reins, et qui, comme ces derniers, sont situées en dehors du péritoine.

Cette connexion de situation entre les reins et les capsules surrénales a fait supposer une corrélation de fonctions et motive, sans le justifier complètement, le rapprochement de ces deux ordres d'organes (1). La dénomination de *reins succenturiés* (Cassérius) atteste assez les rapports qu'on a cru trouver entre les reins et les capsules.

Les capsules surrénales n'accompagnent pas les reins dans leur déplacement.

Toutefois cette connexion de situation, qui constitue le trait le plus important et le plus caractéristique de leur histoire, n'est pas constante; et dans les cas fréquents où les reins n'occupent plus leur place accoutumée, les capsules surrénales n'accompagnent pas ces organes dans leur déplacement. Ainsi, lorsque les reins sont plus élevés que de coutume, les capsules surrénales se trouvent en dedans de ces organes et répondent à la scissure rénale : lorsqu'ils occupent la région pelvienne, les capsules, qui n'ont pas éprouvé le moindre changement de situation, ne présentent plus aucune connexion avec ces organes.

Nombre.

Nombre. Les capsules surrénales sont au nombre de deux : on dit en avoir vu deux de chaque côté. Sous le rapport du nombre comme sous celui de la situation, ces capsules sont indépendantes des reins. J'ai vu un cas dans lequel il n'existait qu'un seul rein occupant sa place accoutumée ; la capsule surrénale se voyait du côté du rein manquant.

Volume.

Volume. Leur volume est très variable suivant les individus; quelquefois elles sont si petites qu'on les distingue à peine du tissu adipeux du rein ; d'autres fois elles sont très volumineuses. Dans un cas où les deux reins étaient très petits, j'ai trouvé ces organes beaucoup plus considérables que de coutume. On avait avancé que le volume des capsules était plus considérable dans la race nègre que dans la race caucasique. J'ai eu l'occasion d'observer deux nègres, chez lesquels elles ne dépas-

(1) Eustachi, qui les a décrits le premier, les appelait *glandulæ quæ renibus incumbunt.*

saient pas le volume ordinaire. Chez le fœtus, elles sont proportionnellement plus considérables que chez l'adulte. Je les ai trouvées volumineuses chez plusieurs femmes très avancées en âge.

Du reste, le volume des deux capsules surrénales n'est pas identiquement le même; mais la droite n'est pas plus volumineuse que la gauche, comme le veut Eustachi; bien au contraire, la gauche m'a paru généralement plus volumineuse que la droite. Leur poids est d'environ un gros. **Volume comparatif des deux capsules.**

Forme. Je la comparerai avec Boyer à celle d'un casque aplati d'avant en arrière qui embrasse par une facette étroite et concave l'extrémité supérieure du rein; au reste, cette forme est très variable, tantôt allongée dans le sens vertical, à la manière d'un bonnet phrygien, tantôt oblongue transversalement. **Forme.**

Les rapports de la *face antérieure* sont différents à droite et à gauche.

A droite, elle répond au foie, auquel elle adhère par un tissu cellulaire assez dense pour qu'on enlève toujours la capsule en même temps que cet organe. Ce rapport de la capsule avec le foie est bien plus constant et plus intime que celui de la même capsule avec le rein. Une petite empreinte déjà indiquée (voyez *Foie*), creusée sur la face inférieure du foie, et située à droite de la veine-cave ascendante, est destinée à cette capsule. **Rapports : En avant,**

A gauche, la capsule est en rapport immédiat avec le pancréas, et médiat avec la rate et la grosse extrémité de l'estomac.

La face *postérieure* est appliquée sur la partie la plus élevée des piliers du diaphragme, au niveau de la dixième vertère dorsale. Les grands nerfs splanchniques, les ganglions semi-lunaires, répondent en arrière et en dedans de ces capsules, auxquelles ils envoient des rameaux si nombreux, que Duvernoy avait considéré ces capsules comme les ganglions des nerfs rénaux. Le rapport de la capsule surrénale droite avec la veine-cave ascendante, à laquelle elle est attachée, mérite d'être signalé. **En arrière.**

Leur bord convexe, mince, légèrement sinueux, regarde en dedans et en haut. **Bord convexe.**

Bord concave. Leur bord concave, épais, est presque toujours sillonné par une gouttière profonde.

Prolongements fibreux et vasculaires de sa surface. La surface des capsules est environnée d'une couche mince de tissu adipeux, qu'on ne parvient à enlever qu'avec beaucoup de difficulté, en raison des prolongements fibreux et vasculaires très multipliés que la capsule envoie au milieu de ce tissu adipeux. Des sillons vasculaires ou non vasculaires, plus ou moins profonds et plus ou moins étendus, surtout en avant, parcourent la surface de l'organe qui est lisse et jamais bosselée.

Cavité. *Cavité.* Les capsules surrénales contiennent-elles une cavité, comme la dénomination de *capsule* semblerait l'indiquer? La question est encore en litige. Il est certain que chez le plus grand nombre des sujets, si on divise les capsules en divers sens, on voit qu'elles sont formées de deux lames appliquées l'une contre l'autre, et liées comme par une substance glutineuse, une sorte de pseudo-membrane foncée en couleur; que ces lames semblent se réfléchir en dedans d'elles-mêmes, au niveau du bord concave, pour constituer, dans l'intérieur de la capsule elle-même, une saillie qu'on a comparée à une crête de coq.

Couleur. La couleur de la surface externe est jaunâtre, ou plutôt comme marbrée de grosses taches jaunes et brunes. La couleur de la surface interne, ou mieux de la surface accolée, est d'un brun marron ou couleur de bistre, diversement nuancée, tellement que je serais tenté de comparer l'aspect de la surface interne de la capsule surrénale à celui des foyers apoplectiques. Il semble que dans l'un comme dans l'autre cas il y ait eu du sang déposé et absorbé.

Aspect de la surface interne. Cette surface interne est d'ailleurs inégale et comme déchirée : l'action de râcler en détache une espèce de boue jaunâtre ou couleur brun marron. J'ai vu, de plusieurs points de cette surface, naître comme des végétations sphéroïdales, pulpeuses, dont la coupe présentait une couleur jaunâtre marbrée de brun.

La dénomination de *capsules atrabilaires*, qui leur a été donnée par Bartholin, vient sans doute de cette coloration brun foncé de leur surface interne. Cet anatomiste, qui les regardait comme des petites poches ou capsules, pensait qu'elles étaient le réservoir de ce liquide noirâtre, *sanguis niger* (Bartholin), *succus atrabilarius*, *atramentum glandulosum* (Lecat), auquel les anciens donnaient le nom d'atrabile.

Texture.

Texture. Les capsules surrénales sont constituées par deux substances : l'une externe, corticale, jaunâtre, striée, qui forme la presque totalité de l'épaisseur de la capsule ; l'autre interne, centrale, qui se présente sous l'aspect d'une couche molle d'un brun marron foncé, traversée par un grand nombre de vaisseaux. La disposition striée de la couche corticale, qui est si facile à observer chez les grands animaux, s'efface assez souvent chez l'homme, où la capsule semble convertie en une lamelle jaunâtre, mince, repliée sur elle-même. L'aspect lobuleux de sa surface n'est qu'une apparence et tient aux sillons vasculaires qui la parcourent. La disposition granuleuse admise par la plupart des auteurs, qui ont donné aux capsules surrénales le nom de glandes, n'est pas parfaitement démontrée.

Deux substances : une corticale, une centrale.

Membrane fibreuse.

Une *membrane fibreuse*, analogue à la membrane propre du rein, revêt les capsules surrénales.

Artères.

Les *artères capsulaires* sont très nombreuses et très volumineuses, eu égard à la petitesse de l'organe. Elles se divisent en *supérieures*, branches de la phrénique, en *moyennes*, qui viennent directement de l'aorte, et en *inférieures*, qui sont fournies par les rénales.

Veines.

Les *veines* sont très volumineuses, et se rendent immédiatement dans la veine-cave ; c'est pour elles qu'existe surtout le sillon antérieur. On a cru qu'elles s'ouvraient directement dans la cavité de la capsule, vu la facilité avec laquelle les injections d'air ou d'un liquide quelconque poussées par ces vaisseaux distendent la capsule. Il est probable que dans ce cas il y a déchirure. Les veines de la capsule droite, extrêmement courtes, vont directement dans la veine-cave inférieure. Les veines de la capsule gauche vont dans la veine rénale, du même côté.

Vaisseaux lymphatiques.

Les *vaisseaux lymphatiques* sont peu connus.

Nerfs.

Les *nerfs* sont extrêmement multipliés. Ils viennent : 1° directement des ganglions semi-lunaires et du plexus solaire ; 2° des plexus rénaux.

Il n'y a pas de canal excréteur.

On cherche vainement dans les capsules surrénales le *canal excréteur* admis par plusieurs anatomistes, et que les uns conduisaient dans le bassinet, les autres au testicule chez l'homme et à l'ovaire chez la femme.

Développement.

Développement des capsules surrénales.

Les capsules surrénales sont proportionnellement bien plus développées chez le fœtus que chez l'adulte, et leur développement présente cela de remarquable, qu'il est en raison inverse de celui des reins. Elles sont déjà distinctes vers le deuxième mois de la vie intra-utérine, et surpassent alors le rein en poids et en volume. Cette prédominance persiste pendant tout le troisième mois. A quatre mois, les reins et les capsules surrénales sont égaux en volume. A six mois, le volume des capsules n'est plus que moitié de celui des reins. A la naissance, il n'est plus que le tiers.

L'existence d'une cavité dans les capsules surrénales n'est pas mieux démontrée chez le fœtus que chez l'adulte.

Chez les vieillards, les capsules surrénales sont quelquefois très volumineuses : leur couleur est constamment jaunâtre à cet âge de la vie.

Usages.

Les usages des capsules surrénales sont inconnus ; nous ignorons même si nous devons les classer parmi les organes glanduleux. Le grand nombre de vaisseaux qu'elles reçoivent et qu'elles émettent, le grand nombre de nerfs qui s'y distribuent prouvent assez qu'il se passe dans ces organes autre chose que des phénomènes nutritifs. Leur anatomie pathologique, qui est encore à faire, pourra peut-être jeter quelque jour sur ce point obscur de physiologie.

ORGANES DE LA GÉNÉRATION.

L'appareil de la génération présente ce caractère remarquable et en quelque sorte spécial, que les organes qui le constituent sont répartis entre deux individus de la même espèce : c'est la répartition de cet appareil entre deux individus séparés qui constitue essentiellement la différence sexuelle. Caractères essentiels du sexe mâle et du sexe femelle.

Le sexe mâle est surtout caractérisé par la faculté de produire un fluide fécondant, le *sperme*. Le sexe femelle est caractérisé par la propriété de produire des *ovules* ou petits œufs qui ne deviennent aptes à reproduire un individu de la même espèce qu'autant qu'ils ont subi l'influence fécondante du fluide sécrété par le mâle. Le sexe femelle est encore caractérisé dans l'espèce humaine et dans toute la classe des mammifères par la présence ou plutôt par le développement considérable d'une glande qui n'existe qu'à l'état de vestige dans le sexe mâle (la *mamelle*), glande destinée à la nutrition du produit nouveau.

Les organes génitaux occupent l'extrémité inférieure du tronc ; ils sont contigus, d'une part, à l'extrémité terminale du canal digestif ; d'une autre part, aux organes urinaires avec lesquels ils ont les connexions les plus intimes dans l'un et dans l'autre sexe, et plus particulièrement chez l'homme. Leur situation générale.

ORGANES GÉNITAUX DE L'HOMME.

Parties constituantes des organes génitaux de l'homme.

Les *organes génitaux de l'homme* constituent un appareil de sécrétion et d'excrétion, et à ce titre ils présentent à étudier, 1° deux glandes appelées *testicules*, organes sécréteurs du sperme ; 2° des canaux d'excrétion provisoires, *les conduits déférents* ; 3° un réservoir qui reçoit le sperme dans les intervalles plus ou moins prolongés de son expulsion, *vésicules séminales* ; 4° des canaux d'excrétion définitifs, *les canaux éjaculateurs et l'urèthre*. A ce dernier conduit est annexé un appareil d'érection propre à lui donner les conditions nécessaires à la projection du fluide fécondant; cet appareil, joint à l'urèthre, constitue la *verge*. On doit encore considérer comme des dépendances du canal de l'urèthre la *prostate* et les glandes de *Cowper* qui sécrètent un fluide dont l'utilité se rattache aux fonctions génératrices.

DES TESTICULES ET DE LEURS ENVELOPPES.

A. Enveloppes du testicule.

Enveloppes du testicule.

Les enveloppes du testicule, généralement désignées sous le nom de *bourses*, *poches testiculaires*, situées au devant du périnée, au dessous de la verge, dans l'intervalle des cuisses, forment plusieurs couches superposées, qui sont, en procédant du dehors au dedans :

1° Le scrotum ; 2° le dartos ; 3° la tunique érythroïde ; 4° la tunique fibreuse commune ; 5° la tunique vaginale. Une seule enveloppe est commune aux deux testicules, c'est l'enveloppe cutanée ou scrotum ; toutes les autres enveloppes sont propres à chaque testicule.

Il existe une sixième tunique testiculaire nommée tunique albuginée : mais comme elle fait partie intégrante du testicule, nous la décrirons avec l'organe lui-même.

Quant aux vaisseaux et aux nerfs des bourses, ils sont bien distincts des vaisseaux et des nerfs du testicule proprement dit;

Ce sont les *artères* honteuses externes, branches de la fémorale, et l'artère superficielle du périnée, branche de la honteuse interne; 2° les *veines*, très volumineuses, portent le même nom et prennent la même direction; 3° les *vaisseaux lymphatiques*, très nombreux, vont se rendre aux ganglions inguinaux les plus internes et les plus superficiels. La peau du scrotum est peut-être de toutes les régions de la peau celle qui se prête le plus aisément à l'injection du réseau lymphatique superficiel; 4° les *nerfs* principaux sont : les nerfs iléo-scrotal et génito-crural, branches du plexus lombaire, et plusieurs rameaux émanés du nerf honteux interne, branche du plexus sacré.

Vaisseaux et nerfs des bourses.

1° *Scrotum*.

Le *scrotum* (1), enveloppe cutanée des testicules, est une espèce de poche ou de bourse commune aux deux testicules et formée par la peau, qui présente les particularités suivantes :

Caractères propres au scrotum.

1° Une couleur plus brune que celle des autres parties de la peau, au point que chez quelques individus on peut y démontrer une couche de matière colorante comme chez le nègre; 2° une ténuité pareille à celle de la peau de la verge et des paupières, et qui dépend du peu d'épaisseur de son chorion; 3° une capacité beaucoup plus considérable qu'il ne le faut pour loger les testicules; 4° la présence de poils clair-semés et implantés obliquement; 5° le volume des follicules pileux qui font relief à sa surface; 6° son défaut d'adhérence avec les parties subjacentes, défaut d'adhérence qui lui permet de se déplacer avec la plus grande facilité; 7° son extensibilité; 8° enfin les alternatives d'allongement et de constriction que présente cette membrane dans son aspect extérieur : ainsi on voit le scrotum devenir flasque et allongé sous l'influence de la cha-

(1) Du latin *scrotum*, sac ou bourse de cuir. En grec, on appelle la même partie οσχεον, d'où le mot *oschéocèle*, qui sert à désigner toute tumeur développée dans les bourses.

leur, de même que chez les vieillards et chez les individus affaiblis ; tandis qu'au contraire dans la jeunesse, chez les individus vigoureux, et sous l'influence du froid, du spasme vénérien, le scrotum se resserre, se plisse, se crispe en quelque sorte, et s'applique étroitement sur le testicule.

Le scrotum est divisé en deux moitiés latérales par une espèce de ligne ou crête médiane qui porte le nom de *raphé*,

Raphé. du grec ῥάπτω, je couds, parce qu'il semblerait que les deux moitiés de la peau ont été réunies sur cette ligne à l'aide d'une suture. Mais nous verrons à l'article du développement, qu'il n'est nullement démontré que dans les premiers temps de la vie les deux bourses soient séparées par une scissure médiane dont le raphé médian serait le vestige.

Quant à l'étendue considérable de la peau du scrotum, elle a peut-être pour but principal de lui permettre de recouvrir en partie la verge dans l'état d'érection.

2° *Dartos*.

Dartos. Le *dartos* est un tissu filamenteux, rougeâtre, lâche, très extensible, parcouru par un grand nombre de vaisseaux faciles à apercevoir même à travers le scrotum.

Il y a deux dartos, un pour le testicule droit, un pour le testicule gauche ; chaque dartos forme un sac distinct dont l'adossement avec celui du côté opposé constitue la cloison des testicules. La preuve de l'isolement des deux dartos est administrée de la manière la plus positive par l'insufflation. Si on pique le scrotum à droite et si on introduit dans le dartos subjacent un tube dans lequel on insuffle de l'air, le dartos droit deviendra fortement emphysémateux et le dartos gauche ne recevra pas une seule bulle d'air.

Du reste, le dartos se prolonge en avant sous la peau de la verge jusque dans l'épaisseur du prépuce, en arrière sur la ligne médiane jusqu'au sphincter de l'anus. Il se termine brusquement latéralement, où il est remplacé par le tissu adipeux de la cuisse, et en avant de chaque côté de la verge, où il se continue sans interruption avec le tissu adipeux du pubis. Intimement uni à la peau du scrotum par sa face superficielle, le dartos adhère très lâchement aux enveloppes subjacentes sur lesquelles il glisse avec une grande facilité; de là l'énucléation facile du testicule entouré de ses enveloppes profondes, lorsque le scrotum et le dartos ont été divisés (1).

Sa laxité.

Examiné dans sa *texture*, le dartos présente au premier abord de l'analogie avec le tissu cellulaire ; mais il en diffère essentiellement: *A*. par son aspect; nulle part le tissu cellulaire ne présente, comme le dartos, des filaments rougeâtres, noueux, distincts les uns des autres. Leur entrelacement est irrégulier, il est vrai; mais la plupart des filaments sont dirigés dans le sens vertical ; et quand on examine une fibre isolée, on est frappé de son analogie avec la fibre musculaire. *B*. Par ses propriétés vitales : le dartos jouit d'une contractilité très active qui se manifeste, 1° par le resserrement du scrotum et par les mouvements vermiculaires qui s'observent chez les individus exposés à l'action du froid, ou qui sont sous l'influence d'une vive frayeur, de l'orgasme vénérien ; 2° par la corrugation bien plus prononcée qui s'empare du scrotum après une injection irritante dans la tunique vaginale.

Sa texture.

Différences qui existent entre le dartos et le tissu cellulaire.

Ce tissu, qui tient le milieu entre le tissu cellulaire et le tissu musculaire, constitue donc un tissu spécial, auquel on peut donner le nom de *tissu dartoïque*. Longtemps considéré comme exclusivement propre au scrotum, il se rencontre encore dans plusieurs autres parties, telles que le vagin, l'épaisseur du mamelon, et les parois des veines dont il me paraît constituer la membrane externe.

Tissu dartoïque.

Quelques anatomistes ont considéré le dartos comme n'étant autre chose que les débris du *gubernaculum testis ;* mais, d'une part, on trouve le dartos chez le fœtus, avant la descente

Le dartos n'est pas constitué par les débris du gubernaculum testis.

(1) Rien n'égale la facilité de l'isolement du testicule dans l'opération du sarcocèle, lorsque le dartos est intact; rien n'égale la difficulté de cette dissection lorsque le dartos a été le siège d'une inflammation, soit adhésive, soit suppurative.

du testicule ; et d'une autre part, sur un adulte chez lequel le testicule n'avait point encore franchi l'anneau, je me suis assuré que le gubernaculum et le dartos étaient jusqu'à un certain point indépendants l'un de l'autre (1). J'ai reconnu depuis sur plusieurs pièces qu'avant la descente du testicule le dartos présentait deux parties bien distinctes, une partie scrotale et une partie qui plongeait au centre du gubernaculum. Il ne serait pas impossible que le dartos, doué de cette contractilité tonique, vermiculaire, dont j'ai parlé, fût l'agent véritable de la descente du testicule.

On a encore, dans ces derniers temps, considéré le dartos comme faisant suite au *fascia superficialis* ; mais il n'y a pas le moindre rapport entre la couche sous-cutanée fibreuse et adipeuse, couche artificielle pour le plus grand nombre des régions, qu'on a désignée sous le nom de fascia superficiel, et le tissu particulier contractile qui constitue le dartos.

3° *Tunique musculaire ou érythroïde.*

On donne ce nom (du grec ἐρύθρος, rouge) à une membrane rougeâtre formée par l'épanouissement des fibres du crémaster. Très prononcée chez les sujets jeunes et vigoureux, cette tunique est en partie atrophiée chez le vieillard (2).

Le crémaster et la tunique érythroïde sont bien distincts des anses du petit oblique.

Nous avons vu (Voyez *myologie*, muscle petit oblique) que le crémaster était essentiellement constitué par des fibres qui naissent directement de la gouttière que présente l'arcade crurale, en dehors du canal inguinal. Les anses les plus inférieures du petit oblique et du transverse, quand elles existent, en sont complètement distinctes. Le crémaster, et la tunique érythroïde, qui en est l'épanouissement, sont les agents du mouvement

(1) La pièce sur laquelle j'ai vérifié ce fait a été présentée à la Société anatomique par M. Manec.

(2) Le crémaster est extrêmement développé chez le cheval entier ; c'est surtout chez cet animal qu'on peut bien constater la différence qui existe entre le crémaster et les fibres inférieures du petit oblique, dont les anses n'existent pas d'ailleurs chez tous les sujets.

d'ascension brusque du testicule, bien distinct du mouvement vermiculaire qui est le résultat de l'action du dartos. Chez un sujet chez lequel le canal de l'urèthre était très irritable, l'introduction d'une bougie s'accompagnait d'un soulèvement brusque et prolongé des testicules, avec écartement de leurs extrémités inférieures. Ce mouvement était tout à fait étranger au dartos et au scrotum, lequel restait flasque et pendant au devant des cuisses. Ce mouvement de projection en dehors du testicule, qui est commun à tous les sujets, s'explique d'ailleurs très bien par l'insertion du faisceau principal du crémaster, en dehors du canal inguinal.

Mouvement d'ascension du testicule bien distinct du mouvement vermiculaire.

Lorsque le crémaster est arrivé au niveau du testicule, il s'épanouit en une multitude de faisceaux qui s'éparpillent à la surface externe de la tunique fibreuse, à laquelle ils s'insèrent par des fibres tendineuses, très prononcées chez les grands animaux, mais que je n'ai jamais pu découvrir chez l'homme. Dans l'hydrocèle, ces faisceaux musculaires décolorés représentent de petits cordons, qu'on serait tenté de prendre, suivant la judicieuse remarque de sir Astley Cooper, pour des cordons nerveux. On voit que la tunique constituée par le crémaster est loin d'être complète : elle est d'ailleurs soutenue par la tunique fibreuse commune sur laquelle elle est épanouie.

Transformation fibreuse des faisceaux du crémaster.

4° *Tunique fibreuse commune.*

La *tunique fibreuse commune*, quatrième enveloppe du testicule, est bien distincte de la tunique vaginale qui en revêt la surface interne. Cette membrane forme au testicule et au cordon testiculaire une enveloppe commune, à parois minces et transparentes, étroite le long du cordon, renflée inférieurement pour envelopper le testicule, d'où le nom de *gaîne fibreuse commune au cordon et au testicule*, sous lequel elle est généralement connue. Parvenue à l'anneau, cette gaîne semble se diviser en deux lames : l'une presque toujours incomplète, qui s'attache au pourtour de l'anneau ; et l'autre qui semble se prolonger dans l'intérieur du canal inguinal, où il est d'ailleurs très difficile de

La tunique fibreuse commune est bien distincte de la tunique vaginale.

la suivre. Les anatomistes modernes regardent cette tunique fibreuse comme un prolongement du *fascia transversalis* qui serait entraîné par le testicule au moment où celui-ci s'engage dans le cal inguinal. Et cette manière de voir n'est pas sans fondement : la tunique fibreuse commune joue à l'égard de la tunique vaginale, en dehors de laquelle elle est placée, le rôle de ce tissu fibreux sous-séreux que nous rencontrons dans les régions où les membranes séreuses révêtent des parois de cavité.

La tunique fibreuse commune sert en outre de support au crémaster qui y prend des points d'insertion : sa ténuité l'a fait longtemps négliger par les anatomistes ; mais dans le cas de hernie, elle acquiert quelquefois une épaisseur considérable, et son caractère fibreux apparaît dans tout son jour.

5° *Tunique vaginale ou séreuse.*

Tunique vaginale.

La *tunique vaginale* a la forme d'un sac sans ouverture, qui offre deux feuillets : l'un *pariétal*, qui tapisse la tunique fibreuse commune ; l'autre *réfléchi* ou *testiculaire*, qui revêt le testicule, sans que cet organe soit contenu dans l'intérieur de la poche séreuse.

Elle appartient à la classe des fibro-séreuses.

On trouve ici dans l'union intime de la tunique fibreuse et de la tunique vaginale un exemple de membrane fibro-séreuse analogue à la dure-mère et au péricarde. La réflexion de la tunique vaginale se faisant non sur le testicule, mais sur le cordon à une hauteur variable, il en résulte qu'une portion plus ou moins considérable de ce cordon est revêtue par la tunique vaginale.

La tunique vaginale ne se comporte pas de la même manière en dedans et en dehors de l'épididyme.

Disposition de la tunique vaginale au niveau de l'épididyme.

En dehors, elle recouvre entièrement l'épididyme, se réfléchit au dessous de lui en s'adossant à elle-même, et forme un cul de sac qui isole complètement la partie moyenne de ce corps du bord supérieur du testicule : au fond de ce cul de sac se voient quelquefois de petites ouvertures qui conduisent dans des arrière-cavités. La tunique vaginale forme donc une sorte de mésentère à la partie moyenne ou corps de l'épididyme dont les extrémités sont accolées au testicule. *En dedans*, la tunique vaginale, qui s'élève sur le cordon beaucoup plus haut que du côté externe, est séparée de l'épididyme par le canal déférent et par les vaisseaux testiculaires.

Sa surface interne.

Facile à isoler de la tunique fibreuse au moment où elle se réfléchit sur le testicule, la tunique vaginale adhère intimement à l'épididyme et à la tunique albuginée. Sa surface interne, libre et lisse, est le siège d'une exhalation de sérosité, dont l'accumulation anormale constitue la maladie connue sous le nom d'*hydrocèle*. Nous verrons plus tard, à l'occasion du développement du testicule, que la tunique vaginale est formée par un prolongement du péritoine qui ne tarde pas à se séparer complètement du sac séreux dont il est une émanation pour constituer une membrane séreuse distincte ; que dans plusieurs espèces d'animaux, la tunique vaginale communique avec le péritoine à tous les âges de la vie, que cette communication n'existe chez l'homme que dans des cas exceptionnels considérés comme des arrêts de développement.

Sa communication avec la cavité du péritoine.

La tunique vaginale remplit, à l'égard du testicule, les mêmes usages que les membranes séreuses à l'égard de tous les viscères ; elle a de plus pour usage de permettre le glissement facile du testicule qui échappe ainsi aux causes de compression auxquelles il est si exposé. L'observation a démontré que les testicules sont plus sujets aux contusions lorsque la tunique vaginale a subi l'inflammation adhésive.

B. Des testicules.

Les *testicules* (*testes*, *διδυμος*) sont deux organes glanduleux destinés à sécréter le sperme.

Situation.

Situés dans les bourses, sur les parties latérales et au dessous de la verge, ils sont exposés à l'injure des corps extérieurs.

Soutenus par leurs enveloppes et suspendus au cordon des vaisseaux spermatiques comme à un pédicule, ils sont à une distance plus ou moins considérable des anneaux, suivant que le dartos et le crémaster sont dans l'état de relâchement ou dans l'état de contraction.

Les testicules ne sont pas situés à la même hauteur.

Du reste, les testicules ne sont pas situés exactement à la même hauteur : celui du côté gauche descend un peu plus bas que celui du côté droit. Cette disposition, qui n'a échappé ni aux peintres ni aux sculpteurs, a-t-elle pour effet de prévenir le froissement des testicules, en leur permettant, quand ils sont serrés dans le rapprochement brusque des cuisses, de glisser l'un au dessus de l'autre, et de s'éluder ainsi réciproquement?

Situation des testicules chez le fœtus.

La situation des testicules n'est pas la même à toutes les époques de la vie. Chez le fœtus, le testicule est renfermé dans la cavité abdominale. Or, il arrive quelquefois que cette situation, qui dans l'état régulier n'est que temporaire, devient permanente ou beaucoup plus prolongée qu'elle ne doit l'être.

Nombre.

Nombre. Les testicules présentent quelques variétés de nombre; mais la plupart ne sont qu'apparentes. C'est ainsi, par exemple, que presque tous les individus *monorchides* (μονος seul, ὀρχίς, testicule) ont dans l'abdomen le testicule qui manque dans les bourses. Cependant j'ai eu occasion de disséquer deux individus qui n'avaient qu'un seul testicule. Une vésicule séminale atrophiée se voyait du côté du testicule manquant; le canal déférent naissait de cette vésicule et se perdait chez l'un sur le côté de la vessie; chez l'autre individu, le canal déférent venait s'attacher au fond des bourses. Je n'ai pas pu examiner les vaisseaux spermatiques.

Il existe quelques exceptions à cet égard.

Les exemples de testicule triple, quadruple ou quintuple, ne sont pas bien avérés (1). Une tumeur épiploïque, une tumeur graisseuse, un kyste, peuvent en imposer.

(1) J'ai été consulté pour un enfant qui m'a paru présenter du même côté deux testicules dont chacun était aussi volumineux que le testicule unique du côté opposé. Mais on ne peut prononcer avec certitude en pareille matière, qu'autant qu'on s'est assuré, par la dissection, de la véritable nature des pré-

Volume. Il est variable suivant les individus et surtout suivant les âges. A l'époque de la puberté, le testicule, qui jusque là était dans un état d'atrophie relativement au reste de l'individu, présente un accroissement notable dans son volume. Cette atrophie, qui est normale avant la puberté, peut, chez certains individus, survenir à un âge plus avancé. Chez un sujet de vingt ans environ, remarquable par le développement de la verge et par celui du larynx, j'ai trouvé les deux testicules atrophiés; ils pesaient bien moins d'un gros; l'épididyme, bien qu'il fût un peu atrophié, était plus volumineux que le corps même du testicule. Volume.

Les deux testicules ne sont pas parfaitement égaux en volume : le gauche est ordinairement plus volumineux que le droit. Cependant la différence est assez peu marquée et assez peu constante, pour que quelques anatomistes aient cru au contraire reconnaître une prédominance légère pour le testicule droit. Les deux testicules ne sont pas égaux en volume.

Voici, du reste, les dimensions du testicule résultant d'une moyenne prise entre les plus volumineux et les plus petits : 1° en longueur, deux pouces; 2° en hauteur, un pouce; 3° en épaisseur, huit lignes. Dimensions des testicules.

Poids. Le poids du testicule est, suivant Meckel, de quatre drachmes, et suivant A. Cooper d'une once. Poids.

Consistance. Il importe extrêmement, surtout sous le rapport pratique, d'apprécier la consistance normale du testicule; le degré de cette consistance est déterminé moins par la substance propre du testicule que par la tension de son enveloppe. Consistance.

Et, sous ce rapport, la consistance du testicule a beaucoup d'analogie avec celle de l'œil. Chez les vieillards, les conduits séminifères étant vides, le testicule devient mollasse et comme atrophié. Il serait bien moins consistant encore sans la séro- La consistance du testicule dépend de son enveloppe fibreuse.

tendus testicules surnuméraires. Toutefois, le genre de douleur que fait éprouver la pression du corps qu'on est porté à prendre pour tel peut, même pendant la vie du sujet, fournir des indices assez satisfaisants.

sité qui infiltre le tissu cellulaire séreux intermédiaire à ces conduits.

Figure.

Figure, direction et rapports. La forme du testicule est celle d'un ovoïde aplati sur les côtés. Cette configuration, jointe au poli et à la lubrifaction de sa surface, lui permet d'échapper facilement aux causes de compression. Le grand diamètre ou l'axe du testicule est obliquement *dirigé* de haut en bas et d'avant en arrière; ses *faces latérales* et son *bord inférieur* sont convexes, libres, lisses, et incessamment lubrifiées par la sérosité de la tunique vaginale. Le *bord supérieur* est droit; il est dirigé en arrière et embrassé par l'épididyme, qui le surmonte à la manière du cimier d'un casque; il n'est recouvert par la tunique vaginale que dans une petite portion de son étendue : c'est par la partie interne de ce bord, et en arrière de la tête de l'épididyme, que pénètrent les vaisseaux testiculaires. L'*extrémité antérieure* de l'ovoïde regarde en haut; *l'extrémité postérieure* regarde en bas.

Direction.

Rapports.

Couleur.

La couleur blanche de la surface du testicule est due à son enveloppe fibreuse, qui, à raison de sa blancheur, a reçu le nom de *tunique albuginée*.

Structure du testicule.

Tunique propre ou albuginée.

Une membrane fibreuse, un tissu propre, des vaisseaux et des nerfs, telles sont les parties constituantes du testicule.

La *membrane fibreuse, tunique propre, tunique albuginée*, blanche et nacrée, épaisse, très résistante, inextensible, est analogue à la membrane sclérotique de l'œil, et, comme elle, forme l'enveloppe la plus extérieure ou la coque du testicule, d'où les noms de *périteste, pérididyme*, sous lesquels elle a été désignée.

Adhérence intime entre la tunique albuginée et le feuillet séreux.

La tunique vaginale revêt la surface externe de la tunique albuginée, excepté cependant au niveau de l'épididyme où une étendue assez considérable de tunique fibreuse est dépourvue de feuillet séreux. L'adhérence des feuillets séreux et fibreux l'un à l'autre est intime.

La tunique albuginée contient dans son épaisseur, mais

beaucoup plus près de la surface interne que de l'externe, un grand nombre de vaisseaux flexueux que laisse apercevoir, sans dissection préalable, la demi-transparence de la couche fibreuse qui les revêt. Ces vaisseaux proéminent à la surface interne de la tunique albuginée, en sorte qu'on les croirait au premier coup d'œil simplement accolés à cette membrane, et non pas creusés ou contenus dans son épaisseur (1).

Vaisseaux contenus dans l'épaisseur de la tunique albuginée.

La surface interne de la tunique albuginée est en rapport immédiat avec le tissu propre du testicule, auquel elle est unie : 1° par un très grand nombre de filaments vasculaires, qui le traversent dans tous les sens et qui le divisent en petites masses ou lobules ; 2° par la pénétration du tissu propre lui-même dans des espèces de culs de sac obliques creusés dans l'épaisseur de la tunique albuginée, et dont plusieurs ont une ligne et demie, deux lignes de profondeur. Lorsqu'on écarte avec précaution la tunique albuginée, on voit les filaments de substance propre sortir de ces petites loges ou cellules qui s'observent principalement au voisinage du bord supérieur du testicule. La résistance des filaments vasculaires qui traversent le testicule a fait admettre qu'ils étaient tous enveloppés par une gaîne fibreuse provenant de l'albuginée. Mais ces gaînes ne m'ont pas paru exister.

Moyens d'union de la substance testiculaire et de la tunique albuginée.

Au niveau du bord supérieur du testicule, la membrane albuginée présente un épaississement très remarquable, connu sous le nom de corps *d'Highmor*. Pour se faire une juste idée de ce corps, il faut 1° soumettre le testicule à une coupe verticale perpendiculaire à son grand diamètre : on voit alors au niveau de son bord supérieur un noyau ou épaississement fibreux de forme triangulaire traversé par des vaisseaux sanguins, mais

Corps d'Highmor.

(1) La présence de vaisseaux nombreux dans l'épaisseur de la tunique albuginée a porté A. Cooper à distinguer dans cette tunique deux lames : l'une externe qu'il compare à la dure-mère ; l'autre interne qu'il compare à la pie-mère. Je ne saurais admettre cette analogie. Les vaisseaux contenus dans l'épaisseur de la tunique albuginée représentent bien mieux les sinus de la dure-mère que le réseau vasculaire de la pie-mère.

dans lequel on n'aperçoit pas de canaux au premier abord, en sorte qu'on serait tenté de nier sa disposition canaliculée avec Winslow, qui l'appelle *noyau du testicule;* ou bien de regarder avec Swammerdam les canaux qui traversent ce corps comme étant exclusivement destinés à des artères et à des veines (1).

Disposition des filaments testiculaires dans le corps d'Highmor.

2° Si, après avoir divisé la tunique albuginée sur le bord convexe du testicule, on sépare avec soin cette tunique de la substance propre de l'organe, en la renversant du bord convexe vers le bord épididymaire, on verra qu'au voisinage du bord supérieur ou épididymaire, les filaments qui constituent la substance du testicule s'engagent dans les vacuoles nombreuses dont la tunique albuginée est creusée dans cette région, se dirigent vers l'épaississement du bord supérieur, le traversent séparément d'arrière en avant; qu'ils se réunissent ensuite les uns aux autres en nombre plus ou moins considérable, et percent la tunique albuginée au niveau de la tête de l'épididyme.

L'épaississement canaliculé ou corps d'Highmor n'occupe d'ailleurs que la moitié antérieure du bord supérieur du testicule. A cet épaississement aboutissent tous les vaisseaux sanguins testiculaires, qui le traversent et se divisent en deux

Disposition des vaisseaux.

ordres : 1° les uns se placent dans l'épaisseur de la tunique albuginée, pour constituer les sinus de cette tunique, et fournissent une multitude de vaisseaux qui s'en détachent successivement pour pénétrer dans la substance du testicule. Parmi ces vaisseaux, je dois signaler une artère flexueuse qui se dirige d'avant en arrière le long du bord supérieur du testicule. 2° Les autres vaisseaux traversent directement le corps d'Highmor et se portent du bord supérieur vers le bord inférieur du testicule.

(1) Riolan avait décrit un épaississement fibreux dépendant de la tunique propre du testicule. La description d'Highmor est extrêmement confuse; il décrit un corps *obscurè aut omninò non cavum*, qui paraît traverser la tunique albuginée et porter le sperme à l'épididyme : il a fait en outre représenter des vaisseaux parallèles qui s'abouchent dans ce conduit, et qu'il a considérés comme étant une artère et une veine.

En résumé, le corps d'Highmor est un épaississement de la tunique albuginée, occupant la moitié antérieure du bord supérieur du testicule, et qui est traversé par des filaments de la substance propre du testicule et par un grand nombre de vaisseaux sanguins. Chaussier lui a donné le nom de ***sinus des vaisseaux séminifères***, sans doute parce qu'il pensait que le corps d'Highmor formait une cavité commune à tous les conduits séminifères.

Ce que c'est que le corps d'Highmor.

Tissu propre. La substance propre du testicule diffère essentiellement de celle des autres organes glanduleux qui se présentent tous sous l'aspect de grains glanduleux juxtaposés. Ici on dirait au premier abord qu'il est constitué par une pulpe molle, jaunâtre, sillonnée par une multitude de petites colonnes tendues, résistantes, qui la divisent en petites masses ou ***lobules*** très nombreux. Ces petites colonnes ne sont autre chose que des vaisseaux détachés de la tunique albuginée.

Tissu propre du testicule.

Division en lobules.

Chaque lobule représente une pyramide, dont le sommet regarde le bord supérieur du testicule, et la base le bord inférieur. Chaque lobule, examiné à l'œil nu ou à la loupe, représente exactement un épididyme, dont le plus grand diamètre serait vertical. Quant au nombre des lobules, il est de quinze à vingt. J'ignore s'il varie suivant les individus.

Forme des lobules.

Les lobules sont en effet constitués par une agglomération ou pelotonnement de filaments extrêmement déliés, repliés un très grand nombre de fois sur eux-mêmes, de manière à simuler des granulations glanduleuses, lesquelles avaient en effet été admises par quelques anatomistes. Ces filaments sont les *conduits séminifères* que Haller et Monro ont injectés par le canal déférent, et qu'après plusieurs essais infructueux je suis parvenu à injecter moi-même un grand nombre de fois, à l'aide d'un tube à injection lymphatique chargé de mercure. Pour que l'expérience réussisse, il faut fixer solidement le canal déférent au tube à injection en laissant le testicule suspendu, et attendre vingt-quatre, quarante-huit heures.

Structure des lobules.

Conduits séminifères.

Cette expérience ne réussit pas toujours. Il m'a paru que la présence d'une certaine quantité de sperme dans les conduits séminifères était un obstacle au succès de l'injection. Chez un grand nombre de sujets, le mercure ne file pas au delà de l'épididyme. Lorsque l'injection a bien réussi, on voit manifestement l'indépendance parfaite des lobules testiculaires qu'on peut isoler les uns des autres dans toute leur hauteur, de telle façon qu'ils ne tiennent plus au testicule que par le corps d'Highmor. L'indépendance de ces lobules est encore démontrée par ce fait, que l'injection les pénètre très inégalement, si bien qu'à côté d'un lobule parfaitement injecté se voient un lobule qui ne l'est que très incomplètement et un autre lobule qui ne l'est pas du tout.

Indépendance des lobules séminifères les uns des autres.

On a dit que chaque lobule était formé par un conduit ou deux, et le nombre de ces conduits a été porté à 300. On a dit que chaque conduit avait 16 pieds de long et 1/200 de pouce de calibre. Il y aurait, d'après le calcul de Monro, 5,000 pieds de conduits séminifères dans un aussi petit espace que celui qu'occupe le testicule.

L'apparence noueuse des conduits séminifères disparait par la traction.

Si, avec les mors d'une pince médiocrement serrée, on saisit la substance du testicule dans un point, et si on l'attire avec lenteur, on voit se détacher un nombre plus ou moins considérable de filaments d'apparence noueuse, dont les uns se rompent presque aussitôt, tandis que les autres peuvent acquérir la longueur d'un pied, d'un pied et demi à deux pieds avant de se rompre. Cet allongement est surtout facile dans les testicules dont le tissu est très humide. Du reste, on voit disparaître les nodosités par la distension, et ces conduits se présentent alors sous l'aspect de filaments rectilignes et presque transparents.

Mode d'adhérence du tissu propre du testicule avec la tunique albuginée.

Le tissu propre du testicule n'adhère à la tunique albuginée que par des vaisseaux sanguins, excepté au voisinage du bord supérieur du testicule. En cet endroit les filaments s'engagent dans les cellules ou vacuoles que j'ai déjà signalées dans l'épaisseur de la tunique albuginée ; ils se dirigent tous vers le corps d'Highmor, le traversent d'arrière en avant, et forment dans son épaisseur ce que Haller a désigné sous le nom de *rete vasculosum testis*, parce qu'il supposait que là ces vaisseaux séminifères communiquaient tous les uns avec les autres.

Rete vasculosum testis de Haller.

Enfin, ces filaments se réunissent en un nombre indéterminé de conduits qu'on estime de dix à vingt, lesquels traversent la tunique albuginée au niveau de la tête de l'épididyme.

Vaisseaux.

Vaisseaux et nerfs. L'artère testiculaire, branche principale de la spermatique, se divise, avant de pénétrer dans le testicule, en plusieurs rameaux qui s'introduisent dans la tunique albuginée, le long du bord supérieur de l'organe, et se comportent ainsi que je l'ai indiqué à l'occasion du corps d'Highmor.

Artères.

Les *veines*, très multipliées, offrent une disposition analogue et vont former les veines spermatiques.

Veines.

Les *vaisseaux lymphatiques*, divisés en superficiels et en profonds, sont extrêmement multipliés. Nous ne connaissons que les superficiels qui s'injectent si bien en piquant au hasard la tunique vaginale testiculaire; quant aux vaisseaux lymphatiques profonds qui, sans doute, naissent de la surface interne des conduits séminifères, et sont les organes d'absorption du liquide spermatique, ils sont tout à fait inconnus. Les troncs de ces vaisseaux lymphatiques, superficiels et profonds, réunis en faisceaux, marchent tous le long du cordon des vaisseaux spermatiques, parcourent avec lui le trajet inguinal et vont se rendre aux ganglions lymphatiques lombaires. Il est bien remarquable que pas un seul de ces vaisseaux ne se rende aux ganglions lymphatiques de l'aine que nous avons vus être l'aboutissant de tous les vaisseaux lymphatiques des enveloppes des testicules (1).

Vaisseaux lymphatiques.

(1) Les conséquences pratiques de cette disposition anatomique sont l'engorgement des ganglions lymphatiques lombaires, et jamais celui des ganglions

Nerfs.

Les *nerfs* proviennent à la fois du système ganglionnaire et du système céphalo-rachidien. Je ne sache pas qu'on ait suivi ces nerfs dans l'intérieur du testicule et déterminé le mode de leur distribution.

Tissu cellulaire séreux.

Le *tissu cellulaire séreux*, qui unit entre eux les vaisseaux séminifères, est tellement délié qu'on ne peut le démontrer qu'à l'aide d'un jour très favorable.

Epididyme.

L'*épididyme*, qui peut être considéré comme le commencement du conduit excréteur du sperme, est cette espèce d'appendice vermiculaire couchée à la manière d'un cimier de casque le long du bord supérieur du testicule. Son nom lui vient de sa position (ἐπι, sur, διδυμος, testicule).

Sa situation précise.

Sa *situation* est telle qu'il n'occupe pas précisément le bord supérieur du testicule, mais qu'il empiète un peu sur la face externe de cet organe; de sorte que quand, après avoir ouvert la tunique vaginale, on examine le côté interne du testicule, on n'aperçoit nullement l'épididyme.

Sa division En tête, Corps, Et queue.

Intimement uni au testicule par son extrémité antérieure ou grosse extrémité qui porte le nom de *tête* (*globus major*), parce qu'elle offre un renflement très marqué, il en est détaché à sa partie moyenne nommée *corps* de l'épididyme; il y adhère de nouveau par son extrémité postérieure ou petite extrémité, ou *queue* (*globus minor*), qui, après s'être prolongée jusqu'à l'extrémité postérieure du testicule, se relève en se réfléchissant sur elle-même, pour donner naissance au canal déférent.

Disposition de la tunique vaginale sur l'épididyme.

Aplati de haut en bas, recourbé sur lui-même pour s'adapter à la convexité du testicule, concave inférieurement, légèrement flexueux, l'épididyme est recouvert par la tunique vaginale en haut et en dehors seulement, au niveau de sa tête et de sa queue; mais au niveau de son corps, cette membrane le re-

lymphatiques inguinaux dans les maladies du testicule, et réciproquement l'engorgement des ganglions lymphatiques inguinaux, et jamais celui des ganglions lombaires dans les maladies des enveloppes des testicules.

vêt dans toute sa surface, en lui formant une espèce de mésentère. (*Voy.* Tunique vaginale.)

Structure de l'épididyme.

Dépouillé de la tunique vaginale qui le revêt et qui lui donne un aspect lisse, l'épididyme se présente sous l'aspect d'un cordon tellement entortillé ou plutôt tellement replié sur lui même, qu'il semblerait impossible au premier abord d'en débrouiller l'intrication. Ce cordon est canaliculé. Une injection poussée par le canal déférent avec du mercure ou un liquide coloré, le pénètre dans toute sa longueur et met en relief ses innombrables circonvolutions. Il n'est pas rare de rencontrer le canal de l'épididyme dilaté par le sperme, et dans ce cas on peut s'assurer, par la simple inspection aussi bien qu'en l'injectant, que ce canal présente une certaine capacité, et que ses parois sont minces et demi-transparentes. La disposition canaliculée se voit à l'œil nu sur le cheval.

L'épididyme n'est autre chose qu'un canal replié un grand nombre de fois sur lui-même.

L'épididyme n'est uni d'une manière intime au corps du testicule que par sa *tête;* ses autres moyens d'union avec cet organe consistent exclusivement dans un tissu cellulaire assez dense et dans un repli de la tunique vaginale.

L'adhérence de la tête de l'épididyme au testicule se fait au moyen de plusieurs conduits, dont le nombre, qui paraît n'être pas bien déterminé, s'élève de dix à trente. Ils forment plusieurs groupes qui émergent du corps d'Highmor, et se pelotonnent immédiatement après leur sortie, pour constituer la *tête* ou *globus major* de l'épididyme. Ces vaisseaux, appelés *vaisseaux efférents du testicule*, *cônes vasculeux du testicule*, sont parfaitement distincts à leur sortie du corps d'Highmor; mais, après un court trajet dans l'épaisseur de la tête, ils se réunissent en un seul conduit, qui, par ses nombreux contours, constitue le corps vermiforme qu'on appelle épididyme.

L'adhérence de l'épididyme au corps du testicule se fait à l'aide de plusieurs conduits.

Vaisseaux efférents du testicule.

Il est possible, par une dissection patiente et minutieuse, de déployer le conduit de l'épididyme dont les replis, en huit de chiffre, sont, non point entortillés d'une manière inextricable,

Déploiement de l'épididyme.

mais juxtaposés et unis par un tissu cellulaire très dense. Monro, qui a compté jusqu'au nombre de ses inflexions, évalue sa longueur à près de 32 pieds. Le tissu cellulaire fibreux sous-séreux qui entoure l'épididyme et qui pénètre danc l'interstice de ses plis, a été considéré comme une membrane fibreuse propre par quelques auteurs.

Artères. Veines. Vaisseaux lymphatiques. Nerfs.

Des *artères* pénètrent l'épididyme ; c'est l'artère épididymaire, branche de la spermatique. Des *veines* et des *vaisseaux lymphatiques* nombreux en émanent. Quant aux *nerfs* qui s'y distribuent, ils proviennent des nerfs testiculaires et servent de satellites à une petite artériole provenant de l'hypogastrique et désignée par A. Cooper sous le nom d'*artère déférentielle.*

Canal déférent surnuméraire.

Il n'est pas rare de voir partir de l'épididyme un cordon dur de même structure que le canal déférent, *vasculum aberrans* (Haller).

Les conduits surnuméraires de cette espèce, que Haller a injectés avec le mercure, se perdaient, après un trajet de quelques pouces, dans le tissu cellulaire du cordon.

Du canal déférent.

Longueur.

Le *canal déférent*, conduit excréteur du testicule, s'étend depuis l'épididyme jusqu'au conduit éjaculateur, qui peut en être considéré comme la continuation.

Limites.

Les limites du côté de l'épididyme ne sont déterminées que par le point où l'extrémité caudale de cette appendice se détache du testicule.

Voici quel est le trajet très compliqué du canal déférent :

Portion testiculaire du canal déférent.

1° Dans une première portion, *portion testiculaire*, il se porte d'arrière en avant et de bas en haut le long du bord supérieur du testicule, presque parallèlement à l'épididyme dont il longe le côté interne, n'en étant séparé que par les artères et veines spermatiques. Dans cette première portion de son trajet, le canal déférent représente assez bien une natte de cheveux ; il offre encore, comme l'épididyme, un grand nombre de replis.

2° Dans sa deuxième portion, *portion funiculaire* ou *ascen-*

dante, le conduit déférent fait partie du cordon testiculaire, et se porte directement de bas en haut vers l'anneau inguinal. Là, il est en rapport avec les artères et veines spermatiques qui sont placées au devant de lui, et dont il est parfaitement distinct, étant entouré d'un tissu filamenteux qui lui forme une gaîne indépendante. Replié sur lui-même à sa partie inférieure dans l'espace d'un pouce à un pouce et demi, il est rectiligne dans le reste de son étendue.

Portion funiculaire ou ascendante.

3° Dans la troisième portion ou *portion inguinale*, il franchit le canal inguinal pour pénétrer dans l'abdomen. De même que ce canal, il est oblique de bas en haut, de dedans en dehors et d'avant en arrière, et sa longueur est d'un pouce et demi à deux pouces et demi. Les bords inférieurs des muscles petit oblique et transverse semblent se courber au dessus de lui; il coupe perpendiculairement l'artère épigastrique, un peu au dessus du coude que forme cette artère, lorsque d'horizontale elle devient verticale : dans cette portion de son trajet, de même que dans la précédente, le canal déférent fait partie du *cordon spermatique* dont il convient de donner ici une idée succincte :

Portion inguinale du canal déférent.

Le cordon *des vaisseaux spermatiques*, nommé aussi *cordon testiculaire*, est constitué: 1° par le canal déférent (portion ascendante et inguinale); 2° par les vaisseaux spermatiques, artères, veines, vaisseaux lymphatiques ; 3° par le plexus nerveux spermatique; 4° par une branche nerveuse provenant du nerf génito-crural : un tissu cellulaire lâche unit entre elles toutes ces parties. Une gaîne fibreuse qui lui est commune avec le testicule, une couche musculeuse située à la surface externe de cette gaîne, telles sont les parties constituantes de ce cordon dont l'étude est si importante en anatomie chirurgicale. Il importe de remarquer que le cordon spermatique cesse immédiatement au dessus du trajet inguinal, que ses éléments se dissocient, le canal déférent se portant en bas dans le petit bassin, et les vaisseaux spermatiques se dirigeant en haut vers la région lombaire.

Cordon testiculaire.

4° *Quatrième portion* ou *portion pelvienne*. Parvenu dans

Portion vésicale.

l'abdomen, le canal déférent abandonne les vaisseaux et nerfs spermatiques, se plonge verticalement dans le bassin, longe d'abord les côtés, puis la face postérieure de la vessie, contre laquelle il est maintenu par le péritoine qu'il soulève, croise très obliquement le cordon fibreux formé par l'artère ombilicale, se porte en dedans et en bas, et gagne le bas-fond de la vessie. Arrivé au niveau de l'insertion vésicale de l'uretère, il se porte horizontalement de dehors en dedans et un peu d'arrière en avant, entre la vessie et le rectum, comme la vésicule séminale en dedans de laquelle il est placé, et se rapproche de plus en plus de son congénère avec lequel il semble se réunir; mais il y a simple accolement. Parvenu au niveau de l'extrémité antérieure de la vésicule séminale, il se réunit à angle aigu avec le conduit excréteur de cette vésicule, et de leur réunion résulte le *canal éjaculateur*.

Son trajet derrière la vessie.

Son trajet au bas fond de la vessie.

Dilatation du canal déférent au voisinage des vésicules séminales.

Dans sa portion pelvienne, deux pouces environ au dessus des vésicules séminales, le canal déférent se dilate beaucoup en même temps que ses parois s'amincissent. Cette dilatation, qui persiste encore en dedans des vésicules, s'accompagne quelquefois de bosselures qui donnent à cette partie du canal un aspect flexueux. Chaque bosselure est formée par une ampoule qui s'ouvre dans la cavité du conduit.

Forme et structure propres au canal déférent.

Le canal déférent constitue donc en cet endroit une sorte de réservoir provisoire dont l'aspect intérieur et la structure sont en effet les mêmes que ceux des vésicules séminales.

Structure. Voici quelles sont, sous le rapport de sa structure, les principales dispositions du canal déférent : il offre 1° une dureté qui ne se rencontre dans aucun autre canal excréteur, et qui permet de le reconnaître par le toucher au milieu des autres parties constituantes du cordon, et dans l'état sain, et dans l'état morbide, où il peut acquérir un volume assez considérable ; 2° une forme très régulièrement cylindrique ; 3° une finesse de calibre telle que le conduit a une capillarité presque parfaite, permettant à peine au stylet de Méjan de pénétrer dans son intérieur ; 4° une épaisseur de parois qui est considérable et qui contraste avec l'étroitesse du calibre.

Sa structure est évidemment musculaire chez les grands animaux.

Plusieurs anatomistes ont admis dans la structure du conduit déférent des fibres musculaires circulaires et longitudinales. Leuwenhoeck avait constaté l'existence de fibres longitudinales superposées aux fibres circulaires. Les seules fibres qu'il m'ait été possible de constater chez l'homme, en m'aidant de la loupe, sont circulaires. Elles offrent dans leur aspect, dans leur cohérence, beaucoup d'analogie avec la fibre musculaire; mais ce n'est que dans les grands animaux, chez le cheval par exemple, qu'on peut leur reconnaître ce caractère d'une manière incontestable, et qu'on peut constater l'existence d'une couche longitudinale très mince qui est superficielle, et d'une couche circulaire extrêmement épaisse, à fibres très serrées.

Surface interne du canal déférent.

La surface interne du canal déférent est blanche, rugueuse et aréolaire ; ces rugosités sont dues à de petits faisceaux fibreux très blancs, dont les uns sont dirigés suivant la longueur du canal, et dont les autres, circulaires, sont tantôt régulièrement, tantôt irrégulièrement disposés.

La muqueuse qui tapisse le canal déférent est si ténue, qu'il est impossible de la démontrer.

DES VÉSICULES SÉMINALES.

Les *vésicules séminales* sont deux poches membraneuses destinées à servir de réservoir au sperme.

Situation.

Elles sont *situées* entre le rectum et la vessie, immédiatement en arrière de la prostate à laquelle elles sont intimement unies, en dehors des canaux déférents qu'elles longent. Il résulte de leur *direction*, oblique en dedans et en avant comme celle des canaux déférents, que très rapprochées à leur partie antérieure, où elles ne sont séparées l'une de l'autre que par la seule épaisseur de ces canaux déférents, elles sont très écartées en arrière, et forment les côtés d'un triangle isocèle dans l'espace ou l'aire duquel la vessie est en rapport immédiat avec le

Direction.

Aspect bosselé de leur surface.

rectum. Aplaties, oblongues, évasées à leur extrémité postérieure qui déborde quelquefois le bas-fond de la vessie, et qui la déborde toujours lorsque la vessie est fortement contractée sur elle-même : effilées à leur extrémité antérieure qui est embrassée par la prostate, les vésicules séminales présentent à leur surface un aspect bosselé. Leur *volume* est beaucoup plus considérable chez l'adulte que chez l'enfant et chez le vieillard. Ce volume est d'ailleurs en partie subordonné à la vacuité ou à la plénitude des vésicules. Il n'est pas rare de voir la vésicule séminale droite plus ou moins volumineuse que la vésicule séminale gauche. L'une de ces vésicules était atrophiée chez un sujet auquel on avait fait l'extirpation du testicule correspondant; elle était à l'état de vestige chez un sujet qui n'avait qu'un testicule dans les bourses.

Leur capacité.

Longueur.

Leur *longueur* est de deux pouces à deux pouces et demi, leur largeur de six lignes, leur épaisseur de deux ou trois.

Rapports.

Leurs *rapports* avec la vessie et le rectum ne sont pas immédiats. Elles sont entourées d'un tissu filamenteux à fibres transversales, qui les isole et qui m'a paru analogue au tissu du dartos chez les sujets vigoureux; chez d'autres, ce tissu filamenteux était remplacé par une aponévrose.

Coupes de la vésicule séminale.

Soumises à des coupes variées, les vésicules séminales présentent l'aspect d'une agglomération de cellules communiquant toutes entre elles, et remplies d'un suc brun jaunâtre, épais, visqueux, d'un aspect bien différent de celui du sperme éjaculé pendant la vie.

Les bosselures de la surface extérieure des vésicules, l'aspect celluleux et cloisonné de leur surface intérieure, sont le résultat du pelotonnement extrêmement compliqué d'une sorte d'intestin ou de sac étroit, oblong, dans lequel je n'ai jamais trouvé d'appendices, de ramifications, ou diverticules; la longueur de cet intestin ou sac déployé varie de six à huit pouces; ses circonvolutions, appliquées les unes contre les autres et adhérentes entre elles au moyen d'un tissu fibreux, peuvent toujours être déployées avec ou sans le secours de la macération.

Longueur des vésicules séminales déplissées.

J'ai vu une vésicule déplissée qui avait un pied de longueur ; chez d'autres sujets, la vésicule séminale du même côté était constituée par deux poches distinctes, dont l'une était extrêmement petite.

Aspect réticulé de la surface interne.

Du reste, la surface interne de la vésicule offre le même aspect rugueux et réticulé que le canal déférent.

Structure.

La *structure* des parois de la vésicule séminale est absolument la même que celle du canal déférent, sauf l'épaisseur moindre de la membrane externe, qui est bien évidemment musculeuse chez les grands animaux, et qui paraît l'être chez l'homme. On cherche vainement dans l'épaisseur de ces parois les glandes admises par Winslow (1).

Conduit excréteur de la vésicule séminale.

Conduit excréteur de la vésicule séminale. De l'extrémité antérieure ou col de la vésicule, que nous avons dit être reçu dans l'épaisseur de la prostate, naît un conduit extrêmement délié, *conduit excréteur de la vésicule séminale*, qui se réunit presque immédiatement au canal déférent dont les parois sont devenues minces et très dilatables. De cette réunion, qui se fait à angle très aigu, résulte le *conduit éjaculateur*, lequel traverse la prostate de bas en haut et d'arrière en avant, parallèlement à celui du côté opposé qu'il côtoie, sans communiquer avec lui. Ces deux conduits accolés, à parois excessivement minces, mais assez larges et très dilatables, viennent s'ouvrir isolément l'un à droite, l'autre à gauche, sur l'extrémité

Conduit éjaculateur.

Son orifice.

Direction.

(1) On comprend à peine que J. Hunter ait pu admettre et soutenir avec son immense talent (*OEuvres complètes*, 14e livraison) que les vésicules séminales étaient des glandes et non des réservoirs du sperme. Voici les conclusions de son mémoire : « Les poches appelées *vésicules séminales* ne sont point des réservoirs « de la semence, mais bien des glandes qui sécrètent un mucus particulier, et « le bulbe de l'urèthre est à proprement parler le réservoir dans lequel la se- « mence s'accumule préalablement à l'éjaculation. » Il ajoute : « Bien qu'il me « semble prouvé que les vésicules ne renferment point la semence, je n'ai pu « déterminer leur fonction propre. Toutefois, on peut en définitive admettre « que ces parties servent, conjointement avec plusieurs autres, aux fonctions « génératrices. »

renflée du *veru montanum*. Dans un cas, j'ai vu les deux canaux éjaculateurs se réunir en un seul conduit à quelques lignes de leur origine au moment où ils pénétraient dans la prostate.

Variété anatomique.

J'ai fait représenter (1) la verge d'un individu, chez lequel les deux canaux éjaculateurs réunis, au lieu de s'ouvrir de la manière accoutumée, gagnaient, après avoir contourné la prostate, la face dorsale de la verge, se réunissaient sur cette face dorsale au niveau de la réunion des deux racines de la verge, constituaient un canal unique qui parcourait toute la longueur de la région dorsale et médiane de la verge, protégé qu'il était par une espèce de canal fibreux, et s'ouvrait à la base de la face dorsale du gland. Il y avait donc chez cet individu deux canaux de l'urèthre : un supérieur, plus petit, destiné à l'excrétion du sperme, et un inférieur plus considérable destiné à l'excrétion des urines.

Développement des testicules.

Importance de l'étude du développement du testicule.

Le développement du testicule est un des points les plus intéressants de son histoire. Indépendamment des changements de forme et de volume qu'il subit dans son évolution, il éprouve un changement de position, une migration en vertu de laquelle il est transporté de la cavité abdominale, où il était d'abord situé, dans le scrotum, où on le trouve à la naissance. C'est cette migration qui va d'abord m'occuper.

Situation du testicule chez le fœtus.

Haller (2) est le premier qui ait parlé de la situation primitive du testicule dans l'abdomen, de la formation de la tunique vaginale lors de la descente du testicule dans le scrotum, et des conséquences de ces faits anatomiques relativement à l'explication de la hernie congéniale.

William Hunter (3) a complété en quelque sorte la décou-

(1) *Anat. pathol.*, avec planches, xxxixe livraison.

(2) Alberti Halleri *Opuscula patholog.* Lausanne, 1755, in-8°, p. 53.

(3) *Medical commentaries* et John Hunter, Œuvres complètes.

verte de Haller par des recherches du plus haut intérêt, auxquelles les travaux des modernes ne me paraissent avoir presque rien ajouté. Voici les faits.

Développemen du testicule.

Chez le fœtus, jusqu'à une époque voisine de la naissance, époque variable dont on peut fixer la moyenne au milieu du huitième mois, les testicules sont situés dans la cavité du péritoine, qui se comporte à l'égard des testicules de la même manière qu'à l'égard des autres organes contenus dans l'abdomen; c'est à dire qu'il les recouvre sans les contenir dans sa propre cavité. A l'époque de deux mois et demi à trois mois de la vie intra-utérine, les testicules occupent la région lombaire, au dessous des reins qu'ils touchent, au devant du psoas; à six mois ils occupent la fosse iliaque et représentent assez bien la disposition des ovaires chez la femme (1). Voici d'ailleurs la position exacte des testicules : l'une de leurs extrémités, celle qui répond à la tête de l'épididyme, est dirigée en haut; l'autre extrémité, celle qui répond à la queue de l'épididyme, est dirigée en bas. De cette extrémité inférieure partent avec le canal déférent les vaisseaux testiculaires; au dessous du testicule est un corps au moins aussi volumineux que le testicule et l'épididyme réunis, ayant la forme d'un cône, ou mieux d'un ovoïde, dont la grosse extrémité est dirigée en haut et la petite extrémité dirigée en bas où elle appuie sur le trajet inguinal dans lequel elle semble s'engager.

Les testicules occupent la région lombaire.

Leur position exacte.

Ce corps ovoïde, que nous continuerons à appeler avec Hunter *gubernaculum testis*, est véritablement l'organe préposé à la descente du testicule : on peut y reconnaître, à l'aide d'une

Du gubernaculum testis.

(1) Chez un fœtus mâle de sept mois, chez lequel les testicules étaient situés dans les régions iliaques, et dont je ne connaissais pas encore le sexe, je crus au premier abord que les testicules étaient les ovaires, et les canaux déférents les trompes utérines. L'absence de l'utérus, la disposition des canaux déférents qui plongeaient dans l'excavation, et la forme des testicules me firent à l'instant même revenir de cette méprise de premier aperçu; je ferai remarquer que chez le fœtus, les canaux déférents sont pourvus d'un repli du péritoine qui simule un ligament large et va se perdre sur la face postérieure de la vessie.

dissection attentive, les couches suivantes : première couche superficielle, le péritoine ; deuxième couche, un tissu filamenteux qu'il est facile de reconnaître pour le dartos. Cette couche est la seule qui s'engage dans le canal inguinal pour se perdre en s'épanouissant dans le scrotum. Troisième couche, un faisceau, plusieurs faisceaux de fibres musculaires qui vont se fixer en bas à la face postérieure de l'arcade fémorale au voisinage du pilier externe, et qu'il m'a été facile de reconnaître par le crémaster. Ces faisceaux musculeux sont supportés par une lame fibreuse, plus profonde, qu'on peut considérer comme une couche particulière et une dépendance du fascia transversalis.

De ses parties constituantes.

Changements qui s'opèrent dans le gubernaculum lors de la descente du testicule.

Lorsque le testicule descend, et cette descente s'opère comme si elle était le résultat de la traction exercée sur le testicule par le crémaster contracté, le péritoine qui recouvre la partie supérieure du corps ovoïde, ou ***gubernaculum testis***, s'enfonce, par une véritable invagination, dans la partie du péritoine qui recouvre la partie inférieure de ce gubernaculum, de manière à former un canal infundibuliforme qui reçoit le testicule : c'est ce canal infundibuliforme qui constituera plus tard la tunique vaginale. Par suite de ce renversement, en vertu duquel la portion du péritoine qui recouvre la partie supérieure du gubernaculum va constituer le fond de la cavité vaginale, le dartos et le crémaster qui occupaient le centre de ce corps ovoïde ou gubernaculum deviennent superficiels, et le péritoine, qui occupait la surface, devient la couche la plus profonde.

Le renversement du corps ovoïde ou gubernaculum n'est complet que lorsque le testicule est parvenu dans le scrotum.

Il suit de là que, conformément à l'opinion émise depuis longtemps par M. Breschet, aucune membrane ne doit exister dans le scrotum avant la descente du testicule, et c'est en effet ce que m'a démontré l'observation.

Sur un vieillard, chez lequel le testicule était situé derrière l'anneau inguinal complètement oblitéré, il n'y avait rien dans le scrotum, à l'exception d'une couche mince de tissu dartoïque.

Une autre conséquence, c'est que le véritable *gubernaculum testis* de Hunter, c'est le crémaster; et, en effet, chez le vieillard dont je viens de parler, de l'épididyme partait un cordon enveloppé par un repli du péritoine; ce cordon était formé par le crémaster très développé. Le crémaster, voilà donc le véritable gubernaculum testis.

Le crémaster constitue un muscle propre.

Le crémaster, si bien nommé *musculus testis*, n'est donc pas formé par les fibres inférieures du muscle oblique interne et transverse; il constitue un muscle particulier, indépendant des muscles abdominaux. La disposition a anses, indiquée comme le résultat de la traction exercée sur les bords inférieurs du muscle petit oblique et transverse lors de la descente des testicules, ne s'applique donc pas au muscle crémaster proprement dit, dont l'existence est antérieure à la descente du testicule et indépendante de cette descente, au lieu d'être postérieure et dépendante.

Les enveloppes du testicule sont le résultat de l'épanouissement du gubernaculum.

Ainsi, les enveloppes du testicule, moins le scrotum, sont le résultat de l'épanouissement de toutes les couches qui constituaient le corps ovoïde préposé à la descente du testicule, couches qui sont disposées dans un ordre inverse. Ainsi la couche centrale, qui est formée par le dartos, devient la couche la plus externe des enveloppes testiculaires. Ce dartos, qui existait en partie seulement dans le scrotum avant la descente du testicule, n'est bien complet qu'après la descente et l'épanouissement du gubernaculum testis; la deuxième couche, c'est le crémaster; la troisième couche, c'est la gaîne fibreuse, prolonge-

(1) W. Hunter avait entrevu cette disposition; voici les propres paroles de Hunter sur le crémaster et sur le gubernaculum. relativement au muscle crémaster, il dit: « Chez le fœtus humain, tant que le testicule est retenu dans « l'abdomen, le crémaster est si mince que je ne puis le suivre d'une manière « qui me satisfasse, et déterminer s'il monte vers le testicule ou s'il descend » vers le scrotum. Cependant on peut admettre par analogie qu'il se porte en « haut vers le testicule. »

Relativement au gubernaculum, voici les paroles de Hunter: « Cette union « (l'union du testicule au scrotum) a lieu par l'intermédiaire d'une substance

ment du fascia transversalis, que nous avons vue soutenir le crémaster ; la quatrième couche, la tunique péritonéale devenue tunique vaginale.

La tunique vaginale se sépare complètement du péritoine.

Cette tunique vaginale, qui a tant de rapport avec un sac herniaire, communique d'abord largement avec la cavité du péritoine ; mais cette communication, qui existe toute la vie chez un grand nombre d'animaux et chez le chien en particulier, ne tarde pas à être interrompue. Un travail d'adhésion s'établit dans la portion du péritoine qui répond au trajet inguinal, et bientôt la tunique vaginale se sépare complètement du péritoine. Cette séparation (1) paraît s'effectuer bien peu de temps après la sortie du testicule, car elle est en général complète au moment de la naissance. Cette séparation ne consiste pas dans une occlusion circulaire, mais elle a lieu dans toute la longueur du trajet inguinal, et même au dessous jusqu'au voisinage du testicule ; au reste, cette occlusion n'a certainement pas lieu dans une aussi grande étendue qu'il le semblerait

« qui se rend de l'extrémité inférieure du testicule au scrotum, et que j'appel-
« lerai désormais le *ligament du testicule* ou *gubernaculum testis*, parce qu'elle
« unit le testicule au scrotum et qu'elle semble diriger son trajet à travers les
« anneaux des muscles abdominaux. Ce ligament est de forme pyramidale ; sa
« tête volumineuse, en forme de bulbe, est située en haut et fixée à l'extrémité
« inférieure du testicule et de l'épididyme ; son extrémité inférieure se perd
« dans le tissu cellulaire du scrotum......... Il est difficile de dire quelle est
« la structure ou la composition de ce ligament : il est certainement vasculaire
« et fibreux, et les fibres suivent la direction du ligament lui-même qui est re-
« couvert par les fibres du crémaster ou *musculus testis*, placé immédiatement
« derrière le péritoine ; cette circonstance n'est pas facile à constater chez
« l'homme ; mais elle est très évidente chez les autres animaux, et surtout chez
« ceux dont les testicules restent dans l'abdomen après l'entier développement
« de l'animal. »

(1) Cette séparation est particulière à l'homme, sans doute à cause de sa destination à l'attitude bipède ; on dit cependant qu'on l'a rencontrée chez l'orang-outang d'Afrique, et non chez l'orang indien, et on explique cette différence entre deux animaux aussi voisins l'un de l'autre par la force plus grande du membre inférieur chez le premier de ces singes.

d'abord, car il me paraît évident que le testicule s'éloigne de l'anneau après cette séparation qui ne laisse aucune trace chez le plus grand nombre des sujets (1).

Permanence de la communication entre le péritoine et la tunique vaginale.

Dans certains cas, le travail d'oblitération ne s'effectue pas; alors, la communication entre la tunique vaginale et le péritoine persiste toute la vie. L'hydrocèle congéniale, la hernie inguinale, dite congéniale, sont la conséquence de cette communication anormale. Quelquefois, suivant la remarque de Hunter, ce travail d'oblitération ne se fait pas complètement; il est en quelque sorte interrompu à la partie moyenne du canal inguinal, et n'a lieu qu'aux deux extrémités de ce canal; alors il y a une hydrocèle enkystée du cordon qui ne communique ni avec la tunique vaginale, ni avec le péritoine.

Les testicules peuvent rester dans l'abdomen.

Chez un petit nombre d'individus, la migration des testicules ne s'effectue pas du tout ou ne s'effectue qu'incomplètement : alors les testicules restent dans leur situation primitive, dans l'abdomen; ou bien on les trouve dans la fosse iliaque interne, ou bien derrière l'anneau, ou bien enfin le testicule est engagé à moitié, aux deux tiers, en totalité dans l'anneau qu'il ne franchit jamais ou qu'il franchit plus tard à l'occasion d'un effort. La descente tardive du testicule est toujours accompagnée d'une hernie.

Le testicule est relativement très volumineux chez le fœtus.

Pour ce qui a trait au développement des testicules considérés en eux-mêmes, ce n'est qu'à deux mois et demi trois mois de la vie intra-utérine que les testicules sont bien distincts des parties qui les environnent dans la cavité abdominale. Il est à remarquer que ces organes sont proportionnellement très volumineux dès le premier moment de leur apparition, comme si la distinction des sexes devait se prononcer d'une manière tranchée dès les premiers temps de la formation. Meckel dit que chez un embryon de deux mois et demi, qui n'a que deux pouces de

(1) Scarpa dit qu'on trouve toujours, même chez l'adulte, un cordon particulier celluleux qu'il considère comme un débris du canal de communication. Il assure même qu'on parvient toujours par la macération à reproduire ce canal.

long, le testicule a deux lignes de long sur une ligne d'épaisseur. Une remarque non moins intéressante, c'est que leur accroissement se fait d'une manière extrêmement lente, jusqu'à la fin de la vie intra-utérine. A quatre mois, époque où l'embryon a quatre pouces de long, la longueur des testicules est de deux lignes et demie, sans augmentation d'épaisseur ; à cinq mois, ils ont la même longueur, mais ont une ligne et demie d'épaisseur ; à six mois, ils ont la même épaisseur, et quatre lignes de longueur ; du sixième au neuvième mois, l'accroissement est à peine sensible.

Lenteur de l'accroissement pendant la vie intra-utérine.

Sous le rapport de la forme, le testicule est proportionnellement moins développé que l'épididyme dans les premiers mois de la vie intra-utérine ; il paraît aussi plus aplati.

Le développement des testicules est proportionnellement bien plus lent encore après la naissance que pendant les derniers mois de la vie intra-utérine ; c'est à peine si on observe une légère augmentation de volume depuis la naissance jusqu'à l'époque de la puberté. A cette époque, ces organes, inertes jusque là, acquièrent en quelques mois un développement considérable, celui qu'ils doivent conserver pendant toute la vie : ce développement des testicules coïncide avec celui de la verge et du reste de l'appareil génital, avec l'accroissement de tout le corps et surtout avec le développement du larynx.

Rapidité du développement à l'époque de la puberté.

Le volume réel des testicules n'augmente pas sensiblement après la puberté bien confirmée ; il se maintient jusque dans la vieillesse, époque à laquelle ces organes s'atrophient d'une manière notable.

VERGE.

La *verge* ou *penis*, organe de la copulation chez l'homme, est située au devant de la symphyse du pubis. Molle, pendante au devant des bourses dans l'état de non-érection ; beaucoup plus volumineuse, dure, et relevée du côté de l'abdomen, dans l'état d'érection.

Direction.

Sa *forme* est cylindroïde dans l'état de non-érection ; elle

Forme.

représente, au contraire, un prisme triangulaire à bords mousses dans l'état d'érection. Deux des bords du prisme sont latéraux, et formés par le relief du corps caverneux ; l'autre bord est antérieur, toujours dans l'état d'érection complète, et correspond au canal de l'urèthre.

Son extrémité postérieure est comme attachée au pubis, son extrémité antérieure, formée par un renflement conoïde qu'on appelle *gland*, présente l'orifice du canal de l'urèthre.

Structure.

Parties constituantes de la verge.

La verge est essentiellement constituée, 1° par le corps caverneux ; 2 par le canal de l'urèthre dont l'extrémité renflée a reçu le nom de gland. Des muscles propres lui sont annexés ; elle reçoit des vaisseaux et des nerfs volumineux. Elle est recouverte par une enveloppe cutanée qui va d'abord fixer notre attention.

Peau de la verge et prépuce.

Ténuité de la peau de la verge.

La *peau* de la verge est remarquable, 1° par sa finesse, qui est moindre cependant que celle des bourses et des paupières. Sa ténuité contraste avec l'épaisseur de la peau matelassée de graisse et couverte de poils qui revêt la symphyse ; 2° par sa couleur, qui est généralement plus brune que dans les autres parties du corps ; 3° par l'absence de bulbes pileux appréciables à l'œil nu ; 4° par son extrême mobilité, qui lui permet de glisser sur le corps caverneux, de servir au développement des tumeurs des bourses, de se plisser sur elle-même, de manière à se concentrer sur la verge réduite au volume le plus petit. Cette grande mobilité de la peau est due à la laxité du tissu cellulaire sous-cutané de la verge, tissu cellulaire qui fait suite au dartos, et qui me paraît être de la même nature : comme lui, il ne contient jamais de graisse, et s'infiltre très facilement de sérosité.

Sa mobilité.

Qualité du tissu cellulaire sous-cutané.

Du prépuce. Au niveau du gland, la peau de la verge se replie sur elle-même pour former une gaîne non adhérente à ce renflement conoïde, sur lequel elle s'avance et qu'elle déborde

Le prépuce est formé par la peau réfléchie d'avant en arrière.

ou par lequel elle est débordée, suivant que le gland est dans l'état de flaccidité ou dans l'état d'érection ; c'est à ce repli tégumentaire qu'on a donné le nom de *prépuce*. Voici de quelle manière on peut concevoir sa formation. La peau de la verge, parvenue derrière la couronne du gland, devient libre, par sa face profonde, enveloppe le gland comme dans une gaîne, sans contracter avec lui aucune adhérence; après avoir débordé plus ou moins le gland, suivant les sujets, cette peau se réfléchit en dedans d'elle-même pour constituer l'orifice libre du prépuce : dans cette réflexion la peau change de caractère et devient une membrane muqueuse qui se porte d'avant en arrière jusqu'au delà de la base du gland, en s'adossant à la lame cutanée à laquelle elle adhère, sans contracter elle-même aucune adhérence avec la surface du gland. Parvenue derrière la couronne du gland, au niveau de l'espèce de rétrécissement ou collet situé autour de cette couronne, la membrane muqueuse, ou peau réfléchie, se réfléchit encore sur elle-même, mais cette fois d'arrière en avant, pour se continuer sur le gland, lui former une enveloppe propre très adhérente, qui va, sur le pourtour de l'orifice uréthral, se continuer avec la muqueuse du canal de l'urèthre.

Etroitesse de l'orifice du prépuce.

Quelquefois l'orifice libre de cette espèce d'étui moitié cutané, moitié muqueux que forme le prépuce, est assez étroit pour s'opposer à ce qu'il soit facilement ramené en arrière, surtout pendant l'érection. C'est cette disposition qui constitue le phymosis (1). La circoncision, opération qui consiste à enlever un lambeau annulaire du prépuce, était, comme on le sait, en usage chez le peuple juif, et a été consacrée comme opération chirurgicale.

Longueur variable.

La longueur du prépuce est variable chez les divers individus : chez quelques uns, le prépuce, extrêmement court, ne recouvre que la moitié, le tiers postérieur du gland.

(1) Par suite de la conformation vicieuse qui consiste dans l'étroitesse de l'orifice du prépuce, il arrive souvent que celui-ci ne peut plus revenir sur le gland, après avoir été refoulé en arrière au delà de sa base. Cette impossibilité de ramener le prépuce en avant et l'espèce d'étranglement qui en résulte constituent l'affection désignée sous le nom de paraphymosis.

Frein du prépuce.

On appelle *frein* ou *filet* un petit repli muqueux, triangulaire, analogue au frein ou filet de la langue formé par la muqueuse, qui du prépuce se réfléchit sur le sillon inférieur du gland, au dessous de l'orifice uréthral. Quelquefois le filet prolongé jusqu'à cet orifice rend l'érection douloureuse, et nécessite une légère opération nommée section du frein ou filet.

Tissu cellulaire du prépuce.

Le tissu cellulaire, intermédiaire à la lame cutanée et à la lame muqueuse du prépuce, participe au caractère dartoïque du tissu cellulaire sous-cutané de la verge ; sa laxité, qui est extrême, permet au prépuce de se dédoubler lorsqu'on découvre le gland en portant fortement la peau en arrière, d'où résulte ce qu'on appelle vulgairement le décalottement du gland; ce dédoublement a également lieu d'une manière plus ou moins complète pendant l'érection et pendant la copulation chez les individus dont l'orifice du prépuce n'est pas trop étroit.

Les usages du prépuce sont évidemment de protéger le gland et de lui conserver l'exquise sensibilité dont il est doué.

Du corps caverneux.

Le *corps caverneux*, ainsi nommé à cause de sa structure spongieuse, forme la plus grande partie et comme le corps, la partie fondamentale de la verge ; il s'étend du périnée à la base du gland que nous verrons lui être complètement étranger ; il commence en arrière par une extrémité bifurquée qui constitue les *racines* de ce corps. Chaque racine naît immédiatement en dedans de la partie la plus élevée de la tubérosité ischiatique par une extrémité très grêle, se renfle d'une manière progressive à mesure qu'elle se porte en avant et en dedans le long de la lèvre interne des branches ascendantes de l'ischion et descendante du pubis, auxquelles elle est intimement adhérente. Arrivées au niveau de la symphyse du pubis, les deux racines se réunissent au dessus du canal de l'urèthre pour former le corps caverneux. L'espace triangulaire intercepté par les deux racines du corps caverneux est occupé en bas par le canal de l'urèthre.

Des racines du corps caverneux. Leur origine. Leur réunion.

Le corps caverneux résulte donc de l'adossement de deux

Il n'existe qu'un corps caverneux. racines conoïdes distinctes : aussi les anciens admettaient-ils deux corps caverneux, distinction qui est contredite par l'existence des communications que ces deux portions d'un même organe ont entre elles.

Sa forme est cylindroïde. Le corps caverneux est cylindroïde et présente : 1° supérieurement, un sillon longitudinal qui loge les vaisseaux et nerfs dorsaux de la verge, et que j'ai vu dans un cas particulier recevoir un canal résultant de la réunion des deux conduits éjaculateurs ; 2° inférieurement, une gouttière large et assez profonde, dans laquelle est reçu le canal de l'urèthre. Ses sillons.

Son extrémité antérieure. L'extrémité antérieure arrondie et obtuse est embrassée par la base du gland, avec lequel le corps caverneux ne paraît avoir aucune communication vasculaire. L'indépendance du gland et du corps caverneux devient manifeste par une coupe longitudinale faite à la verge depuis le gland jusqu'aux racines du corps caverneux.

Structure du corps caverneux. *Structure*. Le corps caverneux est constitué, 1° par un cylindre fibreux extrêmement résistant ; 2° par un tissu spongieux ou érectile qui le remplit.

Epaisseur du cylindre fibreux. 1° *Cylindre fibreux*. La membrane d'enveloppe est de nature fibreuse ; elle est remarquable, 1° par son épaisseur qui est d'une à deux lignes ; 2° par sa résistance à la traction, résistance qui est telle que le corps caverneux peut soutenir sans se rompre tout le poids du corps, ainsi qu'on peut le voir en soulevant un cadavre par la verge ; 3° par sa résistance à la distension, lorsque cette distension ne dépasse pas une certaine mesure ; 4° par son *extensibilité* et par son *élasticité* se manifestant, la première dans le phénomène de l'érection, et la seconde dans le relâchement qui la suit. La question de savoir si cette extensibilité et cette élasticité tiennent à l'arrangement, à la disposition aréolaire des fibres ou bien à la nature intrinsèque du tissu du corps caverneux, n'est pas parfaitement résolue ; cependant l'étude plus approfondie de ce tissu me fait pencher, contradictoirement à mes premières idées, pour la seconde manière de voir, et rapprocher le tissu fibreux du corps caverneux

Résistance, extensibilité et élasticité du cylindre fibreux.

du tissu jaune élastique, tel qu'on le voit dans le ligament jaune des vertèbres, le ligament cervical postérieur des animaux. Je ferai remarquer toutefois que la couleur jaune est beaucoup moins prononcée dans ce tissu que dans celui des ligaments auxquels je l'assimile.

Cloison du corps caverneux.

Cloison du corps caverneux. La cavité de ce corps est divisée en deux moitiés latérales par une cloison incomplète, que constituent des colonnes fibreuses très fortes, verticalement dirigées, beaucoup plus épaisses et plus multipliées en arrière qu'en avant. Cette cloison médiane, émanation du corps caverneux, n'établit point de séparation complète entre les deux moitiés du corps caverneux : elle paraît avoir pour objet d'apporter des limites à une distension trop grande de ce corps dans l'érection.

Tissu spongieux ou érectile.

2° *Tissu spongieux ou érectile.* Un tissu aréolaire, dont les mailles contiennent du sang en quantité plus ou moins considérable, remplit le cylindre fibreux du corps caverneux. Ce tissu, qui est l'agent principal de l'érection, est un lacis veineux soutenu par les prolongements qui se détachent de la surface interne de la membrane fibreuse.

Injection du corps caverneux.

Si on pousse de l'air ou un liquide quelconque dans une des racines du corps caverneux, on verra la verge acquérir le volume qu'elle offre dans l'érection, et les matières injectées passeront sans effort dans les veines : on peut donc établir d'après les résultats de cette expérience, 1° que toutes les cellules du corps caverneux communiquent entre elles ; 2° qu'elles communiquent librement avec les veines. Si, après avoir laissé se solidifier une injection de suif poussée dans le corps caverneux, on prive ce corps du suif qu'il contient en le plongeant dans de l'essence de térébenthine tiède, on verra que le corps caverneux présente une disposition spongieuse analogue à celle de la rate. On peut suivre dans les plexus veineux qui occupent la racine de la verge tous les degrés de la transformation des veines en tissu spongieux. Ce sont d'abord des veines qui communiquent entre elles latéralement, et comme par des espèces de

Communication du tissu spongieux avec les veines.

La disposition spongieuse du corps caverneux est analogue à celle de la rate.

perforations; puis les communications deviennent de plus en plus multipliées; et enfin dans le corps caverneux toute trace de vaisseaux distincts s'efface, et on ne voit qu'un amas de cellules qui semblent le résultat de communications ou anastomoses veineuses. La structure du tissu spongieux du corps caverneux est donc essentiellement veineuse.

La structure du tissu spongieux du corps caverneux est veineuse.

Voici quel est l'aspect de la disposition intérieure du corps caverneux, quand on l'examine sur une coupe faite perpendiculairement à la longueur de ce corps, après lui avoir fait subir préalablement le mode de préparation que nous avons indiqué : 1° cellules qui représentent assez bien l'aspect de la coupe d'un corps de vertèbres ; 2° lames circonscrivant les cellules et paraissant émaner principalement de la paroi inférieure du corps caverneux, laquelle présente une convexité qui correspond à la gouttière du canal de l'urèthre. Ces lames se portent en rayonnant comme d'un centre à toute la surface intérieure du cylindre que représente le corps caverneux.

Aspect d'une coupe du corps caverneux.

Veines.

Vaisseaux. Les *veines* du corps caverneux sont les *veines caverneuses* proprement dites : les veines dorsales de la verge sont étrangères au corps caverneux. Les veines caverneuses passent au dessous de la symphyse, et sont reçues dans des espèces de canaux à parois fibreuses qui les transmettent dans l'intérieur du bassin. Ces veines sont pourvues d'un grand nombre de valvules qui s'opposent à ce que les injections des troncs passent dans les branches.

Artères.

Les *artères* proviennent de la honteuse interne ; elles pénètrent dans l'épaisseur du corps caverneux. L'injection de ces artères n'amène la distension du corps caverneux que lorsque la matière injectée a passé des artères dans les veines (1).

Vaisseaux lymphatiques.

Les *vaisseaux lymphatiques* de ce corps sont peu connus.

(1) M. Muller a décrit et fait représenter, dans de bonnes figures consignées dans une dissertation allemande, la terminaison des artères du corps caverneux, terminaison qui aurait lieu, suivant lui, en demi-spirale ou en hélice : aussi donne-t-il à ces artères le nom de *arteriæ helicianæ*. Toujours d'après ces mêmes figures, les artères se termineraient en cul de sac, en sorte qu'il n'existerait pas

Du canal de l'urèthre.

Situation.

Le *canal de l'urèthre* est le conduit excréteur de l'urine. Il sert en outre à l'excrétion du sperme chez l'homme. Le canal de l'urèthre différant essentiellement chez l'homme et chez la femme, je renverrai la description du canal de l'urèthre de la femme à l'article de ses organes génitaux.

Le canal de l'urèthre de l'homme s'étend du col de la vessie au gland, qui n'est autre chose que l'extrémité renflée de ce canal.

Direction.

La *direction* du canal de l'urèthre a été l'objet d'une étude toute particulière. Né du col de la vessie, ce conduit se dirige en avant et en bas. Parvenu sous la symphyse du pubis, il décrit une courbe légère à concavité supérieure, embrasse la symphyse, remonte un peu au devant d'elle, et se place ensuite dans la gouttière que présente inférieurement le corps caverneux. A partir de ce point, sa direction est déterminée par celle de la verge, et il décrit avec elle une seconde courbure à concavité inférieure, beaucoup plus prononcée que la précédente, courbure qui n'existe que dans l'état de relâchement de la verge, et qui s'efface dans l'allongement de cet organe, soit par l'érection, soit par une traction directe.

Double courbure de l'urèthre hors le temps de l'érection.

Il suit de là que, hors le temps de l'érection, le canal de l'urèthre décrit une courbe en S iliaque (1), c'est à dire deux courbures distinctes, tandis que, dans l'état d'allongement, il n'en décrit qu'une seule qui est permanente.

Le canal de l'urèthre n'est pas rectiligne.

Bien que la courbure à concavité supérieure que décrit le canal de l'urèthre au dessous de la symphyse (*courbure sous-symphysaire*) ne soit pas assez inflexible pour s'opposer à la pénétration d'un instrument rectiligne dans la vessie, on aurait

la moindre communication entre ces artères et les cellules du corps caverneux. Dans l'une de ces figures sont représentés des filets nerveux qui pénètrent dans le corps caverneux en même temps que l'artère caverneuse et qui s'y perdent.

(1) C'est cette direction du canal qui avait suggéré à J. L. Petit l'idée des sondes d'argent en S pour laisser à demeure dans la vessie.

Le cathétérisme rectiligne ne suppose pas l'absence de courbure.

tort d'en conclure que le canal est lui-même rectiligne. Il faut se rappeler que les conduits organiques membraneux jouissent d'une souplesse, d'une dilatabilité qui leur permet de prendre la direction des instruments qu'on y fait pénétrer; mais de l'effacement, de la disparition artificielle des courbures à leur non-existence, il y a extrêmement loin. Disons, en outre, que la courbure du canal de l'urèthre est démontrée, 1° par ce fait qu'il est de toute impossibilité qu'une ligne droite s'étende du col de la vessie au point de réunion du corps caverneux avec l'urèthre, en passant à plusieurs lignes au dessous du bord inférieur de la symphyse; 2° par la courbure que conservent les bougies placées à demeure dans le canal de l'urèthre; 3° par la courbure que présente le moule obtenu par l'injection dans la vessie et dans le canal de l'urèthre d'une substance susceptible de s'y solidifier; 4° par une section faite au canal de l'urèthre en place suivant sa longueur. Il importe de remarquer que non seulement il existe une courbure dans la portion du canal de l'urèthre qui répond à la symphyse, mais que cette courbure est fixe, permanente, et n'est nullement modifiée par les tractions qu'on exerce sur la verge. Cette courbure est maintenue et par les ligaments pubio-prostatiques, et par l'aponévrose périnéale moyenne (ligament de Carcassonne) que nous verrons former une espèce de collier fixe, inextensible, autour de la partie inférieure de la portion membraneuse du canal de l'urèthre, à sa jonction avec le bulbe.

Preuves de la direction curviligne.

Dimensions en longueur.

Dimensions, 1° *suivant la longueur*. La longueur du canal de l'urèthre est de huit à neuf pouces ; elle est même quelquefois au dessous de huit. Les proportions extrêmes auxquelles est arrivé Wathely, d'après des mesures prises sur quarante-huit sujets, sont neuf pouces six lignes et sept pouces six lignes (1). La divergence qui existe à cet égard entre les divers auteurs tient d'une part aux variétés individuelles de longueur de la verge, et d'une autre part à la manière dont ils

(1) An improved method of the treating stricture in the uretra, 1816.

ont procédé pour cette appréciation, la verge étant plus ou moins allongée, et le canal de l'urèthre séparé ou non séparé des corps caverneux. Lorsque le canal de l'urèthre est mesuré en place, le pénis ayant de petites dimensions, il n'a pas plus de cinq à six pouces de longueur, ainsi que l'a dit M. Malgaigne.

Dimensions suivant le diamètre.

2° *Dimensions suivant le diamètre.* Elles sont difficiles à apprécier : le canal de l'urèthre a quatre lignes de diamètre, d'après Home, excepté à son orifice où on trouve une ligne de moins. Il est surtout impossible d'apprécier les dimensions du canal à l'extérieur, à cause de l'épaisseur des parois, et surtout à cause de leur épaisseur inégale. L'extrême dilatabilité de ce canal lui permet, d'ailleurs, de recevoir, même sans dilatation préalable, des instruments d'un calibre très considérable, ainsi qu'on le pratique dans l'opération de la lithotritie.

Des trois portions du canal de l'urèthre.

On divise le canal de l'urèthre en trois portions aussi distinctes par leur structure que par leurs rapports : ce sont la *portion prostatique*, la *portion membraneuse* et la *portion spongieuse*. Sous le point de vue topographique, on le divise encore en *portion périnéale* et en *portion pénienne* ; la portion périnéale, mieux nommée *pelvi-périnéale*, pourrait être subdivisée en *portion pelvienne*, limitée en bas par l'aponévrose périnéale ou ligament de Carcassonne, en *portion périnéale proprement dite*, limitée par le lieu de jonction des deux racines du corps caverneux.

1° *Portion prostatique.*

Cette partie de l'urèthre, qui fait suite, en quelque sorte, à la vessie et constitue l'origine de ce canal, a reçu le nom de *portion prostatique*, parce qu'elle se trouve comme creusée dans l'épaisseur d'un corps glanduleux nommé *prostate*, dont la description doit être placée ici à raison des connexions intimes de ce corps avec le canal de l'urèthre.

De la prostate.

La *prostate* (*προστατης, défenseur, πρὸ devant, στάω je pose*) (*ganglion glandiforme*, Chaussier), corps glanduleux blanchâtre, est *située* au devant du col de la vessie qu'elle embrasse, derrière la symphyse du pubis, au devant du rectum.

Situation.

Figure.

Elle présente la forme d'un cône un peu aplati de haut en bas, dont la base serait en arrière, tandis que le sommet, qui est tronqué, regarderait en avant. Winslow compare sa forme à celle d'une châtaigne.

Axe.

Disposition bilobée.

Son *axe* ou grand diamètre n'est point horizontal, mais obliquement dirigé de haut en bas et d'arrière en avant. Elle a souvent chez l'homme l'apparence bilobée ; mais elle n'est jamais réellement double comme dans un grand nombre d'animaux (1).

Volume.

Dimensions précises.

Volume. Le volume de la prostate, qui l'a fait comparer à une grosse noix (de Graaf), offre de nombreuses variétés chez les différents sujets. Voici quelles sont ses dimensions, établies d'après des mesures prises sur des prostates d'adultes : hauteur, de sept à douze lignes ; largeur, de seize à dix-huit lignes ; diamètre antéro-postérieur ou longueur, de douze à quinze lignes.

Quelquefois la prostate acquiert un volume triple ou quadruple de celui qu'elle offre dans l'état normal. L'augmentation de volume peut porter tantôt sur la totalité de la glande, tantôt sur l'une des moitiés, quelquefois seulement sur la partie moyenne.

Rapports. Nous examinerons les rapports de la prostate, 1° avec les parties qui correspondent à sa surface extérieure ; 2° avec celles qui sont placées dans son épaisseur.

Rapports superficiels de la prostate.

A. *Rapports de la prostate à sa superficie*. 1° La *face inférieure*, nommée aussi *postérieure*, parce qu'elle regarde un peu en arrière, répond au rectum (*face rectale*), auquel elle adhère par un tissu cellulaire assez dense, dans lequel il ne s'amasse jamais de graisse ni de sérosité ; d'où le précepte d'explorer la prostate à travers les parois du rectum. A raison

(1) Avant Vésale, on décrivait la prostate comme formant deux corps distincts, sous le nom de *parastates*.

des variations de volume que subit le rectum, il arrive que cet intestin tantôt déborde la prostate sur les parties latérales, ce qui a lieu quand il est distendu ; tantôt est débordé latéralement par elle quand il est resserré. La face inférieure de la prostate est lisse, parcourue sur la ligne médiane par un sillon antéro-postérieur très prononcé chez quelques sujets, qui la divise en deux parties égales et lui donne l'aspect bilobé. C'est la forme de cette face inférieure qui explique pourquoi certains auteurs, *Littre*, *Boyer*, etc., ont comparé la prostate à un as de cœur.

Rapports de la face inférieure.

Sillon antéro-postérieur de cette face.

2° La *face supérieure*, *antérieure* de quelques auteurs, dirigée du côté du pubis (*face pubienne*), est en rapport avec l'aponévrose pelvienne supérieure, ou plutôt avec les trousseaux ligamenteux très forts, qui s'étendent du pubis à la vessie, et qu'on appelle ligaments de la vessie.

Rapports de la face supérieure.

Cette face n'a point de rapports immédiats avec l'arcade du pubis derrière laquelle elle est située ; elle en est toujours distante de quelques lignes, et lui est unie par quelques trousseaux fibreux (*ligaments pubio-prostatiques*) au milieu desquels se voit un lacis veineux. On peut cependant, à l'aide du cathéter ou d'une sonde d'argent introduite dans la vessie, refouler la prostate sous le pubis et la faire proéminer à travers le périnée.

3° Les *parties latérales* sont embrassées par le muscle releveur de l'anus qui se moule sur leur convexité sans y prendre aucune insertion. Les anatomistes qui ont admis les faisceaux prostatiques des releveurs, ont considéré comme appartenant à ce muscle, un faisceau musculaire ascendant que le muscle transverse profond du périnée ou transverso-uréthral envoie de chaque côté de la prostate. Lorsque la prostate est refoulée en bas à l'aide du cathéter, ses parties latérales sont embrassées par le pourtour de l'arcade pubienne, et elles se rapprochent alors beaucoup du tronc de l'artère honteuse interne.

Rapports latéraux de la prostate.

4° La *base* de la prostate embrasse le col de la vessie, et se prolonge un peu sur cet organe, pour entourer le canal déférent et le col des vésicules séminales.

Base.

5° Le *sommet* se termine derrière la portion membraneuse

Sommet.

de l'urèthre, bien au dessus de l'aponévrose périnéale moyenne (ligament de Carcassonne).

Rapports profonds:

B. *Rapports de la prostate avec les organes placés dans sa profondeur.* La prostate est traversée, 1° par le canal de l'urèthre ; 2° par les canaux éjaculateurs ; 3° par ses propres conduits excréteurs.

1° Avec le canal de l'urèthre.

1° Les *rapports du canal de l'urèthre avec la prostate* varient chez les différents sujets : tantôt, en effet, ce canal n'est entouré par la glande que dans les 3/4 inférieurs de sa circonférence, en sorte que le tissu de la glande manquant supérieurement, celle-ci représente une gouttière plutôt qu'un conduit ; tantôt la prostate forme autour du canal un cylindre creux complet. Il n'arrive presque jamais que la partie de prostate située au dessus du canal ait plus d'épaisseur que la portion située au dessous. Dans quelques cas cependant, on a vu le canal de l'urèthre occuper la partie inférieure de la prostate, et n'être séparé du rectum que par une couche très mince de tissu glanduleux. Cette disposition expose à blesser le rectum dans les divers procédés de taille périnéale (1). Chez quelques sujets, la portion médiane de la prostate, soit au dessus, soit au dessous du canal de l'urèthre, est très mince, et n'a pas plus d'une ligne et demie de profondeur. On dirait que les grains glanduleux qui répondaient à cette partie moyenne ont été refoulés sur les côtés pour augmenter le volume des parties latérales. Cette disposition semble justifier les anciens d'avoir admis une double prostate.

Variétés anatomiques.

Dans l'état normal, la prostate ne proémine point dans le canal de l'urèthre ; mais il n'est pas rare de voir s'élever de la partie inférieure du canal de l'urèthre au niveau de la base de la prostate un tubercule plus ou moins saillant qui forme à

(1) Les variétés de disposition du canal de l'urèthre par rapport à la prostate ont été très bien indiquées par M. Senn, dans sa dissertation inaugurale en 1825. D'après ces recherches, la portion de prostate située au dessous du canal a sept ou huit lignes d'épaisseur sur la partie moyenne; et dix ou onze lignes en bas et en dehors. La portion de prostate située au dessus de ce canal a de trois à quatre lignes sur la ligne médiane en haut, et neuf lignes directement en dehors.

l'entrée du canal de l'urèthre un obturateur plus ou moins complet : c'est ce tubercule qui a été désigné par Lieutaud sous le nom de *luette vésicale ;* par Everard Home sous le nom de *développement du lobe moyen de la prostate.* Mais d'une part, ce tubercule tient à un état pathologique, et, d'une autre part, il n'existe pas de lobe moyen, à moins qu'on ne veuille donner ce nom à la portion légèrement sillonnée et par conséquent moins épaisse qui unit les deux moitiés latérales de la prostate.

Il n'existe pas de luette vésicale.

2° *Rapports des conduits éjaculateurs avec la prostate.* Les conduits éjaculateurs, accolés l'un à l'autre, sont reçus dans une espèce de canal conoïde creusé dans l'épaisseur de la prostate. Un tissu cellulaire lâche les isole du tissu de la glande dont ils sont tout à fait indépendants ; c'est principalement à la portion de prostate située au dessus de ce canal que Everard Home a donné le nom de *lobe moyen.*

Rapports des conduits éjaculateurs avec la prostate.

Ce qu'on entend par lobe moyen de la prostate.

Densité. La densité de la prostate est considérable, et néanmoins le tissu de cette glande est friable et se déchire avec une grande facilité une fois qu'il a été entamé. Il est d'une haute importance de ne pas perdre de vue cette friabilité, quand on pratique l'opération de la taille périnéale. La prostate, en effet, est le seul obstacle à l'extraction des calculs, et quand cette glande est une fois divisée dans son diamètre antéro-postérieur, le corps de la vessie se déchire avec la plus grande facilité.

Friabilité de la prostate une fois qu'elle a été entamée.

Structure. La structure de la prostate ne peut être étudiée avec avantage que chez l'adulte : elle se présente avec tous ses caractères en quelque sorte exagérés dans certaines prostates qui sont le siège d'hypertrophie sans altération de tissu.

Structure.

La prostate est une agglomération de *lobules* glanduleux qui se subdivisent en *granulations* pressées les unes contre les autres, au milieu d'un tissu qui me paraît être de nature musculaire, et qui se continue avec la tunique musculeuse de la vessie, avec laquelle il offre l'analogie la plus prononcée dans les cas d'hypertrophie. De ces grains glanduleux, qui sont le plus souvent inégaux en volume, émanent de petits conduits excréteurs qui se réunissent en un nombre indéterminé de conduits prostatiques, lesquels viennent s'ouvrir dans le canal de l'urè-

Grains glanduleux.

Charpente musculaire.

Conduits prostatiques.

thre par des espèces de lacunes analogues aux lacunes folliculeuses, lacunes quelquefois assez considérables pour recevoir des bougies. Quant au lieu précis de l'ouverture de ces conduits, elle a lieu, non sur le *veru montanum* lui-même, comme on le dit ordinairement, mais sur ses côtés, dans toute l'étendue de la paroi inférieure de la portion prostatique de l'urèthre. J'ai vu un assez grand nombre de fois ces conduits s'ouvrir sur la paroi supérieure de cette portion prostatique pour en inférer que cette disposition n'est point exceptionnelle. Il n'est pas rare de voir les conduits excréteurs prostatiques parcourir un trajet de 5 ou 6 lignes au dessous de la membrane muqueuse. Il m'a été facile de constater la disposition de ces conduits et de leurs orifices, dans plusieurs cas où je les ai trouvés remplis par d'innombrables petits calculs semblables à des grains d'un sable brunâtre. Une manière bien facile de voir les orifices des conduits prostatiques consiste à comprimer la prostate en même temps qu'on observe par quels points suinte le suc ou fluide prostatique si abondant chez quelques sujets (1).

Ils ne s'insèrent pas sur le veru montanum.

Les *artères* de la prostate viennent des vésicales dont l'une a reçu le nom de vésico-prostatique.

La prostate est entourée d'un *plexus veineux* dans lequel viennent se rendre et ses veines propres et les veines dorsales de la verge. Ses vaisseaux lymphatiques sont peu connus. Ses *nerfs* n'ont pas été encore décrits d'une manière spéciale.

Développement. La prostate suit dans son développement le mouvement qui anime les autres organes génitaux à l'époque de la puberté. Contrairement à ces organes, elle ne s'atrophie pas dans la vieillesse; elle semble au contraire, indépendamment de tout état morbide, acquérir un plus grand développement. Aussi du suc prostatique est-il rendu par quelques vieillards dans la défécation. On dit avoir vu la prostate manquer entièrement, mais il est très probable que ces cas d'absence

(1) La glande prostate tient le milieu, sous le rapport de son appareil d'excrétion, entre les glandes proprement dites telles que la parotide, et les corps glanduleux qui consistent dans un groupe de follicules, les amygdales, par exemple.

prétendue complète n'étaient autre chose que des cas d'atrophie de la glande.

2° *Portion membraneuse.*

Intermédiaire à la portion prostatique et au bulbe, dirigée d'abord en avant et en bas, comme la portion prostatique, puis en avant et en haut, comme la portion spongieuse, la portion membraneuse constitue vraiment la région curviligne du canal de l'urèthre. C'est au niveau de l'aponévrose périnéale moyenne, qu'elle traverse à sa partie inférieure et qui lui forme une espèce de collier fixe, qu'a lieu ce changement de direction.

Direction.

La portion membraneuse répond : 1° *supérieurement* et *sur les côtés*, à l'arcade du pubis dont elle est séparée par un intervalle de quatre à cinq lignes, rempli par des veines considérables, et, pour mieux dire, par une sorte de tissu érectile ; supérieurement, la portion membraneuse est immédiatement recouverte par des fibres musculaires qui émanent du muscle transverse profond du périné ou transverso-uréthral ; 2° *inférieurement*, elle répond au rectum dont elle est séparée par un espace triangulaire, ayant sa base tournée en avant et en bas, le sommet tourné en arrière et en haut. C'est dans cet espace triangulaire que le canal de l'urèthre est divisé dans la plupart des procédés pour la taille périnéale. La face inférieure de la portion membraneuse est appliquée contre le muscle transverso-uréthral qui lui forme une espèce de plancher et qui la sépare du bulbe de l'urèthre.

Rapports de la portion membraneuse.

Mesurée supérieurement, c'est à dire du côté de sa concavité, la portion membraneuse a de dix lignes à un pouce de longueur; mesurée au contraire inférieurement, elle a de quatre à six lignes. Cette différence de longueur provient de ce que le bulbe, qui occupe la partie inférieure de l'urèthre, est renversé d'avant en arrière sur la portion membraneuse qu'il recouvre en grande partie dans ce sens.

Sa longueur différente en haut et en bas.

La portion membraneuse, vue extérieurement, paraît beaucoup plus étroite que le reste du canal de l'urèthre, ce qui tient au peu d'épaisseur de ses parois.

La portion membraneuse est donc embrassée ou plutôt entourée circulairement par des fibres musculaires qui appartiennent non au releveur de l'anus, mais au muscle *transverso-uréthral*, auquel s'applique en grande partie la description des faisceaux musculaires connus sous le nom de *muscles de Wilson*. La structure musculeuse de la portion membraneuse du canal de l'urèthre motive la dénomination de *portion musculeuse* qui lui a été donnée par M. Amussat.

3° *Portion spongieuse.*

Elle commence et elle finit par un renflement considérable.

La *portion spongieuse* constitue la plus grande partie de la longueur du canal de l'urèthre ; elle commence au niveau de la symphyse par un renflement très considérable qu'on appelle *bulbe*, et se termine à l'extrémité de la verge par un autre renflement plus considérable encore et qui constitue le *gland*. Il est curieux de remarquer que le renflement qui constitue le bulbe est formé aux dépens de la paroi inférieure du canal de l'urèthre, et que le renflement qui constitue le gland est formé aux dépens de la paroi supérieure de ce même canal. Entre le bulbe et le gland, la portion spongieuse fait partie intégrante de la verge, dont elle occupe la face inférieure sur laquelle elle fait une saillie cylindrique variable, suivant que la verge est dans l'état d'érection ou dans l'état de relâchement. La portion spongieuse est reçue dans la gouttière que présente inférieurement le corps caverneux, gouttière convertie en canal par un demi-cylindre fibreux très mince qui émane du corps caverneux, et répond inférieurement au muscle bulbo-caverneux, puis à la cloison du dartos, puis au tissu cellulaire souscutané de la verge.

Sa longueur présente des variations qui expliquent la divergence d'opinion qui existe entre les auteurs sous le rapport des dimensions en longueur du canal de l'urèthre : cette longueur est de 4 à 6 pouces.

Sa direction, d'abord oblique de bas en haut et d'arrière en avant jusqu'au niveau du ligament suspenseur de la verge pour compléter la courbure commencée par la portion membraneuse, devient ensuite verticale descendante ou verticale ascendante, suivant la direction de la verge.

Bulbe de l'urèthre.

Le *bulbe,* situé à la partie inférieure du canal de l'urèthre, au devant du rectum, immédiatement au dessous de l'aponévrose moyenne du périnée (ligament de Carcassonne), contre laquelle il est appliqué, occupe la partie la plus élevée de l'arcade pubienne, et remplit l'espace qui sépare les deux racines du corps caverneux. Son volume, variable suivant les individus, variable suivant l'état de distension ou d'affaissement de la verge, qu'on peut sentir au périnée pendant l'érection, déborde de plusieurs lignes inférieurement le niveau de la portion membraneuse, qu'il recouvre en partie dans ce sens, et qui semble s'ouvrir dans sa partie supérieure (1). Sa forme est celle d'un ovoïde dont la grosse extrémité serait en arrière et en bas.

Son volume.

Sa direction.

La direction du bulbe étant très oblique en haut et en avant, on serait tenté d'accorder au canal de l'urèthre une courbure plus considérable que celle qu'il offre réellement, si l'on évaluait cette courbure en se guidant seulement sur la forme extérieure du canal.

Ses rapports.

Le bulbe est embrassé en bas et sur les côtés par le muscle bulbo-caverneux, en haut il répond à la portion membraneuse. Pour avoir une bonne idée de ses rapports avec cette portion membraneuse, il faut, après l'avoir isolé complètement, le renverser d'arrière en avant ; on voit alors que le bulbe est comme une appendice du canal de l'urèthre, appendice qui, dans sa position ordinaire, est renversée d'avant en arrière contre la portion membraneuse dont elle est séparée par le plancher formé par le muscle transverso-uréthral. Il suit de là que le bulbe se trouve placé entre deux plans musculaires, l'un inférieur formé par le bulbo-caverneux, l'autre supérieur formé par le trans-

(1) Il importe de faire observer que le renflement bulbaire étant formé aux dépens de la moitié inférieure seulement de la circonférence du canal de l'urèthre, les limites supérieures entre la portion membraneuse et le bulbe ne sont établies que par la différence de structure des parois. Il n'y a point de limites rigoureuses entre le bulbe et le reste de la portion spongieuse, le bulbe diminuant graduellement d'arrière en avant.

verso-uréthral. Le bulbe se termine en avant d'une manière insensible, en se continuant avec la portion spongieuse : on peut lui assigner pour limite antérieure l'angle de réunion des deux racines du corps caverneux.

Des glandes de Cowper.

Glandes de Cowper. On appelle ainsi, du nom de l'anatomiste qui les a le mieux décrites, deux petites glandes arrondies, du volume d'un petit noyau de cerise, situées, non point entre le bulbe et le bulbo-caverneux, mais bien entre le bulbe et la portion membraneuse, dans l'épaisseur du muscle transverso-uréthral qui les sépare. De chacune de ces glandules, dont le volume est variable, part un conduit *excréteur*, qui, après un trajet d'un pouce et demi à deux pouces, vient s'ouvrir sur les côtés de la portion spongieuse dont il traverse obliquement les parois (1). J'ai vu les conduits excréteurs des glandes de Cowper avoir trois pouces de long.

Conduits excréteurs des glandes de Cowper.

Rapports de la portion spongieuse de l'urèthre au devant du bulbe.

Au devant du bulbe, la portion spongieuse est reçue dans la gouttière que présente la face inférieure du corps caverneux et répond en bas : 1° dans la première partie de son trajet aux muscles bulbo-caverneux qui le séparent du tissu cellulaire des bourses ; 2° plus en devant, à la peau de la verge.

Gland.

Le *gland*, ainsi nommé à cause de sa figure, est le renflement conoïde qui forme l'extrémité de la verge. Sa surface est muqueuse, rouge et humide chez les sujets dont le gland est habituellement recouvert par le prépuce ; sèche, pâle, revêtue d'un épiderme plus épais chez les sujets dont le gland est habituellement découvert. Il présente une base formant un relief volumineux, qui déborde le niveau du corps caverneux et constitue ce qu'on appelle la *couronne du gland*. Ce relief circulaire, beaucoup plus considérable du côté de la face dorsale que du côté de la face inférieure de la verge, présente dans tout son pourtour de grosses papilles nerveuses visibles à l'œil nu. La base du gland offre une coupe très oblique, d'avant en arrière et de bas en haut, en sorte que la face supérieure de ce renfle-

Sa couronne.

Papilles.

Coupe oblique de sa base.

(1) Je n'ai jamais vu la glande que Littre a appelée anti-prostate. Je n'ai pas vu non plus la troisième glande de Cowper, qu'on dit être située au dessous de l'arcade du pubis.

ment a deux fois la longueur de sa face inférieure. Inférieurement, et sur la ligne médiane, la couronne du gland présente un sillon dans lequel est reçu un repli muqueux triangulaire connu sous le nom de filet, repli muqueux qui établit une adhérence intime entre le prépuce et le gland.

Méat urinaire. A l'extrémité libre du gland se voit l'orifice du canal de l'urèthre ou *méat urinaire*, fente verticale de trois à quatre lignes de hauteur, placée sur la même ligne que le frein dont elle n'est séparée que par un très court intervalle. Quelquefois cet orifice est placé au niveau même du filet, et regarde en bas comme lui : c'est ce vice de conformation qui constitue une des variétés les plus fréquentes de l'*hypospadias*.

Surface interne du canal de l'urèthre.

Il n'offre à l'intérieur aucune trace de la division établie à l'extérieur. Cette surface ne présente aucune trace de la distinction en trois portions qui a été établie dans le canal de l'urèthre vu extérieurement ; seulement, dans la partie correspondante à la portion prostatique, le canal offre une couleur blanche, tandis que dans tout le reste de son trajet il présente une couleur violette plus ou moins foncée.

Dimensions. *Dimensions.* Le canal de l'urèthre présente au niveau de la prostate une dilatation manifeste, quelquefois assez considérable ; cette dilatation porte exclusivement sur la paroi inférieure de la portion prostatique, paroi inférieure creusée en rigole antéro-postérieure, quelquefois assez considérable pour mériter le nom de *ventricule* qui lui a été donné ; il se rétrécit brusquement à l'origine de la portion membraneuse et devient cylindrique jusqu'au niveau du gland où il présente une deuxième dilatation appelée *fosse naviculaire*, et se termine par un orifice plus étroit que tout le reste du canal, orifice qui se présente sous l'aspect d'une fente verticale et qu'on appelle *méat urinaire*.

Dilatation prostatique.

Fosse naviculaire.

Evaluation des dimensions du canal. Pour arriver à des dimensions plus exactes et comparatives entre les diverses portions de l'urèthre, M. Amussat a imaginé d'enlever avec précaution, sur ce conduit insufflé, toutes les couches surajoutées aux parois propres du canal, de manière à réduire celui-ci à la seule épaisseur de la membrane muqueuse, substituant ainsi à la grande inégalité d'épaisseur de ses parois une épaisseur presque uniforme dans toute son étendue. D'après ce procédé d'évaluation auquel on pourrait adresser plus d'un reproche, M. Amussat a établi que la partie la plus étroite du canal est la portion bulbeuse et non la portion membraneuse ; que le canal, après s'être rétréci au niveau du bulbe, s'élargit de nouveau à la portion spongieuse, et va ensuite en se rétrécissant d'une manière uniformément progressive. Il révoque en doute l'existence d'une dilatation au niveau de la fosse naviculaire, et attribue l'aspect dilaté que présente cette partie à ce que le tissu du gland étant très ferme, et intimement adhérent à la membrane de l'urèthre, ne lui permet pas un affaissement comparable à celui que subissent les autres parties du canal.

Au reste, l'extrême dilatabilité des parois de l'urèthre rend moins importante qu'on ne pourrait le penser une appréciation rigoureuse des dimensions de ce canal.

Une circonstance anatomique qui, indépendamment de l'extensibilité de tissu, contribue à la dilatabilité extrême du canal de l'urèthre, c'est l'existence de plis longitudinaux que présente la surface interne de ce canal, et qui s'effacent par la distension. Ces plis ne doivent pas être confondus avec de petits faisceaux longitudinaux subjacents à la muqueuse dans toute la longueur du canal, et qui me paraissent de nature musculeuse.

Plis longitudinaux.

Faisceaux longitudinaux.

Dans toute son étendue, la surface interne du canal de l'urèthre présente une foule d'orifices obliques conduisant dans des cavités en culs de sac plus ou moins profonds. Ces sinus ou lacunes, dont l'ouverture aussi large que le fond est toujours dirigée en devant, sont quelquefois assez considérables pour recevoir l'extrémité des bougies : ils ont été très bien décrits par Morgagni ; ce qui leur a valu le nom de *sinus* ou *lacunes de Morgagni*, sous lequel ils sont généralement indiqués. J'en ai vu qui avaient plus d'un pouce de longueur. Il n'est pas rare de voir de petits calculs urinaires se loger dans leur cavité. Du reste, on ne voit nulle part ces sinus aboutir à des grains glanduleux.

Sinus de Morgagni.

Veru montanum, ou crête uréthrale.

Du veru montanum ou *crête uréthrale.* La paroi inférieure de la portion prostatique de l'urèthre présente sur la ligne médiane une crête à laquelle on a donné le nom de *veru montanum*, *caput gallinaginis*, *crête uréthrale.* Cette crête commence en avant dans la portion membraneuse par une extrémité très déliée, se porte d'avant en arrière sur la ligne médiane de la paroi inférieure de la portion prostatique, et se termine à la partie moyenne de cette portion prostatique par une extrémité renflée, sur laquelle s'ouvrent les conduits éjaculateurs par deux orifices toujours distincts. De cette même extrémité postérieure, partent de chaque côté plusieurs plis radiés souvent très peu marqués, nommés *freins* du véru montanum, replis qui ont été décrits avec soin par Langenbeck, et qui vont se perdre dans l'orifice du col de la vessie. C'est sur les côtés de la crête uréthrale que viennent s'ouvrir le plus grand nombre des conduits prostatiques.

Structure du canal de l'urèthre.

Membrane muqueuse.

Une membrane muqueuse, très fine, transparente, recouverte d'une lame épidermique très mince, qui s'arrête au col vésical, revêt tout l'intérieur du canal de l'urèthre auquel elle adhère assez faiblement, se continuant d'une part avec la muqueuse vésicale, d'une autre part avec la muqueuse épidermique qui revêt le gland. Cette même muqueuse se continue par les canaux éjaculateurs avec celle qui tapisse les canaux déférents et les vésicules séminales.

Structure de la portion prostatique.

La structure de l'urèthre, considérée dans les tuniques extérieures à la muqueuse, n'est pas la même dans les diverses portions de ce canal.

1° Dans la portion prostatique, on retrouve les mêmes éléments que dans la vessie, qui semble en quelque sorte se continuer dans la gouttière que lui présente la prostate. La couche la plus profonde de la tunique musculeuse de la vessie se prolonge entre la membrane muqueuse et la prostate, tandis que les autres couches forment divers plans qui pénètrent dans l'épaisseur même du tissu de la glande.

De la portion membraneuse.

2° La portion membraneuse serait mieux nommée portion musculeuse du canal de l'urèthre, car elle est entourée circulairement par les fibres musculaires du muscle transverso-uréthral. Autour de ces fibres musculaires se trouvent des veines qui forment un plexus.

De la portion spongieuse.

3° La portion spongieuse offre le même aspect que le corps caverneux de la verge : c'est un tissu érectile, constitué par deux lames fibreuses, dont l'une forme la surface externe, l'autre la surface interne du canal, et par les prolongements fibreux intermédiaires qui s'entrecroisent sous toutes sortes de directions. Ce tissu fibreux m'a paru jaune, élastique, comme celui du corps caverneux, et présentant l'aspect d'une trame aréolaire : il est probable que la membrane interne des veines tapisse toutes les cellules, qui contiennent une quantité plus ou moins considérable de sang, suivant que la verge est dans l'état d'érection ou dans l'état de non-érection. Le bulbe présente identiquement la même structure que le reste de la portion spongieuse.

Identité de la structure du gland et du bulbe.

Le tissu spongieux du gland n'a aucune communication avec celui du corps caverneux.

Ce tissu caverneux de l'urèthre, de même que celui du corps caverneux proprement dit, présente des fibres musculaires longitudinales très manifestes à l'œil nu chez les grands animaux, chez le cheval en particulier, et que des observations microscopiques semblent avoir démontrées chez l'homme. La structure du gland est absolument la même que celle du bulbe ; seulement son tissu est plus serré. Le gland, comme d'ailleurs le reste du canal de l'urèthre, n'a aucune communication avec le corps caverneux, bien qu'au premier aspect il semble n'en être que la continuation ; aussi le gland et le corps caverneux s'injectent-ils isolément. On voit de la manière la plus évidente que le sommet mousse du corps caverneux est embrassé par la base du gland sans aucune continuité de tissu érectile.

Variété anatomique.

Variété anatomique. J'ai eu occasion de voir un canal de l'urèthre double chez un sujet destiné à l'opération de lithotritie (1). De ces deux canaux, l'un était destiné à l'urine, il pré-

(1) Je dois cette pièce à MM. les docteurs Labat et Thivet; je l'ai fait représenter, 39e livraison, *Anat. pathol. du corps humain.*

sentait la disposition accoutumée ; l'autre était destiné au sperme. Ce dernier se comportait de la manière suivante : un petit méat circulaire, et non en forme de fente, occupait la face supérieure du gland, au niveau de sa couronne et sur la ligne médiane. Ce méat ou pertuis était l'orifice d'un canal à parois fort minces que parcourait la face dorsale de la verge, jusqu'au ligament suspenseur ; là il s'introduisait entre le corps caverneux et l'arcade du pubis, pour pénétrer dans la cavité pelvienne, où il se bifurquait immédiatement; chaque branche de bifurcation entourait les côtés de la prostate. La pièce mutilée s'arrêtait là : il est probable que chaque branche de bifurcation était un canal éjaculateur qui allait se continuer et avec le canal déférent et avec le conduit excréteur de la vésicule séminale.

Une chose bien remarquable, c'est que les fibres du bulbo-caverneux ne s'attachaient point au canal de l'urèthre inférieur, mais bien au canal de l'urèthre supérieur.

Vaisseaux et nerfs de la verge.

Artères de la verge.

Les *artères* de la verge viennent : 1° des honteuses externes, branches de la fémorale, et des honteuses internes, branches de l'hypogastrique ; les premières ne fournissent qu'aux téguments, les secondes fournissent et aux téguments, et au corps caverneux, et au canal de l'urèthre. Le canal de l'urèthre est fourni par les artères du bulbe et par les artères dorsales de la verge. Celles-ci sont presque exclusivement destinées au gland; le corps caverneux est exclusivement fourni par les artères du corps caverneux.

Veines.

Les *veines*, proportionnellement très développées, sont de deux ordres ; les superficielles ou *dorsales de la verge*, qui émanent du gland et des téguments de la verge, passent sous l'arcade du pubis et vont se jeter dans le plexus veineux qui entoure la prostate et le col de la vessie. Les *profondes* viennent du bulbe, de la portion spongieuse du canal de l'urèthre et du corps caverneux, et vont former les honteuses internes.

J'ai déjà dit que ces veines se comportent dans l'épaisseur du tissu spongieux de l'urèthre et du corps caverneux comme la veine splénique dans le tissu de la rate : le tissu érectile est essentiellement veineux.

Vaisseaux lymphatiques.

Les *vaisseaux lymphatiques* de la peau de la verge, de la surface du gland et de la muqueuse du canal de l'urèthre, sont très faciles à injecter en piquant au hasard le réseau lymphatique sous-épidermique; tous vont se rendre aux ganglions inguinaux les plus internes, d'où l'engorgement de ces ganglions par suite de l'inflammation ou de la dégénération cancéreuse de la verge.

Nerfs de la verge.

Les *nerfs* viennent surtout de la branche honteuse interne du plexus sacré. On y admet, sans l'avoir suffisamment prouvé, la présence de filets émanés du grand sympathique.

Développement de la verge.

Développement de la verge.

Le corps caverneux et l'urèthre se développent simultanément à l'époque de la puberté et conservent, à peu de chose près, leur volume jusque dans la vieillesse. Les variétés de volume que présente la verge tiennent et à l'organisation primitive, et à l'exercice plus ou moins répété de cet organe.

Opinion des auteurs modernes à ce sujet.

Quant au développement primordial du corps caverneux et du canal de l'urèthre, on a dit que le corps caverneux était primitivement divisé en deux parties latérales dont la cloison serait le vestige ; mais aucun fait ne justifie une pareille assertion.

On a également dit que chez l'embryon, le canal de l'urèthre était d'abord représenté par une simple rigole située au dessous de la verge, rigole qui se continuait avec la fissure primitive du périnée et qui se transformait plus tard en un canal, dont le développement se faisait d'arrière en avant. Mais mes observations personnelles sont entièrement en opposition avec celles sur lesquelles est appuyée cette théorie, d'ailleurs si ingénieuse. Le canal de l'urèthre m'a paru exister à l'état de canal dès les premiers moments de son apparition, et si le vice de conformation connu sous le nom d'hypospadias semble trouver, ainsi que ses nombreuses variétés, une explication facile dans la théorie que je combats, l'épispadias avec ou sans ectrophie de vessie supposerait que dans certaines circonstances la rigole médiane occupe la partie supérieure du canal.

Usages. La verge est essentiellement destinée à la copulation ; pour remplir cet acte, l'érection est nécessaire ; l'érection, phénomène éminemment vital, en grande partie soustrait à l'empire de la volonté, par lequel les cellules du tissu érectile du corps caverneux et de l'urèthre sont distendues par le sang de la même manière que sur le cadavre par le fait d'une injection poussée directement dans ce tissu érectile. Et de même que le tissu érectile du corps caverneux peut être injecté sur le cadavre indépendamment du tissu érectile du canal de l'urèthre, et réciproquement, de même dans l'état de vie, il est une érection du corps caverneux indépendante de celle du canal de l'urèthre, qui ne s'accompagne nullement de désirs vénériens, et qui est même presque toujours douloureuse. **Usages.**

Le canal de l'urèthre, canal excréteur et de l'urine et du sperme chez l'homme, prend une part active à cette double excrétion. Les fibres musculaires constatées et dans la portion membraneuse et dans la portion prostatique, la disposition érectile de sa portion spongieuse rendent facilement compte de son activité propre qui vient s'ajouter à celle des muscles du périnée pour l'expulsion de l'urine et surtout pour celle du sperme.

MUSCLES DU PÉRINÉE (1) CHEZ L'HOMME.

Les muscles du périnée (περι, *autour*, ναος, *temple*) comprennent : l'*ischio-caverneux*, le *bulbo-caverneux*, le *trans-*

(1) Le mot périnée n'a pas une acception bien déterminée dans la science. Pour la plupart des hommes de l'art, le périnée est limité à l'intervalle qui sépare les organes génitaux de l'anus, et c'est dans ce sens qu'on dit que le périnée est beaucoup plus considérable chez l'homme que chez la femme ; pour d'autres, le périnée embrasse toute la région comprise dans l'aire du détroit inférieur du

verse du périnée superficiel ou *transverso-anal*, le *transverse du périnée profond* ou *transverso-uréthral*, le *sphincter*, le *releveur de l'anus*, et l'*ischio-coccygien*. Tous ces muscles sont tellement connexes qu'il est impossible de les séparer dans la description. La preuve anatomique de cette connexion, qui va jusqu'à la fusion pour quelques uns de ces muscles, se trouve confirmée par la preuve physiologique; car il est impossible de contracter le sphincter, ce centre commun de tous les muscles du périnée, sans que cette contraction entraîne celle de tous les autres.

Connexité de tous les muscles du périnée.

Il importe, pour se faire une bonne idée des muscles du périnée, d'avoir à sa disposition des sujets très vigoureux; l'immersion de ces muscles disséqués dans l'acide nitrique étendu n'est pas moins favorable à leur étude qu'à celle des muscles de la face.

Ces muscles se divisent en deux régions : 1° en ceux de la *région génito-urinaire*, ce sont les ischio-caverneux, bulbo-caverneux, transverse du périnée superficiel (transverso-anal), et transverse du périnée profond (transverso-uréthral); 2° en ceux de la *région ano-coccygienne :* ce sont le sphincter, les releveurs et les ischio-coccygiens. Je ne m'occuperai dans cet article que des muscles du périnée chez l'homme : la description des modifications que ces muscles présentent chez la femme sera mieux placée à la suite de ses organes génitaux.

A. Muscles de la région génitale chez l'homme.

Préparation. Le sujet étant situé horizontalement, de manière que le bassin repose sur le bord de la table, fléchissez les jambes sur les cuisses, et celles-ci sur le bassin; divisez avec la plus grande précau-

bassin. On peut conserver au mot périnée la première acception, et donner le nom de *région périnéale* ou *région ano-génitale* à tout l'espace circonscrit par le détroit inférieur ou détroit périnéal du bassin. La région périnéale pourrait être divisée par une ligne transversale, étendue d'une tubérosité ischiatique à l'autre, en passant au devant de l'anus, en deux sous-régions, la sous-région ano-coccygienne et la sous-région génito-urinaire.

tion et sans entamer les couches subjacentes la peau sur le raphé périnéal, prolongez cette incision sur le raphé du scrotum jusqu'à la verge, renversez les testicules sur le ventre, vous arriverez aux muscles en disséquant et écartant le tissu cellulaire. Il importe de disséquer la peau sur la ligne médiane avec la plus grande attention, de manière à ménager les fibres les plus inférieures du sphincter et ses prolongements antérieurs (1). Vous reconnaîtrez les muscles à la description qui va suivre.

1° *Ischio-caverneux.*

L'*ischio-caverneux* est un muscle allongé, aponévrotique dans une partie de son étendue, situé le long de la branche ascendante de l'ischion et de la branche descendante du pubis, autour de la racine du corps caverneux qu'il enveloppe comme dans une gaîne et s'étend jusque sur les côtés de la verge (*ischio-pénien*, Chaussier). **Situation.**

Insertions. Ce muscle naît par des fibres aponévrotiques et charnues, en dedans de la tubérosité de l'ischion et de la branche ascendante de cet os, immédiatement au dessous du muscle transverse superficiel du périnée et de l'obturateur interne. **Insertions.**

De là ses fibres se portent en haut et en dedans, entourent presque immédiatement la racine du corps caverneux, comme dans une gaîne musculaire. Ce muscle forme autour de la racine du corps caverneux une gaîne musculaire et aponévrotique, complétée en dehors par la branche ascendante de l'ischion, et se termine en partie sur cette racine, en partie aux **Direction des fibres charnues.**

(1) L'importance de la ligne médiane, où nous avons vu (voyez *Myologie, généralités*) qu'il existe toujours un entrecroisement lorsque les fibres musculaires ou aponévrotiques sont obliques, une continuité lorsque ces fibres sont transversales, cette importance, dis-je, est telle dans toutes les régions du corps, et plus particulièrement au périnée, qu'au lieu de commencer la dissection sur la ligne médiane, on pourrait établir comme règle générale qu'elle doit être commencée de l'un ou de l'autre côté : relativement au périnée, conformément à cette règle, on peut substituer à l'incision sur la ligne médiane une incision latérale le long des branches ascendante de l'ischion et descendante du pubis.

bords d'une aponévrose très épaisse, resplendissante, fasciculée, à fibres dirigées d'arrière en avant, qui recouvre la racine correspondante du corps caverneux. Cette aponévrose, qui constitue à elle seule la moitié interne de la gaîne formée par le muscle ischio-caverneux, avant d'arriver à l'angle de réunion des deux racines du corps caverneux, se divise en deux faisceaux : 1° l'un *interne*, qui se dirige vers cet angle de réunion, s'engage entre la racine du corps caverneux et le canal de l'urèthre, se réfléchit au dessus de ce canal pour s'entrecroiser avec l'ischio-caverneux du côté opposé, en s'unissant intimement avec le corps caverneux lui-même; une languette charnue accompagne souvent ce faisceau aponévrotique jusqu'à l'angle de réunion des deux racines du corps caverneux ; 2° l'autre *externe*, qui se prolonge sur le côté externe du corps caverneux avec lequel il s'identifie : on peut suivre ce faisceau aponévrotique externe jusqu'au niveau du ligament suspenseur de la verge. J'ai vu les languettes charnues qui accompagnent ordinairement ce faisceau fortifiées par d'autres languettes charnues qui naissaient du tubercule osseux qu'on observe au point de réunion de la branche ascendante de l'ischion et de la branche descendante du pubis; les unes et les autres vont quelquefois se continuer jusqu'au ligament suspenseur de la verge. Ce sont ces fibres charnues qui appartiennent le plus souvent au bulbo-caverneux et qui manquent d'ailleurs chez un grand nombre de sujets qu'on appelle muscle de Houston.

Division de l'aponévrose en deux faisceaux.

1° Faisceau aponévrotique interne.

2° Faisceau aponévrotique externe.

Rapports de l'ischio-caverneux.

Rapports. *En bas*, tissu cellulaire, dartos, couche superficielle aponévrotique, connue sous le nom d'aponévrose du périnée. *En haut*, racine du corps caverneux, sur laquelle le muscle se moule ; l'aponévrose de terminaison, d'abord séparée de la racine par des fibres musculaires, lui adhère bientôt de la manière la plus intime. *En dedans*, l'ischio-caverneux est séparé du bulbo-caverneux par un espace triangulaire à base dirigée en arrière.

Action. Entièrement affecté au corps caverneux, ce muscle, prenant son point fixe en arrière, tend à porter la verge en arrière, en bas et de son côté. Loin de pouvoir comprimer la racine du corps caverneux par la contraction de ses fibres, il tend au contraire à dilater sa cavité en écartant la paroi interne de la paroi externe. Ses effets doivent varier suivant qu'il prend son point d'insertion fixe en arrière ou en avant. Si l'insertion fixe est en avant, la contraction a pour effet la dilatation de la racine ; si en arrière, la dilatation du corps caverneux lui-même. Ce muscle fortifie singulièrement la racine du corps caverneux et lui donne une résistance active par ses fibres charnues, et une résistance passive par sa forte aponévrose qui s'identifie avec la gaîne fibreuse de ce corps. Action.

2° *Bulbo-caverneux.*

On peut considérer les deux bulbo-caverneux des auteurs comme constituant un seul et même muscle médian (1) (*bulbo-uréthral*, Chaussier), penniforme, bifurqué à sa partie antérieure, couché sur la région inférieure du canal de l'urèthre, auquel il forme une sorte de gaîne, étendue de l'anus, au devant duquel il est situé, au canal de l'urèthre et au corps caverneux, jusqu'au devant de la symphyse du pubis. Les deux bulbo-caverneux peuvent être confondus en un seul muscle.

Insertions. Le muscle bulbo-caverneux naît au devant du sphincter d'une manière qui n'a pas encore été bien déterminée et sur laquelle j'ai besoin d'entrer dans quelques détails. Insertions postérieures.

1° La principale origine a lieu sur les faces latérales et à l'extrémité antérieure d'une lame fibreuse médiane, très épaisse, placée de champ, lame fibreuse commune au bulbo-caverneux, au sphincter et aux transverses superficiels du périnée. Lame fibreuse médiane du périnée.

Cette lame fibreuse présente deux faces latérales sur lesquelles viennent s'implanter les muscles précédents ; un bord supérieur qui adhère à l'aponévrose moyenne du périnée

(1) Nous avons vu à la région sus-hyoïdienne qu'on pouvait également réunir les deux muscles mylo-hyoïdiens en un seul muscle médian. La distinction du bulbo-caverneux en deux muscles est purement artificielle : il y a continuité parfaite entre les deux moitiés de ce muscle, excepté à leur terminaison antérieure.

Description de la lame fibreuse médiane du périnée.

(ligament de Carcassonne), un bord inférieur très épais, qui apparaît sur la ligne médiane, au devant de l'anus, aussitôt qu'on a enlevé la peau et le tissu cellulaire sous-cutané; une extrémité postérieure, qui reçoit la plus grande partie des fibres musculaires du sphincter; une extrémité antérieure, qui donne naissance au bulbo-caverneux. De cette extrémité antérieure part un raphé fibreux qui se prolonge sur la ligne médiane du bulbo-caverneux, et adhère intimement à la portion correspondante du canal de l'urèthre.

Examinée sous le rapport de sa structure, cette aponévrose paraît le résultat de l'entrecroisement des fibres aponévrotiques et des muscles du périnée, en sorte qu'à la rigueur on pourrait la considérer comme une intersection aponévrotique aboutissant au point de départ de tous les muscles médians du périnée, et qu'on pourrait à la rigueur soutenir que les fibres musculaires du bulbo-caverneux font suite aux fibres entrecroisées du sphincter. J'appellerai cette aponévrose *lame fibreuse médiane du périnée*.

Origine du bulbo-caverneux à la lame médiane.

2° Indépendamment de cette origine à l'extrémité antérieure et aux faces latérales de la lame fibreuse médiane du périnée, les fibres du bulbo-caverneux naissent encore de toute la longueur du raphé médian, prolongement de cette lame fibreuse qui règne sur la ligne médiane du muscle.

Autre origine de ce muscle.

3° Un certain nombre de fibres se continuent directement avec le sphincter (1).

4° D'autres fibres viennent du muscle transverse superficiel du périnée (*transverso-anal*).

Nées de cette manière, les fibres charnues du bulbo-caverneux se portent d'arrière en avant, dans diverses directions : 1° celles qui naissent des faces latérales de la lame fibreuse médiane, celles qui viennent du sphincter, celles qui viennent du transverse superficiel, constituent les parties latérales du

(1) Les faisceaux fournis par le sphincter au bulbo-caverneux ont été figurés par Santorini.

muscle et se portent directement d'arrière en avant ; 2° celles qui naissent du raphé médian du bulbo-caverneux constituent la partie moyenne du muscle et se portent obliquement de dedans en dehors et d'arrière en avant, à la manière des barbes d'une plume sur leur tige commune ; les unes et les autres forment un corps charnu demi-cylindrique qui se moule sur la face inférieure du bulbe d'abord, puis de la portion spongieuse, et se termine de la manière suivante :

1° Portion médiane ou penniforme du bulbo-caverneux.

1° La portion *médiane* ou *penniforme*, qui est la plus longue, parvenue au niveau du point où la verge se courbe au devant du pubis, se bifurque en deux faisceaux, l'un droit, l'autre gauche, qui s'infléchissent en dehors, se portent sur les côtés du corps caverneux de la verge, et se continuent plus ou moins manifestement avec le ligament suspenseur de cet organe ; c'est cette dernière terminaison, souvent accrue, d'autres fois remplacée par des fibres qui émanent de l'ischio-caverneux, qui me paraît constituer le muscle décrit par Houston (*Dublin, Hospital reports*), et qui, suivant cet anatomiste, aurait pour usage de comprimer les veines dorsales du pénis chez l'homme et chez les animaux qui en sont pourvus ; mais il est évident, d'une part, que ces languettes charnues ne peuvent pas comprimer les veines du pénis ; d'une autre part, ainsi que l'a fort bien indiqué M. Lenoir, que les veines dorsales de la verge sont des veines appartenant à la peau de la verge et au gland, qui ne communiquent jamais avec celles du corps caverneux (1).

2° Portions latérales du bulbo-caverneux.

2° Les portions latérales du muscle bulbo-caverneux, qui constituent la plus grande partie de ce muscle et sont beaucoup moins longues que la portion médiane, se dirigent en avant et un peu en dehors pour recouvrir la partie latérale du canal de l'urèthre, sur lequel elles se moulent, gagnent la rainure profonde qui sépare la racine du corps caverneux du canal de l'urèthre, s'enfoncent profondément dans cette rainure, se réfléchissent au dessus de ce canal, absolument de la même manière que l'ischio-caverneux, et se terminent par des fibres

(1) *Dissertation sur quelques points d'anatomie, de physiologie et de pathologie*, n° 315, année 1833.

aponévrotiques qui s'entrecroisent sur la ligne médiane, s'unissent aux faisceaux aponévrotiques correspondants du muscle ischio-caverneux, et se confondent avec le tissu propre du corps caverneux.

Idée générale du muscle bulbo caverneux.

Il suit de là que l'idée la plus générale qu'on puisse se faire des bulbo-caverneux, considérés comme un seul et même muscle, est celle d'un muscle curviligne, qui forme en arrière un *cylindre* complet au bulbe et à la partie voisine de la portion spongieuse, et un *demi-cylindre* en avant ; que ce muscle peut être divisé en trois portions, une *médiane*, qu'on peut appeler *caverneuse* parce qu'elle est destinée au corps caverneux, et deux *latérales* ou *uréthrales* ; la portion médiane, qui est demi-cylindrique et penniforme, se bifurque à sa partie antérieure, et les deux branches de bifurcation vont se porter sur les côtés du corps caverneux jusqu'au ligament suspenseur; que les portions latérales du bulbo-caverneux se contournent sur les côtés de la portion du canal de l'urèthre qui répond aux racines du corps caverneux et à l'angle de réunion de ces deux racines pour constituer la moitié supérieure du cylindre.

Chez un sujet, indépendamment des faisceaux longitudinaux que je viens de décrire j'ai vu le bulbo-caverneux entouré par une couche mince de fibres circulaires située plus superficiellement que les précédentes qu'elles bridaient, fibres circulaires qui naissaient du sillon formé par le corps caverneux et le canal de l'urèthre d'un côté, et se terminaient au sillon correspondant du côté opposé.

Rapports.

Rapports. 1° *En bas*, le bulbo-caverneux répond au dartos, dont il est séparé par une aponévrose propre de contention ; il répond en outre au prolongement antérieur des fibres les plus inférieures du sphincter. 2° *En haut*, il est en rapport avec la portion bulbeuse et la portion spongieuse du canal de l'urèthre, que ce muscle embrasse à la manière d'une gaîne contractile, semblable aux feuilles engaînantes qu'on remarque dans la famille des graminées.

Action. Par ses fibres caverneuses, il comprime latéralement le corps caverneux ; par ses fibres uréthrales, il comprime la portion de l'urèthre à laquelle il correspond, non seulement il la comprime, mais il l'étreint circulairement. La direction longitudinale qui domine dans les fibres de ce muscle doit avoir pour effet le raccourcissement du canal de l'urèthre; la connexion intime qui l'unit au sphincter et aux autres muscles explique pourquoi ce muscle ne peut se contracter sans que tous les muscles du périnée ne se contractent en même temps. Ce muscle doit jouer un grand rôle dans l'érection et dans l'évacuation du sperme et de l'urine par les secousses qu'il imprime au canal de l'urèthre et au corps caverneux, d'où les noms *d'accelerator urinæ*, *accelerator seminis et urinæ*, sous lesquels il a été désigné. Je ne comprends pas qu'on ait pu lui donner le nom de *dilatator urethræ*, *urethram dilatans*, car il est véritablement compresseur, constricteur de ce canal. Action du bulbo - caverneux.

Transverse superficiel du périnée (transverso-anal).

Préparation. Inciser transversalement la peau du périnée suivant une ligne étendue de la partie antérieure de la tubérosité de l'ischion au devant de l'anus. Enlever avec précaution le tissu cellulaire souscutané. Ce muscle est sur un plan plus profond que l'ischio-caverneux.

Le *transverse superficiel du périnée*, *transverse du périnée* des auteurs (*ischio-périnéal*, Chaussier), que j'appellerai *transverso-anal* pour le distinguer du transverse profond que j'appellerai *transverso-uréthral*, est situé presque transversalement au devant de la portion inférieure du rectum, à dix ou douze lignes au devant de l'anus. Plus ou moins développé suivant les sujets, ce muscle a la forme d'un triangle isocèle dont la base est en dedans et le sommet en dehors. Situation.

Insertions. Il naît de la face interne de la partie la plus antérieure de la tubérosité ischiatique, immédiatement au dessus de l'ischio-caverneux, entre ce muscle et l'obturateur interne. Cette origine a lieu par des fibres aponévrotiques auxquelles succèdent bientôt les fibres charnues, lesquelles vont en divergeant pour constituer un faisceau triangulaire qui se porte de dehors en dedans et se comporte de la manière suivante : 1° les fibres Insertions.

Disposition : 1° Des fibres antérieures ou transversales.

antérieures, qui sont transversales, vont se confondre avec le transverse du côté opposé, avec le sphincter et avec le bulbo-caverneux sur la lame fibreuse médiane du périnée déjà décrite. On peut dire que dans ce cas la continuité entre les deux muscles transverses est établie par une intersection aponévrotique. Cette intersection aponévrotique manque chez un assez grand nombre de sujets, et alors les fibres charnues des deux transverses du périnée se continuent directement, en sorte que sous ce rapport on pourrait considérer les deux transverses du périnée comme constituant un seul et même muscle demi-annulaire, dont la concavité postérieure embrasse la partie antérieure du rectum, disposition éminemment propre à favoriser l'expulsion des matières fécales; 2° les fibres postérieures, qui sont obliques d'avant en arrière, s'entrecroisent sur la ligne médiane au devant du rectum, avec celles du muscle opposé, et vont se confondre avec le sphincter, dont elles peuvent être considérées soit comme une origine, soit comme une terminaison.

2° Des fibres postérieures ou obliques.

Chez un grand nombre de sujets chez lesquels le transverse du périnée était considérable, j'ai trouvé la disposition suivante : Le tiers postérieur des fibres du transverse se comportait comme je viens de le dire ; mais les deux tiers antérieurs, parvenus sur les côtés de la ligne médiane, changeaient immédiatement de direction pour se porter d'arrière en avant et se confondre avec le bulbo-caverneux dont ils constituaient une des origines principales. La même disposition avait lieu des deux côtés. Ce faisceau bulbo-caverneux des transverses n'est souvent qu'à l'état de vestige. Il suit de là qu'à l'exception des fibres qui s'insèrent à la lame fibreuse ano-bulbaire, le transverse du périnée est un muscle d'emprunt dont les faisceaux postérieurs, qui sont constants, appartiennent au sphincter, et dont les faisceaux antérieurs appartiennent au bulbo-caverneux.

Le transverse superficiel du périnée est souvent une des origines du bulbo-caverneux.

Rapports.

Rapports. Le transverse du périnée superficiel (transverso-anal) forme le bord postérieur d'un triangle dont le muscle ischio-caverneux constitue le bord externe, et le bulbo-caverneux le bord interne : séparé de la peau par une grande quantité de graisse et par l'aponévrose superficielle du perinée, il répond en haut à l'aponévrose profonde qui le sépare du transverse profond du périnée.

Action. Par ses fibres postérieures, il concourt à la contraction exercée par le sphincter, et tend à porter en avant l'extrémité inférieure du rectum ; par ses fibres antérieures, il tend à comprimer la paroi antérieure du rectum, et concourt ainsi à la défécation ; par ses fibres bulbo-caverneuses, quand elles existent, il partage l'action du bulbo-caverneux. **Action.**

Muscle transverse profond du périnée (transverso-uréthral).

Préparation. Ce muscle est tout préparé par sa face inférieure lorsqu'on a enlevé l'aponévrose périnéale moyenne.

Sa face supérieure ou pelvienne se prépare en enlevant les trousseaux fibreux qui unissent la vessie au pubis, le plexus veineux subjacent et l'aponévrose pelvienne.

Ce muscle, qui me paraît être le même que celui décrit sous le nom de *muscle* de *Wilson* et de *Guthrie*, ou de *the compressor urethræ*, triangulaire comme le transverse superficiel, est situé au dessus de ce dernier dont il est séparé par l'aponévrose périnéale moyenne (ligament de Carcassonne) et sur un plan antérieur à ce muscle. **Situation.**

Ce muscle, dont l'épaisseur est variable suivant les sujets, naît de la face interne de la branche descendante du pubis et un peu de la branche ascendante de l'ischion, immédiatement au dessus de l'aponévrose périnéale moyenne qui le sépare et du transverse superficiel et de l'ischio-caverneux ; de là ses fibres réunies en faisceaux se portent en divergeant à la manière d'un éventail, comme l'a dit Wilson, de dehors en dedans et se divise en deux ordres de fibres : 1° les *antérieures*, peu nombreuses, *fibres bulbaires*, gagnent la face inférieure du bulbe sur laquelle elles se terminent par une lame aponévrotique très dense (lame aponévrotique du bulbe), qui se continue avec la lame fibreuse médiane ou bulbo-anale ; 2° les *postérieures* ou *prostatiques*, également peu nombreuses, forment un faisceau qui va se porter sur la partie latérale de la prostate où il se perd ; 3° les fibres *moyennes* ou *membraneuses*, des- **Insertions pubiennes et ischiatiques.** **Terminaison : 1° Au bulbe, 2° A la prostate, 3° A la portion membraneuse.**

Le transverso-uréthral entoure la portion membraneuse comme dans un sphincter.

tinées à la portion membraneuse de l'urèthre, constituent la principale partie du muscle. Pour le mettre à découvert, il faut renverser le bulbe d'avant en arrière ; on voit alors que les deux muscles transverso-uréthraux réunis constituent une espèce de plancher musculaire, interposé au bulbe et à la portion membraneuse de l'urèthre ; plancher musculaire qui se divise en deux couches ou plans, l'un supérieur qui passe au dessus de la portion membraneuse ; l'autre inférieur qui passe au dessous, de telle sorte que cette portion membraneuse est embrassée par le transverso-uréthral, comme par un sphincter qui occuperait toute sa longueur. Pour avoir une bonne idée de ce muscle, il convient de le préparer par sa face supérieure ou pelvienne, aussi bien que par sa face inférieure ou périnéale ; on voit alors que les fibres du transverso-uréthral droit se continuent sans ligne de démarcation avec celles du transverso-uréthral gauche ; que les glandes de Cowper sont logées dans leur épaisseur ; on voit aussi de la manière la plus manifeste que ce muscle est distinct du releveur de l'anus avec lequel on l'a confondu, 1° par sa position : il n'est pas sur le même plan ; 2° par sa structure : ses fibres musculaires moins rouges constituent des faisceaux beaucoup moins distincts ; 3° la gaîne aponévrotique de l'ischio-urétral est distincte de celle du releveur de l'anus.

Le transverso-uréthral est distinct du releveur de l'anus.

Action.

Action. Les deux muscles ischio-uréthraux, qu'on pourrait considérer avec M. Wilson comme un seul et même muscle, ont évidemment pour usage de comprimer le bulbe et la portion membraneuse de l'urèthre, et doivent, sous ce rapport, puissamment concourir à l'expulsion de l'urine et du sperme. Le transverso-uréthral est vraiment le muscle sphincter de la portion membraneuse du canal de l'urèthre.

B. Muscles de la région ano-coccygienne.

Ce sont les ischio-coccygiens, les releveurs et le sphincter de l'anus.

Ischio-coccygien.

Préparation. Ce muscle ne peut être bien vu que par la face interne du bassin : on le met à découvert par la même préparation que celle des releveurs. Pour le voir à l'extérieur, il faut couper le bord inférieur du grand fessier et diviser avec précaution les grand et petit ligaments sacro-sciatiques.

Situation.

L'*ischio-coccygien* est un muscle très court, assez épais[1], aplati, triangulaire ou plutôt rayonné, situé à la partie inférieure du bassin dont il complète le plancher inférieur, au devant du petit ligament sacro-sciatique, entre le releveur de l'anus qui est en avant et le pyramidal qui est en arrière.

Insertions de ce muscle.

Insertions. Ses fibres naissent : 1° de l'épine sciatique, non point seulement du sommet, mais de toute la face antérieure et des bords de cette épine ; 2° de toute l'étendue de la face antérieure du petit ligament sacro-sciatique ; 3° souvent par quelques fibres de la partie la plus inférieure de l'aponévrose pelvienne. De là ses fibres se portent en rayonnant (*triangularis coccygis*, Santorini) de dehors en dedans pour se terminer non point seulement aux bords, mais sur les parties latérales de la face antérieure du coccyx et de la partie voisine du sacrum, sur la même ligne que le pyramidal auquel il fait suite.

Direction des fibres charnues.

Structure.

La structure de ce muscle, qui est composé de faisceaux aponévrotiques, entremêlés de faisceaux charnus en proportions à peu près égales, lui donne beaucoup de rapports avec les muscles intercostaux. Chez un grand nombre de sujets, la portion aponévrotique domine sur la portion charnue.

Rapports.

Rapports. 1° Sa face supérieure, qui est légèrement concave, répond au rectum ; 2° sa face inférieure, qui est légèrement convexe, répond aux grand et petit ligaments sacro-sciatiques, et au grand fessier. Je ferai remarquer à ce sujet, 1° que la partie antérieure du muscle ischio-coccygien s'identifie tellement avec le petit ligament sacro-sciatique qu'on pourrait considérer ce ligament comme faisant partie intégrante du muscle dont il constituerait l'aponévrose de contention et d'insertion ; 2° que la partie postérieure de ce muscle est également très adhérente au grand ligament sacro-sciatique, au voisinage du sacrum et du coccyx, et qu'un certain nombre des fibres de ce muscle semble s'y insérer.

Union intime de ce muscle avec le petit ligament sacro-sciatique.

3° Le bord postérieur de l'ischio-coccygien longe le bord inférieur du muscle pyramidal.

L'ischio-coccygien semble se continuer avec le releveur de l'anus.

4° Le bord antérieur semble, au premier abord, se continuer sans ligne de démarcation avec le bord postérieur du releveur de l'anus, en sorte qu'on serait tenté de confondre l'ischio-coccygien et le releveur de l'anus en un seul et même muscle formant un plan non interrompu depuis le bord inférieur du pyramidal jusqu'à l'arcade du pubis. L'ischio-coccygien comprendrait toute la portion du plancher qui s'insère aux bords du coccyx, le releveur de l'anus comprendrait le reste du plancher ; mais on reconnaît bientôt que ces deux muscles sont séparés l'un de l'autre par une lamelle aponévrotique. Chez certains sujets, l'ischio-coccygien empiète sur le releveur de l'anus dont il recouvre le bord postérieur. La structure éminemment aponévrotique du muscle ischio-coccygien permettrait d'ailleurs de le distinguer du releveur de l'anus dont les faisceaux charnus ont un aspect tout différent.

L'ischio-coccygien est distinct du releveur.

On trouve ordinairement au devant de l'ischio-coccygien des faisceaux aponévrotiques et charnus , verticalement dirigés sur les parties latérales du sacrum au coccyx, et qu'Albinus et Sœmmering ont décrits sous le nom de *curvator coccygis*. Nous verrons tout à l'heure que ces faisceaux appartiennent au muscle releveur. J'ai vu quelques unes de ces fibres charnues verticales se jeter sur le rectum et se continuer avec ses fibres longitudinales.

Action.

Action. Il concourt à former le plancher du bassin et tend à porter le coccyx de son côté. Quand les deux muscles ischio-coccygiens se contractent simultanément, le coccyx est maintenu avec solidité et ne saurait être renversé en arrière. Ce muscle doit donc agir dans la défécation. Le nom de *levator coccygis*, qui lui avait été donné par Morgagni, ne lui est nullement applicable.

Des releveurs de l'anus et du sphincter réunis (diaphragme périnéal).

Préparation. Pour préparer le sphincter, remplir de filasse la partie inférieure du rectum. Enlever avec précaution la peau qui revêt la région anale ; prolonger la dissection en arrière jusqu'au coccyx, en avant jusqu'au scrotum chez l'homme, et jusqu'à la vulve chez la femme. Ne point se contenter de mettre à découvert l'anneau inférieur du sphincter, mais prolonger la dissection de chaque côté en enlevant le tissu adipeux qui entoure l'extrémité inférieure du rectum.

Les releveurs de l'anus doivent être préparés : 1° par le périnée; 2° par le bassin. 1° Par le périnée : enlever avec soin le tissu adipeux qui remplit l'intervalle qui sépare les muscles releveurs de l'obturateur interne. La distension du rectum par la filasse favorise beaucoup cette dissection, qui établit de la manière la plus positive la continuité entre le sphincter et les releveurs. 2° Pour préparer les releveurs par le bassin : détacher le péritoine qui tapisse les parois latérales de l'excavation pelvienne ; enlever l'aponévrose pelvienne qui recouvre les muscles releveurs ; suivre les muscles avec beaucoup de soin, en arrière et sur les côtés du rectum, sur les côtés de la vessie et de la prostate.

On a coutume, pour mieux étudier ces muscles, de scier l'os coxal d'un côté, à deux pouces de la symphyse, et d'enlever, en le luxant sur le sacrum, le reste de cet os coxal ; mais, de cette manière, on est obligé de sacrifier le releveur d'un côté : il est bien préférable d'enlever par deux traits de scie obliques toute la paroi postérieure du bassin, dont on aura préalablement séparé par un trait de scie horizontal, le coccyx et la partie inférieure du sacrum. Les traits de scie obliques n'enlèveront que la partie de l'os coxal qui s'articule avec le sacrum et laisseront intacte la partie inférieure de l'os coxal, y compris l'épine sciatique ; par cette préparation, il ne reste donc de la paroi postérieure du bassin que le coccyx et la partie inférieure du sacrum : la surface interne de l'excavation du bassin est alors parfaitement accessible à la dissection et à l'étude.

Les releveurs et le sphincter constituent un seul et même muscle.

Les *releveurs* et le *sphincter de l'anus* constituent un seul et même muscle médian, symétrique, traversé chez l'homme par le rectum et par le canal de l'urèthre, un véritable diaphragme, qu'on pourrait appeler *diaphragme périnéal*, qui termine en bas le bassin de la même manière que le diaphragme termine en haut la cavité abdominale; muscle infundibuliforme dont la partie évasée qui se voit par le bassin et par le périnée, mais surtout par le bassin, est formée par les releveurs ; dont la partie rétrécie, qui se voit par le périnée seulement, est constituée par le sphincter. Les mêmes motifs qui m'ont fait réunir dans une seule et même description, comme constituant un seul et même muscle, les buccinateurs et l'orbiculaire des lèvres, me portent donc à réunir les releveurs et le sphincter de l'anus. Aucune ligne de séparation n'existe en effet entre le sphincter et les releveurs, et nous verrons que l'antagonisme d'usage admis relativement à ces muscles n'existe pas. Nous diviserons donc le diaphragme périnéal en trois portions : 1° portion médiane ou sphincter; 2° portions latérales ou releveurs.

Du sphincter de l'anus.

1° Le *sphincter* de l'anus est un muscle orbiculaire, situé à l'extrémité inférieure du rectum qui constitue la portion médiane rétrécie de l'espèce d'infundibulum dont les releveurs représentent la partie évasée. Le sphincter ne consiste pas dans un simple anneau musculeux, mais dans une zône ayant près d'un pouce de hauteur; sa forme est celle d'une ellipse très allongée d'avant en arrière.

Forme elliptique.

Origine des fibres de ce muscle.

Ses fibres naissent antérieurement d'une manière très compliquée : 1° Les plus inférieures naissent à la manière du peaucier, de l'aponévrose superficielle du périnée, derrière le dartos qui semble également se continuer avec elles; 2° les anneaux du sphincter qui sont plus supérieurs naissent de la manière suivante : les uns font suite aux faisceaux inférieurs du bulbo-caverneux; les autres, et ce sont les plus nombreux, naissent de la lame fibreuse médiane du périnée, lame qu'on pourrait appeler *ano-bulbaire*, à laquelle aboutissent en même temps les deux transverses superficiels (transverso-anaux) et le bulbo-caverneux; 3° les fibres les plus élevées qu'on peut rapporter aussi bien aux releveurs qu'au sphincter, mais qui me paraissent dépendre du sphincter, puisqu'elles concourent à former la zône qui entoure le rectum, naissent de la partie la plus inférieure et en dedans de la branche descendante du pubis; 4° j'ai dit que les fibres postérieures du transverse périnéal superficiel appartenaient bien évidemment au sphincter.

Direction.

Nées de ces diverses origines, les fibres charnues se portent d'avant en arrière et décrivent de chaque côté du rectum une demi-ellipse, un demi-sphincter, composé d'anneaux musculaires parallèles et superposés et qui, arrivés derrière l'anus, se terminent de la manière suivante : l'anneau le plus inférieur se termine à la manière du peaucier, au dessous du niveau du coccyx, à une lame aponévrotique sous-cutanée qui se détache du sommet de cet os. On pourrait donner à cet anneau le nom de *sphincter superficiel*. Les anneaux situés au dessus viennent se rendre successivement à un raphé fibreux, espèce de ligne blanche de deux à trois lignes de largeur, qui se détache du sommet du coccyx et qui vient se terminer immédiatement derrière l'anus, *ligne blanche ano-coccygienne* qui résulte de l'entrecroisement des fibres aponévrotiques terminales du sphincter et des releveurs. On pourrait appeler *sphincter profond* cette réunion de faisceaux qui constituent la presque totalité du muscle.

Sphincter superficiel.

Sphincter profond.

Rapports. La *face interne* de l'espèce de cylindre ellipsoïde que représente le sphincter embrasse la partie inférieure du rectum, qu'il déborde en bas d'une à deux lignes. Pour se faire une bonne idée de cette disposition, il faut enlever avec précaution la membrane muqueuse qui revêt l'anus et la partie voisine du rectum; on voit alors apparaître, à une ligne et demie deux lignes de l'anus, le dernier anneau musculaire des fibres circulaires propres du rectum; anneau musculaire qui se distingue du sphincter et par sa couleur pâle et par sa position sur un plan plus profond, concentrique au sphincter lui-même. Il semblerait donc, au premier abord, très facile d'isoler le rectum de l'espèce de ceinture musculaire que lui forme le sphincter. Or, cela n'est possible qu'inférieurement. Il y a en haut une sorte de fusion entre la couche la plus interne des fibres du sphincter et les fibres musculaires de l'intestin; les fibres longitudinales s'entrelacent, et les fibres circulaires semblent se continuer avec elles.

Rapports du sphincter avec la portion inférieure du rectum.

La *face externe* du sphincter est en rapport avec les graisses du périnée.

Sa *circonférence supérieure* ne peut en aucune façon être séparée du releveur de l'anus.

Sa *circonférence inférieure*, qui déborde, comme je l'ai dit, le dernier anneau circulaire des fibres propres du rectum, n'adhère à la peau que par un tissu cellulaire lâche qui fait suite au dartos.

Extrémités. Ses extrémités antérieure et postérieure présentent un entrecroisement manifeste pour l'anneau superficiel ; l'entrecroisement est probable en avant dans la lame fibreuse médiane ano-bulbaire, et est démontré en arrière pour les anneaux profonds dans la ligne blanche ano-coccygienne.

Releveurs de l'anus.

2° *Releveurs de l'anus.* Ainsi nommés à cause d'un de leurs usages (*musculus sedem attollens*, Vésale, *levator ani*, Alb. Sœmm.). Les releveurs de l'anus, que nous considérons comme la partie évasée du diaphragme périnéal, vus par l'intérieur du bassin, représentent un plancher musculeux continu, étendu d'avant en arrière, de la symphyse pubienne au coccyx et même au sacrum, et de la partie latérale du détroit supérieur du bassin à la même partie du côté opposé. On pourrait considérer le releveur comme un grand muscle curviligne, médian, symétrique, mince, étroit en avant, large en arrière, que traversent le canal de l'urèthre et le rectum chez l'homme, le vagin et le rectum chez la femme.

Vue des releveurs de l'anus par l'intérieur du bassin.

Ses insertions pelviennes.

Insertions. Ses insertions sont très étendues. Elles ont lieu : 1° *en avant*, à la partie la plus inférieure et sur les côtés de la symphyse du pubis ; 2° *en arrière*, au bord antérieur et même un peu à la face antérieure de l'épine sciatique ; 3° dans tout l'intervalle qui mesure ces points extrêmes, à l'arcade aponévrotique qui forme la moitié inférieure de l'orifice interne du trou sous-pubien, et à l'aide de l'aponévrose pelvienne, au détroit supérieur du bassin. Nées de ces diverses origines, les fibres charnues se portent toutes d'avant en arrière et de dehors en dedans, et se terminent sur la ligne médiane, sur les côtés de la prostate, de la vessie, du rectum, en arrière du rectum, et sur les côtés de la face antérieure du coccyx et même du sacrum. Entrons dans quelques détails.

Direction d'avant en arrière de toutes les fibres.

Le releveur n'envoie aucune fibre à la prostate.

Les insertions antérieures ou symphysaires sont cachées par le ligament pubio-prostatique ; elles sont peu nombreuses, courtes, curvilignes, dirigées en arrière et un peu en dedans, et constituent un *faisceau* improprement nommé *vésico-prostatique* décrit par Santorini sous le titre de *levator prostatæ* et que Winslow appelle *prostatique supérieur*. Ce faisceau m'a paru n'appartenir nullement à la prostate, dont il contourne les parties latérales, mais bien à la vessie, et l'on voit manifestement chez certains sujets quelques unes de ses fibres se jeter sur la face antérieure de la vessie, en se réfléchissant de bas en haut pour se continuer avec les fibres longitudinales antérieures de cet organe. Les seules fibres musculaires prostatiques qui existent appartiennent au transverso-uréthral.

Quelques fibres du releveur se continuent avec les fibres longitudinales de la vessie.

Les insertions au pourtour du trou sous-pubien et au détroit supérieur ont lieu par l'intermédiaire de l'aponévrose pelvienne supérieure, qui n'est en grande partie que l'aponévrose d'insertion et de contention de ce muscle, aponévrose qui se prolonge sur la face supérieure de ce muscle en s'accolant aux parties latérales de la vessie, sur laquelle elle se perd (1).

Les fibres charnues qui naissent de cette aponévrose, d'autant plus longues et plus nombreuses qu'elles sont plus postérieures, se portent toutes en dedans et en arrière, en décrivant une courbe à concavité supérieure, tout à fait semblable à la concavité du diaphragme, et se divisent en *vésico-rectales*, *précoccygiennes*, *coccygiennes* et *sacrées*.

Fibres vésico-rectales.

Les *fibres vésico-rectales* se portent sur les côtés de la prostate et du bas-fond de la vessie, pour aller s'entrecroiser au devant du rectum. Je ne les ai jamais vues s'insérer sur les côtés de la prostate, encore moins se porter aux vésicules séminales. Quelques unes de ces fibres se continuent manifestement avec les fibres longitudinales de la vessie et avec les fibres longitudinales du rectum.

Fibres précoccygiennes.

Les *fibres précoccygiennes*, qui constituent la presque totalité du releveur, se portent en arrière et en dedans sur les côtés du rectum, remplissent tout l'intervalle qui sépare le rectum du coccyx, et forment un plan charnu, épais, qui

(1) Il n'est pas rare de voir des fibres charnues se détacher de cette aponévrose pour se porter sur les côtés de la vessie.

complète la paroi inférieure ou plancher du bassin. En passant sur les côtés du rectum, il semblerait que quelques unes des fibres du releveur s'entrelacent avec les fibres longitudinales du rectum, et se continuent avec elles; mais cette continuité m'a paru souvent douteuse.

Les fibres précoccygiennes se terminent sur la ligne médiane à la ligne blanche ano-coccygienne, ligne blanche que nous avons dit être un raphé fibreux étendu du sommet du coccyx au rectum, raphé fibreux qui est un véritable entrecroisement commun au sphincter et au releveur.

Fibres coccygiennes. Les *fibres coccygiennes* viennent se terminer au sommet et aux bords, ou plutôt à la partie latérale de la face antérieure du coccyx, immédiatement au dessous du muscle ischio-coccygien. Fibres sacrées. Enfin, les *fibres sacrées*, qui sont les plus externes, viennent se terminer sur les côtés de la face antérieure du sacrum, au niveau des deux derniers trous sacrés, par deux faisceaux moitié aponévrotiques, moitié charnus, qui passent au devant de l'ischio-coccygien, et qui ont été décrits par Sœmmering sous le nom de *curvator coccigis*.

Rapports. *Rapports.* La face supérieure du releveur est recouverte par l'aponévrose pelvienne supérieure, qui la sépare du péritoine et des organes contenus dans le bassin. Sa face inférieure répond au muscle obturateur interne, ou plutôt à l'aponévrose de ce muscle, dont il est séparé par un vaste espace triangulaire, étroit en haut, large en bas (excavation pelvienne), que remplit le tissu cellulaire adipeux. La partie postérieure de la face inférieure de ce muscle est en rapport avec le muscle grand fessier.

Action 1° *Action du sphincter.* Le sphincter est évidemment un muscle constricteur (*constrictor ani*) : en le considérant comme constitué par deux demi-ellipses, la contraction de ses fibres a pour résultat l'occlusion complète de l'anus. Cette occlusion a lieu de deux manières : 1° par celles de ses fibres qui débordent en bas le rectum; 2° par celles qui entourent la partie inférieure du rectum. La connexion intime qui existe entre le sphincter et les muscles bulbo-caverneux, transverse superficiel et profond du périnée et releveurs, rend impossible la contraction isolée du sphincter, et inévitable la contraction simultanée de ces muscles.

2° *Action du releveur.* Le releveur de l'anus n'est nullement un antagoniste du sphincter, un dilatateur, comme on le dit généralement. La direction antéro-postérieure des fibres curvilignes de ce muscle qui longent les parties latérales du rectum me paraît établir de la manière la plus positive que ce muscle est congénère du sphincter dans la constriction de l'anus. Mais tandis que le sphincter se borne à comprimer circulairement le rectum, le releveur élève l'anus. Il résulte également de la direction oblique en bas et en arrière des fibres du releveur, que l'anus, en même temps qu'il est élevé, doit être porté en avant; le sphincter, prenant le plus souvent son point d'insertion fixe en avant, doit produire le même résultat. Il n'y a donc point de muscle dilatateur de l'anus et de la partie inférieure du rectum. Autour de cette ouverture il n'était besoin que de constriction, la dilatation n'avait pas besoin de muscles spéciaux, car elle a pour agents les fibres propres du rectum, secondées par la contraction si puissante du diaphragme et des muscles abdominaux. Le muscle releveur de l'anus est destiné à faire équilibre à ces muscles; c'est le plancher actif inférieur de l'abdomen, comme le diaphragme en est le plancher actif supérieur. La continuité des fibres longitudinales de la vessie et du rectum avec le releveur doit concourir au mécanisme de la contraction de la vessie et du rectum, en leur fournissant un point d'appui inférieur.

Le releveur est un muscle constricteur de l'anus comme le sphincter.

APONÉVROSES DU BASSIN.

Les *aponévroses du bassin* doivent être distinguées en *pelviennes* proprement dites et en *périnéales* : les premières font essentiellement partie du bassin ; elles sont profondément situées. Les secondes appartiennent à cette partie du plancher du bassin qu'on appelle périnée. Je vais commencer par ces dernières.

Aponévroses du périnée.

Elles sont au nombre de deux, l'une *superficielle*, l'autre *profonde*.

1° *Aponévrose superficielle du périnée* (1).

Préparation. Enlever avec beaucoup de précaution, et comme couche par couche, le tissu adipeux sous-cutané; commencer la dissection le long des bords de l'arcade pubienne.

Ses limites.

Bien distincte de ces lamelles fibreuses interceptant des espaces remplis de graisse, dont l'ensemble a été appelé fascia superficialis, cette aponévrose est triangulaire et composée de fibres transversales assez prononcées. Elle est fixée par son *bord externe* aux branches descendante du pubis et ascendante de l'ischion : par son *bord interne*, elle se perd sur le raphé de la ligne médiane. Son *bord postérieur* est limité par un ligne étendue de la tubérosité de l'ischion à l'anus; il répond au bord postérieur du muscle transverse du périnée, et semble se réfléchir derrière ce muscle pour tapisser l'excavation pelvienne.

Ses rapports.

Rapports. Recouverte par le prolongement du dartos, prolongement plus considérable sur la ligne médiane que sur les côtés, recouverte par la couche adipeuse sous-cutanée, couche plus épaisse en arrière qu'en avant, recouverte encore par le prolongement des fibres superficielles du sphincter de l'anus, au dessus duquel elle se termine sur la ligne médiane et qui semble y prendre des insertions par ses fibres superficielles, elle recouvre les muscles transverse superficiel, bulbo et ischio-caverneux; on peut même considérer les gaînes fibreuses de ces muscles comme le prolongement de cette aponévrose. Elle recouvre encore les vaisseaux et nerfs superficiels du périnée, quelquefois logés dans son épais-

(1) M. Bouvier, dans sa thèse, et M. Blandin, dans son *Traité d'anatomie chirurgicale*, ont les premiers décrit cette aponévrose.

seur. Cette membrane explique pourquoi, dans le cas de perforation du canal de l'urèthre, l'urine s'infiltre d'arrière en avant, et très rarement d'avant en arrière.

2° *Aponévrose profonde du périnée.*

Préparation. Enlever avec précaution les muscles ischio, bulbo-caverneux et transverses superficiels.

Parfaitement décrite sous le nom dé *ligament périnéal* par M. Carcassonne, désignée sous le nom d'*aponévrose périnéale moyenne* par les auteurs modernes, qui considèrent l'aponévrose pelvienne comme l'aponévrose supérieure du périnée, cette aponévrose me paraît tout à fait distincte des aponévroses du bassin.

C'est une lame aponévrotique triangulaire, extrêmement forte, qui remplit l'arcade pubienne, et semble faire suite au ligament sous-pubien. Verticale et très épaisse dans la partie la plus voisine de l'arcade jusqu'au dessous du bulbe de l'urèthre, elle devient ensuite horizontale et mince. Ses *bords latéraux* se fixent fortement aux branches descendantes du pubis et ascendantes de l'ischion, au dessus de l'insertion des muscles ischio-caverneux. Son *bord postérieur* très mince se confond, derrière le transverse superficiel, avec le bord postérieur de l'aponévrose superficielle du périnée, au devant de l'excavation pelvienne qu'il limite; de sa face inférieure part la lame fibreuse médiane ano-bulbaire dont j'ai parlé.

Rapports. Sa face inférieure est en rapport avec les muscles ischio, bulbo-caverneux et transverse superficiel. Sa face supérieure répond à l'artère, ou aux artères du bulbe qui sont quelquefois contenues dans l'épaisseur de cette aponévrose; elle répond encore à un lacis très remarquable de grosses veines qu'elle recèle aussi le plus souvent dans son épaisseur, auxquelles elle est très étroitement unie, de telle sorte que ces veines coupées restent béantes.

Le muscle transverse profond ou ischio-uréthral, bien distinct du muscle transverse généralement décrit, est accolé à la face supérieure de l'aponévrose périnéale, qui seule le sépare du transverse superficiel ou ischio-rectal.

L'aponévrose profonde du périnée est traversée par le bulbe de l'urèthre au niveau de la partie postérieure de ce bulbe, ou plutôt dans la limite de la portion bulbeuse et de la portion membraneuse; elle envoie un prolongement sur les parties latérales du bulbe, et sert de soutien à la portion membraneuse de l'urèthre, d'où le nom de *ligament triangulaire de l'urèthre*, qui lui a été donné par Colles. Elle est également traversée au dessous du pubis par un grand nombre de veines et par quelques artères.

Usages. Cette aponévrose, si remarquable, sert évidemment de soutien au canal de l'urèthre. On admet avec raison qu'elle est un obstacle au cathétérisme, et que c'est contre elle que s'arcboute le bec de la sonde, pour peu qu'on dévie de la direction du canal. La prostate est au dessus d'elle.

Aponévroses pelviennes.

Des parties latérales et de tout le pourtour du détroit supérieur du bassin que revêt une couche fibreuse, épaisse, destinée à égaliser ce pourtour, et à laquelle nous avons vu aboutir l'aponévrose lombo-iliaque, part une lame aponévrotique qui plonge dans l'excavation du bassin qu'elle tapisse, et qui ne tarde pas à se diviser en deux lames bien distinctes : une *externe, aponévrose pelvienne latérale* ou *obturatrice*, qui continue à tapisser la paroi latérale du bassin, et revêt le muscle obturateur interne; une *interne*, supérieure, qui se porte en dedans sur les côtés de la prostate, de la vessie et du rectum chez l'homme; de la vessie, du vagin et du rectum chez la femme, pour constituer le plancher du bassin; c'est l'*aponévrose pelvienne supérieure*, par laquelle nous allons commencer cette description.

1° *Aponévrose pelvienne supérieure ou aponévrose recto-vésicale.*

Préparation. Cette aponévrose doit être étudiée et par l'intérieur du bassin et par le périnée. Par l'intérieur du bassin, elle est mise à découvert lorsqu'on a enlevé le péritoine qui tapisse cette cavité et le tissu cellulaire lâche qui double cette membrane. Cette ablation doit se faire sans le secours de l'instrument tranchant. Par le périnée, il est nécessaire d'enlever tout le tissu adipeux qui remplit l'excavation pelvienne.

L'*aponévrose pelvienne supérieure* (*fascis pelvia, aponévrose périnéale supérieure* des auteurs), qui peut être considérée comme l'aponévrose supérieure de contention du releveur de l'anus, du pyramidal et de l'ischio-coccygien, forme un plancher complet au bassin. 1° Sa partie antérieure est remarquable par sa brièveté; elle n'atteint pas en effet, dans ce point, le détroit supérieur, mais naît de chaque côté de la symphyse; là, elle se présente sous la forme de brides ou colonnes plus ou moins isolées les unes des autres, qui vont se fixer à la partie antérieure de la prostate et du col de la vessie chez l'homme, au col de la vessie et au vagin chez la femme.

Elle n'est autre chose que l'aponévrose de contention des muscles releveurs.

Ses attaches.

2° Plus en dehors, cette aponévrose forme une arcade résistante, *arcade sous-pubienne*, qui complète l'orifice postérieur du canal sous-pubien. Il n'est pas rare de voir cette arcade double ; et, dans ce cas, l'un des trous donne passage aux vaisseaux, et l'autre donne passage aux nerfs.

3° Plus en dehors encore, elle s'attache au détroit supérieur du bassin de la manière que j'ai indiquée.

4° En arrière, l'aponévrose pelvienne, extrêmement mince, se continue au devant du plexus sciatique, et se perd sur le sacrum ; quelquefois elle semble se diviser en deux lames, dont la postérieure passe au devant du plexus sciatique, et l'antérieure au devant des vaisseaux hypogastriques, auxquels elle paraît fournir des gaînes.

Rapports. Sa *face supérieure* concave est en rapport avec

Rapports de l'aponévrose pelvienne supérieure.

le péritoine, auquel elle est unie par un tissu cellulaire lâche, plus ou moins chargé de graisse.

Sa *face inférieure* convexe est tapissée par le muscle releveur de l'anus, auquel elle fournit tous ses points d'insertion supérieurs ; elle fait partie de la grande excavation pelvienne et répond aux muscles pyramidal, obturateur interne, et au plexus sacré, etc.

Ses ouvertures.

1° Cette aponévrose est perforée par un grand nombre d'ouvertures : chez l'homme, elle est percée par la prostate et par la vessie, sur les côtés desquelles elle se prolonge en se réfléchissant sur le rectum, d'où le nom d'*aponévrose recto-vésicale* qui lui a été donné par M. Carcassonne. Chez la femme, elle est en outre perforée par le vagin. De chaque côté de la vessie et de la prostate, cette aponévrose est fortifiée par deux bandes aponévrotiques antéro-postérieures. Ces bandes fibreuses, quelquefois très fortes, vont de la symphyse à l'épine sciatique, longent la vessie et la prostate, sur les côtés desquelles elles se réfléchissent.

2° En avant, elle offre quelques ouvertures destinées au passage des vaisseaux vésicaux et prostatiques.

3° En arrière, elle présente une ouverture en arcade très considérable qui répond au détroit supérieur du bassin, et donne passage au nerf lombo-sacré et aux vaisseaux fessiers. L'extrémité antérieure de l'arcade répond au bord antérieur de l'échancrure sciatique. C'est par cette ouverture ou sous cette arcade que doit avoir lieu la hernie ischiatique.

4° Il n'est pas rare de rencontrer dans l'aponévrose pelvienne supérieure des ouvertures plus ou moins considérables, oblongues ou circulaires, qui conduisent dans des culs de sac de forme conique et remplis de graisse.

5° Du reste, cette aponévrose est perforée en arrière pour le passage des vaisseaux ischiatiques et honteux internes. Elle ne paraît pas l'être pour le passage des vaisseaux qui se distribuent dans l'intérieur du bassin, car elle envoie autour d'eux des gaînes fibreuses.

Usages. L'aponévrose pelvienne supérieure forme le plan-

Usages.

cher du bassin et l'aponévrose contentive de tous les muscles de l'excavation, moins l'obturateur interne qui a une aponévrose propre de contention ; refoulée en bas par l'action du diaphragme et des muscles abdominaux, elle s'oppose aux hernies périnéales, qui sans elles seraient extrêmement communes : elle établit une limite entre le tissu cellulaire sous-péritonéal et le tissu cellulaire périnéal, limite que respectent les inflammations et les infiltrations urineuses. Pour qu'il y ait infiltration urineuse au dessus de l'aponévrose pelvienne, il faut que le corps même de la vessie ait été déchiré. La prostate est presque tout entière au dessous de cette aponévrose : aussi, dans les opérations de taille sous-pubienne, où l'on agit presque exclusivement sur la prostate, l'inflammation et l'infiltration de ce tissu cellulaire sont-ils excessivement rares. Pour qu'elles existent, il faut que la section ou la déchirure aient été prolongées jusqu'au corps de la vessie.

2° *Aponévrose pelvienne latérale* ou *aponévrose du muscle obturateur*.

Préparation. Cette aponévrose s'étudie bien mieux, au moins dans ce qu'elle a de plus important, de bas en haut, c'est à dire par le périnée, que de haut en bas, c'est à dire par l'excavation du bassin : il suffit, pour la mettre à découvert, d'enlever le tissu adipeux qui remplit l'excavation périnéale.

Cette aponévrose n'est autre chose que l'aponévrose de contention du muscle obturateur interne.

Bien distincte de l'aponévrose qui obture le trou sous-pubien, cette aponévrose naît de la partie supérieure du pourtour du trou sous-pubien et du détroit supérieur du bassin, en même temps que l'aponévrose pelvienne supérieure, qu'elle abandonne bientôt pour rester accolée au muscle obturateur interne, se continuer en bas avec la portion réfléchie du grand ligament sacro-sciatique, et se prolonger sur la partie de la face antérieure du muscle grand fessier qui déborde en bas ce ligament, et sur le muscle ischio-coccygien.

Rapports. En dedans et en haut, elle n'est séparée de l'aponévrose pelvienne supérieure que par le muscle releveur de l'anus, qui reste accolé à cette dernière ; plus bas, un grand intervalle l'en sépare ; et cet intervalle est rempli par une masse considérable de tissu adipeux : c'est cet intervalle qui constitue l'*excavation périnéale.*

En dehors elle est appliquée contre l'obturateur interne, et en bas contre les vaisseaux et nerfs honteux internes.

Usages.

Usages. Elle bride l'obturateur interne ; elle protège les troncs des vaisseaux et nerfs honteux internes, qui, à raison de cette disposition, sont rarement divisés dans les opérations pratiquées sur le périnée. Elle circonscrit en dehors l'excavation périnéale.

Excavation périnéale.

Excavation périnéale. L'aponévrose pelvienne supérieure, doublée par le muscle releveur de l'anus d'une part, et l'aponévrose pelvienne latérale d'une autre part, circonscrivent un espace ou cône aponévrotique, dont la base, qui est inférieure et qui répond à la peau, est formée en arrière par le bord inférieur du grand fessier, en avant par le muscle transverse, en dedans par le releveur de l'anus (1) et l'aponévrose pelvienne supérieure, en dehors par la tubérosité de l'ischion.

Ce creux aponévrotique est rempli par une grande quantité de tissu adipeux, que traversent des lames fibreuses, dont quelques unes verticales, parcourant toute l'étendue du diamètre vertical du cône, divisent encore ce tissu cellulaire adipeux en plusieurs portions distinctes.

On conçoit que lorsque des abcès ont lieu dans cet espace aponévrotique, il est bien difficile que les parois interne et externe de ces abcès arrivent au contact : d'où la théorie des fistules à l'anus et des méthodes de traitement employées pour les guérir (2).

(1) Il existe pour le releveur de l'anus une lame aponévrotique de contention très ténue qui tapisse sa face périnéale et qui semble le résultat du dédoublement de l'aponévrose pelvienne supérieure.

(2) Consulter, pour les aponévroses du périnée, les ouvrages d'anatomie chirurgicale de MM. Velpeau et Blandin. Consulter aussi l'excellente thèse de M. Denonvilliers : *Propositions et observations d'anatomie, de physiologie et de*

ORGANES GENITAUX DE LA FEMME.

Les organes génitaux de la femme se composent : 1° des *ovaires* ; 2° des *trompes utérines* ; 3° de l'*utérus* ; 4° du *vagin* ; 5° de la *vulve et de ses annexes* ; 6° des *mamelles*.

OVAIRES.

Les ovaires sont les testicules de la femme.

Les *ovaires*, ainsi nommés à cause des petites vésicules ou *œufs* qu'ils recèlent dans leur épaisseur, sont aux organes génitaux de la femme ce que les testicules sont aux organes génitaux de l'homme ; c'est à dire que les uns comme les autres sécrètent un produit qu'on regarde à juste titre comme indispensable pour la reproduction. C'est à raison de cette analogie des ovaires avec les testicules que les anciens leur avaient donné le nom de testicules de la femme. (*Testes muliebres*, Galien.)

Leur situation.

Les ovaires sont au nombre de deux, *situés* au devant du rectum dont ils sont souvent séparés par des circonvolutions de l'intestin grêle, de chaque côté de l'utérus, dans cette portion du ligament large qu'on appelle son aileron postérieur, en arrière des trompes de Fallope. Ils sont maintenus dans leur position, et par les ligaments larges qui leur forment une espèce de mésentère, et par un ligament particulier qu'on appelle *ligament de l'ovaire*.

Leur situation présente des variétés, suivant les âges et suivant l'état de l'utérus. Dans le fœtus, ils sont placés dans la région lombaire comme le fond de la matrice, ce qui tient au défaut de développement du bassin bien plus qu'à un rapport

pathologie. 8 août 1837. M. Denonvilliers insiste principalement sur cette vérité, que dans l'étude des aponévroses on a trop oublié la relation intime qui existe entre les aponévroses et les muscles, relation telle, que partout où il y a des muscles il y a des aponévroses qui les enveloppent. Il en est de même des vaisseaux et des organes situés au milieu d'une région, comme le larynx au cou, la prostate au périnée. Ils sont également enveloppés par des gaînes aponévrotiques.

Variétés de situation.

avec la position des testicules de l'homme. Pendant la grossesse, ils s'élèvent dans l'abdomen avec le corps de l'utérus sur les côtés duquel ils sont appliqués. Immédiatement après l'accouchement, ils occupent les fosses iliaques internes, où ils restent quelquefois durant toute la vie, y étant maintenus par des adhérences accidentelles. Rien n'est plus fréquent que de les trouver renversés en arrière (1) et adhérents à la face postérieure de l'utérus.

Déplacement.

Quelquefois enfin on rencontre l'ovaire dans des hernies inguinales ou crurales. On dit avoir rencontré des cas dans lesquels les ovaires manquaient de l'un ou de l'autre côté, et même des deux côtés à la fois. Mais il est possible qu'on ait pris pour des cas d'absence d'ovaires des cas d'ovaires atrophiés par suite d'un travail morbide.

Volume.

Le *volume* des ovaires varie suivant l'âge, suivant l'état de plénitude ou de vacuité de l'utérus, suivant l'état de santé ou de maladie. Plus volumineux proportionnellement chez le fœtus que chez l'adulte, les ovaires diminuent après la naissance; ils augmentent notablement de volume en même temps qu'ils deviennent plus mous et plus vasculaires à l'époque de la puberté, et s'atrophient dans la vieillesse. Ils acquièrent, dans les derniers temps de la grossesse, un volume quelquefois double ou triple de celui qu'ils présentent ordinairement.

Figure.

Les ovaires présentent la *forme* d'un ovoïde un peu aplati d'avant en arrière. Leur couleur est blanchâtre; leur surface, égale et lisse avant l'époque de la puberté, devient chez les femmes adultes crevassée, rugueuse, comme fendillée et couverte de cicatrices noirâtres qu'on a longtemps regardées comme les vestiges de déchirures produites dans l'enveloppe de l'ovaire pour le passage de l'œuf fécondé. Mais cette manière de voir est réfutée par ce fait positif qu'on trouve des cicatricules et chez les femmes mariées qui n'ont jamais eu d'enfants, et même chez

(1) La situation des ovaires en arrière des trompes s'oppose à ce qu'ils se renversent en devant.

les femmes vierges. Nous verrons dans un instant qu'il est démontré que ces cicatricules sont liées à la menstruation dont chaque époque serait accompagnée de la rupture d'une vésicule de Graaf, et chaque rupture représentée par une cicatrice.

Rapports.

L'ovaire, libre en avant, en arrière et en haut, et flottant en quelque sorte dans la cavité pelvienne, est fixé : par son bord inférieur au ligament large ; par son extrémité externe au pavillon de la trompe ; et enfin par son extrémité interne au bord latéral correspondant de l'utérus, à quelques lignes au dessous de l'angle supérieur de cet organe, à l'aide d'un cordon ligamenteux nommé *ligament de l'ovaire* , cordon qui a été longtemps regardé comme un canal (*ductus ejaculans*) destiné à porter dans l'utérus le produit de la sécrétion de l'ovaire. Le tissu de ce ligament, dont la longueur m'a paru très variable suivant les sujets, n'est autre chose qu'un prolongement du tissu propre de l'utérus (1).

Ligament de l'ovaire.

Structure.

Ecorce fibreuse.

Structure. L'ovaire est constitué, 1° par une écorce fibreuse, dense, blanchâtre, recouverte par le péritoine qui lui est intimement uni, tellement qu'il est impossible de l'en séparer; on a comparé avec quelque raison cette enveloppe fibro-séreuse de l'ovaire à la tunique albuginée du testicule ; 2° par un tissu spongieux et vasculaire, dont les mailles semblent formées par des prolongements très déliés de l'enveloppe extérieure, et au milieu duquel sont déposées de petites vésicules ou kystes séreux, transparents, connus sous le nom d'*œufs de Graaf.* C'est surtout chez la femme récemment accouchée que la structure de l'ovaire apparaît dans toute son évidence. A cette époque, son tissu épanoui, comme spongieux, traversé par une multitude innombrable de vaisseaux, a quelque analogie avec le tissu érectile du corps caverneux. J'ai vu, chez des femmes nouvellement ac-

Tissu spongieux.

Ovules ou vésicules.

(1) On a même été jusqu'à dire que le prétendu canal excréteur de l'ovaire se divisait en deux branches, dont l'une s'ouvrait directement dans l'utérus, et dont l'autre longeait le bord de cet organe pour venir s'ouvrir à son orifice inférieur.

couchées, les ovaires d'un volume de douze à quinze fois plus considérable que d'ordinaire, et convertis en une poche à parois très minces qui se déchirait avec la plus grande facilité ; l'ovaire lui-même offrait un tissu spongieux et vasculaire, diffluent, au milieu duquel se voyaient ceux des ovules qui avaient échappé à l'altération.

Des vésicules de Graaf.

Les *vésicules* de Graaf, en nombre variable depuis trois jusqu'à cinquante, se présentent sous l'aspect de petits kystes ou poches, à parois très minces, transparentes, adhérentes au tissu de l'ovaire, et contenant une sérosité limpide, incolore ou d'un jaune citron. On dirait de petits kystes séreux accidentels.

OEuf de Baër.

M. Baër a découvert que la vésicule de Graaf est constituée par une vésicule contenant dans sa cavité un œuf préexistant à la fécondation, tout à fait analogue à l'œuf des ovipares dont ils partagent l'organisation. Enfin M. Coste, qui s'occupe avec tant de talent et de persévérance de l'embryologie, a découvert dans l'œuf de Baër la vésicule que Purkinje avait décrite dans l'œuf des ovipares sous le nom de *vesicula proligera*, et qu'on considère à juste titre comme la partie fondamentale de l'œuf. Ces idées, développées par Burdach dans sa physiologie et par M. Coste dans ses leçons, établissent l'identité entre l'œuf des mammifères et l'œuf des ovipares, et réhabilitent ce vieil adage : *omne vivum ex ovo.*

Vésicule de Purkinje.

Il existe des exemples d'ovaires sans vésicules.

Il m'est souvent arrivé de rencontrer des ovaires sans vésicules ; mais alors il y avait altération de ces organes, induration par exemple. L'absence de ces vésicules doit être considérée comme cause de stérilité.

Les *vaisseaux sanguins* et les *nerfs ovariques* offrent une disposition analogue à celle des vaisseaux et nerfs testiculaires. C'est par leur bord inférieur ou adhérent que les ovaires reçoivent les uns et émettent les autres. Les *artères* de l'ovaire lui viennent par un tronc qui lui est commun avec le corps de l'utérus et que j'ai désigné sous le nom d'artère utéro-ovarienne; nous ferons remarquer l'origine très éloignée de cette artère

Artères.

qui vient de l'aorte au niveau de la rénale à sa disposition éminemment flexueuse.

Veines de l'ovaire.

Les *veines* de l'ovaire, volumineuses et plexiformes, vont se jeter directement dans la veine-cave à droite, et par l'intermédiaire de la veine rénale à gauche; les veines ovariennes reçoivent presque immédiatement les veines émanées du corps de l'utérus, et méritent le nom de veines utéro-ovariennes. Elles sont énormes comme les artères à la fin de la grossesse et immédiatement après l'accouchement.

Vaisseaux lymphatiques.

Les *vaisseaux lymphatiques* qui suivent les artères et veines ovariennes appartiennent également à l'utérus et à l'ovaire; je les ai trouvés bien souvent remplis de pus, et quelquefois énormément développés à la suite de la péritonite puerpérale, péritonite qui se complique si souvent d'ovarite et d'inflammation des vaisseaux lymphatiques (1). Les *nerfs* de l'ovaire sont une émanation du plexus nerveux rénal.

Nerfs.

Développement.

Développement. Les ovaires sont proportionnellement plus développés chez le fœtus que chez l'adulte; ce grand développement proportionnel porte principalement sur la longueur, car, au lieu d'être ovoïdes, ils sont minces et aplatis. Leur surface est parfaitement lisse et polie, sans la moindre apparence de cicatricules. Ils contiennent dans leur épaisseur un certain nombre de vésicules très petites ou plutôt de granulations.

Volume de l'ovaire chez le fœtus.

Leur situation.

Leur situation hors de la cavité du bassin, dans la région lombaire, et qui semble établir une grande analogie entre l'ovaire et le testicule, me paraît tenir uniquement au défaut de développement du bassin, les ovaires partageant le sort de la vessie et de l'utérus : à cette époque de la vie, le ligament de l'ovaire est si peu développé que l'extrémité interne de l'ovaire semble contiguë au bord correspondant de l'utérus.

Les ovaires sont extrêmement petits après la naissance et ne présentent aucun changement jusqu'à l'époque de la puberté. Cette époque est plus précoce pour les ovaires que pour les autres

(1) Voyez *Anat. pathol.*, avec planches, XVII livraison.

Précocité du développement de l'ovaire.

organes génitaux, et sur le corps de jeunes filles de treize à quatorze ans, dont les organes génitaux externes et dont l'utérus lui-même ne présentaient aucune trace de développement, les ovaires avaient déjà acquis tout leur développement; ils étaient ovoïdes, mous, spongieux, pénétrés de sang.

Changements qui se passent dans les ovaires à chaque menstruation.

A l'époque de la puberté, il se passe dans l'ovaire des changements très importants sur lesquels M. Négrier (1) et M. Gendrin (2) ont appelé les premiers l'attention, et auxquels M. Raciborski (3) vient de donner l'évidence de la démonstration dans un excellent mémoire.

Il résulte des faits présentés par ces observateurs, auxquels nous devons ajouter M. Pouchet de Rouen, 1° que chaque période menstruelle s'accompagne dans l'ovaire d'un travail particulier qui paraît se passer exclusivement dans une vésicule de Graaf, laquelle augmente singulièrement de volume, devient superficielle, soulève et amincit la coque fibreuse de l'ovaire, et finit par la déchirer.

Rupture de la vésicule de Graaf.

2° Qu'il est infiniment probable que cette rupture de la vésicule a pour but le passage de l'ovule de Baër dans la trompe utérine ; cela, dis-je, est infiniment probable, mais n'est pas démontré ;

3° Qu'il se passe donc chez la femme à chaque période menstruelle, indépendamment de toute cause particulière, quelque chose d'analogue à la ponte spontanée des ovipares ;

4° Que le même phénomène s'opèrerait chez les femelles des mammifères à l'époque du rut ;

5° Que la vésicule de Graaf, immédiatement après sa rupture, est d'abord remplie de sang coagulé et forme comme un petit foyer sanguin que j'ai vu gros comme un noyau de cerise ;

(1) *Recherches anatomiques et physiologiques sur les ovaires de l'espèce humaine, considérés spécialement sous le rapport de leur influence dans la menstruation.* Paris, 1840.

(2) *Traité philosophique de médecine pratique*, t. II, p. 28. Paris, 1839.

(3) *De la ponte périodique spontanée et des époques de la reproduction chez la femme.* (Voyez journal l'*Expérience*.)

6° Que ce foyer sanguin enkysté constitue le *corpus luteum*, *corps jaune*, par suite du travail de résorption qui a lieu dans ce foyer et de la transformation que subissent les parois, et que ce même corps jaune sera remplacé plus tard par une cicatrice ardoisée qui pénètre plus ou moins profondément dans l'épaisseur de l'ovaire (1);

Du corps jaune.

7° Que la rupture de chaque vésicule a pour conséquence une cicatricule à la surface de l'ovaire;

8° Que les cicatricules des ovaires, que les corps jaunes ne sont donc point le résultat d'ovules déchirés par l'acte fécondant ou par la masturbation, ou par une excitation érotique quelconque, comme le prétendait Haller qui ne pouvait se rendre compte des faits de cicatrices, de corps jaunes, observés chez des femmes inféconde, que par cette supposition;

Des cicatricules des ovaires.

9° Que si cette théorie est vraie, le nombre des cicatricules doit représenter le nombre des époques menstruelles que la femme a traversées. Or, c'est précisément ce que démontre un fait qui m'a été communiqué par M. Rousselle, élève interne des hôpitaux. Sur une jeune fille morte après neuf menstruations, il existait quatre cicatricules sur un ovaire et cinq sur un autre.

Le nombre des cicatricules est en rapport avec les pé. iodes menstruelles.

Les ovaires conservent pendant toute la période de la vie de la femme marquée par la menstruation le développement qu'ils ont acquis à l'époque de la puberté. Pendant toute la durée de cette époque, on y trouve les vésicules de Graaf, en sorte qu'il est infiniment probable que ces vésicules se reproduisent incessamment, car si une vésicule est en quelque sorte dépensée par chaque menstruation, il faut donc trois cents vésicules pour suffire aux trois cents menstruations qui ont lieu, sauf accident, sauf grossesse et nourriture, depuis l'âge de quinze ans, époque ordinaire de la puberté, jusqu'à l'âge de cinquante, époque ordinaire de la cessation de la menstruation.

(1) Les extravasations sanguines de nos tissus ont pour résultat tantôt une coloration jaune-orangé dans les parois du foyer sanguin, tantôt une coloration ardoisée plus ou moins foncée.

Après l'époque critique, l'ovaire est privé d'ovules. Il se rapetisse, se ratatine, et dans la vieillesse il perd sa forme ovoïde, s'aplatit, s'atrophie, devient extrêmement rugueux, bosselé, et semble réduit à sa coque (1).

Usages. *Usages* (2). Les ovaires sont les organes essentiels à la génération. L'extirpation de ces organes frappe les femelles de stérilité. Le rôle des vésicules ou œufs de Graaf ou plutôt de Baër est le même que celui des œufs des vivipares.

TROMPES UTÉRINES OU DE FALLOPE.

Les ***trompes utérines*** sont deux conduits placés dans l'épaisseur du ligament large. Ces conduits, qu'on nomme encore trompes de Fallope, ***tubæ Fallopianæ***, du nom de l'auteur qui le premier les a bien décrits, s'étendent depuis les angles supérieurs de l'utérus jusque sur les côtés de l'excavation du petit bassin.

Situation. Direction. *Situation et direction*. Flottantes en quelque sorte dans le petit bassin, entre les ovaires qui sont en arrière et les ligaments ronds qui sont en avant, les trompes utérines se dirigent transversalement en dehors, et, au moment de se terminer, s'infléchissent en bas, en arrière et en dedans pour se rapprocher de l'extrémité externe de l'ovaire, auquel elles

(1) Un des effets des hydropisies ascites, c'est d'atrophier l'ovaire en le durcissant.

(2) On trouve quelquefois plusieurs corps jaunes dans le même ovaire : sur une femme de trente-huit ans, j'ai trouvé l'ovaire droit beaucoup plus mou et plus volumineux que l'ovaire gauche. Il contenait trois corps jaunes. Chacun de ces corps jaunes était formé par une membrane plissée en dedans d'elle-même à la manière de la lame jaune du corps olivaire du bulbe rachidien. Dans la cavité interceptée par les plis de cette membrane était un petit corps dur et noir, très adhérent, que j'ai pris pour un caillot sanguin. L'une de ces membranes était d'un beau jaune orangé. La femme qui est le sujet de cette observation avait eu deux enfants. Dans d'autres cas, au lieu de corps jaunes, j'ai rencontré un corps noir ardoisé, aplati comme un grain de raisin desséché, formé par une membrane plissée sur elle-même; les deux parois adhéraient fortement l'une à l'autre à l'aide d'une fausse membrane.

tiennent par un prolongement fort remarquable. Rectilignes, ou à peu de chose près rectilignes dans la moitié interne de ce trajet, elles décrivent le plus ordinairement dans leur moitié externe et souvent même dans toute la longueur de leur trajet des flexuosités qui, dans certains cas, et surtout lorsque la trompe a été le siège d'une inflammation chronique ou d'une hydropisie, sont tellement considérables, qu'elles représentent jusqu'à un certain point les contours sinueux de la partie du canal déférent qui avoisine l'épididyme. Du reste, les adhérences accidentelles si fréquentes du pavillon de la trompe impriment à ce pavillon une direction toute différente de celle qui lui appartient dans l'état normal. Les trompes peuvent être entraînées dans une hernie avec les ovaires, ainsi que j'en ai vu plusieurs exemples; elles peuvent même se déplacer indépendamment des ovaires (1).

Flexuosité de la moitié externe.

La *longueur* des trompes, qui est de quatre à cinq pouces, varie quelquefois d'un côté à l'autre. Leur *calibre*, extrêmement étroit dans leur moitié interne, s'élargit notablement dans leur moitié externe jusqu'à leur extrémité libre qui se termine brusquement par un orifice (*ostium abdominale*, orifice libre de la trompe) parfaitement circulaire, très dilatable, pouvant admettre aisément une plume à écrire ordinaire. Autour de cet orifice libre qui m'a paru un peu plus rétréci que la portion de trompe à laquelle il fait suite, se développe le *pavillon de la trompe*, prolongement membraneux qui entoure cet orifice à la manière dont la corolle d'une fleur enveloppe et protège les étamines et le pistil, prolongement découpé en franges ou festons irréguliers et comme plissés, d'où le nom de *morceau frangé*, sous lequel il a été désigné. Celles de ces franges qui sont les plus considérables sont elles-mêmes frangées ou dentelées sur leurs bords. Pour bien voir cette disposition, il faut

Longueur.

Calibre.

Pavillon de la trompe.

(1) Je n'ai jamais vu de hernie de l'ovaire sans hernie de la trompe, et j'ai vu une hernie de la trompe sans hernie de l'ovaire. L'ovaire serait-il donc entraîné par la trompe, au lieu d'entraîner cette dernière dans son déplacement, comme je l'avais conjecturé d'abord?

plonger la trompe dans un liquide ; on voit alors une multitude de franges ou de petits lambeaux inégaux en longueur, flottants et constitués par des plis inégalement découpés formant quelquefois deux ou trois cercles concentriques. Une de ces franges, celle qui forme la partie postérieure de la corolle, beaucoup plus considérable que les autres et par sa longueur et par sa largeur, se renverse de dedans en dehors, soutenue qu'elle est par un petit ligament étendu du pavillon à l'extrémité externe de l'ovaire, et va se fixer à cette extrémité. M. Déville, aide d'anatomie de la faculté, a signalé une disposition curieuse, c'est que cette longue et large frange qui est triangulaire est repliée en gouttière ouverte en arrière et en bas.

Des franges du pavillon.

Orifice libre de la trompe.

Du reste, l'étroitesse que présente la partie interne de la trompe, comparée à sa partie externe, est telle, qu'en dehors cette trompe reçoit l'extrémité d'une sonde de moyen calibre, tandis qu'en dedans elle peut à peine admettre une soie de sanglier. Dans la portion de ce conduit qui traverse les parois de l'utérus, le diamètre est capillaire, et ce n'est qu'avec beaucoup de difficulté qu'on parvient à voir à l'œil nu l'*orifice utérin* de la trompe, *ostium uterinum*. Le conduit de la trompe s'ouvrant d'une part dans la cavité utérine, et d'une autre part dans la cavité du péritoine, il en résulte que ces deux cavités communiquent entre elles; disposition qui a fait conjecturer que certaines péritonites pouvaient bien dépendre du transport, dans la cavité péritonéale à travers les trompes, d'un liquide contenu dans la cavité de l'utérus. Il n'est pas très rare de trouver le pavillon de la trompe oblitéré. Dans les cas d'oblitération de son orifice abdominal, la trompe se dilate à la manière d'un cône à base tournée en dehors ; ses inflexions deviennent dans les mêmes circonstances extrêmement prononcées.

Etroitesse de la partie interne de la trompe.

Capillarité de sa portion utérine.

Orifice utérin de la trompe.

La trompe fait communiquer la cavité utérine avec la cavité péritonéale.

Fendue suivant sa longueur et plongée dans l'eau, la trompe présente dans toute la surface interne de sa moitié externe ou évasée des plis longitudinaux d'une largeur inégale et se touchant par leurs bords libres. Du reste, on ne rencontre aucune valvule, ni dans le trajet, ni aux orifices de la trompe.

Plis longitudinaux de la surface interne de la trompe.

Dans sa portion étroite, la trompe est dure au toucher, inextensible et offre une grande analogie d'aspect avec le canal déférent ; dans sa portion large, elle est affaissée sur elle-même, et ses parois sont minces et extensibles.

Structure.

Structure. Le péritoine forme à la trompe une tunique externe qui ne lui adhère que lâchement : une membrane muqueuse revêt sa surface interne ; elle peut aisément y être démontrée dans toute l'étendue de la partie large ou plissée, et paraît constituer à elle seule les plis longitudinaux dont nous avons parlé. Continue d'une part à la muqueuse utérine, cette membrane se continue, d'une autre part, avec la séreuse péritonéale sur le bord frangé de la trompe, seul exemple dans l'économie de la continuité immédiate d'une séreuse et d'une muqueuse (1). Entre la membrane séreuse et la membrane muqueuse est un tissu propre, prolongement du tissu propre de l'utérus et qui partage sa nature musculaire ; on a dit que ce tissu propre était composé de deux ordres de fibres, les unes superficielles, longitudinales, et les autres profondes, circulaires. Les fibres longitudinales seules peuvent être démontrées.

Trois tuniques : Une séreuse, Une muqueuse, Une tunique propre.

Usages.

Usages. Les trompes qui sont, chez la femme, les analogues du conduit déférent de l'homme, servent de conduit de transmission, d'une part, au principe fécondant du mâle ; d'une autre part, au produit fécondé, qui de l'ovaire doit être porté dans l'utérus.

Cet usage de transmission est démontré, 1° par la stérilité des femelles chez lesquelles on lie les trompes ; 2° par l'existence des grossesses tubaires dans lesquelles le germe fécondé, s'arrêtant dans la cavité de la trompe, y parcourt les périodes de son évolution.

Le pavillon de la trompe a pour usage d'embrasser l'ovaire

(1) On a dit que la membrane interne des trompes était une *séreuse*, une *séro-muqueuse ;* mais cette membrane présente tous les caractères anatomiques, physiologiques et pathologiques des membranes muqueuses.

au moment de l'acte fécondant, et de s'appliquer sur le point d'où se détache le germe. Il suit de là que toute adhérence de l'ovaire ou de la trompe qui s'oppose à ce jeu des organes est une cause de stérilité. La disposition en gouttière de la frange ovarienne doit être prise en considération dans la transmission de l'ovule, de l'ovaire à la trompe ou du liquide fécondant de la trompe à l'ovaire.

Développement.

Développement. Dans le principe, les trompes utérines sont proportionnellement plus développées que le corps de l'utérus, si bien qu'elles paraissent se continuer l'une avec l'autre à leur extrémité utérine. Elles conservent ce développement proportionnel jusqu'à l'époque de la puberté. Les trompes utérines sont bien plus flexueuses pendant les deux derniers mois de la vie intra-utérine qu'elles ne le seront par la suite.

UTÉRUS.

L'*utérus* (*utriculus*, outre), ou *matrice* (*mater*, mère) est l'organe de la gestation.

Situation.

Situation. Il est situé dans l'excavation du bassin sur la ligne médiane, entre la vessie et le rectum, maintenu dans sa position, de chaque côté, par les ligaments ronds et les ligaments larges, inférieurement par le vagin, au dessus duquel il est placé.

Sa mobilité.

La nature de ses connexions, qui sont lâches et extensibles, lui permet de flotter pour ainsi dire dans l'excavation du bassin, et d'y exécuter des mouvements plus ou moins étendus. La facilité avec laquelle on peut l'attirer vers la vulve dans certaines opérations chirurgicales, et le déplacement qu'il présente durant la grossesse, où on le voit s'élever dans l'abdomen, prouvent la grande mobilité de ce viscère (1).

(1) L'utérus peut être déprimé par une forte pression exercée de haut en bas sur l'hypogastre. Cette circonstance peut être utilisée dans le cas de perte utérine produite par une grossesse commençante, lorsqu'il est d'un si grand intérêt de compléter le décollement de l'œuf pour mettre un terme à l'hémorrhagie.

Direction. Son *axe* est obliquement *dirigé* de haut en bas et d'avant en arrière, c'est à dire qu'il se confond avec celui du détroit supérieur du bassin. Chez beaucoup de femmes, surtout chez celles dont le vagin est court, l'axe de l'utérus est celui du détroit inférieur : dans ce dernier cas, le museau de tanche regarde en avant et le fond pèse en arrière sur le rectum ; dans le premier cas, le museau de tanche regarde en arrière, appuie sur le rectum, et le fond de l'utérus porte en avant sur la vessie. L'exagération de ces deux directions constituent, l'une, la *rétroversion;* l'autre, l'*antéversion*. Les utérus un peu volumineux présentent nécessairement l'une ou l'autre de ces dispositions (1). L'axe de l'utérus présente de fréquentes déviations dont l'histoire se rattache à l'accouchement ; mais parmi ces déviations, il en est une oblique de haut en bas et de droite à gauche, que l'on considère, à cause de sa fréquence, comme étant normale : elle paraît dépendre, suivant quelques anatomistes, de la présence du rectum sur le côté gauche du bassin. Dans la grossesse, cette inclinaison est à peu près constante ; elle est en rapport avec la position la plus ordinaire du fœtus, celle dans laquelle l'occiput correspond à la cavité cotyloïde gauche de la mère.

Direction.

Obliquité d l'axe de l'utérus

Du reste, la détermination de l'axe de l'utérus est bien moins importante et bien moins fixe dans l'état de vacuité que dans l'état de plénitude de cet organe. On peut même dire que l'utérus n'a d'axe normal que chez les jeunes filles et chez les femmes qui n'ont pas eu d'enfants ; chez les femmes qui ont eu des enfants, souvent on trouve l'utérus horizontalement placé, son fond appliqué sur le rectum et sur le sacrum, les intestins grêles reposant sur la face antérieure de l'utérus qu'ils dépriment, si bien que lorsque les intestins grêles remplissent l'excavation du bassin, il n'est pas rare de voir le fond de l'utérus regarder en

Variétés d l'axe de l'utérus.

(1) L'antéversion et la rétroversion ne sont le plus souvent que consécutives à l'augmentation de volume de l'utérus ; faites cesser cet engorgement, et la déviation cessera.

arrière et en bas, et son col en avant et en haut. Chez un certain nombre de sujets, on rencontre le corps de l'utérus infléchi en arrière sur le col utérin, à la manière du ventre d'une cornue sur son bec(1). Très souvent l'utérus n'occupe pas la ligne médiane ; il est dévié à gauche, de telle façon que les deux tiers et même quelquefois la totalité de l'organe sont à gauche de cette ligne médiane. Chez un sujet, la ligne médiane répondait au bord droit de l'utérus ; dans des cas plus rares, l'utérus est dévié à droite de la ligne médiane.

Les cas d'utérus double sont des cas d'utérus bifides ou cloisonnés.

Nombre. L'utérus est unique dans l'espèce humaine : il est double chez le plus grand nombre des animaux. Les cas d'utérus double, observés dans l'espèce humaine, ne sont que des cas de matrices bifides ou cloisonnées. La bifidité peut exister ou seulement dans le corps de l'utérus, ou bien à la fois dans le corps, le col, et même dans le vagin.

Volume.

Volume. Le volume de l'utérus est variable suivant l'âge et suivant certaines conditions physiologiques qui sont propres à cet organe. Réduit à de très petites dimensions jusqu'à la puberté, il acquiert à cette époque le volume qu'il doit présenter dans la suite. Chez les femmes qui ont eu des enfants, il ne revient jamais à son volume primitif : par l'effet de la grossesse ou du développement de certaines tumeurs, son volume s'accroît énormément. Dans la vieillesse, il s'atrophie, au point d'être réduit quelquefois au volume qu'il offre chez les enfants nouveau nés. Voici, du reste, la mesure des dimensions de l'utérus après la puberté : hauteur, deux pouces et demi à trois pouces ; dimensions transversales ou largeur : 1° au fond, seize à dix-huit lignes ; 2° au col, six lignes : dimensions antéro-postérieures ou épaisseur, six lignes.

Ses différences suivant l'âge.

Dimensions déterminées numériquement.

Poids.

Poids. Le poids de l'utérus est de six à dix gros chez les filles pubères, d'une once et demie à deux onces chez les

(1) Je crois que les praticiens modernes attachent une trop grande importance à toutes ces déviations soit en avant, soit en arrière de l'axe de l'utérus, et qu'ils leur rapportent des symptômes qui tiennent à toute autre cause.

femmes qui ont eu des enfants ; je l'ai trouvé d'un à deux gros chez de vieilles femmes dont l'utérus était atrophié. Au terme de la grossesse, le poids de l'utérus est d'une livre et demie à trois livres.

Forme de l'utérus.

Forme. L'utérus a la forme d'une petite gourde ou d'une poire aplatie d'avant en arrière. On le divise en *corps* et en *col;* un rétrécissement plus ou moins prononcé établit la limite respective de ces deux parties de l'utérus. Comme tous les organes creux, il présente à considérer une *surface extérieure* et une *surface intérieure.*

Rapports.

Rapports. Sa *surface extérieure* présente les rapports les plus importants à connaître. Pour ne rien omettre, nous lui considérerons deux faces : l'une *antérieure*, l'autre *postérieure ;* deux *bords latéraux*, un bord supérieur ou *fond* ; une *extrémité inférieure* ou *vaginale*, qui est perforée, proéminente dans le vagin et qu'on appelle *museau de tanche.*

Face antérieure.

1° *Face antérieure.* 1° Convexe et lisse, recouverte par le péritoine dans ses trois quarts supérieurs, elle est en rapport médiat avec la face postérieure de la vessie dont elle est souvent séparée par des circonvolutions de l'intestin grêle ; 2° dans le quart inférieur de sa hauteur, elle est en rapport immédiat avec le bas-fond de la vessie, et lui est unie par un tissu cellulaire assez lâche. Ce dernier rapport explique la fréquence avec laquelle les affections cancéreuses de l'utérus se propagent au bas-fond de la vessie.

Face postérieure.

2° *Face postérieure.* Recouverte par le péritoine dans toute son étendue, elle est en rapport médiat avec la face antérieure du rectum dont la séparent souvent des circonvolutions de l'intestin grêle. Cette face, beaucoup plus convexe que l'antérieure, peut être explorée par le doigt introduit dans le rectum. De la face postérieure ou plus exactement de la portion de cette face postérieure de l'utérus qui appartient au col utérin, partent deux replis falciformes qui naissent de chaque côté de la ligne médiane et se portent sur les côtés du rectum ; ces replis *utéro-rectaux*, qui se regardent par leur bord interne, sont très résistants chez les femmes qui n'ont pas eu d'enfants. J'ai trouvé un tissu fibreux très manifeste entre les deux feuillets du péritoine qui les constituent.

Bords latéraux. 3° *Les bords latéraux* de l'utérus, légèrement concaves, donnent attache aux *ligaments larges*, qui maintiennent l'utérus en position et l'empêchent de s'incliner, soit à droite soit à gauche. De ces mêmes bords latéraux partent encore les ligaments ronds. Je renvoie la description des ligaments larges et des ligaments ronds à la suite de celle de l'utérus.

Bord supérieur ou fond de l'utérus. 4° Le *bord supérieur* ou *fond de l'utérus* convexe est la base du cône aplati que représente cet organe ; il est recouvert par les circonvolutions de l'intestin grêle ; il n'atteint jamais dans l'état de vacuité le niveau du détroit supérieur du bassin : aussi n'est-il possible de le sentir avec les doigts à la région hypogastrique que dans l'état de maladie.

5° L'*extrémité inférieure* ou *vaginale* de l'utérus, nommée aussi *museau de tanche* à raison de sa forme, est le sommet du cône tronqué que représente l'utérus. C'est la partie inférieure, l'extrémité libre, la portion vaginale du col utérin avec lequel on le confond très improprement dans le langage chirurgical. Le museau de tanche, qui regarde en bas et en avant, forme dans le vagin une saillie variable suivant les sujets.

Museau de tanche. Le museau de tanche (*os tincæ*) (et par museau de tanche on doit entendre non seulement l'orifice du col utérin,

Son orifice. mais encore toute la portion vaginale de ce col), le museau de tanche est petit, allongé, conoïde, percé d'un orifice étroit, presque circulaire chez les femmes qui n'ont point eu d'enfants : il est moins allongé, plus volumineux chez les femmes qui ont eu des enfants ; son orifice plus dilaté se présente sous l'aspect d'une fente transversale qui permet de distinguer au

Ses lèvres. museau de tanche deux lèvres, l'une *antérieure*, l'autre *postérieure*. Chez quelques femmes, le museau de tanche offre une longueur assez considérable et une espèce d'hypertrophie qui se concilie avec l'état sain de l'utérus. La lèvre antérieure du museau de tanche est plus épaisse que la postérieure qui est un peu plus allongée. Les angles ou commissures des deux lèvres sont plus ou moins lacérés et comme fendillés en divers sens à la suite de l'accouchement. On conçoit du reste que si le museau de tanche présente une disposition uniforme et régulière chez les femmes qui n'ont pas eu d'enfants, il doit offrir au contraire les conformations les plus variées après l'accouchement : l'épaississement des lèvres, les inégalités du pourtour de l'orifice, les différences que présente dans l'état sain cet orifice au doigt et à la vue, doivent être l'objet d'une étude toute particulière pour éviter des erreurs de diagnostic, et pour ne pas confondre l'état physiologique avec l'état morbide. Il n'est pas rare de voir toute la portion du col utérin qui proémine dans le vagin s'effacer complètement. Le vagin se termine alors par un cul de sac au fond duquel on sent au toucher une ouverture plus ou moins prononcée. Je dois dire que cette disparition ou plutôt cet effacement de toute la partie vaginale du col utérin est extrêmement fréquent chez les femmes avancées en âge, et je ne comprends pas comment il a pu se faire que l'allongement de cette portion vaginale du col utérin ait été considéré pendant si longtemps comme l'état régulier à cet âge de la vie.

Variétés de disposition que présente le museau de tanche dans l'état physiologique.

Cavité de l'utérus.

L'utérus est creusé d'une cavité extrêmement petite, proportionnellement au volume de l'organe ; cette cavité, dont le grand diamètre est transversal, présente deux parois, l'une antérieure, l'autre postérieure, parois contiguës, lisses et enduites d'une couche de mucus. Nous examinerons la cavité utérienne *A*. dans le corps, *B*. dans le canal de cet organe, dans le corps et dans le col.

Étroitesse de la cavité utérienne.

A. *Cavité du corps*. Elle présente la forme d'un triangle à chacun des angles duquel se voit un orifice : 1° un orifice inférieur qui établit une large communication entre la cavité du

La cavité du corps de l'utérus est triangulaire.

corps et celle du col ; il n'est pas rare de trouver cet orifice oblitéré chez les vieilles femmes (1).

Orifices tubaires de l'utérus.

2° Les deux autres orifices sont ceux des trompes. A peine visibles à l'œil nu, les orifices utérins des trompes occupent le fond des cavités infundibuliformes que présentent les angles supérieurs de l'utérus, cavités infundibuliformes qui sont le vestige de la division du corps de l'utérus en deux moitiés ou cornes. Cette bifidité du corps de l'utérus, qui est normale chez les animaux, s'observe quelquefois chez la femme. Chez les femmes qui n'ont point eu d'enfants, la paroi antérieure, de même que la paroi postérieure de l'utérus, présentent sur la ligne médiane au voisinage du col une espèce de colonne plus ou moins saillante qui se bifurque en haut, de telle manière que les branches de bifurcation se portent du côté des orifices des trompes utérines. Quelquefois chaque branche de bifurcation est divisée en deux faisceaux distincts.

Cavités infundibuliformes.

Absence congéniale de la cavité du corps.

L'absence congéniale de la cavité du corps de l'utérus est extrêmement rare ; il n'en existait pas de trace dans un utérus qui m'a été obligeamment adressé par mon collègue le professeur Rostan, bien que la cavité du col persistât. La femme à laquelle il appartenait n'avait jamais été réglée. Il n'est pas besoin de dire qu'elle avait été stérile.

Cavité du col.

B. La *cavité du col* de l'utérus est cylindroïde, aplatie d'avant en arrière et présente sur ses parois antérieure et postérieure des rugosités qui forment un ensemble assez régulier et constituent pour chacune de ces parois une colonne verticale médiane, se continuant avec la colonne médiane du corps de l'utérus, occupant toute la longueur du col, et de laquelle partent, sous des angles plus ou moins aigus, un certain nombre de colonnes (2) plus petites, qui font un relief plus ou moins pronon-

Ses colonnes.

(1) Cette oblitération qui détermine la rétention du mucus et du sang, et par suite la distension et le ramollissement du corps de l'utérus, est tellement fréquente, que M. Mayer la regarde comme normale chez les vieilles femmes.

(2) Ces ramures, variables dans leur disposition, ont été décrites avec les plus grands détails par Haller, Boyer, etc.

cé, et représentent par leur ensemble une feuille de fougère. Ce sont ces rugosités qui ont reçu le nom d'*arbre de vie* ou *lyre*. Elles disparaissent le plus souvent après un premier accouchement, ou du moins il n'en reste que quelques débris. Toutefois il n'est pas très rare de les trouver dans leur état d'intégrité, même après plusieurs accouchements ; circonstance qui n'est pas à dédaigner pour la médecine légale.

Arbre de vie du col.

Du reste, la surface interne de l'utérus est beaucoup plus vasculaire dans le corps que dans le col ; cette différence s'observe surtout chez les femmes qui ont succombé dans la période menstruelle. Chez elles, en effet, on trouve un développement vasculaire très marqué dans le corps, qui est un peu gonflé et ramolli, tandis que le col conserve sa blancheur et sa densité accoutumées.

Différence dans la vascularité de la surface interne du corps et du col.

Un autre caractère de la cavité utérine, c'est de présenter des vésicules transparentes en nombre plus ou moins considérable, qui ont été prises pour des ovules par Naboth (*œufs de Naboth*). Ces vésicules ne sont autre chose que des follicules mucipares qui se rencontrent dans la cavité du corps aussi bien que dans celle du col, mais qui abondent surtout dans le col au voisinage de l'orifice vaginal, et ne deviennent apparents que dans les cas où le mucus s'accumule dans leur cavité par suite de l'oblitération de leur orifice. Leur développement, qui est parfois considérable, a fait croire, dans certains cas, à des maladies plus graves (1).

Des prétendus œufs de Naboth.

Les follicules de la cavité utérine ont l'apparence vésiculeuse.

Ils abondent dans le col.

On cherche vainement au fond de l'utérus les orifices des sinus utérins admis par les anciens anatomistes. Ceux-ci ne se

Les orifices des sinus utérins n'existent qu'après l'accouchement.

(1) Le développement des follicules mucipares de l'utérus est extrêmement considérable dans le cas de polypes muqueux, si fréquents chez les vieilles femmes. Ces polypes muqueux, qui ne sont autre chose qu'une végétation formée aux dépens de la muqueuse, contiennent souvent dans leur épaisseur plusieurs follicules très développés. Dans des cas de ce genre, j'ai rencontré des follicules mucipares qui occupaient l'épaisseur du tissu propre de l'utérus, à une demi-ligne, une ligne de profondeur.

voient qu'après l'accouchement et seulement dans le lieu qu'occupait le placenta.

Epaisseur des parois utérines.

Les parois de la cavité utérine, examinées hors l'état de grossesse, ont de quatre à cinq lignes d'épaisseur. La partie la moins épaisse correspond à l'insertion des trompes utérines. L'utérus n'a guère dans ce point que deux lignes d'épaisseur. Les parois du col sont moins épaisses que celles du corps.

Structure de l'utérus.

La structure de l'utérus doit être examinée dans deux circonstances bien distinctes : 1° dans l'état de vacuité, 2° dans l'état de plénitude.

Un tissu propre, une membrane externe péritonéale, une membrane interne muqueuse, des vaisseaux et des nerfs, telles sont les parties constituantes de l'utérus.

Tissu propre de l'utérus.

A. *Tissu propre.* Hors l'état de grossesse, il est grisâtre, très dense, très résistant et criant sous le scalpel à la manière d'un cartilage. Si la consistance du corps de l'utérus paraît moindre que celle du col, cela provient uniquement de ce que le premier est plus fréquemment que l'autre le siège d'une fluxion sanguine.

Caractères du tissu propre de l'utérus.

Le tissu propre de l'utérus est composé de fibres, c'est à dire de parties disposées linéairement. Ces fibres appartiennent-elles au tissu fibreux ou albuginé proprement dit, sont-elles musculaires, ou bien encore doivent-elles être rapprochées du tissu jaune des artères? Les considérations suivantes répondront à ces diverses questions.

Hors l'état de grossesse.

Hors l'état de grossesse, les parois de l'utérus paraissent composées d'un tissu fibreux ou albuginé extrêmement dense, que traverse un grand nombre de vaisseaux. Pendant la grossesse, ou par suite du développement de tumeurs, d'accumulation de liquide dans sa cavité, le tissu propre de l'utérus revêt tous les attributs du tissu musculaire, tel qu'on le trouve dans les appareils de la vie organique, et possède comme lui la contractilité.

Pendant la grossesse.

La grossesse met en lumière la structure musculaire voilée pendant l'état de vacuité de l'utérus.

La présence d'un fœtus ou d'un corps étranger au sein de l'utérus aurait-elle donc pour effet d'opérer une transformation dans le tissu de cet organe (1)? Non, sans doute; mais la fluxion si considérable dont l'utérus devient le siège, et qui amène la distension et le développement de ses fibres, met à nu une structure qui était voilée par l'état de condensation et d'atrophie, entretenu par l'inertie ou le défaut d'action.

Preuves de cette structure.

Cette manière de voir se trouve d'ailleurs pleinement confirmée par les observations microscopiques de Rœderer, et par les expériences chimiques de Schwilgué qui a démontré que le tissu propre de l'utérus contenait une très grande quantité de fibrine; ajoutez à cela les résultats fournis par l'anatomie comparée, qui même dans l'état de vacuité démontre dans la matrice des animaux l'existence de fibres musculaires, les unes circulaires, les autres longitudinales (2).

Direction des fibres de l'utérus.

La nature des fibres de l'utérus étant une fois constatée, il s'agit d'en déterminer la *direction*. Or, parmi les anatomistes, il en est qui admettent, avec Malpighi et Monro, qu'il n'y a rien de régulier dans la disposition de ces fibres, et que leur entrelacement est inextricable. On doit avouer que dans l'état de vacuité de l'utérus, il paraît en être ainsi; mais dans l'état de gestation, l'intrication du tissu devient assez facile à débrouiller pour le plus grand nombre des fibres (3).

(1) Je crois avoir démontré par des faits (voy. *Essai sur l'anatomie pathologique*, 1816) que trois tissus seulement, le musculaire, le nerveux et le glanduleux, ne sont jamais le produit des transformations organiques.

(2) Il importe de remarquer que, tandis que le tissu de l'utérus est si dense, si difficile à déchirer hors l'état de grossesse, il devient mou, fragile, susceptible de déchirure lorsque son tissu est développé par la présence du fœtus; d'où les déchirures pendant le travail de l'accouchement, déchirures qui sont beaucoup plus fréquentes qu'on ne le croit communément. J'ai vu des utérus déchirés par suite des manœuvres de la version. Il est même des cas de déchirures spontanées considérables du tissu utérin; mais ces déchirures spontanées supposent peut-être une fragilité morbide, une fragilité inflammatoire.

(3) Hunter, *Anatomia uteri*; Rosemberger dans Schlegel, *Syllog. oper. minor. ad artem obstetric.* Lipsiæ, t. II, p. 296. Voyez aussi le Mémoire présenté à l'Académie de médecine par Mme Boivin, octobre 1821.

Direction : 1° de la couche extérieure des fibres utérines.

1° *Dans le corps.* Couche extérieure mince, composée ; 1° d'un faisceau médian, vertical, qui occupe l'une et l'autre face de l'utérus ; ce faisceau médian paraît résulter du redressement des fibres obliques ; 2° de fibres obliques ascendantes et descendantes, qui sont le résultat de l'épanouissement des fibres qui viennent des trompes utérines, du ligament des ovaires et des ligaments ronds ; ces fibres obliques se recourbent et se redressent pour devenir verticales lorsqu'elles ont atteint la ligne médiane. Les faisceaux les plus supérieurs émanés de ces ligaments vont recouvrir le fond de l'utérus. Les fibres du côté droit s'entrecroisent sur la ligne médiane avec les fibres du côté gauche (1). Ce redressement de fibres alternativement circulaires et longitudinales occupe-t-il toute l'épaisseur des parois de l'utérus ? cela est bien loin d'être démontré. Cette première couche ou couche superficielle appartient exclusivement au corps de l'utérus ; ses fibres les plus superficielles s'enlèvent ordinairement avec le péritoine. 3° La couche profonde du corps de l'utérus est formée de fibres circulaires, disposées suivant deux séries concentriques. Chacune de ces séries forme un cône dont le sommet répond à la trompe, et dont la base qui regarde la ligne médiane vient se confondre avec celle du cône opposé.

2° De la couche profonde.

Direction des fibres du col.

2° *Le col* est exclusivement composé de fibres circulaires qui s'entrecroisent à angles très aigus.

Concordance des faits fournis par l'anatomie comparée.

Les données fournies par l'anatomie comparée sont parfaitement en rapport avec la description qui précède. Ainsi l'utérus d'une truie qui venait de mettre bas m'a démontré, 1° que le col est exclusivement composé de fibres circulaires ; 2° que les cornes (*aduterum* de M. Geoffroy St-Hilaire), qui remplacent le corps de l'utérus de la femme, sont constituées par deux couches de fibres : l'une extérieure longitudinale, l'autre profonde circulaire. En voyant cette disposition, on est conduit à

(1) Cette disposition se voit parfaitement sur une pièce préparée par M. Deville et déposée au Musée de la Faculté.

reconnaître que le corps de l'utérus, chez la femme, résulte évidemment de deux aduterum adossés, qui communiquent entre eux, au lieu de s'ouvrir isolément dans la cavité du col.

Sinus utérins.

Etudié dans l'état de grossesse, le tissu de l'utérus est traversé par des canaux veineux, *sinus utérins*, extrêmement considérables, surtout au niveau de l'insertion du placenta. Ce grand nombre de vaisseaux donne à la texture de l'utérus l'aspect d'un tissu érectile ou caverneux à parois musculeuses (1).

L'utérus est un tissu érectile à parois musculeuses.

Membrane péritonéale.

B. *Membrane externe* ou *péritonéale*. Le péritoine qui a revêtu la face postérieure de la vessie se réfléchit sur la face antérieure de l'utérus dont il recouvre les trois quarts supérieurs seulement, le quart inférieur répondant immédiatement à la vessie. Arrivé sur le fond de l'utérus, il gagne la face postérieure, qu'il revêt en entier, se prolonge un peu sur le vagin, et se réfléchit sur le rectum. C'est le prolongement transversal de cette même tunique péritonéale qui constitue les *ligaments larges*. Deux très petits replis falciformes que présente cette membrane dans l'intervalle qui sépare la vessie de l'utérus portent le nom de *ligaments vésico-utérins*. J'ai déjà parlé de deux replis considérables étendus de la face postérieure du col de l'utérus sur les côtés du rectum, ligaments qui contiennent dans leur épaisseur du tissu fibreux (*ligaments utéro-rectaux, utéro-sacrés* de madame Boivin.)

Ligaments larges.

Ligaments vésico-utérins.

Recto-utérins.

Adhérence de la tunique péritonéale.

Très lâche au niveau du col et vers les bords de l'utérus, l'adhérence du péritoine devient d'autant plus intime qu'on se rapproche davantage de la ligne médiane. Dans l'état de développement qu'il acquiert pendant la grossesse, l'utérus s'approprie le péritoine des ligaments larges, espèces de mésentères qui se dédoublent pour prêter à l'ampliation de cet organe (2).

(1) Cette association du tissu érectile et du tissu musculaire se retrouve aussi dans la verge du cheval, et peut-être dans celle de l'homme.

(2) La laxité de l'adhérence du péritoine au niveau du col et des bords de l'utérus explique pourquoi, dans le cas de déchirure considérable du col utérin, le péritoine participe rarement à la déchirure, et pourquoi l'épanchement de

Membrane muqueuse utérine.

C. *Membrane interne ou muqueuse.* Les anatomistes qui ont étudié la surface interne de l'utérus après l'accouchement, et en particulier Morgagni et Chaussier, en ont contesté l'existence, aussi bien que ceux qui n'admettent une muqueuse que là où on peut la montrer distincte dans une certaine étendue. Mais la présence d'une membrane muqueuse à la surface interne de l'utérus me paraît incontestable d'après les considérations suivantes :

Existence de la membrane muqueuse utérine.

1° Toute cavité organique communiquant avec l'extérieur est tapissée par une membrane muqueuse : pourquoi la cavité utérine ferait-elle seule exception à cette règle ?

Preuves anatomiques.

2° L'anatomie démontre que la muqueuse du vagin se continue dans la cavité du col, puis dans celle du corps de l'utérus. Seulement en pénétrant dans la cavité utérine, elle s'y dépouille de son épiderme, qui se termine par un bord frangé et comme déchiqueté, à peu près comme l'épiderme de l'œsophage à l'orifice cardiaque de l'estomac (1). Malgré les difficultés que font naître, pour la dissection, la ténuité de la muqueuse et son adhérence extrême au tissu de l'utérus, la présence de cette membrane est démontrée par les observations suivantes : 1° vue à la loupe, la surface interne de l'utérus offre une disposition papillaire, mais à papilles très peu développées ; 2° cette surface interne est parsemée de follicules ou cryptes dont on peut exprimer le mucus par une foule de points, et qui forment de petites vésicules, quand ils sont distendus par le mucus que retient leur orifice obstrué ou oblitéré ; or, comme je l'ai déjà dit,

sang se fait alors entre le tissu de l'utérus et le péritoine. J'ai vu deux cas de ce genre.

(1) Chaussier admettait que non seulement l'épiderme, mais encore le derme et toutes les parties constituantes de la muqueuse, cessaient à l'orifice vaginal de l'utérus. Repousser la présence d'une membrane muqueuse sur la face interne de l'utérus, par cela seul que sa séparation est extrêmement difficile, me paraît aussi peu logique que de repousser l'existence d'une membrane muqueuse dans les fosses nasales, parce qu'il est à peu près impossible de la séparer par la dissection du périoste et du périchondre de cette cavité.

ces follicules existent non seulement à la surface interne du col, mais encore à la surface interne du corps et dans tous les points de cette surface interne ; 3° elle présente une grande vascularité et un réseau capillaire dont l'aspect est le même que celui des autres muqueuses ; 4° enfin elle est continuellement lubrifiée par des mucosités. Quant aux inductions déduites de l'observation pathologique, on voit que la surface interne de l'utérus est sujette, comme toutes les autres muqueuses, aux hémorrhagies spontanées par exhalation et sans déchirure, aux sécrétions catarrhales et aux végétations nommées polypes muqueux, vésiculeux et fibreux. Or, on admet généralement que partout où il y a identité d'affections, il y a aussi identité de nature.

Preuves pathologiques.

Pendant la grossesse, les éléments de la muqueuse se dissocient ; ses vaisseaux deviennent pénicillés, et prennent un grand accroissement ; mais à mesure que l'utérus revient à ses premières dimensions, la muqueuse se rétablit dans sa forme primitive et les éléments dissociés se rapprochent. Il semblerait au premier abord, ainsi que le pensaient les anciens, que cette membrane ait été détruite par une véritable exfoliation et qu'elle se reconstitue de toutes pièces (1).

Dissociation des éléments de la muqueuse pendant la grossesse.

Les *artères* de l'utérus proviennent de deux sources : 1° les unes, celles qui sont destinées au col de l'utérus, naissent de l'hypogastrique, et prennent le nom d'artères utérines ; 2° les autres, non moins considérables, destinées au corps de l'utérus, viennent des artères ovariennes, que j'ai cru devoir appeler pour cette raison utéro-ovariennes, gagnent les bords du corps de l'utérus, et se distribuent dans cet organe : les unes et les au-

Artères utérines.

(1) On a dit que la membrane caduque n'était autre chose que la membrane muqueuse de l'utérus elle-même développée. Je ne saurais admettre cette manière de voir, qui me paraît repoussée par les faits aussi bien que par l'analogie. La continuité de la membrane caduque avec la surface interne de l'utérus ne prouve pas plus que la caduque est la membrane muqueuse elle-même développée, que la continuité d'une fausse membrane pleurale organisée, avec la plèvre, ne prouve que cette fausse membrane est formée par la plèvre elle-même.

tres décrivent de nombreuses flexuosités (1). Cette circonstance, que le corps et le col de l'utérus reçoivent leurs vaisseaux et leurs nerfs de deux sources différentes, n'explique-t-elle pas en partie l'indépendance du corps et du col sous le rapport du développement pendant la grossesse, ou dans le cas de corps fibreux de l'utérus?

Veines. Les *veines* sont remarquables par leur volume énorme pendant la grossesse et après l'accouchement; on a donné le nom

Sinus utérins. de *sinus utérins* aux grosses veines que l'on rencontre à cette époque dans le tissu de l'organe, et cette dénomination n'est pas tout à fait dénuée de fondement, car ces canaux veineux sont constitués par la tunique interne des veines qui adhère au tissu propre de l'utérus, de la même manière que dans les sinus de la dure-mère un prolongement de la tunique veineuse interne adhère au tissu fibreux de cette membrane. Ces veines, dont les principales divisions marchent dans l'épaisseur de l'utérus perpendiculairement à son axe, constituent par leurs anastomoses un véritable tissu érectile, à parois musculeuses, qui s'ouvre à la surface interne de l'utérus, au niveau de l'insertion du placenta. Au sortir de l'utérus, ces veines se réunissent en quatre groupes, deux à droite, deux à gauche. Les deux groupes inférieurs vont se jeter dans les veines hypogastriques, les deux groupes supérieurs constituent les veines utéro-ovariennes, qui vont se jeter à gauche dans la veine rénale, à droite dans la veine-cave inférieure.

Vaisseaux lymphatiques. Les *vaisseaux lymphatiques*, que je n'ai bien étudiés que pendant la grossesse et après l'accouchement, époque à laquelle je les ai souvent trouvés pleins de pus, offrent comme les veines un volume extrêmement considérable (2); ils forment divers plans dans l'épaisseur de l'utérus : les superficiels sont les plus

(1) On a dit que ces flexuosités avaient pour but de favoriser le développement de l'utérus. J'ai dit ailleurs que cette opinion était sans fondement, et que les artères de l'utérus étaient aussi flexueuses lorsque cet organe était distendu par le produit de la conception que dans l'état de vacuité.

(2) *Anat. pathol.*, avec planches, livr. XIV.

développés ; ils se divisent en deux groupes : ceux du col, qui vont se rendre dans les ganglions pelviens ; ceux du corps, qui vont se rendre dans les ganglions lombaires. Ces derniers accompagnent les veines utéro-ovariennes.

Nerfs.

Nerfs. Très bien décrits et représentés par Tiedemann tels qu'on les voit dans l'état de grossesse, et dans ces derniers temps par le docteur Jobert (de Lamballe), ils proviennent, les uns des plexus rénaux, et arrivent à l'utérus accolés aux artères utéro-ovariennes ; les autres, du plexus hypogastrique : ceux-ci sont formés par quelques branches antérieures des nerfs sacrés, et par des branches provenant des ganglions lombaires du grand sympathique.

Développement.

Développement de l'utérus.

Les anatomistes modernes s'accordent généralement à dire que le corps de l'utérus est bifide ou bicorne chez l'embryon jusqu'à la fin du troisième mois ; et que vers la fin du quatrième les deux moitiés se réunissent pour constituer une cavité unique. Je puis affirmer que cette bifidité n'existe à aucune époque de la vie embryonnaire, et que les observateurs distingués qui ont mis en avant ou adopté cette disposition s'en sont laissé imposer par de simples apparences.

Prédominance du col sur le corps.

Pendant la vie fœtale, l'utérus, au lieu de présenter la forme qu'il doit offrir dans la suite, offre une prédominance marquée du col sur le corps. A cette époque, la partie la plus large de l'utérus correspond à son extrémité vaginale, la partie la plus étroite répond à son fond, si bien que les deux trompes utérines semblent se toucher. Sur un fœtus de sept mois, l'intervalle qui sépare les extrémités utérines des trompes est d'environ une ligne et demie. Je ferai remarquer le contraste qui existe sous le rapport de la précocité entre le développement des trompes utérines et celui du corps de l'utérus, et c'est probablement cette circonstance qui explique l'opinion généralement accréditée de nos jours que l'utérus de la femme est primitivement bicorne comme celui des mammifères. Il est évident que la partie interne de chaque trompe a été considérée comme constituant une moitié du corps de l'utérus.

Il est stationnaire jusqu'à la puberté.

A sa naissance, le corps de l'utérus est encore rudimentaire, et si on représente le volume de l'utérus par l'unité, le corps ne forme que le quart, et le col les trois quarts du volume de l'organe. Le corps n'est vraiment qu'une appendice du col.

Après la naissance et jusqu'à la puberté, le développement de l'utérus est pour ainsi dire stationnaire, en sorte que, d'après les observations de Rœderer, confirmées par M. le professeur Dugès, l'utérus, qui a de douze à quatorze lignes de longueur chez l'enfant naissant, n'a qu'un pouce et demi chez l'enfant de dix ans.

Il se développe à la puberté.

A l'époque de la puberté, l'utérus acquiert en peu de temps les dimensions qu'il devra conserver par la suite, et le corps acquiert sur le col un développement proportionnel considérable, si bien que d'inférieur qu'il était au col peu de mois avant la puberté, il lui devient supérieur après cette époque, et forme les deux tiers du volume de l'organe. Ce développement du corps est en rapport avec la menstruation, qui s'établit à cette époque de la vie de la femme, menstruation dont plusieurs faits bien positifs me paraissent établir le siège dans le corps de l'utérus (1). Le tissu de l'utérus, qui était décoloré et extrêmement dur jusqu'à la puberté, devient plus vasculaire et moins dur, surtout dans la portion qui répond au corps. L'état de grossesse et l'accouchement impriment à l'utérus des changements de volume, de forme, de texture, qui laissent sur cet organe des traces ineffaçables, et qui permettent toujours de distinguer l'utérus d'une femme qui a eu des enfants de l'utérus d'une femme vierge ou stérile.

(1) Un de ces faits, c'est l'absence complète de la menstruation chez une femme dont le corps de l'utérus était plein, sans cavité, tandis que la cavité du col existait à l'état normal. Un autre fait, c'est que l'utérus d'une femme morte pendant la menstruation m'a présenté une injection très considérable avec mollesse de la muqueuse du corps utérin; la muqueuse du col ne participait nullement à cette turgescence.

Dans la vieillesse, l'utérus s'atrophie, se déforme; un rétrécissement plus marqué qu'aux autres âges de la vie, sépare le col et le corps. Ces deux parties de l'utérus semblent devenir plus indépendantes l'une de l'autre; les lèvres du museau de tanche s'effacent le plus souvent chez les vieilles femmes, au lieu de s'allonger comme on le croit généralement. Le tissu du corps conserve souvent de la mollesse, le tissu du col devient d'une extrême densité.

Il s'atrophie dans la vieillesse.

La situation de l'utérus présente des différences notables dans les divers âges. Chez le fœtus, l'utérus déborde de beaucoup le détroit supérieur, et plonge dans la cavité abdominale, si bien que les trompes et les ovaires occupent les fosses iliaques et que le fond de l'utérus répond à la cinquième vertèbre lombaire; après la naissance, et par suite du développement du bassin, l'utérus paraît s'enfoncer peu à peu dans l'excavation. A l'âge de dix ans, le fond de l'utérus répond au niveau du détroit supérieur; plus tard il répond au dessous. Chez les vieilles femmes, on le trouve ordinairement incliné à droite ou à gauche, ou renversé en arrière sur le rectum.

Situation de l'utérus aux divers âges de la vie.

Usages.

L'utérus est l'organe de la gestation; c'est dans sa cavité que le germe fécondé est mis en dépôt, et trouve les conditions les plus favorables à son développement. L'utérus est encore l'agent principal de l'expulsion du fœtus.

Des ligaments larges et des ligaments ronds de l'utérus.

Ligaments larges. Ce sont deux replis quadrilatères formés par le péritoine, et transversalement étendus des bords de l'utérus aux parties latérales de l'excavation du bassin. Je ferai remarquer que les ligaments larges s'attachent à la lèvre antérieure des bords de l'utérus, si bien que toute l'épaisseur de ces bords se voit derrière les ligaments larges, et que par conséquent les ligaments larges sont sur le même plan que la face antérieure de l'utérus.

Ligaments larges.

Le bord supérieur des ligaments larges se divise en trois replis ou reliefs, formés l'un en arrière par les ovaires et leurs ligaments, l'autre en avant par le ligament rond, et le troisième moyen par les trompes. C'est cette disposition qui a fait considérer au ligament large *trois ailerons* (ailes de chauve-souris, *vespertilionis alæ*). L'aileron moyen, qui contient les trompes, est le plus considérable, le plus élevé, et constitue véritablement le bord supérieur des ligaments larges.

Leurs trois ailerons.

Les ligaments larges divisent l'excavation du bassin en deux moitiés.

Les ligaments larges peuvent être considérés comme formant dans l'excavation du bassin une cloison transversale, dans l'épaisseur de laquelle se trouve contenu l'utérus avec ses annexes ; cloison qui divise l'excavation en deux moitiés : une antérieure, qui contient la vessie ; une postérieure, dans laquelle est contenu le rectum et presque toujours avec lui des anses intestinales de l'intestin grêle et une portion de l'S iliaque du colon.

Indépendamment des ligaments larges, on voit encore partir des bords de l'utérus les ligaments de l'ovaire déjà décrits et les ligaments ronds.

Ligaments ronds.

Les *ligaments ronds*, *cordons sus-pubiens* (Chaussier), sont deux faisceaux arrondis, étendus des bords de l'utérus à la région pubienne, du volume d'une plume de corbeau, d'apparence fibreuse, mais qui sont bien manifestement une émanation du tissu propre de l'utérus : le cordon sus-pubien droit est, suivant Chaussier, plus court que celui du côté gauche ; mais cette différence s'applique plus particulièrement à l'utérus chargé du produit de la conception, à cause de l'obliquité latérale droite de cet organe. J'ai eu souvent occasion de voir que cette brièveté qui a lieu à gauche, dans l'obliquité latérale gauche, s'accompagnait constamment d'une augmentation notable de volume du cordon correspondant (1).

Les ligaments ronds naissent non des angles supérieurs de

(1) Dans le cas de grossesse, lorsque l'utérus a franchi le détroit supérieur, les ligaments ronds sont obliques de haut en bas et d'arrière en avant.

l'utérus, mais des bords latéraux de cet organe, au dessous de la trompe et sur un plan un peu antérieur ; de là, ils se portent en avant, en haut et en dehors, en soulevant le feuillet antérieur du ligament large correspondant, viennent gagner l'orifice abdominal du trajet inguinal, dans lequel ils s'engagent, le parcourent dans toute sa longueur, traversent l'orifice cutané de ce canal pour venir se terminer en s'éparpillant dans le tissu cellulaire du pénis, de l'aine et de la grande lèvre correspondante. Je n'ai pas trouvé les faisceaux qui, suivant quelques auteurs, iraient se terminer à l'épine du pubis.

Direction et trajet des ligaments ronds.

Structure. Le ligament rond est constitué par des fibres longitudinales que quelques anatomistes modernes ont considérées comme appartenant au tissu jaune élastique, mais qui sont évidemment une émanation des fibres utérines. La structure musculaire de ces fibres est surtout évidente dans l'état de grossesse.

Structure des ligaments ronds.

Indépendamment de ces fibres, le ligament rond contient encore dans son épaisseur un grand nombre de vaisseaux et surtout de veines qui peuvent devenir variqueuses, surtout au niveau de l'orifice externe du canal inguinal où elles ont quelquefois simulé une hernie (1).

Ses veines.

Développement. Chez le fœtus, et même souvent après la naissance, les ligaments ronds sont accompagnés dans le trajet inguinal par un prolongement du péritoine tout à fait analogue à celui qui accompagne le cordon testiculaire, lorsque le testicule a franchi l'anneau. Ce prolongement ou gaîne cylindroïde, connu sous le nom de canal de Nuck, dont l'origine est si difficile à expliquer, s'oblitère plus tôt ou plus tard, absolument de la même manière que la portion de la tunique vaginale de l'homme qui répond à l'anneau inguinal. Mais il arrive souvent que ce canal ne s'oblitère jamais, et c'est sans doute cette

Canal de Nuck.

(1) J'ai communiqué à la Société anatomique, en 1826, un cas de dilatation variqueuse énorme de ces veines, qui présentait exactement l'aspect d'une hernie inguinale épiploïque.

disposition qui explique la fréquence assez grande des hernies inguinales chez les femmes (1). Pendant mon séjour comme médecin à l'hospice de la Salpêtrière, j'ai rencontré assez souvent le canal de Nuck persistant chez les vieilles femmes les plus avancées en âge.

VAGIN.

Le *vagin* est un conduit membraneux qui s'étend de la vulve à l'utérus (*conduit vulvo-utérin*), et qui est tout à la fois et l'organe de copulation de la femme, et le canal destiné, d'une part, au passage du sang menstruel, et d'une autre part au passage du produit de la conception.

Situation. *Situé* dans l'excavation du bassin entre la vessie et le rectum, maintenu dans sa position par des adhérences assez intimes avec les parties environnantes, le vagin n'est pas tellement fixe qu'il ne puisse subir un renversement sur lui-même à la manière d'un doigt de gant ou invagination (2).

Direction ou axe. *Direction*. Sa direction est oblique d'arrière en avant et de haut en bas, c'est à dire qu'elle se confond avec l'axe du détroit inférieur. L'utérus ayant d'une autre part le même axe que le détroit supérieur, il en résulte que l'utérus et le vagin forment un angle ou coude à concavité tournée en avant. Lorsque le vagin est court, l'utérus et le vagin ont à peu de chose près le même axe.

Forme et dimensions. *Forme et dimensions*. Le vagin a la forme d'un cylindre aplati d'avant en arrière, à parois toujours contiguës, comme on le voit lors de l'application du spéculum. Longueur. Sa longueur est de quatre à cinq pouces; quelquefois il est beaucoup plus court : je l'ai vu réduit à un pouce et demi de longueur. Cette

(1) La proportion des hernies inguinales sur les hernies crurales est bien plus grande chez les femmes qu'on ne le dit ordinairement. D'après mes observations particulières, je serais porté à croire qu'elles sont au moins aussi fréquentes.

(2) Le déplacement connu sous les noms d'abaissement, de prolapsus, de chute de l'utérus, n'est autre chose qu'une invagination du vagin. L'utérus y est complètement étranger.

brièveté congéniale doit être distinguée de la brièveté apparente due à l'abaissement de l'utérus (1).

Brièveté congéniale.

Diamètres.

Le vagin n'a pas les mêmes diamètres dans les divers points de sa longueur. Son orifice inférieur ou vulvaire est la partie la plus étroite ; son extrémité supérieure a des diamètres bien plus considérables : chez les femmes qui ont eu des enfants, le fond du vagin forme une vaste ampoule, dans laquelle le spéculum peut décrire les mouvements les plus étendus, et dans laquelle aussi une quantité considérable de sang peut s'accumuler dans les hémorrhagies utérines.

Dilatabilité du vagin.

Son élasticité.

Il est susceptible d'une contraction vermiculaire.

Du reste, ce conduit est éminemment dilatable, comme le prouve la parturition ; il est en même temps élastique et revient sur lui-même après l'accouchement, au point de recouvrer à peu près ses dimensions premières. La partie la plus dilatable et la moins élastique est sans contredit la partie supérieure du vagin à laquelle on pourrait donner le nom *d'ampoule vaginale*, de même qu'on pourrait appeler *détroit vaginal* l'orifice inférieur du vagin. Le vagin est susceptible, selon toute apparence, d'un mouvement de contraction vermiculaire.

Rapports du vagin :

1° En avant,

Rapports. 1° *En avant*, où il présente une concavité légère,

(1) Tous les jours dans la pratique cette brièveté congéniale du vagin est confondue avec l'abaissement de l'utérus, au grand détriment des malades : rien cependant n'est plus facile à distinguer ; car, dans le cas de brièveté, l'utérus ne peut pas être soulevé ; dans le cas d'abaissement, l'utérus cède sans résistance au doigt qui le refoule et prend sa position naturelle. Cette brièveté congéniale est souvent une cause de stérilité, souvent aussi la cause de douleurs très vives dans l'acte de copulation, et la source d'engorgements inflammatoires aigus ou chroniques de l'utérus. J'ai vu un cas de raccourcissement considérable du vagin, dans lequel l'orifice du museau de tanche avait été dilaté par l'acte de la copulation au point d'admettre largement le doigt indicateur. Le plus souvent dans ce cas, qui est, je le répète, très fréquent, l'acte répété de la copulation a pour conséquence une sorte de vagin artificiel qui se fait en arrière du museau de tanche aux dépens de la paroi postérieure du vagin. Si on touche la femme, on trouve le museau de tanche en avant, à un pouce un pouce et demi de l'orifice du vagin, et le doigt porté derrière ce museau de tanche est reçu dans un vagin dont la paroi antérieure est adossée à la face postérieure de l'utérus. Ce vagin artificiel est quelquefois plus long que le vagin naturel.

le vagin répond au bas-fond de la vessie, auquel il est uni par un tissu cellulaire filamenteux très serré, analogue au tissu du dartos. Il répond encore au canal de l'urèthre, et ce rapport est tellement intime, qu'on pourrait considérer l'urèthre comme creusé dans l'épaisseur de la paroi antérieure du vagin. L'adhérence intime du vagin à la vessie et au canal de l'urèthre explique pourquoi ces derniers organes sont constamment entraînés dans les déplacements de l'utérus.

2° En arrière.

2° *Rapports en arrière.* En arrière, le vagin répond au rectum par l'intermède du péritoine dans son tiers ou quart supérieur, immédiatement dans ses deux tiers ou trois quarts inférieurs. On conçoit que lorsque la paroi postérieure du vagin est déchirée dans son tiers ou quart supérieur, les intestins puissent se précipiter à travers la déchirure (1). Le vagin adhère au rectum par un tissu filamenteux

Laxité des adhérences du vagin avec le rectum.

(1) On conçoit encore, dans le cas d'ascite, dans le cas d'hydropisie enkystée de l'ovaire, la possibilité de faire la ponction par le vagin. On me permettra de rapporter le fait suivant, qui fournit une application intéressante des rapports du vagin. Deux mois environ avant sa mort, Dupuytren reçut en consultation une malade affectée d'hydropisie enkystée de l'ovaire, qui lui fut présentée par son médecin : c'était l'heure à laquelle je faisais à l'illustre malade ma visite accoutumée ; il me pria de rester et de prendre part à la consultation. Plusieurs ponctions hypogastriques avaient été déjà faites à la malade ; mais, depuis peu, une tumeur considérable, fluctuante, apparaissait entre les grandes lèvres. Le médecin voulait faire la ponction du kyste par cette tumeur et tenter la cure radicale à l'aide d'une sonde à demeure ; mais il redoutait, et plusieurs confrères, consultés pour cet objet, avaient redouté avec lui la présence de la vessie dans l'épaisseur des parois de la tumeur. Dupuytren m'ayant invité à donner mon avis, je répondis que si cette tumeur, comme tout portait à l'admettre, était une dépendance de la tumeur enkystée de l'abdomen, elle était nécessairement formée aux dépens de la paroi postérieure du vagin, et conséquemment que la présence de la vessie n'était pas à redouter. L'examen de la tumeur confirma complètement mon assertion. En effet la surface de la tumeur ne présentait pas l'aspect de la paroi antérieure du vagin, mais bien celui de la paroi postérieure ; le col de l'utérus était placé au devant de la tumeur, à trois pouces de hauteur. Dupuytren, à cette occasion, nous dit avoir plusieurs exemples de guérison d'hydropisie enkystée de l'ovaire par la ponction vaginale avec sonde à demeure.

dartoïde, analogue à celui que nous avons dit exister entre la vessie et le vagin, mais beaucoup plus lâche, en sorte que le rectum n'est pas entraîné dans les déplacements du vagin.

Cloison recto-vaginale.

On appelle *cloison recto-vaginale* la cloison formée par l'adossement de la paroi postérieure du vagin et de la paroi antérieure du rectum. Le rectum s'éloigne inférieurement de la face postérieure du vagin, si bien qu'il existe en bas, entre le vagin et le rectum, un espace triangulaire à base inférieure, dont le diamètre antéro-postérieur mesure l'épaisseur du périnée chez la femme.

3° Rapports sur les côtés.

2° Les *bords latéraux* du vagin donnent attache en haut aux ligaments larges ; en bas, à l'aponévrose pelvienne ; ils sont croisés par les muscles releveurs de l'anus qui n'y prennent aucune insertion, et répondent au tissu adipeux du périnée et à des plexus veineux.

Surface interne du vagin.

Surface interne. La surface interne ou muqueuse du vagin est recouverte par un épiderme très facile à démontrer, et qui se prolonge jusqu'à l'orifice utérin, où il se termine par une sorte de bord dentelé à la manière de l'épiderme œsophagien par rapport à l'estomac. Cette surface offre sur ses deux parois, et plus particulièrement sur la paroi antérieure, surtout au voisinage et au niveau de l'orifice vulvaire, des rides ou plutôt des saillies transversales qui représentent assez bien les rugosités peu régulières de la voûte palatine ; ces rugosités partent toutes d'une ligne médiane ou crête saillante, qui se prolonge sous la forme d'un raphé médian tout le long de la paroi antérieure du vagin : le raphé de la paroi postérieure n'est pas aussi prononcé que celui de la paroi antérieure. Ces deux raphés médians sont appelés *colonnes du vagin*. Ils sont le vestige du vice de conformation qui consiste dans une cloison vaginale médiane, vice de conformation qui coïncide le plus souvent avec la bifidité de l'utérus, et qui en est quelquefois indépendante.

Raphés ou colonnes du vagin.

Rides transversales du vagin.

Les rides ou plutôt les rugosités transversales du vagin, très multipliées chez l'enfant nouveau-né et chez les vierges, s'effacent en partie après l'accouchement à la portion supérieure du vagin, mais elles persistent toujours à la portion inférieure, et nommément à l'orifice vulvaire et surtout en avant. Ces rides ne sont pas des plis de toute l'épaisseur du vagin, ou de la membrane muqueuse toute seule; ce sont de grosses papilles extrêmement saillantes, qu'on peut considérer comme destinées à multiplier les frottements dans l'acte de la copulation. La différence très remarquable que présente, sous le rapport du développement de ces papilles, la paroi postérieure et la paroi antérieure du vagin n'est pas sans importance pour la pratique. Ces rugosités n'étant pas des plis, ne peuvent pas servir à l'ampliation du vagin.

Extrémité supérieure.

L'*extrémité supérieure* ou utérine du vagin embrasse le col de l'utérus, sur lequel il se prolonge sans ligne de démarcation, formant autour du museau de tanche une rigole circulaire plus profonde en arrière qu'en avant.

Orifice vulvaire.

L'*extrémité inférieure* ou orifice vulvaire (*anneau vulvaire*) présente en avant une saillie transversale extrêmement rugueuse. Cette saillie, qui s'aperçoit aussitôt qu'on écarte les grandes et les petites lèvres, rétrécit et semble même obturer l'entrée du vagin.

L'orifice vulvaire n'est pas situé au centre du détroit inférieur, il avoisine l'arcade pubienne et est séparé du coccyx par un intervalle beaucoup plus considérable. L'orifice vulvaire du vagin, beaucoup plus étroit que le reste de ce conduit, conserve toute la vie cette étroitesse relative, même après l'accouchement. La structure de cet orifice, qui est plus dense, plus spongieuse, plus érectile, et même pourvue d'un appareil d'érection (le bulbe du vagin), et d'un muscle propre (le constricteur), rend compte de cette circonstance (1).

Chez les vierges, l'orifice vulvaire est pourvu d'une membrane, sur la forme et sur l'existence constante de laquelle se

(1) Les spéculums, pour être bien faits, doivent être disposés de manière à pouvoir dilater le fond du vagin sans dilater son orifice vulvaire.

sont élevées de nombreuses contestations : c'est la ***membrane hymen***, espèce de diaphragme interposé aux parties génitales internes d'une part, et, d'une autre part, aux parties génitales externes et l'orifice du canal de l'urèthre dont l'ensemble constitue la vulve. Cette membrane a la forme d'un croissant à concavité antérieure qui occupe la moitié postérieure de la circonférence de cet orifice : elle représente quelquefois les deux tiers d'un cercle et même un cercle complet perforé à sa partie moyenne. Son bord libre est concave, mince et un peu frangé ; sa largeur, qui est plus ou moins considérable, suivant les sujets, établit chez les vierges des différences dans les dimensions de l'orifice du vagin. Il n'est pas très rare de voir l'hymen former une membrane qui obture complètement l'orifice inférieur du vagin, et déterminer ainsi le vice de conformation connu sous le nom d'imperforation du vagin.

Membrane hymen.

L'hymen est constitué par un repli muqueux plus ou moins résistant, contenant dans son épaisseur du tissu cellulaire et quelques vaisseaux. Les débris qu'il laisse après sa déchirure constituent les ***caroncules myrtiformes*** en nombre variable depuis deux jusqu'à cinq.

Caroncules myrtiformes.

Structure du vagin. Mince dans sa paroi postérieure et dans la partie la plus élevée de sa paroi antérieure, le vagin s'épaissit de beaucoup au niveau du canal de l'urèthre, qui paraît comme creusé dans l'épaisseur de la paroi antérieure du vagin, et se termine par un renflement rugueux très considérable, qui forme à l'entrée du vagin la saillie déjà mentionnée, et qui n'est autre chose qu'un tissu spongieux ou érectile très dense.

Epaisseur des parois du vagin.

Erectile.

Structure,

Je ne saurais admettre avec quelques anatomistes une identité de structure entre les parois du vagin et celles de l'utérus ; car dans aucune circonstance le vagin ne prend le caractère musculaire de ce dernier organe.

1° Une membrane propre qui m'a paru de nature *fibreuse érectile,* c'est à dire constituée par deux lamelles fibreuses auxquelles est interposée une couche érectile analogue au tissu spongieux du corps caverneux ; 2° une tunique externe que forme une

Il est entouré par une couche de tissu dartoïde.

couche de tissu dartoïque condensé; 3° une membrane muqueuse pour tapisser le conduit; 4° une membrane séreuse qui recouvre une très petite partie de la surface externe du vagin, savoir : le tiers ou le quart supérieur de la face postérieure. Telles sont les parties constituantes du vagin.

Caractères de la muqueuse vaginale.

La muqueuse du vagin est remarquable par l'épaisseur de son épiderme, par son adhérence intime avec la membrane propre, par ses papilles extrêmement développées, surtout à l'entrée du vagin, où les rides et les rugosités ne sont qu'une exagération des papilles, qu'on observe dans d'autres régions du système muqueux. Les follicules muqueux sont faciles à démontrer.

Bulbe du vagin.

Bulbe du vagin. Indépendamment du renflement rugueux que présente l'orifice du vagin, il existe autour de cet orifice un renflement ou corps caverneux considérable, remplissant l'intervalle qui sépare l'entrée du vagin des racines du clitoris. Peu épais en avant, où il est placé entre le méat urinaire et la réunion des racines du clitoris, le bulbe du vagin se renfle progressivement à partir de cette portion moyenne, et se termine en bas sur les côtés du vagin par une extrémité renflée. La partie postérieure de l'orifice du vagin est seule dépourvue de bulbe. Il serait peut-être plus exact d'admettre deux bulbes du vagin, un bulbe de chaque côté; ces deux bulbes, situés l'un à droite, l'autre à gauche de l'orifice, commencent en arrière par une extrémité renflée, puis ils vont en diminuant d'arrière en avant, et se réunissent sur la ligne médiane entre le méat urinaire et le clitoris. Ce double bulbe du vagin, qui est constitué par un tissu érectile analogue à celui du bulbe de l'urèthre chez l'homme, communique largement par plusieurs veines considérables avec le tissu caverneux du clitoris (1). Le muscle

(1) Cette communication, qui se voit parfaitement sur une pièce déposée au Musée par M. Deville, aide d'anatomie, établit une différence remarquable entre le bulbe de l'urèthre et le bulbe du vagin, car nous avons vu que le bulbe de l'urèthre ne communique nullement avec le corps caverneux de la verge.

constricteur du vagin le recouvre et semble se mouler sur lui.

Artères vaginales.

Artères. Elles viennent de l'hypogastrique sous le nom de *vaginales.* Les artères utérines y envoient aussi de nombreuses ramifications.

Veines.

Les *veines*, très multipliées et plexiformes, vont se rendre aux veines hypogastriques.

Vaisseaux lymphatiques.

Les *vaisseaux lymphatiques*, faciles à injecter par le réseau lymphatique de la muqueuse, se portent aux ganglions lymphatiques du bassin.

Nerfs.

Les *nerfs* viennent du plexus hypogastrique.

Développement du vagin. Suivant Meckel, les rides et rugosités du vagin ne commencent à être bien manifestes que vers le cinquième mois de la vie intra-utérine : du sixième au neuvième mois, elles sont proportionnellement beaucoup plus développées qu'elles ne le seront par la suite. Des rides transversales se voient dans toute la longueur du vagin, et sont pressées les unes contre les autres.

L'existence de l'hymen est constante.

L'hymen n'apparaît que vers le milieu de la vie fœtale ; il est dirigé d'arrière en avant, rugueux, épais et bien plus notablement dentelé qu'il ne le sera par la suite. Son existence chez le fœtus est constante.

Le vagin, inerte comme le reste des organes génitaux jusqu'à l'époque de la puberté, se développe sans présenter de changements notables. Parmi les changements inévitables qui ont lieu à la suite de l'accouchement, le plus remarquable est la dilatation qu'il subit et qu'il conserve pendant toute la vie ; dilatation qui est relativement bien plus considérable à la partie supérieure qu'à la partie inférieure du vagin.

Canal de l'urèthre de la femme.

Différences entre le canal de l'urèthre de la femme et celui de l'homme.

Ce canal, creusé pour ainsi dire dans l'épaisseur de la paroi antérieure du vagin, diffère considérablement du canal de l'urèthre de l'homme, dont il ne représente que la portion membraneuse.

Longueur et diamètre.

Sa *longueur* est d'un pouce à seize lignes. Ses diamètres,

qui sont très difficiles à déterminer, à raison de la dilatabilité excessive de ce canal, sont de trois à quatre lignes, en l'absence de toute dilatation. Son extrémité inférieure est un peu rétrécie.

Direction. Sa *direction* est oblique de haut en bas et d'arrière en avant, et présente une légère courbure à concavité tournée en avant.

Rapports. *Rapports. En avant*, 1° derrière la symphyse, il répond au tissu cellulaire de l'excavation du bassin ; 2° au niveau de la symphyse, il répond à l'angle de réunion des deux racines du clitoris. L'aponévrose pelvienne ou plutôt les ligaments pubio-vésicaux lui forment supérieurement une demi-gaîne, dont il est séparé par des veines nombreuses et plexiformes. *En arrière*, le canal de l'urèthre est tellement uni au vagin, qu'il est impossible de l'en séparer. Ces rapports intimes entre le vagin et le canal de l'urèthre expliquent pourquoi le déplacement du vagin entraîne nécessairement celui du canal de l'urèthre.

L'orifice vésical du canal de l'urèthre présente la même disposition que chez l'homme, sauf la prostate qui manque complètement chez la femme.

Surface interne. *Surface interne*. Foncée en couleur, remarquable par des plis longitudinaux ou saillies parallèles, qui ne s'effacent nullement par la distension ; une de ces saillies occupe la ligne médiane de la paroi inférieure du canal.

On remarque en outre, 1° l'orifice de lacunes ou cryptes muqueux ; 2° des veines parallèles sous-muqueuses qui suivent la longueur du canal.

Structure. *Structure*. Elle est musculeuse comme la portion dite membraneuse du canal de l'urèthre de l'homme. Elle offre une couche épaisse de fibres musculeuses circulaires qui semblent faire suite aux fibres circulaires de la vessie. Les saillies ou stries longitudinales parallèles sous-muqueuses dont j'ai parlé forment une couche intermédiaire à la muqueuse et aux fibres circulaires, et paraissent de nature musculeuse comme les fibres circulaires. La muqueuse du canal de l'urèthre est très mince et très vasculaire. Autour des fibres musculaires circulaires du canal de l'urèthre, on trouve une couche de tissu érectile et un plexus veineux, commun au vagin et au canal de l'urèthre.

VULVE.

On comprend sous le nom de *vulve* l'ensemble des parties génitales externes de la femme, savoir : le pénil ou mont de Vénus, les grandes et les petites lèvres, le clitoris, le méat urinaire auquel on pourrait ajouter l'orifice du vagin déjà décrit.

Pénil ou mont de Vénus. On appelle ainsi une éminence arrondie, plus ou moins saillante suivant les sujets, située au devant du pubis, et qui surmonte la vulve; la saillie de cette éminence est due en partie à celle des os, en partie au tissu adipeux qui soulève la peau; elle se couvre de poils à l'époque de la puberté. Pénil.

Grandes lèvres. Ce sont deux replis cutanés, saillants, qui limitent une ouverture antéro-postérieure, à laquelle la plupart des anatomistes donnent le nom de vulve. Grandes lèvres.

Aplaties transversalement, plus épaisses en avant qu'en arrière, les grandes lèvres présentent une face externe recouverte de poils : une face interne humide et lisse, contiguë à la face interne de la grande lèvre du côté opposé; un bord libre, convexe, et garni de poils; une extrémité antérieure qui se continue avec le mont de Vénus (1), une extrémité postérieure se réunissant à celle du côté opposé pour constituer une commissure ou bride appelée *fourchette*, laquelle se déchire souvent dans l'accouchement. L'intervalle placé entre la fourchette et l'anus constitue le *périnée* qui a de huit à dix lignes de lon- Fourchette. Périnée.

(1) Il n'y a pas de commissure antérieure; les grandes lèvres ne se réunissent point en avant, mais laissent entre elles un intervalle dans lequel on voit la saillie que forme le corps du clitoris.

gueur chez le plus grand nombre des sujets. L'intervalle qui sépare la fourchette de l'entrée du vagin porte le nom de *fosse naviculaire*.

Fosse naviculaire.

Structure des grandes lèvres.

Un feuillet cutané, un feuillet muqueux, l'un et l'autre pourvus de follicules sébacés très-nombreux (1); une grande quantité de tissu cellulaire adipeux, chez les sujets qui ont de l'embonpoint; chez tous les sujets une couche considérable de tissu dartoïde appliquée contre le feuillet muqueux, tandis que le tissu adipeux est appliqué contre le feuillet cutané; des vaisseaux artériels, veineux et lymphatiques; des nerfs : telles sont les parties constituantes des grandes lèvres qui ont beaucoup d'analogie avec le scrotum de l'homme, sont parcourues par un grand nombre de veines superficielles susceptibles de devenir variqueuses et s'infiltrent comme le scrotum dans l'anasarque.

Petites lèvres.

Petites lèvres. Elles apparaissent lorsqu'on écarte les grandes lèvres, sous la forme de deux feuillets muqueux : étroites en arrière, où elles naissent sur la face interne des grandes lèvres, elles s'élargissent en avant d'une manière progressive en convergeant l'une vers l'autre. Parvenues au niveau du clitoris, elles se rétrécissent un peu et se bifurquent avant de se terminer. La branche inférieure de la bifurcation va s'attacher au clitoris avec lequel elle se continue; la branche supérieure, s'unissant à celle du côté opposé, forme au dessus de ce corps un repli en forme de capuchon qu'on nomme *prépuce du clitoris*.

Leur bifurcation antérieure.

Les petites lèvres sont pourvues d'un appareil crypteux très développé, visible à l'œil nu, et qui est le siége d'une sécrétion sébacée très abondante. Les dimensions des petites lèvres offrent de nombreuses variétés. 1° Suivant l'âge. Chez les enfants

Leurs dimensions sont variables.

(1) Il n'est pas rare de voir de petits poils très courts naître des follicules sébacés de la face interne de la grande lèvre : ces poils sont analogues à ceux des caroncules lacrymales. Ce n'est pas là le seul exemple de poils naissant d'une membrane muqueuse. M. Masset, répétiteur de l'Ecole d'Alfort, a présenté à la Société anatomique, plusieurs cas de poils naissant de la surface interne du gros intestin chez le cheval.

nouveau nés, elles débordent les grandes lèvres, ce qui tient surtout au défaut de développement de ces dernières. 2° Suivant les individus. Chez quelques femmes, elles sont extrêmement petites; chez d'autres, elles dépassent constamment les grandes lèvres. 3° Suivant les climats. Chez certaines peuplades de l'Afrique, chez les femmes Hottentotes par exemple, elles ont une longueur démesurée et constituent ce qu'on a désigné chez elles sous le nom de *tablier*. J'ai rencontré un grand nombre de fois la disposition suivante des petites lèvres. Ces replis, au lieu de se terminer comme en mourant sur la face interne des grandes lèvres, se prolongent en arrière, se réunissent pour former une commissure, laquelle se prolonge jusqu'à l'anus sous la forme d'un raphé ou d'un repli cutané saillant en forme de crête. Dans ce cas les grandes lèvres ne prennent aucune part à la formation de la commissure et se terminent comme en mourant de chaque côté.

Longueur démesurée des petites lèvres.

Les petites lèvres sont hérissées de rangées de papilles. Leur continuité avec le clitoris et leur structure spongieuse et nerveuse me font conjecturer qu'elles sont des organes d'érection et de sensation (1). Formées par un repli de la muqueuse, les petites lèvres contiennent dans leur épaisseur du tissu dartoïque. Le réseau vasculaire de la muqueuse est extrêmement développé.

Clitoris.

Clitoris. On connaît sous ce nom un appareil érectile qui représente assez exactement, aux dimensions près, le corps caverneux de la verge. Son extrémité libre apparaît à la partie antérieure de la vulve, à six lignes en arrière de l'extrémité antérieure des grandes lèvres, sous la forme d'un tubercule médian, que coiffe le prépuce des petites lèvres, et qui se continue avec leur branche inférieure de bifurcation. Ce tubercule, qu'on a comparé au gland, *gland du clitoris*, bien qu'il soit imperforé, est généralement très peu développé.

Glands du clitoris.

Quelquefois cependant il a beaucoup de longueur, dispo-

(1) Il n'est pas rare de voir la portion des petites lèvres qui déborde les grandes lèvres noire comme la peau des nègres.

sition qui a fait croire à l'existence de l'hermaphrodisme. Chez une femme que j'ai eu occasion d'observer, la partie libre du clitoris avait deux pouces de long ; elle était extrêmement grêle.

Le clitoris naît à la manière du corps caverneux de l'homme.

A la manière du corps caverneux de l'homme, le clitoris naît des branches ascendantes de l'ischion par deux racines qui vont en se renflant et en convergeant jusqu'à ce qu'elles soient arrivées au niveau de la symphyse ; là elles se réunissent, constituent un corps caverneux unique, aplati d'un côté à l'autre, et qui, après un trajet de quelques lignes au devant de la symphyse, s'en détache en se recourbant de manière à offrir une convexité en avant et en haut, une concavité en bas et en arrière, et devient de plus en plus grêle jusqu'à son extrémité libre.

Analogie du clitoris et du corps caverneux de la verge.

Du reste, nous verrons dans un instant qu'il existe pour le clitoris un ligament suspenseur tout à fait semblable à celui de la verge et un muscle ischio-caverneux semblable, au volume près, à celui de l'homme.

Une autre circonstance vient compléter l'analogie entre le clitoris et le corps caverneux de la verge : c'est la réception du canal de l'urèthre dans l'espèce d'Y que forment, en se réunissant, les deux racines du corps caverneux du clitoris.

Le corps caverneux du clitoris fait en avant, entre les deux grandes lèvres, une saillie longitudinale étendue depuis l'extrémité antérieure de ces grandes lèvres jusqu'au gland du clitoris.

Enfin, il y a analogie, ou plutôt identité de structure, entre le clitoris et le corps caverneux de la verge. Une cloison médiane incomplète se voit dans l'un et dans l'autre de ces organes d'érection et de sensation.

Méat urinaire.

Méat urinaire. A un pouce environ du clitoris et toujours d'avant en arrière, se voit sur la ligne médiane, immédiatement au dessus du bourrelet saillant de l'orifice du vagin, le *méat urinaire*, ou orifice du canal de l'urèthre, qui se présente sous l'aspect d'une ouverture habituellement fermée.

Membrane muqueuse de la vulve. La membrane muqueuse qui revêt la vulve se continue d'une part avec la peau des grandes lèvres, d'une autre part avec la muqueuse du vagin; elle présente, 1° sur les grandes et les petites lèvres des *follicules sébacés* très multipliés, visibles à l'œil nu, et qui fournissent une matière caséiforme, odorante; 2° des *follicules muqueux* qui abondent surtout au voisinage du méat urinaire, et qui s'ouvrent dans des espèces de culs de sac dont les orifices, visibles à l'œil nu, sont quelquefois assez considérables pour admettre l'extrémité mousse d'un gros stylet.

Membrane muqueuse de la vulve.

Follicules sébacés.

Follicules muqueux.

Développement. Chez le fœtus, les grandes lèvres, peu développées, sont écartées l'une de l'autre, 1° par les petites lèvres qui sont proportionnellement plus considérables; 2° surtout par le clitoris qui déborde les grandes lèvres dans une étendue d'autant plus considérable que l'embryon est plus jeune. Cette prédominance du clitoris est encore telle, à l'époque de la naissance, qu'elle a pu induire en erreur sur le véritable sexe de l'enfant.

Développement.

MUSCLES DU PÉRINÉE CHEZ LA FEMME.

Chez les femmes, les muscles du périnée présentent des modifications dignes d'être notées, mais peut-être moins considérables que ne semblerait l'indiquer la différence de structure de la région périnéale dans les deux sexes.

A. Muscles de la région ano-coccygienne chez la femme.

L'*ischio-coccygien* ne présente aucune différence dans les deux sexes.

L'ischio-coccygien est identique dans les deux sexes.

L'utilité de réunir dans une description commune le sphincter et les releveurs, comme constituant un plancher inférieur analogue au plancher supérieur formé par le diaphragme, n'est pas moins évidente chez la femme que chez l'homme.

Sphincter. Chez la femme, l'anneau inférieur sous-cutané du sphincter qui a reçu le nom de sphincter externe m'a paru plus considérable que chez l'homme. Les deux demi-ellipses

Du sphincter chez la femme.

Continuité du sphincter et du tissu dartoïque des grandes lèvres.

qu'il décrit s'entrecroisent au devant de l'anus, sous la peau si mince qui revêt le périnée, et se continuent sous la forme de tissu dartoïque dans l'épaisseur des grandes lèvres, dont la moitié postérieure abonde en ce tissu : ce même tissu dartoïque se plonge entre la partie inférieure du rectum et le vestibule.

Chez une femme récemment accouchée, l'anneau inférieur du sphincter formait une zône horizontale de plusieurs lignes de largeur ; d'un autre côté, l'anneau circulaire qui termine les fibres circulaires propres du rectum était sur le même plan que cette zône ou sphincter externe. A la vue de cette préparation, on comprenait de suite pourquoi les anciens avaient admis un sphincter interne et un sphincter externe.

La portion du sphincter qui entoure, comme dans une gaîne musculaire, l'extrémité inférieure du rectum, m'a paru plus développée chez la femme que chez l'homme.

Du releveur de l'anus chez la femme.

La portion antérieure du releveur de l'anus est moins développée que chez l'homme ; le releveur ne fournit aucune fibre au vagin, ses fibres s'infléchissent sur les côtés de ce canal qu'ils croisent en se portant d'avant en arrière : la partie des fibres des releveurs qui est postérieure au rectum m'a paru chez une femme récemment accouchée plus développée que chez l'homme.

Du transverso-anal.

Le muscle *transverse superficiel du périnée, du transverso-anal*, existe chez la femme comme chez l'homme, et présente la même disposition, c'est à dire que ce prétendu muscle n'est autre chose que la réunion des insertions ischiatiques du sphincter et de quelques insertions du constricteur du vagin.

Du transverso-uréthral.

Le transverse profond ou transverso-uréthral n'existe chez la femme qu'à l'état de vestige.

B. Muscles de la région génitale chez la femme.

1° L'*ischio-caverneux* présente chez la femme la même disposition que chez l'homme ; il entoure comme dans une gaîne aponévrotique et musculeuse la racine correspondante du clitoris et vient se terminer sur les côtés de ce clitoris. Son action est absolument la même que chez l'homme.

De l'ischio-caverneux chez la femme.

2° Le bulbo-caverneux de l'homme est remplacé, chez la femme, par le *constricteur du vagin*. Muscle pair, situé sur les parties latérales de l'orifice du vagin, il naît en arrière de l'espèce d'entrelacement musculeux que forment les fibres du sphincter au devant de l'anus. Les fibres de ce muscle font évidemment suite aux fibres entrecroisées des zônes supérieures du sphincter, en sorte que le sphincter de l'anus et le constricteur du vagin réunis représenteraient un 8 de chiffre dont une moitié, d'un diamètre plus petit, appartiendrait à l'anus, et l'autre moitié, d'un diamètre plus considérable, appartiendrait au vagin. De même que le bulbo-caverneux de l'homme, le constricteur du vagin fait encore suite aux faisceaux les plus antérieurs du muscle transverso-anal, faisceaux antérieurs qui constituent les insertions ischiatiques de ce muscle.

Du constricteur du vagin.

Chaque constricteur gagne immédiatement la partie latérale correspondante de l'orifice ou plutôt de l'extrémité inférieure du vagin, et se présente sous l'aspect d'un faisceau aplati d'un côté à l'autre, qui se moule sur la convexité de cette extrémité inférieure, continue son trajet d'arrière en avant, se porte sur la partie latérale correspondante du clitoris, en recouvrant l'ischio-caverneux qu'il croise, et se termine sur le ligament supérieur du clitoris sans prendre aucune insertion au clitoris lui-même.

Sa terminaison sur le ligament supérieur du clitoris.

Recouvert par une lame aponévrotique très prononcée qui le sépare du tissu adipeux des grandes lèvres, il recouvre lui-même le bulbe du vagin pour lequel il semble destiné et qu'il déborde un peu en avant et en arrière.

Rapports.

Action. Son action est évidemment de comprimer fortement le bulbe du vagin, de rétrécir par sa contraction l'orifice inférieur du vagin, de comprimer latéralement le clitoris et de tendre à l'abaisser. Son action est intimement liée à celle du

Action.

sphincter de l'anus, en sorte que la contraction des deux constricteurs est nécessairement simultanée.

MAMELLES.

Les *mamelles* (en grec μαυτὸς, de μαστεσω, qui signifie chercher, parce que l'enfant y cherche le lait) sont des organes glanduleux annexés à l'appareil de la génération, destinés à la sécrétion du lait, et qui établissent, même après la naissance, des rapports intimes entre la mère et l'enfant.

Les mamelles sont de toutes les glandes proprement dites, les seules qui appartiennent à la peau, dont elles peuvent être considérées comme une dépendance, et qui versent leur produit directement à la surface externe de l'enveloppe cutanée.

Importance des mamelles en zoologie.

Le rôle important que remplissent les mamelles a conduit les zoologistes à ranger dans la même classe, sous le nom de *mammifères*, tous les animaux qui possèdent l'appareil de la lactation. Un caractère propre à cette classe, et que nous mentionnons ici parce qu'il est intimement lié à l'existence des mamelles, c'est que tous les mammifères sont vivipares, c'est à dire donnent naissance à des petits qui naissent libres de leurs enveloppes fœtales.

Elles existent dans les deux sexes.

Les mamelles existent dans les deux sexes, mais rudimentaires et atrophiées chez l'homme ; elles appartiennent essentiellement à la femme.

Nombre.

Nombre. Au nombre de deux dans l'espèce humaine, qui est unipare, elles sont généralement, chez les animaux, en nombre double de celui des petits. Les exemples de mamelle triple ou quadruple, dans l'espèce humaine, sont rares, et les mamelles surnuméraires ne sont le plus souvent que de simples mamelons ou bien des masses de tissu adipeux.

Le nombre des mamelles est double à celui des petits.

Situation.

Situation. Les mamelles occupent la partie antérieure et supérieure de la poitrine, dont l'élargissement transversal dans l'espèce humaine est si favorable au développement du sein ; chez les animaux, les mamelles occupent la région abdominale.

Situées sur les côtés de la ligne médiane, au niveau de l'espace compris entre la troisième et la septième côtes ; placées ainsi à la hauteur des membres thoraciques, elles occupent cette région, dit Plutarque, pour que la mère puisse embrasser et soutenir son enfant en même temps qu'elle l'allaite.

Volume. Rudimentaires chez l'homme durant toute la vie, et chez la femme seulement jusqu'à la puberté, elles prennent à cette époque un accroissement qui est en rapport avec le développement de l'appareil génital. Leur volume augmente encore pendant la grossesse et surtout après l'accouchement ; elles s'atrophient dans la vieillesse. **Volume.**

Le volume des mamelles n'est nullement en rapport avec la stature, la force et même la bonne constitution du sujet ; et par contre il n'est pas rare de rencontrer des femmes grêles, phthisiques, avec des mamelles très volumineuses. Dans l'appréciation du volume de la mamelle, il ne faut pas confondre ce qui tient au volume de la glande elle-même avec ce qui dépend du tissu adipeux. Aussi bien les mamelles les plus volumineuses ne sont-elles pas toujours celles qui fournissent le plus de lait, parce que c'est souvent au tissu adipeux qu'est dû le volume exubérant qu'elles présentent, tandis que la glande elle-même est peu considérable. **Il n'est pas en rapport avec la force du sujet.** **Il peut tenir au tissu adipeux.**

Presque toujours la mamelle gauche est un peu plus volumineuse que la droite.

Forme. Les mamelles représentent une demi-sphère surmontée par une grosse papille appelée *mamelon.* Chez quelques femmes, les mamelles ont la forme d'un cône, dont la base est appliquée contre la poitrine, et dont le sommet répond au mamelon ; on dit que cette dernière conformation est la plus favorable à l'allaitement. **Forme.**

La peau qui recouvre les mamelles et qui leur forme une espèce de poche ou de sac est remarquable par sa finesse : autour du mamelon est une *aréole* ou *auréole,* rosée chez les jeunes filles, brunâtre chez la plupart des femmes qui ont eu des enfants : elle offre en outre un aspect rugueux dû à une **Auréole.**

Glandes ou follicules sébacés.

multitude de glandes sébacées, lesquelles sécrètent une espèce de cire qui prévient l'action irritante de la salive de l'enfant. Morgagni, Winslow et Meckel assurent en avoir vu sortir du lait. Mais s'il n'y a pas eu erreur dans ces observations, il faut admettre que quelque conduit galactophore venait, par une anomalie peu commune, s'ouvrir à côté d'une de ces petites glandes. Chez quelques femmes, indépendamment des glandes sébacées, il existe autour du mamelon des follicules pileux, d'où naissent des poils plus ou moins longs.

Variétés de forme et de dimensions du mamelon.

Le mamelon, de couleur rosée ou brune, rugueux, comme crevassé à son sommet et susceptible d'une sorte d'érection, présente une forme et des dimensions qui varient chez les différents sujets : tantôt cylindrique, tantôt conoïde, il est quelquefois tellement court, que les lèvres de l'enfant ne peuvent pas l'embrasser ; dans certains cas, il est même déprimé. Au centre du mamelon se voient plusieurs dépressions ou une dépression unique, dans laquelle viennent s'ouvrir les conduits galactophores par un nombre variable d'orifices.

Follicules sébacés du mamelon.

Le mamelon présente en outre un grand nombre de follicules sébacés qui se présentent sous l'aspect de tubercules, et qui par le produit de leur sécrétion garantissent le mamelon des gerçures que tendent à y déterminer la succion et l'action de la salive de l'enfant.

Structure.

Structure. La mamelle est vraiment une dépendance de la peau ; car elle est logée dans l'épaisseur du tissu adipeux sous-cutané ; bien plus, ce tissu adipeux pénètre dans l'épaisseur de la glande mammaire, la divise en petites masses, et chez les personnes pourvues d'un fort embonpoint semble même pénétrer entre les grains glanduleux. Nous devons donc considérer le tissu adipeux sous-cutané mammaire comme faisant partie intégrante de la mamelle, et admettre deux éléments bien distincts dans cette glande : 1° le tissu même de la glande mammaire ; 2° du tissu adipeux.

Glande mammaire.

1° *Glande mammaire.* Débarrassée de la graisse au milieu de laquelle elle est comme plongée, la glande mammaire se présente sous la forme d'une masse aplatie d'avant en arrière, plus épaisse au centre qu'à la circonférence qui est inégalement découpée, mais moins irrégulièrement circonscrite en dedans qu'en dehors. Sa base, qui est plane et même légèrement concave, appuie sur le grand pectoral et quelquefois en dehors sur le grand dentelé ; une lame fibreuse continue au *fascia superficialis* la sépare de ces muscles auxquels elle n'adhère que par un tissu cellulaire séreux très lâche, ce qui lui permet une grande mobilité.

Sa mobilité.

Alvéoles de cette glande.

La face cutanée de la glande mammaire est très inégale, creusée d'alvéoles, lesquelles sont comblées par du tissu adipeux qui masque les inégalités de cette surface.

Densité de la glande mammaire.

Considérée dans son tissu propre, la glande offre une densité plus considérable que celle de la plupart des organes glanduleux. Elle doit être étudiée, 1° pendant la lactation ; 2° en l'absence de cette fonction.

De la glande mammaire hors de la lactation.

Hors de la lactation, la glande présente l'aspect d'un tissu fibreux, très compacte, d'une couleur blanchâtre, divisé en lobules inégaux, que je ne puis mieux comparer qu'à certaines tumeurs fibreuses de l'utérus. La disposition granuleuse propre au tissu des glandes n'y existe pas d'une manière sensible.

Pendant la lactation.

Pendant la lactation, la disposition granuleuse devient on ne peut plus évidente. Voici ce que j'ai observé à cette époque : les grains glanduleux sont réunis en petits groupes ou lobules aplatis et superposés. De chaque petit groupe part un conduit excréteur, reconnaissable à sa couleur blanche, facile à injecter, et qui résulte de la réunion d'un nombre de radicules proportionnel au nombre des grains glanduleux. Ayant eu occasion de disséquer la mamelle d'une femme récemment accouchée, et chez laquelle le tissu cellulaire, qui unit les grains glanduleux, était infiltré de sérosité, les grains eux-mêmes étaient en quelque sorte disséqués par cette infiltration, et les conduits galactophores injectés par un lait coagulé jaunâtre; j'ai vu que ces grains glanduleux étaient les uns isolés

Division en lobules et en grains glanduleux.

Ces grains glanduleux sont isolés ou agglomérés.

et comme pédiculés, les autres agglomérés en groupes réguliers ou irréguliers. Un de ces groupes était disposé en cercle ; de tous les grains de ce cercle émanaient de très petits conduits excréteurs, qui se dirigeaient de la circonférence au centre à la manière de rayons, et aboutissaient à un conduit excréteur commun, lequel partait du point central. D'autres groupes était allongés et renflés d'espace en espace. Au centre était un conduit galactophore recevant les petits radicules excréteurs provenant de chaque granulation. Chaque grain glanduleux offrait une cavité centrale, de laquelle on pouvait exprimer une sorte de ver formé par la matière caséeuse coagulée. Vues au microscope simple, les parois de ces cavités offraient l'aspect spongieux de la moelle du jonc, aspect que j'ai déjà signalé comme appartenant à tous les organes glanduleux.

Cavité centrale de chaque grain glanduleux.

Aspect spongieux du tissu.

Tissu fibreux mammaire.

1° *Tissu fibreux mammaire.* Indépendamment des granulations, il entre encore dans le tissu de la glande une grande quantité de tissu fibreux, qui, après lui avoir formé une enveloppe complète, envoie dans son épaisseur des prolongements plus ou moins lâches qui en réunissent les lobules. C'est à cette grande quantité de tissu fibreux que la glande mammaire doit sa dureté. Quelquefois le développement qu'éprouve la mamelle à l'époque de la puberté porte exclusivement sur le tissu fibreux, et, dans ce cas, la mamelle peut acquérir un volume monstrueux : dans quelques cas, le tissu glanduleux disparaît, et la mamelle est transformée en une masse fibreuse multilobulaire qu'on a prise quelquefois pour un lipôme dégénéré.

Hypertrophie de ce tissu.

Tissu adipeux.

2° *Tissu adipeux.* Les espèces d'alvéoles ou loges que présente la surface externe de la mamelle sont remplies par des masses de tissu adipeux que séparent des lamelles fibreuses étendues de la glande mammaire à la peau. Les loges fibreuses qui contiennent chacune de ces masses ne communiquent pas entre elles ; circonstance qui explique la fréquence des inflammations et des abcès circonscrits de la mamelle. Le développe-

Les loges fibreuses du tissu adipeux ne communiquent pas entre elles.

ment du tissu adipeux et celui de la glande mammaire sont en raison inverse l'un de l'autre. C'est à ce tissu adipeux que les mamelles de quelques hommes doivent le volume considérable qu'elles présentent. Ce tissu entrerait comme élément essentiel dans la structure de la glande, d'après Haller, qui dit avoir vu plusieurs fois des conduits galactophores naître du tissu adipeux.

Conduits galactophores.

Des conduits galactophores. Si on divise la mamelle sur une femme morte pendant la lactation, on voit sourdre le lait d'une multitude de points, comme à travers les pores d'une éponge ; ces points sont autant de coupes de conduits minces, blanchâtres, demi-transparents, canaux excréteurs de la glande mammaire, qu'on appelle ***conduits lactifères*** ou ***galactophores***.

Les conduits galactophores se comportent à la manière des veines.

Ces conduits naissent des granulations, et peut-être aussi du tissu adipeux, ainsi que le pensait Haller, se réunissent successivement à la manière des veines, convergent de la circonférence vers le centre, traversent l'épaisseur de la glande pour se réunir en un nombre indéterminé de conduits qui aboutissent au centre de cette glande, au niveau de l'aréole. C'est là qu'ils sont les plus considérables et qu'ils forment des ampoules ou dilatations qui ne laissent presque aucun intervalle entre elles. Le nombre de ces ampoules n'est pas au dessous de vingt, suivant quelques anatomistes : je n'en ai jamais compté plus de dix. Elles sont inégales en volume. Arrivés à la base du mamelon, les canaux se rétrécissent ; ils sont rectilignes et marchent parallèlement pour s'ouvrir au sommet du mamelon par des orifices bien plus étroits que les conduits eux-mêmes. Ainsi donc, bien qu'il n'existe pas de réservoir proprement dit pour la glande mammaire, on peut considérer comme faisant les fonctions de réservoirs, les ampoules des conduits galactophores. Il y a cette seule différence qu'à la place du réservoir unique des autres glandes, il existe pour la glande mammaire des réservoirs multiples.

Leurs ampoules ou dilatations.

Rétrécissement des canaux lorsqu'ils arrivent au mamelon.

Du reste, les conduits galactophores sont entourés, soit

Tissu dartoïque du mamelon.

dans le mamelon, soit au niveau de l'aréole, par un tissu dartoïque, dont la présence explique l'état d'orgasme et d'érectilité dans lequel peut entrer le mamelon, ainsi que l'excrétion en jet du liquide par suite de l'excitation de la mamelle. On ne rencontre dans le mamelon aucune trace du tissu caverneux qui y a été admis par quelques anatomistes. Les conduits galactophores ne communiquent entre eux dans aucun point de leur trajet, ni dans leur canal de terminaison, ni dans leur ampoule, ni dans leurs racines, ainsi que le prouvent les injections de mercure et les injections de ces divers conduits par des matières diversement colorées. La glande mammaire, comme d'ailleurs la plupart des glandes, se divise en un certain nombre de départements distincts qui peuvent remplir leurs fonctions indépendamment les uns des autres. Voilà pourquoi les mamelles malades pouvent fournir du lait qui présente tous les caractères du lait le plus normal.

Il n'y a pas de tissu érectile dans le mamelon.

Absence de valvules.

Les injections montrent en outre que les conduits galactophores sont dépourvus de valvules. Leur structure est peu connue. On admet généralement pour cette structure une membrane interne faisant suite à la peau, et qui doit être du genre des muqueuses, et une membrane externe fibreuse, qui me paraît présenter tous les caractères du tissu dartoïque, tissu que nous rencontrons partout où une contraction vermiculaire tonique, manifeste seulement lorsque la vitalité est élevée à un grand degré, est nécessaire

Vaisseaux artériels.

Vaisseaux. Les *artères* de la mamelle viennent, 1° des thoraciques, en particulier de celle qui a reçu le nom de mammaire externe; 2° des intercostales aortiques; 3° de la mammaire interne. J'ai insisté ailleurs (voyez Angéiologie) sur le volume considérable qu'acquièrent pendant la lactation les branches fournies aux mamelles par la mammaire interne. J'ai vu l'une de ces branches du volume de l'artère radiale. Ces branches hypertrophiées deviennent extrêmement flexueuses.

Veines.

Les *veines* très développées se divisent en deux ordres: les unes sont sous-cutanées; les autres, profondes, accompagnent les artères. Les premières se dessinent à travers la peau.

Lymphatiques.

Les *vaisseaux lymphatiques* sont très multipliés et vont se rendre aux ganglions axillaires. Les anciens anatomistes avaient admis une communication directe entre le canal thoracique et les mamelles ; mais cette opinion, suggérée par l'analogie de couleur qui existe entre le chyle et le lait, est dénuée de tout fondement.

Nerfs.

Nerfs. Ils viennent des intercostaux et des branches thoraciques du plexus brachial.

Développement.

Développement. Les mamelles deviennent apparentes dès le troisième mois de la conception. Au moment de la naissance, elles sont plus développées qu'elles ne le seront dans les périodes qui vont suivre, et contiennent une certaine quantité de liquide lactescent et visqueux. Jusqu'à l'époque de la puberté, la mamelle ne diffère dans les deux sexes que par une largeur plus grande du mamelon et par un volume un peu plus considérable de la glande chez les enfants du sexe féminin.

A l'époque de la puberté.

A l'époque de la puberté, la mamelle acquiert graduellement le volume qu'elle doit conserver par la suite ; son développement coïncide avec celui des organes génitaux. Le plus souvent il précède, quelquefois il suit l'apparition des règles. Les mamelles participent aussi chez l'homme au développement des organes génitaux à l'époque de la puberté ; chez quelques sujets ce développement est même porté assez loin pour déterminer une sécrétion lactée. Les mamelles s'atrophient dans la vieillesse ; quelquefois on ne trouve plus à la place de la glande mammaire qu'un peu de tissu fibreux : chez plusieurs vieilles femmes, j'ai vu les conduits galactophores distendus par un mucus concret, noirâtre, de consistance gélatineuse, qui m'a permis de les suivre jusque dans leurs radicules les plus déliées.

Leur atrophie dans la vieillesse.

PÉRITOINE.

Le péritoine est une membrane séreuse.

Le *péritoine* (περί, autour, τείνω, je suis étendu) est une membrane séreuse qui, d'une part, tapisse les parois de l'abdomen, d'une autre part, fournit tout à la fois et des enveloppes à la presque totalité des viscères contenus dans cette cavité, et des liens qui les assujettissent.

Le péritoine, concourant à la structure de presque tous les viscères qu'il recouvre, a déjà été étudié, mais par parties et comme par fragments séparés, dans l'histoire des viscères contenus dans l'abdomen. Il s'agit maintenant de démontrer la continuité de ces fragments isolés ; et pour cela, nous supposerons cette membrane partant d'un point, et nous la suivrons sans interruption dans un trajet circulaire, jusqu'à ce que nous soyons revenus au point de départ.

Péritoine pariétal.

Péritoine viscéral.

La portion du péritoine qui appartient aux parois abdominales a reçu le nom de *péritoine pariétal*, et celle qui est déployée sur les viscères abdominaux a reçu celui de *péritoine viscéral*.

Le péritoine est la plus vaste et la plus compliquée de toutes les membranes séreuses ; il constitue, comme elles, un sac sans ouverture, une espèce de ballon, répondant, par sa face externe, aux parties sur lesquelles il se déploie, libre et lisse par sa face interne (1).

Décrire le péritoine, c'est suivre le trajet si compliqué de cette membrane dans tous les points de la cavité abdominale

(1) L'idée de Bichat, qui compare la disposition des membranes séreuses et du péritoine en particulier, par rapport aux viscères, à celle d'un bonnet de coton double, qui forme une enveloppe à la tête sans la contenir dans sa cavité, cette comparaison, dis-je, est parfaitement juste et mérite d'être conservée.

sur lesquels elle est déployée. Pour cet objet, Bichat, dont les travaux sur les membranes séreuses et sur le péritoine en particulier sont un des plus beaux titres de gloire, Bichat, dis-je, divisait cette membrane en trois portions correspondantes aux trois grandes zônes de l'abdomen, et les décrivait dans l'ordre suivant : région ombilicale, région hypogastrique, région épigastrique.

En quoi consiste la description du péritoine.

Il m'a paru plus simple et peut-être d'une intelligence plus facile de diviser le trajet du péritoine en deux portions seulement : l'une *supérieure* ou *sus-ombilicale*, l'autre *inférieure* ou *sous-ombilicale*. Un plan horizontal passant au niveau de l'ombilic sert de ligne de démarcation.

Division du péritoine en deux portions.

Portion inférieure ou sous-ombilicale du péritoine.

La *portion inférieure* ou *sous-ombilicale* du péritoine, que nous supposerons partir de l'ombilic, se porte de haut en bas pour tapisser toute la portion sous-ombilicale des parois de l'abdomen : là, le péritoine est soulevé par l'ouraque et les artères ombilicales, ou par les ligaments qui les remplacent après la naissance, et de ce soulèvement résultent *trois replis falciformes :* un médian et deux latéraux, qui convergent vers l'ombilic, où ils se terminent, mais qui se portent en divergeant vers la vessie : le péritoine plonge ensuite dans l'excavation du bassin, où il rencontre la vessie ; là, il ne s'enfonce pas entre la symphyse du pubis et la face antérieure de cet organe ; mais retenu et comme détourné par l'ouraque, il revêt la partie postérieure du sommet de la vessie, la région postérieure et les régions latérales du même organe, et se comporte d'une manière un peu différente, suivant l'état de plénitude ou suivant l'état de vacuité de la vessie. Quand la vessie est revenue sur elle-même, le péritoine descend jusque derrière la symphyse ; quand, au contraire, la vessie dilatée s'élève dans l'abdomen, le péritoine refoulé fuit devant elle, et la vessie vient répondre immédiatement à la paroi antérieure de l'abdomen ; circonstance qui la rend accessible aux moyens chirurgicaux, sans lésion du péritoine.

Replis falciformes pour l'ouraque et les artères ombilicales.

Manière dont le péritoine se comporte par rapport à la vessie.

De la face postérieure de la vessie, le péritoine se réfléchit sur les autres organes contenus dans le bassin, et se comporte différemment chez l'homme et chez la femme.

Réflexion du péritoine de la vessie sur le rectum chez l'homme.

A. Chez l'homme, le péritoine revêt une partie plus ou moins considérable du bas-fond de la vessie, et même chez quelques sujets la partie postérieure des vésicules séminales, avant de se réfléchir de la vessie sur le rectum, et forme, 1° de chaque côté, un repli semi-lunaire ou falciforme, improprement nommé *ligament postérieur de la vessie*, mieux nommé *replis vésico-rectaux du péritoine*, replis considérables lorsque la vessie est revenue sur elle-même, qui s'étendent horizontalement des parties latérales du bas-fond de la vessie sur les côtés du rectum ; 2° à la partie moyenne, entre les deux replis vésico-rectaux, le péritoine forme un cul de sac plus ou moins profond, intermédiaire au bas-fond de la vessie et au rectum, qui s'étend quelquefois jusqu'à la prostate (1). Ces replis s'effacent en grande partie, et le cul de sac vésico-rectal du péritoine diminue de profondeur lorsque la vessie est distendue.

Sa réflexion de la vessie sur l'utérus chez la femme.

B. Chez la femme, le péritoine se réfléchit de la face postérieure de la vessie sur le col de l'utérus, à la réunion des trois quarts supérieurs avec le quart inférieur de ce col, en formant un cul de sac intermédiaire ; en sorte que le bas-fond de la vessie se trouve, chez la femme, complètement dépourvu de péritoine, et répond immédiatement à la partie inférieure du col utérin. Ainsi réfléchi de la vessie sur la face antérieure de l'utérus, le péritoine se porte de bas en haut pour revêtir toute

(1) Le péritoine, qui forme le cul de sac intermédiaire à la vessie et au rectum, présente que quefois des éraillements assez analogues à ceux des parois abdominales chez les femmes qui ont eu beaucoup d'enfants. Chez les individus dont la vessie, très ample, est revenue sur elle-même, j'ai vu un repli péritonéal horizontalement étendu de la partie supérieure de la face postérieure de la vessie sur les côtés du bassin. Chez quelques sujets, lorsque la vessie est revenue sur elle-même, les replis vésico-rectaux ne suivent pas la vessie dans son retrait ; ils restent à la place qu'ils occupent dans l'état de distension ordinaire de ce réservoir, et constituent par leur réunion un vaste repli falciforme à concavité postérieure. Il semble qu'un peu de tissu fibreux existe entre les deux lames de ce repli qu'il soutient.

cette face antérieure, moins le quart inférieur, revêt son bord supérieur, puis sa face postérieure dans toute sa hauteur, ses bords latéraux, et forme de chaque côté un large repli transversal, *ligaments larges*, subdivisé supérieurement en trois replis moins considérables, appelés *ailerons du ligament large* : un *antérieur*, qui répond au ligament rond, un *moyen* à la trompe, un *postérieur* à l'ovaire : un quatrième aileron, quelquefois très prononcé, part des ovaires ; il est destiné aux vaisseaux utéro-ovariens qu'il suit jusqu'au dessus du détroit supérieur.

Ligaments larges.

Il est bon de rappeler ici que tandis que le péritoine adhère lâchement à la vessie, il adhère intimement à la surface externe de l'utérus, dont il ne peut être détaché que par lambeaux ; encore entraîne-t-il constamment avec lui les fibres les plus superficielles de cet organe.

Réflexion du péritoine du vagin sur le rectum.

Tout à fait étranger au vagin en avant, le péritoine recouvre ce conduit en arrière dans le tiers supérieur de sa hauteur ; de là il se réfléchit sur le rectum et sur la paroi postérieure de l'excavation du bassin, avec cette particularité que chez la femme il forme deux replis falciformes étendus de la face postérieure du col utérin sur les côtés du rectum, replis falciformes analogues des replis vésico-rectaux de l'homme, et que nous avons désignés (voyez *utérus*) sous le nom de *replis utéro-rectaux*.

A partir du rectum, le péritoine se comporte de la même manière dans les deux sexes. Inférieurement, il se borne à revêtir la face antérieure du rectum ; mais supérieurement, il en enveloppe toute la circonférence, excepté en arrière, où il forme un repli connu sous le nom de *mésorectum*.

Mésorectum.

Arrivé au détroit supérieur du bassin, le péritoine, continuant sa marche ascendante, va recouvrir la paroi postérieure de l'abdomen, et comme son trajet au niveau de cette paroï postérieure est extrêmement compliqué, vu la multitude de parties qu'il rencontre, nous examinerons successivement sa disposition à la partie moyenne et de chaque côté de cette paroi postérieure.

1° *A la partie moyenne* de la région postérieure de l'abdomen, il se porte au devant de l'angle sacro-vertébral, puis au devant de la colonne lombaire, et parvenu au niveau d'une ligne oblique, étendue de la partie latérale gauche de la deuxième vertèbre lombaire à la fosse iliaque droite, il se réfléchit d'arrière en avant pour constituer le feuillet gauche
Mésentère. du *mésentère* (μεσος, qui est au milieu ; εντερον, intestins) ; il s'élargit immmédiatement pour pouvoir répondre à toute la longueur de l'intestin grêle, recouvre la moitié latérale gauche de la circonférence de cet intestin, son bord convexe, sa moitié latérale droite ; puis, se portant d'avant en arrière, s'adosse au feuillet précédemment indiqué pour constituer le feuillet latéral droit du *mésentère*, mésentère que nous avons dit être le plus considérable des replis du péritoine, et qui est si remarquable par sa forme en manchette, sur laquelle nous avons appelé l'attention au sujet de l'intestin grêle.

Mésocolon iliaque. 2° *A gauche* de la région postérieure de l'abdomen, le péritoine, après avoir formé le *mésorectum*, constitue le *mésocolon iliaque*, repli considérable qui donne à l'S iliaque du colon une très grande mobilité. De l'S iliaque, le péritoine se prolonge sur le colon lombaire gauche, qu'il revêt en avant dans les cinq sixièmes de sa circonférence, et qu'il applique contre le rein gauche, sans lui former de repli; en sorte que le rein et le colon sont en rapport immédiat. Lorsque le colon lombaire gauche est fortement revenu sur lui-même, le péritoine, qui ne suit pas l'intestin dans son resserrement, lui forme une espèce de mésentère qu'on peut désigner sous le nom de
Mésocolon lombaire gauche. *mésocolon lombaire gauche*; mais il est remarquable que, nonobstant ce mésentère, la partie postérieure du colon est toujours dépourvue de péritoine, et que par conséquent les rapports de la paroi postérieure de l'abdomen et du colon lombaire gauche sont toujours immédiats, au moins dans une certaine étendue.

Sur le trajet du gros intestin, le péritoine forme le plus ordinairement de petits replis chargés de graisse, quelquefois très considérables, disposés par rangées le long des bandes longitudinales du gros intestin, replis auxquels on donne le nom d'*appendices graisseuses*, *appendices épiploïques*.

3° *A droite* de la région postérieure de l'abdomen, le péritoine rencontre le cœcum, et se comporte avec lui d'une manière différente suivant les sujets : tantôt il l'enveloppe en totalité, en sorte que cet intestin, libre de toutes parts, jouit d'une très grande mobilité ; tantôt, au contraire, et c'est la disposition la plus habituelle, le péritoine se borne à passer au devant du cœcum qu'il applique contre la fosse iliaque droite, à laquelle cet intestin adhère par un tissu cellulaire séreux assez lâche. Quant à la manière dont le péritoine se comporte à l'égard de l'appendice vermiculaire, tantôt il lui forme un petit mésentère, tantôt il l'applique soit contre la face postérieure du cœcum, soit contre l'iléon, soit enfin contre la partie inférieure du mésentère. Au dessus du cœcum, le péritoine revêt le colon lombaire droit, sur lequel il présente la même disposition que pour le colon lombaire gauche.

3° Disposition du péritoine sur le cœcum,

Sur l'appendice vermiculaire.

Tel est le trajet de la moitié sous-ombilicale du péritoine.

Portion supérieure ou sus-ombilicale du péritoine.

Nous adopterons pour la description de la moitié supérieure ou sus-ombilicale du péritoine, le même ordre que pour la moitié sous-ombicale, c'est à dire que nous suivrons circulairement cette membrane, 1° de bas en haut, depuis l'ombilic d'où nous la supposerons partir jusqu'au diaphragme ; 2° de haut en bas, depuis le diaphragme jusqu'à la région lombaire, au niveau du mésentère, et des colons lombaires droit et gauche, où nous avons abandonné la moitié sous-ombilicale.

A partir de l'ombilic, et en procédant de bas en haut, le péritoine tapisse la paroi abdominale antérieure : il rencontre à droite la veine ombilicale, ou le cordon fibreux qui la remplace chez l'adulte, l'enveloppe, et lui fournit un repli falciforme qui porte le nom de *ligament suspenseur du foie*, *faux de la veine ombilicale*, repli triangulaire dont le sommet répond à

Ligament suspenseur du foie.

l'ombilic, et dont la base répond à la face supérieure du foie qu'elle divise inégalement en deux parties latérales nommées lobes droit et gauche du foie. Si nous rapprochons de ce repli falciforme du péritoine les trois replis dont nous avons parlé à l'occasion de la région sous-ombilicale, nous verrons que de l'ombilic, comme d'un centre, partent quatre replis péritonéaux, l'un supérieur ou ascendant pour la veine ombilicale, trois descendants, un pour l'ouraque, et deux pour les artères ombilicales.

De la paroi abdominale antérieure, le péritoine se continue sur la face inférieure du diaphragme et se comporte différemment 1° à gauche, 2° au milieu, 3° à droite.

1° Du péritoine dans la région splénique.

1° *Portion gauche ou splénique du péritoine.* Le péritoine, après avoir tapissé la face inférieure du diaphragme jusqu'à la colonne vertébrale, rencontre à gauche les vaisseaux spléniques, se réfléchit de dedans en dehors sur la face postérieure de ces vaisseaux qui le conduisent sur la rate, tapisse la moitié postérieure de la face interne de cet organe, son bord postérieur, toute sa face externe, puis la moitié antérieure de sa face interne, la face antérieure des vaisseaux spléniques, d'où elle se prolonge de dehors en dedans sur la grosse tubérosité de l'estomac, pour se continuer avec le feuillet antérieur qui revêt cet organe, feuillet antérieur auquel fait suite le feuillet antérieur du grand épiploon. Les deux feuillets du péritoine qui s'adossent entre eux, l'un au devant, l'autre en arrière des vaisseaux spléniques, constituent un repli péritonéal à l'aide duquel la rate est comme attachée à la grosse tubérosité de l'estomac, repli péritonéal connu sous le nom d'*épiploon gastro-splénique* (1).

Epiploon gastro-splénique.

Au dessous de la rate, le péritoine forme un repli horizontal, une sorte de cloison qui établit une séparation entre la rate et les organes placés au dessous d'elle.

(1) Il importe de remarquer que l'arrière-cavité des épiploons se prolonge quelquefois entre ces deux feuillets ; en sorte que l'épiploon gastro-splénique est en partie constitué par quatre feuillets.

2° *Portion moyenne ou gastro-épiploïque.* Au milieu, le péritoine qui a revêtu d'avant en arrière la face inférieure du diaphragme, trouvant un obstacle dans l'extrémité cardiaque de l'œsophage, se réfléchit de haut en bas et d'arrière en avant sur la face antérieure de l'estomac qu'il recouvre en entier, et, parvenue au bord convexe de cet organe, continue sa marche descendante dans l'abdomen au devant de l'arc du colon et des circonvolutions de l'intestin grêle sans contracter aucune adhérence avec ces viscères, pour former le *feuillet antérieur du grand épiploon.*

Feuillet antérieur du grand épiploon.

Après un trajet descendant plus ou moins prolongé, suivant les individus et suivant les âges, vers la partie inférieure de l'abdomen, le péritoine, qui atteint généralement le détroit supérieur du bassin, se replie brusquement sur lui-même en arrière, et se porte verticalement en haut, pour former le *feuillet postérieur du grand épiploon*, sans s'adosser toutefois immédiatement au feuillet précédent dont nous verrons plus tard qu'il est séparé par deux autres feuillets. Parvenu au bord convexe de l'arc du colon, le péritoine, de vertical ascendant qu'il était pour former le feuillet postérieur du grand épiploon, se réfléchit d'avant en arrière pour revêtir la moitié inférieure de la circonférence de l'arc du colon, et, après l'avoir franchi, il se porte horizontalement d'avant en arrière jusqu'à la colonne lombaire, pour constituer le *feuillet inférieur du mésocolon transverse.* Aussitôt qu'il a atteint la colonne vertébrale, le péritoine se réfléchit de haut en bas au devant de cette colonne, pour se continuer avec le feuillet latéral droit du mésentère.

Feuillet postérieur du grand épiploon.

Le feuillet postérieur du grand épiploon se continue avec le feuillet inférieur du mésocolon transverse.

Ainsi nous connaissons déjà deux feuillets du grand épiploon:

1° Le *feuillet antérieur ou descendant,* ou direct, qui fait suite au péritoine qui a revêtu la face antérieure de l'estomac;

2° Le *feuillet postérieur ou ascendant,* ou réfléchi, qui parcourt le même trajet que le précédent, mais en sens inverse, jusqu'au niveau du bord convexe du colon, et qui va former le feuillet inférieur du mésocolon transverse.

Ces deux feuillets forment une espèce de poche séreuse, ouverte en haut, fermée en bas, dans laquelle se trouvent circonscrits l'estomac, le pancréas, le duodénum et l'arc du colon. Nous verrons dans un instant que chacun de ces feuillets est doublé par un autre feuillet péritonéal qui lui adhère intimement, en sorte que le grand épiploon est évidemment constitué par quatre feuillets péritonéaux, bien que ces feuillets soient souvent difficiles à démontrer le scalpel à la main, au moins dans toute l'étendue du grand épiploon.

Du péritoine dans la région hépatique.

3° *Portion droite ou hépatique.* A droite, le péritoine se réfléchit du diaphragme sur la face convexe du foie, pour constituer le feuillet antérieur du repli péritonéal connu sous le nom de *ligament coronaire du foie*, lequel se continue avec le ligament falciforme ou ligament de la veine ombilicale déjà décrit, dont la direction est perpendiculaire à la sienne.

Ligament coronaire.

Du péritoine sur la face inférieure du foie.

De la face convexe du foie, le péritoine se réfléchit sur le bord antérieur, puis sur la face concave de cet organe, enveloppe la vésicule du fiel, et quelquefois en presque totalité, mais le plus habituellement ne fait que tapisser sa face inférieure. Arrivé au sillon transverse du foie, le péritoine se comporte différemment au niveau du sillon transverse et à droite de ce sillon. Au niveau du sillon transverse, le péritoine, arrêté en quelque sorte par les vaisseaux biliaires, se réfléchit de haut en bas au devant de ces vaisseaux, gagne la petite courbure de l'estomac, et se continue sur la face antérieure de cet organe et sur la première portion du duodénum. Dans la portion de son trajet qui s'étend depuis le sillon transverse jusqu'à la petite courbure de l'estomac, le péritoine constitue le *feuillet antérieur de l'épiploon gastro-hépatique* ou *petit épiploon.* A droite du sillon transverse, le péritoine revêt la face inférieure du foie jusqu'à son bord postérieur, constitue le feuillet inférieur du ligament coronaire, se réfléchit de haut en bas au devant de la partie inférieure du rein droit et se continue directement avec la portion du péritoine qui revêt le colon lombaire droit.

Feuillet antérieur de l'épiploon gastro-hépatique.

A droite et à gauche du foie, le péritoine, en se réfléchissant du diaphragme sur cet organe, forme de chaque côté un repli qui porte le nom de *ligament triangulaire du foie.*

Ligament triangulaire du foie.

Pour compléter la description de la région sus-ombilicale du péritoine, il me reste à décrire, en montrant sa continuité avec le reste de cette membrane, la portion du péritoine qui revêt la face postérieure de l'estomac, celle qui forme le feuillet supérieur du mésocolon transverse, qui revêt le lobule de Spigel du foie et qui constitue les deux feuillets moyens du grand épiploon. Une ouverture découverte par Winslow va donner la clef de cette disposition si remarquable que Bichat nous a révélée.

Hiatus de Winslow.

Hiatus de Winslow : arrière-cavité des épiploons. En arrière des vaisseaux biliaires, ou plus exactement entre la veine-porte qui est en avant et la veine-cave qui est en arrière, est une ouverture par laquelle le doigt pénètre librement dans une cavité située derrière l'estomac et l'épiploon gastro-hépatique. Cette ouverture, ***hiatus de Winslow***, est l'***orifice*** ou le collet d'une vaste cavité séreuse qui, d'une part, sépare l'estomac de la colonne vertébrale, et, d'une autre part, se prolonge au centre du grand épiploon pour se terminer en bas par un cul de sac. Cette vaste cavité séreuse, contenue dans la grande cavité séreuse formée par le péritione a été appelée ***arrière-cavité péritonéale, arrière-cavité des épiploons.***

Arrière-cavité des épiploons.

L'hiatus de Winslow, demi-circulaire, quelquefois triangulaire, a un pouce environ dans son plus grand diamètre qui est vertical. Il est limité en avant par les vaisseaux biliaires et la veine-porte, en arrière par la veine-cave inférieure, en bas par le duodénum, en haut par le col de la vésicule du fiel, ou mieux par la racine antérieure du lobe de Spigel. C'est par l'hiatus de Winslow que le péritoine se réfléchit en dedans de lui-même pour constituer l'arrière-cavité des épiploons.

Nous partirons de l'hiatus de Winslow pour suivre le trajet de cette portion réfléchie du péritoine, et nous devrons être ramenés sans interruption au point de départ. Or, la portion du péritoine qui s'est portée de l'extrémité droite du sillon transverse du foie au devant des vaisseaux biliaires se réfléchit sur lui-même d'avant en arrière à droite de l'espèce de pont formé par ces vaisseaux pour recouvrir la face postérieure de ces vaisseaux, s'appliquer ensuite contre la face postérieure du feuillet antérieur de l'épiploon gastro-hépatique ou petit épiploon déjà décrit, et former le *feuillet postérieur de l'épiploon gastro-hépatique ;* arrivé à la petite courbure de l'estomac, la portion du péritoine qui a formé ce feuillet postérieur abandonne le feuillet antérieur pour tapisser la face postérieure de l'estomac, continue son trajet descendant au dessous de l'estomac, s'accole au feuillet descendant ou antérieur du grand épiploon, derrière lequel il est placé, et descend avec lui jusqu'au détroit supérieur du bassin; arrivé à l'endroit où le feuillet antérieur du grand épiploon se réfléchit de bas en haut pour constituer le feuillet de ce même épiploon postérieur, le feuillet péritonéal que nous décrivons se réfléchit de même de bas en haut, et s'accole au feuillet postérieur du grand épiploon, au devant duquel il est placé. En continuant son trajet ascendant, ce feuillet arrive au bord convexe de l'arc du colon, revêt la moitié supérieure de la circonférence de cet intestin, et se porte horizontalement en arrière jusqu'à la colonne vertébrale, pour constituer le *feuillet supérieur du mésocolon transverse*, dont nous connaissons déjà le feuillet inférieur auquel il s'adosse.

Feuillet postérieur de l'épiploon gastro-hépatique.

Feuillet supérieur du mésocolon transverse.

Parvenu au devant de la colonne vertébrale, le péritoine qui a formé le feuillet supérieur de ce mésocolon abandonne le feuillet inférieur du mésocolon transverse, et, après l'avoir abandonné, se réfléchit de bas en haut, revêt la partie supérieure de la troisième portion du duodénum, au dessus de laquelle il passe comme une tangente; revêt la face antérieure du pancréas, les vaisseaux spléniques, la veine-cave inférieure, l'aorte, les piliers du diaphragme, forme à gauche un cul de sac derrière les vaisseaux courts de l'estomac, en dedans de l'épiploon gastro-splénique, forme en haut une enveloppe au lobe de Spigel, arrive ainsi à la scissure transverse du foie, et de là à l'hiatus de Winslow d'où nous l'avons supposé partir.

Le grand épiploon est constitué par quatre lames ou feuillets.

Il suit de là que le grand épiploon ou épliploon gastro-colique, malgré son peu d'épaisseur et sa transparence, est formé de quatre lames ou feuillets bien distincts ; que ces quatre lames, réunies deux à deux, constituent les parois d'une cavité nommée *arrière-cavité péritonéale* ou *épiploïque* ; que ces quatre lames forment deux sacs dont l'un est inclus dans l'autre, que le sac extérieur est formé par la réflexion du péritoine qui a revêtu la face antérieure de l'estomac, et que le sac intérieur est formé par la réflexion du péritoine qui a revêtu la face postérieure de l'estomac.

Idée sommaire du grand épiploon et de l'arrière - cavité péritonéale.

Nous pouvons maintenant présenter la description du grand épiploon sous un nouvel aspect : deux lames péritonéales adossées partent du sillon transverse du foie ; elles s'écartent au niveau de la petite courbure de l'estomac, pour embrasser ce viscère ; elles se réunissent au niveau de la grande courbure, suivent un trajet descendant, et, arrivées au détroit supérieur du bassin, se replient sur elles-mêmes d'avant en arrière, et se portent verticalement en haut. Arrivées au bord convexe du colon, elles s'écartent pour recevoir cet intestin dans leur duplicature, se réunissent à son bord concave, pour former le mésocolon transverse, et se séparent définitivement. Le feuillet inférieur se réfléchit en bas, pour aller se continuer avec le feuillet droit du mésentère ; le feuillet supérieur se réfléchit en haut pour recouvrir la troisième portion du duodénum, le pancréas, le lobe de Spigel, et se continuer par l'hiatus de Winslow avec le reste du péritoine (1).

(1) On peut, chez un grand nombre de sujets, démontrer l'existence de la grande cavité des épiploons, en introduisant une grosse sonde dans l'hiatus de Winslow, et en insufflant avec précaution : l'air pénètre alors entre les deux lames antérieures et les deux lames postérieures du grand épiploon, et forme une grande vessie plus ou moins régulière. Pour que cette expérience réussisse, il faut que l'épiploon soit parfaitement intact et libre d'adhérences ; je ne l'ai vu réussir que chez les jeunes sujets.

Description générale du péritoine.

Continuité du péritoine.

Il résulte de la description qui précède, que le péritoine forme une membrane continue ; en sorte que si on pouvait développer tous ses replis, et le détacher, sans solution de continuité, de la surface de tous les organes qu'il revêt, on aurait un grand sac membraneux sans ouverture. Toutefois il existe, mais chez la femme seulement, une interruption bien remarquable dans le point correspondant à l'extrémité de la trompe. C'est dans ce lieu que, par une exception unique dans l'économie, on voit la continuité d'une membrane séreuse avec une membrane muqueuse.

On considère au péritoine deux surfaces : *l'une externe*, *l'autre interne*.

Surface interne du péritoine.

La *surface interne*, libre, lisse et humide, est le siège d'une exhalation et d'une absorption séreuse qui, dans l'état naturel, sont dans un parfait équilibre.

Surface externe.

Surface externe ou *adhérente*. 1° Elle tapisse les parois de la cavité abdominale ; 2° elle revêt la plupart des viscères abdominaux dont elle forme la tunique externe ou commune ; 3° elle s'applique à elle-même dans les divers replis que présente le péritoine. Son adhérence a lieu au moyen d'un tissu cellulaire, dont les caractères varient dans les diverses régions du péritoine.

Nous examinerons la surface externe du péritoine, 1° sur les parois abdominales, *péritoine pariétal ;* 2° sur *les viscères*, *péritoine viscéral ;* 3° dans ses différents replis.

A. Du péritoine pariétal.

A. *Du péritoine sur les parois abdominales*, ou *péritoine pariétal*. 1° Sur le *diaphragme*, l'adhérence a lieu par un tissu cellulaire très dense : toutefois, cette adhérence ne résiste pas aux tractions qu'on exerce sur cette membrane dans la préparation du diaphragme. 2° Sur la *paroi antérieure* de l'abdomen, l'adhérence est plus forte au niveau de la ligne blanche et de la gaîne du muscle droit, et plus lâche au niveau des arcades crurales que dans les autres points de cette paroi.

Toutefois il n'est pas très difficile d'isoler complètement toute la partie du péritoine qui répond aux parois abdominales. Une belle préparation consiste à enlever toute la paroi abdominale antérieure, moins le péritoine, et à insuffler cette membrane séreuse à l'aide d'un chalumeau. 3° A *la région lombaire*, l'adhérence est extrêmement lâche, ainsi que dans les fosses iliaques et au devant de la colonne vertébrale. Il en est de même de l'excavation pelvienne.

Tissu cellulaire extérieur au péritoine.

Le tissu cellulaire extérieur au péritoine, que plusieurs auteurs ont considéré comme formant la tunique extérieure de cette membrane, envoie des prolongements à travers les nombreuses ouvertures dont sont percées les parois abdominales. Ces prolongements établissent des communications, d'une part, entre le tissu cellulaire sous-péritonéal et le tissu cellulaire des membres abdominaux ; d'une autre part, entre ce même tissu cellulaire sous-péritonéal et celui qui est extérieur à la plèvre.

Lame fibreuse sous - péritonéale.

Le péritoine pariétal est soutenu dans toute son étendue par une *lame fibreuse*, qui rend compte de la difficulté avec laquelle les abcès des parois abdominales s'ouvrent dans l'intérieur du péritoine.

B. Le péritoine forme aux intestins :

B. *Du péritoine examiné sur les viscères*, ou *péritoine viscéral*. Parmi les viscères abdominaux, les uns reçoivent du péritoine une enveloppe complète, à l'exception toutefois du point par lequel les viscères reçoivent leurs vaisseaux : à cette classe appartiennent la rate, l'estomac, l'intestin grêle, etc.

1° Tantôt une tunique complète,

2° Tantôt une tunique incomplète.

D'autres ont une enveloppe moins complète ; en sorte qu'une partie de leur surface se trouve en rapport immédiat avec les parties environnantes : tels sont les colons ascendant et descendant, le cœcum, etc.; d'autres enfin n'ont que des rapports très peu étendus avec le péritoine, qui se borne à passer au devant d'eux, et semble leur être étranger : tels sont la vessie, la partie inférieure du rectum, le pancréas, les deux dernières portions du duodénum et les reins. Le péritoine n'est en rapport avec ces derniers viscères que par un tissu cellulaire très lâche.

Dans sa partie viscérale, le péritoine n'est pas doublé par la lame fibreuse que nous avons rencontrée dans la portion pariétale : aussi la perforation de la tunique séreuse viscérale est-elle beaucoup plus fréquente que celle de la tunique séreuse pariétale.

Ligaments formés par le péritoine.

C. *Des replis du péritoine.* Parmi les replis du péritoine, dont la plupart ont été déjà indiqués, et dont il suffira de faire ici la récapitulation, 1° les uns portent le nom de *ligaments* : ce sont les ligaments triangulaires, coronaire et falciforme du foie, les ligaments postérieurs de la vessie, les ligaments larges de l'utérus.

Mésentères.

2° D'autres portent le nom de *mésentères* : ce sont le *mésentère proprement dit*, ou mésentère de l'intestin grêle, le *mésocolon transverse*, les *mésocolons lombaires droit et gauche*, quand ils existent, le *mésocolon iliaque*, le *méso-rectum*. On devrait ranger dans la même catégorie le repli qui s'étend du sillon transverse du foie à la petite courbure de l'estomac, et qui est connu sous le nom de petit épiploon ou *épiploon gastro-hépatique* ; il constitue réellement le mésentère de l'estomac ou *méso-ventricule*.

3° Enfin il est des replis qui portent le nom *d'épiploons*, ἐπι, sur ; πλεω, je nage, je flotte. On les a distingués en grand épiploon ou épiploon gastro-colique, petit épiploon ou épiploon gastro-hépatique, épiploon gastro-splénique, épiploon colique. A cette classe de replis doivent être rapportées les appendices graisseuses ou franges épiploïques : un mot sur le grand et le petit épiploon.

Grand épiploon.

Du grand épiploon. Le *grand épiploon*, nommé aussi *épiploon gastro-colique*, parce qu'il est fixé d'une part à l'estomac, de l'autre au colon, existe à peine chez l'enfant nouveau né ; il se développe avec l'âge, et atteint vers l'époque du développement complet le détroit supérieur du bassin.

On a remarqué qu'il descend un peu plus bas à gauche qu'à droite.

Lorsque l'estomac et le colon sont distendus, l'épiploon est réduit à une zône ou bordure plus ou moins étroite qui longe l'arc du colon.

L'épiploon présente d'ailleurs une multitude de variétés individuelles : tantôt il est comme étalé d'une manière très régulière au devant des circonvolutions intestinales ; tantôt replié sur lui-même, il est déjeté de l'un ou l'autre côté ; d'autres fois tendu comme une corde adhérente par une de ses extrémités, il peut devenir une cause d'étranglement : il n'est pas excessivement rare de trouver le grand épiploon renversé de bas en haut entre le diaphragme d'une part, et l'estomac et le foie d'une autre part.

Transparence et ténuité du grand épiploon.

Telles sont la transparence et la ténuité du grand épiploon qu'on a peine à concevoir qu'il puisse entrer quatre lames péritonéales dans sa composition. Chez quelques individus on trouve même l'épiploon percé à jour et comme criblé de trous à la manière d'une dentelle. En opposition avec cette extrême ténuité, on trouve chez les individus d'un gros embonpoint le grand épiploon pénétré d'une énorme quantité de graisse qui s'est déposée principalement le long des vaisseaux, en sorte qu'il peut acquérir un volume très considérable et un poids de plusieurs livres.

Ses faces et ses bords.

Le grand épiploon, irrégulièrement quadrilatère, étendu comme une toile au devant des intestins grêles qu'il sépare des parois abdominales, présente une *face antérieure* et une *face postérieure*, toutes deux libres ; son *bord supérieur* adhérent se dédouble, pour s'attacher par sa bifurcation antérieur à la grande courbure de l'estomac, et par sa bifurcation postérieure à l'arc du colon. C'est entre ces deux branches de bifurcation, dont chacune comprend deux feuillets du péritoine, que se prolonge l'arrière-cavité des épiploons; le grand épiploon présente encore un *bord inférieur* libre, convexe, plus ou moins sinueux, qui répond aux arcades crurales et aux orifices internes des anneaux sus-pubiens : aussi le rencontre-t-on très souvent dans les hernies.

Ce bord inférieur est de toutes les parties de l'épiploon celle qui présente le plus souvent des adhérences. Les ***bords latéraux*** n'offrent rien de remarquable ; ils marchent parallèlement à la direction des colons ascendant et descendant qu'ils recouvrent même quelquefois.

Difficulté de la démonstration de l'arrière-cavité des épiploons.

L'arrière-cavité du grand épiploon, facile à démontrer chez les jeunes sujets, devient d'une démonstration généralement impossible chez les sujets avancés en âge. Il en est de même de l'existence des quatre feuillets qui n'est appréciable qu'au voisinage de l'estomac et de l'arc du colon.

Artéres.

Les ***artères*** de l'épiploon sont fournies par les artères gastro-épiploïques droite et gauche; elles descendent verticalement entre les deux lames antérieures du grand épiploon, et diminuent à peine de calibre. Parvenues au bord inférieur de cette toile membraneuse, les artères se replient de bas en haut, et montent entre les deux lames postérieures jusqu'à l'arc du colon où elles communiquent avec les artères de cet intestin.

Veines.

Les ***veines*** suivent la même direction que les artères, et vont concourir à la formation de la veine-porte.

Ganglions lymphatiques.

On trouve des ***ganglions lymphatiques*** dans l'épaisseur du grand épiploon, le long des courbures de l'estomac et de l'arc du colon.

Nerfs.

Nerfs. On suit sur les artères épiploïques des ramifications nerveuses qui émanent du plexus solaire : ce sont sans doute ces nerfs qui donnent à l'épiploon la sensibilité particulière qui le caractérise et qui détermine les phénomènes de l'étranglement quand il est pincé dans une hernie.

On ignore les ***usages*** de l'épiploon.

Petit épiploon.

Du petit épiploon. Le ***petit épiploon***, *épiploon gastro-hépatique,* véritable mésentère de l'estomac, *méso-ventricule*, présente deux faces, une antérieure qui répond au foie, une postérieure qui forme la paroi antérieure de l'arrière-cavité des épiploons; un bord inférieur concave, fixé à la petite courbure de l'estomac; un bord supérieur fixé, 1° à la scissure transverse du foie et à la partie du sillon antéro-postérieur, située en arrière de la scissure; 2° à l'œsophage et au diaphragme; à droite, il est borné par les vaisseaux hépatiques et les conduits biliaires: c'est derrière ce bord que se voit l'hiatus de Winslow; à gauche il est limité par l'œsophage. L'épiploon gastro-hépatique est constitué par deux feuillets seulement dont l'antérieur va revêtir la face antérieure, et dont le postérieur va revêtir la face postérieure de l'estomac: la démonstration anatomique de ces deux feuillets n'est pas toujours facile.

Structure du péritoine. Le péritoine, comme toutes les membranes séreuses, est dépourvu d'artères, de veines et de nerfs. Les artères, les veines et les nerfs contenus dans l'épaisseur des épiploons et du mésentère n'appartiennent pas en propre à cette membrane. Les injections capillaires les plus ténues des vaisseaux sanguins, soit naturelles, soit artificielles, forment un réseau extrêmement délié au dessous du péritoine, mais ne le pénètrent jamais. La structure du péritoine, comme d'ailleurs celle de toutes les membranes séreuses, et probablement aussi celle du tissu cellulaire séreux lui-même, est entièrement lymphatique.

Structure lymphatique du péritoine.

FIN DU TROISIÈME VOLUME.

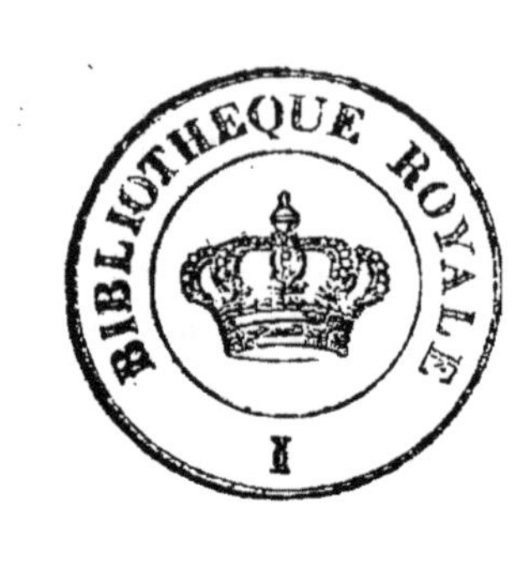
BIBLIOTHEQUE ROYALE
I

TABLE

DU TROISIÈME VOLUME.

SUITE DE L'ANGÉIOLOGIE.

SPLANCHNOLOGIE.

PÉRITOINE.

FIN DE LA TABLE DU TROISIÈME VOLUME.

LABÉ, LIBRAIRE DE LA FACULTÉ DE MÉDECINE DE PARIS,

PLACE DE L'ÉCOLE-DE-MÉDECINE, 4.

BARTH, professeur agrégé à la Faculté de médecine de Paris, médecin du Bureau central des hôpitaux, ancien chef de clinique de l'Hôtel-Dieu, etc.; et **ROGER** (Henri), docteur en médecine, médecin du Bureau central des hôpitaux, ancien interne-lauréat des hôpitaux, etc. — TRAITÉ PRATIQUE D'AUSCULTATION, ou Exposé méthodique des diverses applications de ce mode d'examen à l'état physiologique et morbide de l'économie, SUIVI D'UN PRÉCIS DE PERCUSSION. Deuxième édition, soigneusement revue et augmentée, 1 fort vol. in-18, grand raisin. Paris, 1843. 6 fr.

DESCURET (J.-B.-F.), docteur en Médecine, et docteur ès-lettres. — LA MÉDECINE DES PASSIONS, ou des passions considérées dans leur rapports avec les maladies, les lois et la religion. 2e ÉDITION revue et augmentée. 1 fort vol. in-8 de 800 pages. 8 fr.

DIVISION DE L'OUVRAGE.

DES PASSIONS EN GÉNÉRAL. — De la définition des Passions. — De leur division ; théorie nouvelle des besoins. — De leur siège. — De leurs causes. — Des signes qui les font reconnaître. — De leur marche, complication et terminaison. — De leurs effets sur l'organisme et sur la société. — De leur traitement médical, législatif et religieux. — De la récidive dans la maladie, dans le crime et dans la passion. — Des Passions comme moyen thérapeutique. — Des Passions dans leurs rapports avec la folie. — Des Passions chez les animaux.

DES PASSIONS EN PARTICULIER. — PASSIONS ANIMALES : *De l'Ivrognerie. — De la Gourmandise. — De la Colère. — De la Paresse. — De la Peur. — Du Libertinage.* — PASSIONS SOCIALES : *De l'Amour. — De l'Orgueil et de la Vanité. — De l'Ambition. — De l'Envie et de la Jalousie. — De l'Avarice. — De la Passion du Jeu. — Du Suicide. — Du Duel. — De la Nostalgie.* — PASSIONS INTELLECTUELLES : *Manie de l'Étude. — Manie de la Musique. — Manie de l'Ordre. — Manie des Collections. — Du Fanatisme artistique, politique et religieux.*

Le succès de cet ouvrage, dont la première édition, tirée à 2,500 exemplaires, a été épuisée en moins de deux ans, atteste, plus que tous les éloges qui en ont été faits, le mérite de ce livre qui sera bientôt dans toutes les mains. Il convient aux médecins comme aux gens du monde et aux ecclésiastiques; les suffrages qu'il a obtenus des uns et des autres lui assurent une place dans toute bibliothèque.

ORFILA, doyen et professeur à la Faculté de médecine de Paris, membre du conseil royal de l'instruction, publique du conseil général du département de la Seine, du conseil général des hospices, etc. — TRAITÉ DE MÉDECINE LÉGALE. Troisième édit., revue, corrigée et considérablement augmentée, suivie de plusieurs mémoires sur deux questions importantes de médecine légale, **LA SUSPENSION ET L'EMPOISONNEMENT PAR L'ACIDE ARSENIEUX.** 3 vol. in-8. 20 fr.
L'atlas, composé de 26 pl., dont 7 color., se vend séparément 3 fr. 50 c.

RICHARD — FORMULAIRE DE POCHE à l'usage des praticiens, ou Recueil des formules les plus usitées dans la pratique médicale, avec l'indication des doses exprimées en poids décimaux et en poids anciens, **SEPTIEME EDITION** refondue sur un plan entièrement neuf, et contenant, 1° le Tableau général des Eaux minérales ; 2° celui des Contrepoisons; 3° les secours à donner aux asphyxiés et aux noyés; Paris, 1840; 1 fort volume in-32 sur Jésus vélin. 3 fr.

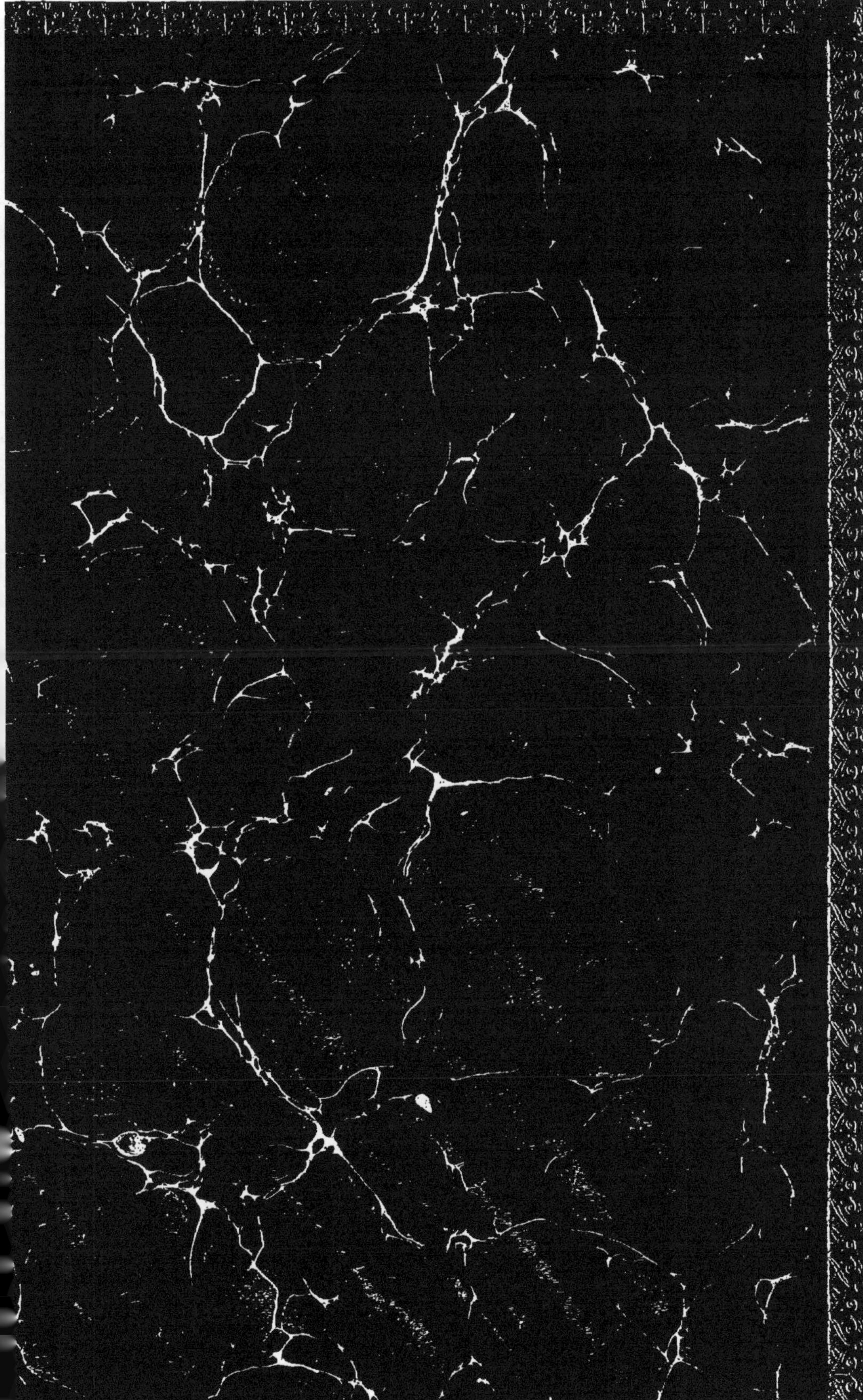

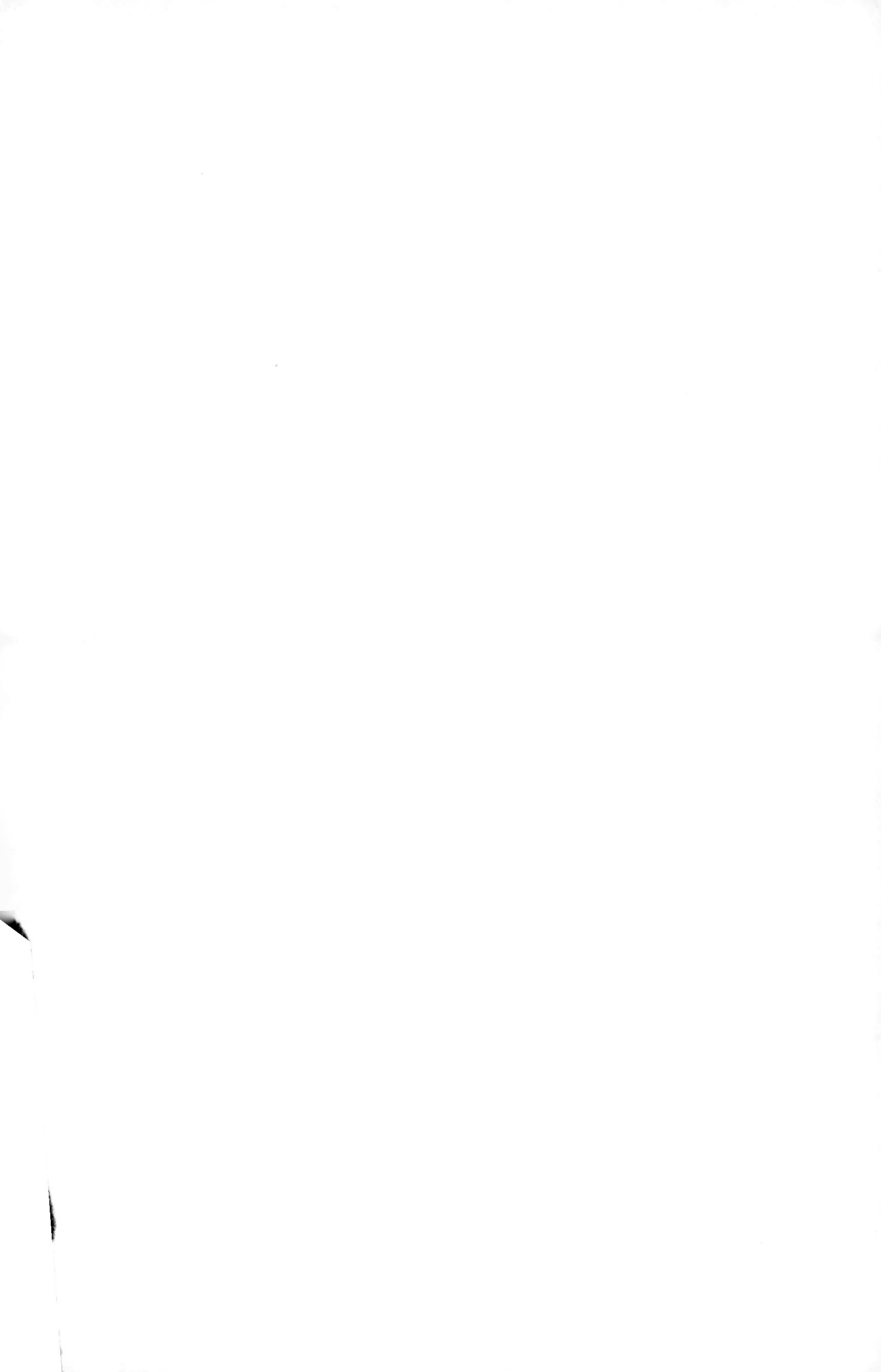

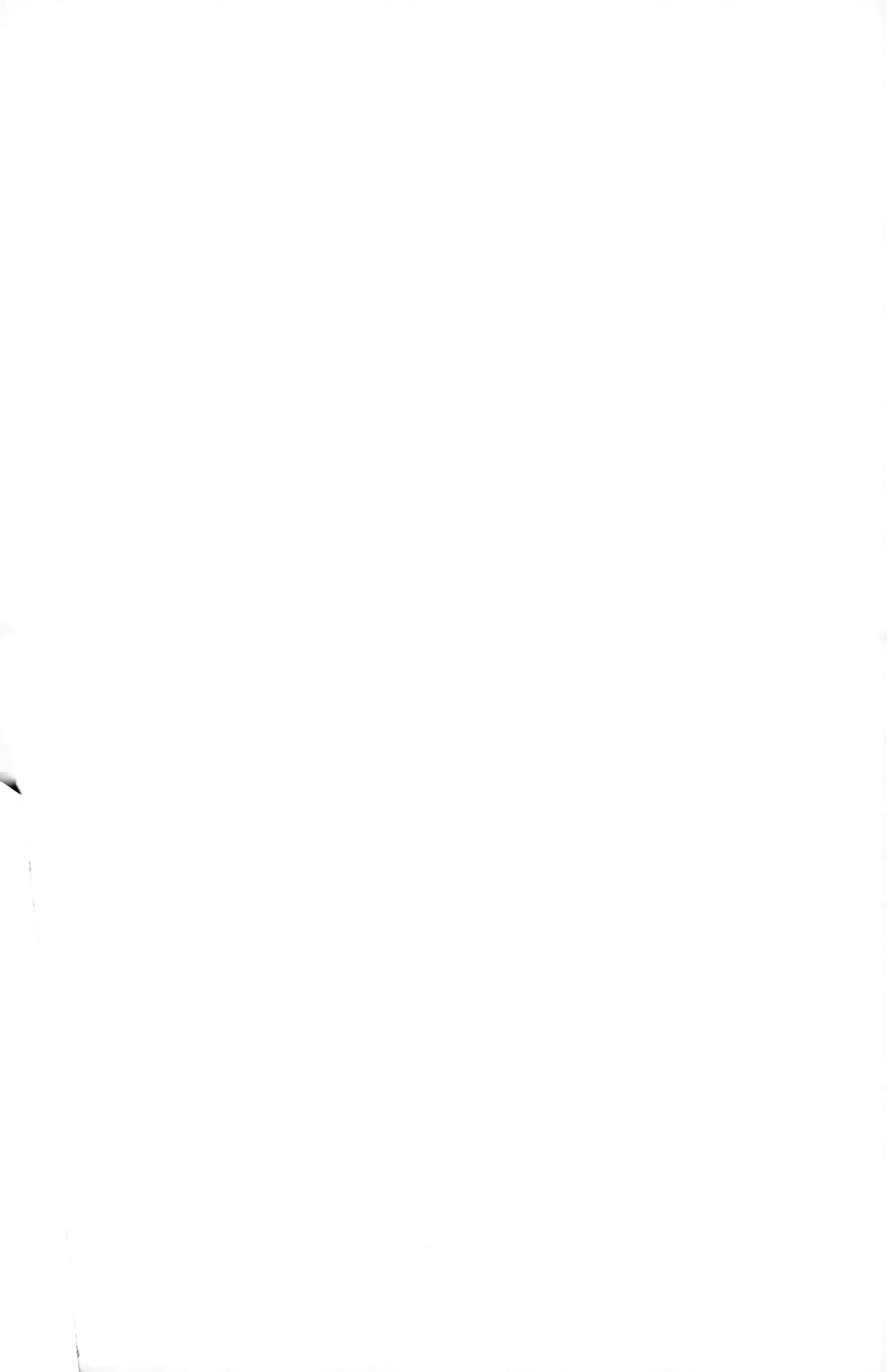

www.ingramcontent.com/pod-product-compliance
Ingram Content Group UK Ltd.
Pitfield, Milton Keynes, MK11 3LW, UK
UKHW031043260726
13965UKWH00006B/38